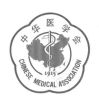

中国医学发展系列研究报告

全科医学进展

【2023】

中华医学会　编　著

迟春花　主　编

中华医学电子音像出版社

CHINESE MEDICAL MULTIMEDIA PRESS

北　京

图书在版编目（CIP）数据

全科医学进展. 2023 / 迟春花主编；中华医学会编著. —北京：中华医学电子音像出版社，2023.9
（中国医学发展系列研究报告）

ISBN 978-7-83005-290-4

Ⅰ. ①全… Ⅱ. ①迟… ②中… Ⅲ. ①家庭医学 Ⅳ. ① R499

中国国家版本馆 CIP 数据核字（2023）第 159857 号

全科医学进展【2023】
QUANKE YIXUE JINZHAN【2023】

主　　编：迟春花
策划编辑：裴　燕
责任编辑：刘　溪
责任校对：张　娟
责任印刷：李振坤
出版发行：中华医学电子音像出版社
通信地址：北京市西城区东河沿街 69 号中华医学会 610 室
邮　　编：100052
E - mail：cma-cmc@cma.org.cn
购书热线：010-51322635
经　　销：新华书店
印　　刷：廊坊市祥丰印刷有限公司
开　　本：889 mm×1194 mm　　1/16
印　　张：23.25
字　　数：606 千字
版　　次：2023 年 9 月第 1 版　2023 年 9 月第 1 次印刷
定　　价：125.00 元

内 容 简 介

　　本书为"中国医学发展系列研究报告"丛书之一，旨在记录中国全科医学的学科建立和发展，以期对全科医学的成长历程进行反思与总结，对全科医学的高质量发展进行研究并在此基础上不断创新。本书在中华医学会全科医学分会第九届主任委员迟春花教授的带领下，由中华医学会全科医学分会委员及学组委员倾力编写完成。本书共分六章，主要介绍了中华医学会全科医学分会及中国全科医学发展与现状、基层卫生服务进展、慢性病全科诊治进展、全科医学教育与培训进展、全科医学科学研究进展及全科医学与信息化进展等内容，汇集了全科医学领域国内学者的学术理念和实践成果。本书作为一本反映全科医学领域历史与现状的书籍，在行业规范和学术引领方面具有重要意义，适合全科医生、全科医学教育工作者、全科医学研究人员、全科医学研究生，以及其他专科领域的医务人员阅读。

中国医学发展系列研究报告
全科医学进展【2023】
编委会

序

习近平总书记指出："没有全民健康，就没有全面小康。"医疗卫生事业关系着亿万人民的健康，关系着千家万户的幸福。随着经济社会快速发展和人民生活水平的提高，我国城乡居民的健康需求明显增加，加快医药卫生体制改革、推进健康中国建设已成为国家战略。中华医学会作为党和政府联系广大医学科技工作者的桥梁和纽带，秉承"爱国为民、崇尚学术、弘扬医德、竭诚服务"的百年魂和价值理念，在新的百年将增强使命感和责任感，当好"医改"主力军、健康中国建设的推动者，发挥专业技术优势，紧紧抓住国家实施创新驱动发展战略的重大契机，促进医学科技领域创新发展，为医药卫生事业发展提供有力的科技支撑。

服务于政府、服务于社会、服务于会员是中华医学会的责任所在。我们从加强自身能力建设入手，努力把学会打造成为国家医学科技的高端智库和重要决策咨询机构；实施"品牌学术会议""精品期刊和图书""优秀科技成果评选与推广"三大精品战略，成为医学科技创新和交流的重要平台，推动医学科技创新发展；发挥专科分会的作用，形成相互协同的研究网络，推动医学整合和转化，促进医疗行业协调发展；积极开展医学科普和健康促进活动，扩大科普宣传和医学教育覆盖面，服务于社会大众，惠及人民群众。为了更好地发挥三个服务功能，我们在总结经验的基础上，策划了记录中国医学创新发展和学科建设的系列丛书《中国医学发展系列研究报告》。丛书将充分发挥中华医学会88个专科分会专家们的聪明才智、创新精神，科学归纳、系统总结、定期或不定期出版各个学科的重要科研成果、学术研究进展、临床实践经验、学术交流动态、专科组织建设、医学人才培养、医学科学普及等，以期对医学各专业后续发展起到良好的指导和推动作用，促进整个医学科技和卫生事业发展。学会要求相关专科分会以高度的责任感、使命感和饱满的热情认真组织、积极配合、有计划地完成丛书的编写工作。

本着"把论文写在祖国大地上，把科技成果应用在实现现代化的伟大事业中"的崇高使命，《中国医学发展系列研究报告》丛书中的每一位作者，所列举的每一项研究，都是来自"祖国的大地"、来自他们的原创成果。该书及时、准确、全面地反映了中华医学会各专科分会的现状，系统回顾和梳理了各专科医务工作者在一定时间段内取得的工作业绩、学科发展的成绩与进步，内容丰富、资料翔实，是一套实用性强、信息密集的工具书。我相信，《中国医学发展系列研究报告》丛书的出版，让广大医务工作者既可以迅速把握我国医学各专业蓬勃发展的脉搏，又能在阅读学习过程中不断思考，产生新的观念与新的见解，启迪新的研究，收获新的成果。

　　《中国医学发展系列研究报告》丛书付梓之际，我谨代表中华医学会向全国医务工作者表示深深的敬意！也祝愿《中国医学发展系列研究报告》丛书成为一套医学同道交口称赞、口碑远播的经典丛书。

　　百年追梦，不忘初心，继续前行。中华医学会愿意与全国千百万医疗界同仁一道，为深化医疗卫生体制改革、推进健康中国建设共同努力！

中华医学会会长

2017 年 8 月

前　言

中华医学会全科医学分会于1993年成立，从艰辛起步、不断探索，到快速发展，逐渐建立了稳固的学科地位，取得了卓有成效的成果。2023年正值中华医学会全科医学分会成立30周年，也是全科医学发展历程的重要阶段。本书为庆祝全科医学分会成立30周年而出版。

《全科医学进展【2023】》真实记录了全科医学的发展历程，可作为全科医学领域用以参考、查证的历史资料，同时也汇总了全科医学发展至今的学术成果。本书全方位概括了中华医学会全科医学分会的发展历程及各学组工作进展，同时涵盖基层卫生服务进展、慢性病全科诊治进展、全科医学教育与培训进展、全科医学科学研究进展、全科医学与信息化进展等内容，力求提供全面、丰富、深入、客观的学科知识，满足读者对全科医学领域的多方位需求，适合全科医生、全科医学教育工作者、全科医学研究人员、全科医学研究生，以及其他专科领域的医务人员阅读。希望通过本书的出版，促进全科医学领域学术研究和实践经验的交流，进一步推动全科医学的高质量发展。

在未来的探索中，我们还将进一步建立健全全科医学体系，推动全科医学发展与分级诊疗制度建设，与国际前沿接轨，在更高水平上促进全科医学与其他学科的交叉融合。

本书由全科医学领域的专家和学者编写而成，中华医学会全科医学分会的各个学组委员在编写过程中发挥了骨干力量，通过设计大纲、收集资料、整理文献，最终撰写完成各章节内容，涵盖了全科医学领域多方面的进展。主任委员、副主任委员及各学组组长严格审稿，确保本书呈现内容真实、客观，能发挥学术引领性和实践指导性的作用。

本书在编写过程中得到众多同仁的支持和帮助，在此向他们致以深深的谢意。首先，要感谢所有参与编写的专家和学者，他们扎实的专业知识和丰富的临床经验为本书的专业性提供了保障；其次，要感谢审稿人和编辑团队的辛勤工作，他们的专业意见和建议对提高书稿质量起到了重要的作用；最后，要感谢广大读者的关注和支持，让我们全科人有信心和动力继续耕耘在全科医学领域，为全科医学的发展做出更大的贡献。

由于本书编写时间有限，书中难免存在不足之处，恳请广大读者提出宝贵意见和建议，在此表示诚挚的谢意。

中华医学会全科医学分会主任委员

2023 年 6 月

目　录

第一章　中华医学会全科医学分会及中国全科医学发展与现状

第一节　中华医学会全科医学分会发展历史

中华医学会全科医学分会于 1993 年 11 月成立。自成立至今，诸多学界老前辈、老专家及广大全科医学同仁均致力于建设全科医学学科、壮大全科医生队伍、提升基本医疗卫生服务能力及完善基层医疗卫生服务体系，通过不断探索和辛勤耕耘，在建立全科医生制度及推进分级诊疗工作方面做出了巨大贡献。下文对中华医学会全科医学分会成立以来的历届委员会任职情况及举办的主要学术会议做简要回顾。

一、历届委员会

◀ 第一届委员会（1993—1997 年）▶

名誉主任委员：陈敏章

名誉顾问：高寿征

名誉委员：王树岐、彭瑞骢

主任委员：曹泽毅

副主任委员：李世绰、杨秉辉、徐群渊、黄永昌

常务委员：王钊、王炜、方素珍、吕学诜、朱宗涵、池宝兰、孙中行、何天德、张愈、陈安球、陈佑邦、卓凯星、周东海、翁心植、诸国本

委员：马陈远、王克诚、王桂照、王镜、叶俊雄、吕治昌、许和进、李巨英、李长明、李宁、李国顺、李霞、杨益、邱引明、张代铭、张宪安、林锴、周中原、赵乾宝、胡志、胡福山、袁东河、顾湲、顾德章、涂明华、涂鉴森、蔡谦

◀ 第二届委员会（1997—2001 年）▶

名誉主任委员：曹泽毅

顾问：陈敏章、翁心植

主任委员：戴玉华

副主任委员：李世绰、杨秉辉、徐群渊、韩晓明

常务委员：王钊、王炜、朱宗涵、孙爱民、李宁、宋森、张一杰、张愈、陈安球、金大鹏、周东海、顾湲、章锁江

委员：于晓松、王克诚、王桂照、王镜、乌正赉、方南亭、石民生、吕学诜、朱耀文、许和进、李学信、李晓波、李曼春、李霞、杨益、何天德、何权瀛、张旭明、张国昌、张宪安、陈立华、卓凯星、周中原、胡志、柳斯品、袁东河、顾德章、涂明华、涂鉴森、舒良

◀ 第三届委员会（2001—2005 年）▶

名誉主任委员：戴玉华
顾问：曹泽毅
主任委员：乌正赉
副主任委员：杨秉辉、顾瑗、韩晓明
常务委员：王苏阳、李学信、李曼春、余海、沈悌、张朝阳、张愈、陈少贤、周东海、涂鉴森

委员：于晓松、万红、王力宇、王克诚、王香平、甘一方、刘文川、刘晓云、杜雪平、李长山、李宁、李昆、李晓波、张一杰、张士珂、张天龄、张晓林、陈荔丽、卓凯星、周策、屈全福、胡志、钟孟良、施榕、祝墡珠、项志敏、贾明艳、徐群渊、黄金虎、韩亚利、鲍勇

◀ 第四届委员会（2005—2008 年）▶

名誉主任委员：戴玉华
主任委员：杨秉辉
副主任委员：余海、顾瑗、韩晓明
常务委员：于晓松、乌正赉、李曼春、张愈、陈少贤、和立、周亚夫、施榕、祝墡珠、姚崇华、崔树起、阎锡新、梁万年、韩亚利、曾学军

委员：万红、王留义、井树礼、甘一方、刘文川、刘相辰、江涛、孙耕耘、严祥、严群超、杜雪平、李长山、李昆、李南方、李俊伟、杨青、何权瀛、沈悌、张开金、张晓林、陈荔丽、陈祖禹、罗和生、周策、赵升田、赵和平、胡天佐、项志敏、桂鸣、贾明艳、唐旭东、黄金虎、龚涛、谌南武、董云、董均树、鲍勇、滕长青

◀ 第五届委员会（2008—2011 年）▶

主任委员：张愈
前任主任委员：杨秉辉
候任主任委员：祝墡珠
副主任委员：余海、周亚夫、顾瑗、崔树起
常务委员：于晓松、孙晓明、李俊伟、张晓林、陈少贤、和立、施榕、姚崇华、项志敏、贾明艳、龚涛、阎锡新、董燕敏、韩亚利、韩晓明

委员：丁士刚、万红、王书杰、王留义、方建新、甘一方、石鲁新、戎健、刘文川、刘学军、刘相辰、刘瑛、孙耕耘、严祥、杜雪平、李士雪、李长山、李南方、李洪军、杨青、肖谦、吴宗平、何权瀛、张开金、张惠琴、陈金喜、金大鹏、周仲华、周策、赵光斌、胡系伟、郗爱旗、桂鸣、唐世琪、黄金虎、梁万年、曾学军、蔡联英、谭元珍、潘志刚、潘雪凤

◀ 第六届委员会（2011—2014 年）▶

主任委员：祝墡珠
前任主任委员：张愈
候任主任委员：曾益新
副主任委员：于晓松、孙晓明、李鲁、杨民、周亚夫、秦怀金
常务委员：王家骥、申长虹、杜雪平、李南方、李俊伟、和立、周仲华、赵光斌、施榕、项志敏、贾明艳、黄金虎、龚涛、崔树起、阎锡新、韩亚利、潘志刚

委员：丁士刚、王丛妙、王永晨、王留义、王爽、王维民、方力争、方建新、甘一方、石鲁新、龙开超、刘申、刘红星、刘近春、刘相辰、刘瑛、江孙芳、芮景、杜兆辉、李士雪、李双庆、李旭、李洪军、李淑华、吴浩、张开金、张玉、陆冬晓、

陈力、陈少贤、陈维云、罗乐宣、周小军、周永明、周策、赵玉兰、胡系伟、胡晓芸、耿俊强、桂鸣、

徐贵成、郭媛、席彪、曾学军、强志鹏、路孝琴、蔡联英、潘雪凤

◀ 第七届委员会（2014—2017 年）▶

主任委员：曾益新
前任主任委员：祝墡珠
候任主任委员：于晓松
副主任委员：王家骥、孙晓明、周亚夫、贾建国

常务委员：申长虹、江孙芳、杜雪平、李南方、李俊伟、李卿慧、李鲁、吴浩、何仲、迟春花、陈维云、和立、周仲华、赵光斌、施榕、席彪、龚涛、曾学军、潘志刚

委员：于德华、马中富、马爱群、王丛妙、王永晨、王留义、王爽、王晨、方力争、龙开超、占伊扬、付洪博、冯玫、刘力戈、刘红星、刘相辰、寿涓、芮景、杜兆辉、李双庆、李爱阳、李海潮、李淑华、李慕军、杨乃龙、余昌胤、张玉、陆召军、陈刚、周小军、周永明、郑峰、弥曼、赵玉兰、胡系伟、耿俊强、夏俊杰、郭爱民、郭媛、黄敏、黄博、曹立春、龚放、揭子慧、路孝琴、滕永军、潘景业、潘慧

◀ 第八届委员会（2017—2020 年）▶

主任委员：于晓松
候任主任委员：迟春花
副主任委员：江孙芳、周亚夫、贾建国、曾学军

常务委员：于德华、马爱群、王永晨、王家骥、方力争、刘光宗、刘晓宇、孙晓明、李双庆、李南方、吴浩、何仲、陈琦、奚桓、郭媛、席彪、龚涛、阎渭清、路孝琴、潘志刚

委员：丁静、马中富、马林昆、王丛妙、王春艳、王荣英、王洁、王爽、王晨、王敏、尹朝霞、占伊扬、付洪博、冯玫、朱兰、任菁菁、刘力戈、刘永铭、刘艳霞、刘铮然、刘景诗、寿涓、杜兆辉、李俊伟、李爱阳、李海潮、李慕军、杨发满、沙悦、张玉、陈红、周小军、周永明、郑峰、弥曼、柳达、耿俊强、顾申红、高小芳、郭爱民、黄敏、黄博、曹立春、龚放、蒋静涵、熊智、樊洁、潘雪凤、潘景业

◀ 第九届委员会（2020 年至今）▶

主任委员：迟春花
前任主任委员：于晓松
候任主任委员：王永晨
副主任委员：方力争、王留义、路孝琴、潘志刚

常务委员：于德华、尹朝霞、王爽、王颖、冯玫、占伊扬、江孙芳、何仲、吴浩、寿涓、李双庆、李亚军、沙悦、肖雪、奚桓、席彪、贾建国、郭宜鹏、郭媛、崔丽萍、阎渭清、黄敏

委员：丁海霞、丁静、马中富、马爱群、王仲、王春艳、王荣英、王胜煌、王晨、王敏、方宁远、史玲、朱兰、乔学斌、任菁菁、刘力戈、刘永铭、刘青、刘晓宇、刘继文、刘铮然、刘翠中、江华、杜娟、李永锦、李春君、李爱阳、李慕军、杨发满、杨秋萍、吴京、张成普、陈红、陈晨、林军、周国鹏、单海燕、弥曼、胡杰、茹晋丽、柳达、姚晨姣、耿俊强、顾申红、高艳霞、唐国宝、曹立春、龚放、蒋静涵、程莉、谢苗荣、潘景业

二、举办的主要学术会议

中华医学会全科医学分会自成立以来开展了形式多样的学术活动。自 2006 年起始，每年召开 1 次全国性的全科医学学术会议。

（一）中华医学会全科医学分会成立暨第二次国际全科医学学术会议 *

中华医学会全科医学分会成立暨第二次国际全科医学学术会议于 1993 年 11 月 1 日至 3 日在北京召开，来自 20 个国家和地区的 220 名代表出席会议。时任卫生部部长陈敏章到会并讲话。世界家庭医生组织（WONCA）主席李仲贤博士出席了会议。

陈敏章部长在大会讲话中强调，要吸收国外全科医学的理论原则，用具有中国特色的全科医学模式改造社区医院和基层医疗保健站，向群众提供集医疗、预防、保健、康复一体化的第一线服务，将有助于改善初级保健人员的素质，提高初级保健的质量和卫生资源的利用率。

会议针对全科医学的原则与学科体系、全科医学教育、全科医疗实践、全科医学在初级卫生保健中的作用、全科医生师资培训和科研、社区和家庭为导向的慢性病控制、全科医疗与卫生体制改革、健康行为和健康教育、全科医学中的心理疾病、全科医疗中的医患关系、全科医学与中医学等 11 个专题进行了交流，并围绕全科家庭医学的概念和原则（尤其针对如何发展有中国特色的中国全科医学）、在不同层次医学教育中渗透全科医学原则、建立城市与乡村多种类型的试点等问题进行了激烈的讨论。与会者认为，发展我国的全科医学要根据国情着重解决好以下 4 个问题：①对本学科的概念和原则应更加明确；②强调我国全科医学发展的多方面与多层次的特点；③搞好试点；④将全科医学的发展与卫生改革紧密结合。

多方代表的发言展示了全科医学在世界范围内的发展趋势和前景。李仲贤博士以"世界家庭医生组织在全世界的使命"为主题，系统地回顾了世界家庭医生组织与中国密切合作、协助发展全科医学的情况。另外，来自澳大利亚、加拿大、新加坡等国家的全科医学学者对全科医学临床能力评价、农村社区如何培训全科医生、"角色扮演"教学方法等内容进行了交流。一些专家还介绍了全科医生在社区慢性病控制、初级卫生保健和卫生事业改革中的作用，以及全科医生师资培训和全科医学科研水平的提高等内容。

（二）世界家庭医生组织第一届国际农村医学会议

由中华医学会和中华医学会全科医学分会联合世界家庭医生组织共同举办的世界家庭医生组织第一届国际农村医学会议于 1996 年 5 月 21 至 28 日在上海召开。来自 28 个国家和地区的 180 余位海外代表和来自国内的 100 余位代表参加了会议。世界家庭医生组织主席史奈尔、上海市副市长左焕琛、中华医学会副会长曹泽毅等到会并讲话。与会代表针对国家卫生政策的制定、农村卫生人才的培养、农村医生队伍的建立与保持等方面展开了广泛的学术交流。

会议的前 3 天在上海科学会堂举行，大会议题包括教育和培训、研究和发展、政策和管理等问题。会议形式包括主题演讲、专题讨论会、小组讨论和海报 / 论文会议。此外，还举办了一系列针对农村

---

* 1989 年 11 月，在世界家庭医生组织的支持下，中华医学会、北京医学会全科医学专业委员会在北京市举办了第一届国际全科医学学术会议。

医务人员的临床技能培训，其中还特别介绍了农村医疗中的信息技术，通过"动手"展示，让与会者亲身体验信息技术的应用。

会议的后 3 天在上海市奉贤区举行，首先由当地讲者介绍了中国农村医疗实践和教育，之后代表们会参观了乡镇卫生院、村卫生室、县医院和县中医院，并在奉贤的上海医学院进行了为期 1 天的研讨会，讨论了农村医学学科建设和发展中国家对初级卫生保健的态度。

（三）中华医学会全科医学分会第二次全国学术交流会议

中华医学会全科医学分会第二次全国学术交流会议于 1997 年 10 月 4 日至 6 日在北京召开。会议主题为"发展全科医学，迎接 21 世纪的挑战"。会议主要围绕以下 7 个专题展开：①医疗试点实践探讨；②医学临床问题研究；③中医学在全科医疗中的应用；④急诊急救的适宜技术方法，操作与器械的研究；⑤管理与质量控制；⑥全科医疗相关团队合作；⑦全科医学人力培训等。

（四）第 13 届世界家庭医生组织亚太地区年会

受世界家庭医生组织委托，由中华医学会和中华医学会全科医学分会主办的第 13 届世界家庭医生组织亚太地区年会于 2003 年 11 月 4 日至 7 日在北京国际会议中心隆重召开。会议主题为"新世纪高质量的全科医学"。来自美国、日本、加拿大、韩国、澳大利亚、中国等 26 个国家的专家学者、卫生行政部门领导共 1000 余人参加了会议。

会议分为全体大会和专题学术交流会议两部分。由中华医学会全科医学分会戴玉华教授和乌正赉教授分别担任大会的主席和秘书长。

时任分会主任委员乌正赉教授回顾并展望了中国全科医学的发展。李仲贤博士围绕如何将全科医学的概念引进内地及香港全科医学发展中的经验和教训做了精彩的报告。来自澳大利亚、新加坡等国家的 10 余位专家和学者分别对世界全科医学发展方向、世界先进的全科医学理念及全科医疗服务模式做了专题报告。

在分组会中，各国、各地区代表还从临床实践、培训、管理、研究、评估等方面进行了深入的探讨和交流。

（五）中华医学会全科医学分会全国全科医学学术研讨会

2006 年 8 月 30 日至 9 月 1 日，由中华医学会全科医学分会主办的全国全科医学学术研讨会在内蒙古自治区呼伦贝尔市海拉尔区举行。会议共收到论文近 180 篇，内容涉及全科医学相关理论、社区卫生服务、慢性病管理、健康教育、康复医疗等诸多热点问题。来自全国各地的会议代表 110 余人参加了学术交流。

会议特邀卫生部政策与管理研究专家委员会专家、卫生部基层卫生健康司前任司长李长明教授做了"卫生体制改革与社区卫生服务"的专题报告。北京医院曾昭耆教授应邀在大会上做了"全科医学的临床思维"的报告。北京大学人民医院呼吸科主任何权瀛教授应邀做了"提高慢性呼吸道疾病防控水平"的报告。全科医学分会名誉主任委员戴玉华教授、顾湲教授、杨秉辉教授等专家也分别做了会议报告。

（六）中华医学会全科医学分会第五届学术年会

2007 年 9 月 14 日至 17 日，中华医学会全科医学分会在杭州举办了中华医学会全科医学分会第五届学术年会，与会代表 200 余人。15 位全科医学专家、相关领域专家及卫生行政部门的领导出席会议并做了学术报告，会上交流学术论文近 60 篇。

中华医学会全科医学分会主任委员杨秉辉教授介绍了"比较治疗学"的概念；副主任委员余海教授指出，卫生筹资方式的转型将给我国医疗卫生服务公平性的提高带来新的希望；副主任委员顾湲教授做了题为"全科医学的发展趋势"的报告。浙江省卫生厅李兰娟厅长、杭州市卫生局陈卫强局长分别介绍了浙江省及杭州市社区卫生服务的发展和医疗保障的现状。香港大学家庭医学部主任林露娟教授做了讲演，指出全科医学研究应该"将实验室移到临床边"，将研究成果转化为促进人类健康的实效。施榕教授介绍了健康教育与健康促进的理论与发展，以及健康促进工作在社区实施的策略和方法。

另外，大会还进行了全科医学中常见病、多发病的社区管理交流。北京市复兴医院社区卫生服务中心代表做了"慢性非传染性疾病社区规范化管理"的报告，介绍了慢性病社区规范化管理的理论和实践，并以高血压和糖尿病的管理为例进行了诠释。

（七）中华医学会全科医学分会第六届学术年会

2008 年 11 月 8 日至 9 日，中华医学会全科医学分会第六届学术年会在江苏省南京市召开，来自全国各地的代表 200 余人参会，会议收到论文 100 余篇。此次会议由江苏省医学会和南京医科大学承办。本次学术年会的主题是"管理·人才·服务——全面提升全科医学和社区卫生服务水平"。大会邀请了多位著名专家与会并做专题演讲。澳门家庭医学会主席官世海医生也出席了大会。

中华医学会全科医学分会主任委员杨秉辉教授做了"全科医学的'全'与'专'"的主题报告。南京市卫生局陈天明局长介绍了南京市全面推进社区卫生改革的经验。西安交通大学医学院韩亚利教授、首都医科大学崔树起教授、天津市卫生局张愈局长、首都医科大学顾湲教授、东南大学张开金教授分别做了大会报告。美国爱达荷州立大学附属医院的 Smith 医生分析了世界各国的卫生投入及其在初级卫生保健方面取得的成果。中国台湾大学医学院刘文俊医生介绍了台湾地区家庭医学发展的历程和家庭医生的培训及执业情况。

（八）中华医学会全科医学分会第七届学术年会

2009 年 8 月 8 日至 10 日，由中华医学会全科医学分会和中国社区卫生协会主办、天津市医学会承办的中华医学会全科医学分会第七届学术年会在天津举行。本届年会主题是"服务质量与队伍建设"。来自全国 24 个省、自治区、直辖市的 400 余名代表参加了年会，会议共收到论文 230 余篇，内容涉及教育、培训、居民健康管理、慢性病社区管理、全科医疗实用技术，以及与全科医学和社区卫生相关的政策解读等。

本次会议组织了大会报告和分会场的交流，邀请中国社区协会副主任委员、卫生部政策与管理专家委员会李长明委员，世界家庭医生组织亚太地区主席李国栋教授，中国澳门全科医生学会会长官世海教授，中国香港大学张新华教授等知名专家与会并做了报告，共同讨论新医改进程中的社区卫生服务与全科医学发展策略、国内外全科医生队伍建设经验、全科医生作为"守门人"所需要的基本素质与能力建设、社区慢性病（特别是糖尿病及其并发症）的治疗与长期管理、医患同盟式的生命周期健康管理与健康档案实施，以及大医院与社区合作互动、优化组合医疗资源、全科医疗质量评估与改善等热点问题。中华医学会全科医学分会张愈主任委员做了"加快全科医生队伍建设，提高基本医疗卫生服务水平"的报告。

会议还就全科医生继续教育讲座，以及推广社区全科医疗中有关疾病筛查、全科诊疗、社区危重患者现场急救、康复等多种实用技术的内容进行了探讨，并针对目前社区医疗与全科医学发展过程中存在的问题进行了讨论。

（九）中华医学会全科医学分会第八届学术年会

2010 年 8 月 20 日至 23 日，中华医学会全科医学分会第八届学术年会在上海召开。本次会议参会代表 900 余人，分别来自 27 个省、市、自治区。大会收到论文 356 篇，文章的质量、深度和广度均较以往有了明显的提高。

大会邀请了诸多国内外知名专家，如世界家庭医生组织亚太区主席李国栋医生（中国香港）和副主席丹尼尔医生（马来西亚），中华医学会全科医学分会主任委员张愈和前任主任委员杨秉辉教授，以及来自英国、美国、澳大利亚及中国台湾的全科医学专家。专家们在大会上做了"以全科医生为主力的基层医疗发展""中国全科医生制度建设""澳大利亚全科医生培训""整合多种力量共同发展中国台湾的健康守门人制度""全科医学人文精神""在医院中建立全科医学科""全科医学临床思维""老年人的长期照护" 8 个精彩的专题报告。

（十）中华医学会全科医学分会第九届学术年会

2011 年 9 月 16 日至 18 日，中华医学会全科医学分会第九届学术年会在西安成功召开。本次大会由中华医学会、中华医学会全科医学分会主办，陕西省医学会、陕西省医学会全科医学分会承办，西安交通大学第一附属医院、西安医学院协办，来自加拿大、马来西亚和中国台湾地区的全科医学协会负责人及各省市 860 余名代表参加了会议。本次大会的主题是"建设中国特色全科医生制度"。

大会开幕式由陕西省医学会全科医学分会主任委员李旭主持，中华医学会全科医学分会主任委员张愈致欢迎辞。卫生部科教司副司长金生国为与会代表解读了《国务院关于建立全科医生制度的指导意见》。西安医学院院长唐俊琪做了题为"致力全科医学教育，培养合格全科医学人才"的大会主题发言。

（十一）中华医学会全科医学分会第十届学术年会

2012 年 11 月 8 日至 10 日，中华医学会全科医学分会第十届学术年会在广东省珠海市召开，本届年会的主题是"继往开来，迈进全科医生时代"。大会开幕式由中华医学会全科医学分会主任委员、复旦大学全科医学系主任祝墡珠教授主持。大会邀请了境内外全科医学和社区卫生服务领域的资深专家进行专题讲座。

会议期间开展了多样化的主题特色学术讲座，包括中国特色全科医生制度与卫生服务体系的相关性、全科医生制度在城乡基层卫生中的重要作用、以县医院为重点的公立医院改革、农村全科医学的发展、全科医生临床思维和适宜技术、社区与医院双向互动、社区合理用药、社区慢性病管理与重点人群健康照顾、健康教育与患者教育、全科医学教育培训与全科医生队伍建设、基层卫生服务信息化建设、基层卫生服务运营管理、全科医疗质量评估与科研等。

（十二）东方家庭医生论坛暨中华医学会全科医学分会第十一届学术年会

2013 年 7 月 19 日至 22 日，东方家庭医生论坛暨中华医学会全科医学分会第十一届学术年会在上海成功召开。此次会议为家庭医生的国际会议，大会主题为"有效的基层医疗，从理论到实践"，设置了慢性病管理论坛、教育培训论坛、信息管理论坛、农村全科医学论坛、青年论坛等分论坛。简短的开幕式后，大会展示了全科医学分会成立 20 周年的风采。

世界家庭医生组织主席 Garth Manning 和世界家庭医生组织候任主席 Michael Kidd 分别做了题为"全科医学委员会和全科医学国际发展方向"和"全科医学应对全球卫生服务挑战中的角色"的报告。来自韩国的世界家庭医生组织亚太地区理事李廷权阐述了韩国全科医学的发展。中国香港家庭医学学院蔡惠宏教授分享了香港家庭医学专科医生培训的相关内容。澳大利亚墨尔本大学医学院家庭医学系主任杨绮玲教授和英国皇家全科医生学院主席 Mike Pringle 分别做了题为"全科医学的科学研究"和"英国国家卫生服务体系和卫生服务筹资"的报告。世界家庭医生组织独立委员 Prancine Lemire 及加拿大家庭医生学会主席 Marie-Dominique Beaulieu 做了有关全科医生考核和评价的报告。中国台湾大学医学院家庭医学科陈庆馀就台湾全科医学教育的现况与展望做了分享。日本的 Lzumi Maruyama 就日本全科医学模式做了分享。中华医学会全科医学分会候任主任委员曾益新、上海市卫生局副局长黄峰平、中华医学会全科医学分会副主任委员孙晓明分别做了大会报告。

（十三）中国全科医学大会暨中华医学会全科医学分会第十二届学术年会

2014 年 10 月 10 日至 12 日，中国全科医学大会暨中华医学会全科医学分会第十二届学术年会在北京召开。全国人大常委会副委员长、中华医学会会长、中华医学会全科医学分会名誉主任委员陈竺院士，中国农工民主党中央原副主席、中国初级卫生保健基金会理事长汪纪戎，国家卫生和计划生育委员会科教司司长、中华医学会全科医学分会副主任委员秦怀金，国家卫生和计划生育委员会人事司巡视员付伟，世界家庭医生组织名誉司库、常委李国栋，中华医学会副会长祁国明，中华医学会全科医学分会主任委员、复旦大学全科医学系主任祝墡珠，北京市卫生与计划生育委员会委员郑晋普等出席大会开幕式。开幕式由中华医学会全科医学分会候任主任委员曾益新院士主持。陈竺在开幕式上致辞。

本次大会共收到投稿 327 篇，选取优秀论文 80 篇进行了交流和发言，评选出优秀论文 13 篇。会议在大会报告、农村全科医学专题、慢性病与健康管理专题、全科培训与教育专题、管理与信息专题等环节针对全科医学实践和全科医生职业教育和发展展开了热烈、广泛、深入的探讨。大会还开设了临床培训班、全科医生发展先锋论坛、特设岗交流等板块。

（十四）中国全科医学大会暨中华医学会全科医学分会第十三届学术年会

值中华医学会成立 100 周年之际，由中华医学会、中华医学会全科医学分会主办的中国全科医学大会暨中华医学会全科医学分会第十三届学术年会于 2015 年 9 月 3 日至 5 日在北京召开。本次会议主题是"建立全科制度，践行全人服务"。中华医学会全科医学分会主任委员、北京协和医学院校长曾益新院士和中华医学会全科医学分会前任主任委员、复旦大学上海医学院全科医学系祝墡珠教授担任大会主席，全国人大常委会副委员长、中华医学会会长陈竺，世界卫生组织（World Health Organization，WHO）总干事陈冯富珍，国家卫生和计划生育委员会主任李斌，中华医学会党委书记饶克勤，世界家庭医生组织名誉司库李国栋等出席开幕式。来自全国各地全科医学领域的专家和 1000 余名全科医生参加了会议。

开幕式上，陈竺副委员长致辞，指出国家对全科医学的发展给予了高度重视，再次呼吁全国的医学院校设立全科医学系或在临床医学系内设立全科医学专业，并在所有的医学院校附属医院和三级教学医院设立全科医学科，鼓励大医院和社区卫生服务中心或乡镇卫生院联合建立全科医生培训基地。陈冯富珍女士以"我的中国梦"的讲述形式赞扬了中国医疗卫生体制改革已经取得的成绩，提出了未来全科医学的发展方向。李斌主任对国家全科医生制度、政策进行了解读。

世界家庭医生组织名誉司库、中国香港医学专科学院院长、中国香港家庭医学学院监检员李国栋教授做了报告并代表世界家庭医生组织主席发言。国家卫生和计划生育委员会科教司司长秦怀金和曾益新院士分别做了"我国全科医生制度建设思考"和"新时代呼唤全科医生及新的机制"的主题报告。

由北京协和医院全科医学科的教师团队组织的临床技能培训板块是会议的亮点之一，来自普通内科、神经科、骨科、放射科、妇产科、感染科及心理医学科的专家以小组互动的形式与基层全科医生共同进行病例讨论。大会还组织了以"我的全科梦"为主题的优秀征文活动，并举办了精彩的演讲比赛，体现了全科医生积极向上、朝气蓬勃的精神面貌。

（十五）第三届中国全科医学大会、中华医学会全科医学分会第十四届学术年会

2016年11月10日至13日，第三届中国全科医学大会、中华医学会全科医学分会第十四届学术年会在杭州隆重召开。本次年会由中华医学会、中华医学会全科医学分会主办，浙江省医学会、浙江省医学会全科医学分会承办，浙江中医药大学、浙江大学医学院附属邵逸夫医院协办。本次大会主题为"加强全科建设，推进分级诊疗"。

11日上午，大会开幕式在浙江省人民大会堂举行。大会特别邀请了国家卫生和计划生育委员会领导、浙江省卫生和计划生育委员会领导、WHO官员及美国梅奥中心教授做大会主旨报告，以深入解读国家相关政策、精彩分享国外先进经验。

大会主席曾益新院士致开幕词，并宣读国家卫生和计划生育委员会李斌主任的重要批示。浙江大学医学院附属邵逸夫医院院长、浙江省政协副主席蔡秀军教授和浙江省卫生和计划生育委员会马伟杭副主任分别致辞。WHO驻华代表施贺德博士应邀参加大会，在致辞中他对中国的全科医学给予了极高的评价，并介绍了国际范围内全科医学的相关经验。

浙江省卫生和计划生育委员会马伟杭、国家卫生和计划生育委员会基层卫生司诸宏明、罗切斯特梅奥基础医疗和梅奥全科医学部Eric Klavetter教授及北京医院曾益新院士分别做了大会报告。

本次大会还从基层医疗的实际需求出发，精心安排了5场临床技能培训班，包括肺功能及肺康复、检眼镜和检耳镜、全科病例讨论会、心电图判读和巴林特小组。

（十六）第四届中国全科医学大会、中华医学会全科医学分会第十五届学术年会

2017年9月23日上午，第四届中国全科医学大会、中华医学会全科医学分会第十五届学术年会在成都召开。本次会议由中华医学会、中华医学会全科医学分会主办，四川省医学会、四川省医学会全科医学专业委员会、华西医院承办，《中华全科医师杂志》编辑委员会、成都市武侯区玉林社区卫生服务中心、成都市青羊区新华少城社区卫生服务中心、成都市天府新区华阳社区卫生服务中心协办。本次大会主题为"发展全科医学，促进家庭签约"。

开幕式由中华医学会全科医学分会第八届委员会主任委员于晓松教授主持。国家卫生和计划生育委员会副主任、中华医学会全科医学分会主任委员曾益新院士，四川省人民政府省长尹力，四川大学校长谢和平院士，国家卫生和计划生育委员会科教司司长秦怀金和基层司司长李滔，中华医学会秘书长饶克勤，四川省卫生和计划生育委员会主任、党组书记沈骥，四川大学华西医院书记张伟和常务副书记李正赤出席大会。

尹力省长代表中共四川省委、四川省人民政府向各位嘉宾表示欢迎，他指出，发展全科医学是深化医疗改革的重要内容，也是我国医疗服务转型的需要。随后，世界家庭医生组织候任主席李国栋教授、谢和平院士和曾益新院士分别致辞。开幕式上，国家卫生和计划生育委员会全科医生培训规划教材首发暨赠书仪式隆重举行。与会领导上台为来自西部 10 余个省份的代表赠送了教材，其他省份代表也领取了教材。

此次大会既有主旨报告形式的学术讲座，又有学术辩论、专题对话的学术争鸣，还有临床技能的实战培训，力争为参会者提供一场丰盛的学术大餐。

本次会议注册总人数 1518 人，其中基层社区 773 人。大会收到投稿 687 篇。本次大会报告 13 人次、专题发言 79 人次、分会发言 263 人次，卫星 6 场，壁报 168 个。

（十七）第五届中国全科医学大会、中华医学会全科医学分会第十六届学术年会

2018 年 9 月 15 日，第五届中国全科医学大会、中华医学会全科医学分会第十六届学术年会在沈阳开幕。本次大会由中华医学会、中华医学会全科医学分会主办，辽宁省医学会、辽宁省医学会全科医学分会、中国医科大学附属第一医院承办，《中华全科医师杂志》编辑委员会协办。开幕式由中华医学会全科医学分会候任主任委员迟春花教授主持。

中华医学会全科医学分会主任委员于晓松教授做了开幕式致辞。中国医科大学附属第一医院副院长高兴华、辽宁省卫生健康委员会副主任陈金玉、世界家庭医生组织前任主席 Michael Kidd 教授、国家卫生健康委员会副主任曾益新院士分别为大会致辞。

此次大会主题为"开启全科医学发展新征程"。大会邀请了世界家庭医生组织、美国家庭医学教师协会、英国皇家全科医生学会及我国全科医学权威专家进行大会报告，并就学科建设、人才培养、慢性病管理、提升基层医疗卫生服务能力、信息化与管理等专题进行了深入的交流，展示了全科医学及基层医疗卫生领域的最新理念和实践经验。大会还进行了中华医学会全科医学分会成立 25 周年庆典和表彰活动，颁发了中华医学会全科医学分会突出贡献奖、全科医学分会优秀全科医生奖、全科医学分会及全科医生杂志优秀论文奖、吴阶平全科医生奖 4 个重要奖项。

本次大会开设 1 个主会场，6 个分会场，吸引了 2200 余名国内外的全科医生及专家学者前来参会交流，共飨学术盛宴。

（十八）第六届中国全科医学大会、中华医学会全科医学分会第十七届学术年会

2019 年 9 月 20 日至 22 日，第六届中国全科医学大会、中华医学会全科医学分会第十七届学术年会在西安隆重召开。此次大会由中华医学会、中华医学会全科医学分会主办，陕西省医学会、陕西省医学会全科医学分会承办，《中华全科医师杂志》编辑委员会、西安交通大学第一附属医院、西安医学院第一附属医院协办。大会主题为"奋斗新时代、聚力健康梦"。

中华医学会副秘书长姜永茂，中华医学会全科医学分会主任委员于晓松教授，中华医学会全科医学分会候任主任委员迟春花教授，中华医学会全科医学分会名誉主任委员、世界家庭医生组织常委祝墦珠教授，吴阶平医学基金会理事长晓萌女士，陕西省卫生健康委员会副巡视员李延明，陕西省医学会代秘书长、陕西省卫生行业学会服务中心主任张磊，西安交通大学副校长颜虹，西安交通大学第一附属医院党委副书记冯广林，西安医学院党委书记范兵等出席大会。来自全国各地的全科医学专家和 1200 余名全科医生代表出席会议，共飨全科医学学术盛宴。

开幕式还颁发了吴阶平全科医生奖、中华医学会全科医学分会全科医生奖、2019 中国全科医学大会优秀论文奖及《中华全科医师杂志》2018 年度优秀论文奖，肯定了全科医学工作者的贡献，彰显了全科医生的风采。

大会报告阶段，国家卫生健康委员会基层卫生司诸宏明副司长对 2019 年基层卫生重点工作进展的各个方面进行了详细解读，并明确提出下一步工作计划。于晓松教授、祝墡珠教授、世界家庭医生组织前任主席 Chrisvan Weel 教授、世界家庭医生组织全科医学质量与安全委员会主席 Maria-Pilar Astier-Pena 教授、杜雪平教授、迟春花教授、江孙芳教授、黄信彰教授、马爱群教授、李亚军教授分别做了大会报告。

大会开设了基层卫生管理与发展、教育与培训、慢性病管理、公共卫生与护理、信息管理、基层卫生与健康、学科建设、各省主委论坛等分会场。

（十九）第七届中国全科医学大会、中华医学会全科医学分会第十八届学术年会

2020 年 10 月 24 日至 25 日，由中华医学会、中华医学会全科医学分会主办，河南省医学会承办，河南省人民医院、《中华全科医师杂志》编辑委员会协办的第七届中国全科医学大会、中华医学会全科医学分会第十八届学术年会在郑州召开。本次大会采用线下和线上相结合的方式，主会场设在郑州，线上同步直播。大会开幕式由中华医学会全科医学分会候任主任委员迟春花教授主持。本次年会主题为"聚焦百姓需求，共圆健康梦想"。

国家卫生健康委员会副主任、中华医学会全科医学分会名誉主任委员曾益新院士发表了视频致辞，高度肯定了全科医生等 400 万基层医务人员在抗击新型冠状病毒感染大流行期间所发挥的重要作用。在开幕式上进行视频和现场致辞的领导和嘉宾还有中华医学会副秘书长姜永茂、世界家庭医生组织主席李国栋教授、世界家庭医生组织亚太区主席李孟智教授、中华医学会全科医学分会主任委员于晓松教授、河南省卫生健康委员会副巡视员王福伟。

国家卫生健康委员会基层卫生健康司副司长诸宏明首先做了题为"疫情下，基层卫生健康发展的思考"的报告。李孟智教授，世界家庭医生组织常委、全科医学分会名誉主任委员祝墡珠教授，杜雪平教授、于晓松教授、迟春花教授，中华医学会全科医学分会副主任委员曾学军教授，江孙芳教授，河南省全科医学分会主任委员王留义教授，台湾家庭医学学会黄信彰教授，分别围绕综合医院全科医学学科建设、突发疫情对全科医生规范化培训及使用的启示及全专合作携手推动基层医疗卫生发展等主题做了大会报告。

本次大会共设 1 个主会场，10 个分会场，大会报告 11 人次，主旨报告 35 人次，论文交流 88 篇。

（二十）第八届中国全科医学大会、中华医学会全科医学分会第十九届学术年会

2021 年 12 月 4 日至 5 日，由中华医学会和中华医学会全科医学分会主办，苏州市立医院承办，北京大学第一医院、苏州市立医院和《中华全科医师杂志》编辑委员会协办的第八届中国全科医学大会、中华医学会全科医学分会第十九届学术年会在线召开。本届大会主题为"推动全科医学学科建设，完善医防融合健康体系"。

大会开幕式由哈尔滨医科大学第二附属医院王永晨教授和苏州市立医院黄敏教授共同主持。中华医学会全科医学分会主任委员迟春花教授致辞，并对分会一年来开展的"基层医疗机构呼吸疾病规范化防治体系和能力建设项目"和"中华全科医学发展专项基金"等工作进行了总结和汇报，对后续全科工作的学术引领和使命担当进行了展望。

北京大学第一医院院长刘新民，苏州市卫生健康委员会主任盛乐，中华医学会副会长、北京大学常务副校长乔杰院士，世界家庭医生组织前任主席李国栋教授分别为大会致辞。随后王辰院士、高福院士、聂春雷司长、陈昕煜副司长、于晓松教授和迟春花教授分别做了大会主旨报告。

本届大会共收到稿件 1147 篇，设立 1 个主会场、6 个分会场、39 个论坛，注册参会 11 945 人，在线参会人次 61.2 万。来自国内外的 162 名全科医学领域的专家和学者相聚云端、展开交流，其中大会报告 18 人，专题发言 61 人，论文发言 83 人，共计发言 182 人次。

（二十一）中华医学会全科医学分会第二十届学术年会

2022 年 7 月 16 日至 17 日，由中华医学会、中华医学会全科医学分会主办，江苏省医学会全科医学分会、贵州省医学会全科医学分会承办，北京大学第一医院、苏州市立医院（南京医科大学附属苏州医院）、遵义医科大学附属医院和《中华全科医师杂志》编辑委员会协办的中国全科医学界学术盛会——中华医学会全科医学分会第二十届学术年会在线召开。本届大会主题为"强化全科医学学科建设，提升基层健康服务能力"。

大会开幕式由中华医学会全科医学分会候任主任委员、哈尔滨医科大学附属第二医院王永晨教授主持。中华医学会全科医学分会主任委员、北京大学第一医院迟春花教授代表主办方致欢迎辞。

国家卫生健康委员会科教司副司长陈昕煜、世界家庭医生组织前任主席李国栋教授、中华医学会副秘书长王大方，以及江苏省医学会会长王咏红、北京大学第一医院书记姜辉、苏州市立医院书记孔祥清、遵义医科大学附属医院院长余昌胤分别致辞。

本次大会报告精彩纷呈，有来自国家卫生健康委员会基层司领导对相关政策的解读，有来自北京协和医学院王辰院士和中国疾病预防控制中心高福院士带来的最新学术成果，还有来自清华大学万科公共卫生与健康学院、英国伯明翰大学应用卫生研究院、北京大学第一医院、中国医科大学附属第一医院、首都医科大学附属复兴医院月坛社区卫生服务中心、哈尔滨医科大学附属第二医院、浙江大学医学院附属邵逸夫医院、首都医科大学全科医学与继续教育学院等国内外医疗机构、高校及科研院所的专家和学者带来的全科医学领域最新进展。

本次大会共设 1 个主会场、8 个分会场、45 个分论坛。来自国内外 260 名全科医学及相关领域的专家和学者展开学术交流，收到稿件 1350 篇，会中学术研讨内容精彩纷呈，在线观看共计 85.9 万人次，再创历史新高。

（首都医科大学　杜　娟）

第二节　中华医学会全科医学分会各学组工作进展

一、教育与培训学组工作进展

（一）学组的成立与发展

中华医学会全科医学分会教育与培训学组于 2011 年开始筹备，经过 3 年的推进，于 2015 年正式获批成立。首任组长为上海交通大学医学院施榕教授。学组直接接受全科医学分会的领导，设有学组年会制度，每年召开 1 次学术年会，同时根据全科医学学科发展和相关政策发展的实际情况，开展相应的调查研究、培训及热点和难点问题研讨会等工作，另外，协助中华医学会全科医学分会开展相关的学术活动。

（二）学组的组织架构和主要任务

2020 年 12 月中华医学会全科医学分会第九届委员会成立，教育与培训学组根据前期工作实际和新时期新任务的要求，在中华医学会全科医学分会的指导下，做出了如下调整。

1. 学组基本构成　中华医学会全科医学分会教育与培训学组主要由负责人、组长、副组长及组员组成，成员分别来自 20 余个省市的高等医学院校、全科医生临床培训基地和基层实践基地。

（1）负责人：路孝琴，首都医科大学教授，中华医学会全科医学分会副主任委员。

（2）组长：施榕教授为学组主要筹划者之一，也是首任组长（2015—2017 年任届），后由首都医科大学路孝琴教授（2018—2020 年任届）担任，2021 年更换为分会常务委员肖雪教授。

（3）副组长：第一届副组长是路孝琴；第二届副组长是冯玫、何仲、方力争；现任副组长是冯玫、马力、顾申红和陈丽英。

（4）学组办公室：设在组长单位，由组长单位和副组长单位各设 1 名联络员，一般通过微信、电话、线上会议等现代化手段进行信息沟通。

2. 学组工作机制　教育与培训学组的工作在第九届中华医学会全科医学分会主任委员迟春花教授、分会副主任委员路孝琴教授和分会秘书长的指导下进行。学组的工作计划由组长和副组长根据分会的总体工作目标并结合实际情况进行集体商议后确定，后报请学组主管领导，经过审议通过后，根据分工情况由组长或副组长针对具体项目撰写项目实施计划，在组长会议上讨论，由项目负责人落实计划并撰写活动记录。其他非主要负责人积极协助项目负责人的工作，查漏补缺，确保工作质量。

3. 学组工作内容　教育与培训学组主要负责全科医学人才培养相关政策研究与宣讲、人文素养培训的设计及实施、各地开展学术交流活动的协调、综合医院全科医学学科建设标准的研究和宣讲、"3＋2"助理全科医生及师资培训、"5＋3"全科培养中教育教学方法和质量保障的研究及培训、全科医生基本能力的提升、社区基地建设及师资培训与交流，以及其他临时性的工作任务等。学组建立微信群，分享各地成员的活动经验，讨论在全科医学人才培养中遇到的问题、解决的策略及总结的经验等，并将之结合到本地区的全科医生培训及师资培训中。

（三）学组开展的主要工作

1. 学术会议工作　中华医学会全科医学分会每年召开 1 次学术年会，教育与培训学组负责安排教育培训各分会场的会议内容及具体事宜，学组成员积极配合全科医学分会完成学术年会的审稿工作，动员所在地区的全科医生和培训学员参加年会，取得了很好的成效，每年的学会年会中教育与培训学组的论文最多。学组还配合大会秘书处负责完成教育培训相关稿件的审理工作。

2020 年 10 月，中华医学会全科医学分会第十八届学术年会在郑州召开。在教育与培训分会场上，全科医学领域的专家、学者们进行了充分、深入的交流。会议采用主题演讲、经验分享等方式，专家、学者们从基础理论到学科建设，从政策要求到实践情况，深层次地就全科医学进展及重点问题展开了学术交流和讨论，为参会者拓宽了视野。

2021年12月，中华医学会全科医学分会第十九届学术年会以线上形式召开，教育与培训学组设置了全科住院医师规范化培训基地评估专场，内容包括"三阶梯"教学法在全科医生门诊培训中的运用、新医科背景下的全科医学教育与培训知识结构的思考、全科医学住院医师规范化培训年度考核体系构建的探索等。

2022年7月，中华医学会全科医学分会第二十届学术年会以线上形式召开，教育与培训学组共设3个分会场论坛，分别是订单定向生教育专场、全科医学研究生教育专场及全科住培教学建设专场，与会学者围绕议题进行了深入交流，助力全科医学教育与培训的全面发展。

2. 全科医学师资培训工作

（1）2017年5月19日，多名教育与培训学组专家成员应邀在广东汕头大学举办的粤东地区全科医学师资培训班中授课，来自广东省粤东地区的140位师资参加了此次培训。

（2）2017年7月29日至8月2日，教育与培训学组在贵州遵义举办了"3＋2"助理全科医生培养学术研讨会，来自全国6个省份的7位教育与培训学组专家分别针对"3＋2"助理全科医生培养标准、培养模式、基地建设、师资培养、培训效果评估方法等内容进行了汇报，师资学员主要来自贵州省及其他西部省份，共计130人参加了会议培训。

（3）2018年8月，教育与培训学组在北京商务会馆举办年度学术研讨会。会议期间专家们针对专科-全科联合查房、全科医学案例教学、门诊教学方法和评估方法、SOAP病历的规范书写等内容进行了展示和点评，积极推动了全科医学师资的带教规范和能力提升，让与会者掌握了简便、易操作的MINCEX教学评估方法。来自10余个省份的20余位专家参与了授课，并进行了展示和点评。副会长周亚夫教授对本次培训的重要性和必要性予以肯定，对培训课程每个环节的优点和存在的问题逐一进行了点评，突出了本次学术研讨会的亮点和师资带教能力提升的重点问题，对如何成为一名优秀教师及如何为师资设计培训精品课程提出了独到的见解，同时提出今后应继续举办专科-全科联合查房规范研讨并加以规范。

（4）多名教育与培训学组专家成员受邀为国家级全科医学师资培训示范基地举办的"全国全科医学师资培训班"授课，并参与相关的培训事宜。培训对象包括全国各地从事全科医学教育培训的师资和管理人员，各省（自治区）、市、县基层医疗服务机构的全科医生，以及参与全科临床带教的内科、外科、妇产科、儿科、中医科等科室的带教师资等。通过培训，进一步提升了全科医学师资的带教能力，加快了全科医生队伍高质量培养的步伐，强化了全科医生师资队伍的建设。

（5）2022年11月，多名教育与培训学组专家成员受邀参加了广东省医学会第二十三次全科医学学术会议暨2022年全科医学发展高峰论坛，并作为嘉宾做专题演讲，提升了基层带教师资的教学能力，助力全科医学人才培养。

3. 相关的研究工作

（1）全科医生队伍建设的相关政策研究

1）2017—2018年，在国家卫生健康委员会科教司的指导下，由方力争教授牵头起草、多名教育与培训学组专家参与编写了《住院医师规范化培训基地（综合医院）全科医学科设置指导标准（试行）》，该标准于2018年9月正式印发。其中参与编写的学组专家有方力争、郭爱民、冯玫、何仲、路孝琴、马力、王杰萍等。

2）多名教育与培训学组专家参与了《国务院办公厅关于改革完善全科医生培养与使用激励机制的意见》的前期讨论工作。

（2）全科医生培养的规范性文件研究

1）2017年，路孝琴教授牵头研究并制定了《北京市综合医院全科医生转岗培训实施方案》。

2）2018—2019年，为响应国家号召，将全科医生培训政策落实到位，在国家卫生健康委员会的指导下，由中华医学会全科医学分会和中国医师协会全科医师分会牵头、教育与培训学组多位专家参与修订的《全科医生转岗培训大纲（2019年修订版）》顺利完成，于2019年4月正式印发。

3）2019年，中华医学会全科医学分会教育与培训学组和中国医师协会全科医师分会"3＋2"学组共同牵头制定了《2019年"3＋2"助理全科医生培训基地评估标准》初稿，经过专家讨论后进一步修改，成为2019年全国助理全科医学培训基地评估的指标体系。

4）2019年，为顺应全科医生队伍建设的新形势，由路孝琴教授牵头，多名教育与培训学组成员参与了《北京市全科医生转岗培训基地标准》的制定。

（3）教育与培训相关的科学研究：教育与培训学组专家深入研究全科医学教育与培训的相关内容，包括综合医院合作框架下全科医生分层递进培训模式的构建、全科住院医师规范化培训基地评估专家的素质能力探析、医教协同多维度培养农村订单定向住院医师规范化培训生、构建我国长期可持续发展的全科医生培养体系、全科专业师资团队建设的探索与实践、多元合力师资队伍构建在全科住院医师培养中的探索、全科住院医师规范化培训新模式的探索与实践等。

以上研究均是围绕全科医生队伍建设的关键问题开展的，对各地全科医生队伍的建设工作均起到积极的推动作用。

4. 积极支持和参与全科医学基地评估工作　教育与培训学组积极支持国家卫生健康委员会委托中国医师协会开展的全国性全科医生培训基地评估工作。学组成员受邀作为评估专家，参与了国家住培基地的评估工作。何仲、方力争、冯玫、路孝琴、戴红蕾、马力等专家均参与了基地评估工作，且有多名专家在评估中担任核心业务骨干，即评估组长。学组通过参与基地评估工作，了解了全国全科医学基地建设和师资队伍的现状，为学组下一步的研究和培训工作奠定了基础。

5. 教材建设工作　教育与培训学组成员积极参与全科医学人才教育与培养各类教材的编写工作，作为主编或副主编，参编了多部教材，如《全科医学》《全科医学概论》《全科医生科研方法》《全科医学师资培训指导用书》《社区预防医学》《全科常见疾病用药指导手册》《全科医生手册》《全科医生基层实践》《全科医学高级教程》《健康人文：失能关怀篇》《全科医学基本理论教程》《全科医学基础》等。

6. 参与基层临床指南的制定工作　教育与培训学组多位临床专家和社区专家参与了多部基层临床指南的研究与制定工作，包括《消化系统疾病基层诊疗指南》《国家基层糖尿病防治管理指南》《基层医疗卫生机构合理用药指南》《糖尿病周围神经病基层诊治管理专家指导意见》《心血管疾病基层诊疗指南》《全科医学专业继续教育指南》《基层血脂异常管理专家共识》《呼吸系统基层医疗卫生机构常见疾病诊疗指南》《基层医疗卫生机构急重患者判断及转诊技术标准》《痛风及高尿酸血症基层诊疗指南》等。

（四）学组成员在各地发挥的作用

1. 促进教育培养质量的提升　各省诸多高等医学院校均开设了全科医学专业或全科医学系来培养全科医学本科人才，并开设了《全科医学概论》的理论授课，以适应我国社区卫生服务的快速发展，促进我国高等医学教育改革，满足我国对全科医学专业人才的需求，推动全科医学教育事业的发展。教育与培训学组成员在各地承担本科生、研究生教育教学工作，积极推进和落实全科医学院校教育、毕业后教育、基层全科医生继续教育等工作。另外，教育与培训学组注重教材建设，积极参与教材编写工作。

2. 促进基层服务能力的提升　各地医院逐步建立全科医学住培基地，成立全科医学教研室，开展教学查房、病例讨论、小讲课等教学活动。在规培教学中坚持全科专业特色，注重门诊教学。各单位设置多间普通门诊及教学门诊，充足的门诊量可以保证收治病种数覆盖基地培训大纲的要求，为全科住院医师规范化培训提供了教学资源的保障。

各地每年积极开展全科医学师资培训班、全科医学转岗培训班、助理全科师资培训班、全科医学骨干师资培训班、全科医生岗位培训班等继续教育项目培训，以多种实际方式关注偏远地区的全科医学发展，培养一批又一批优秀的全科师资。例如，顾申红教授带领团队探索的"全科临床 - 社区联合查房"模式，极大提高了社区医院的带教质量，被中国医师协会作为范例向全国推广。教育与培训学组成员在当地组织的各类全科医学学术和培训活动，辐射面广，在各地全科医学人才培养中发挥了积极的作用。

教育与培训学组致力于全科医学学科发展和人才培养，推广全科教学模式，为推动贫困地区全科医学发展及人才培养做出了极大贡献，通过帮扶和指导省内外薄弱基地的建设，携手各专业基地共同提升。

二、基层卫生健康学组工作进展

（一）学组的成立与发展

为了进一步推动基层全科医学工作，加强基层全科医疗队伍建设和专业发展，中华医学会全科医学分会早在 2008 年 9 月就开始酝酿成立中华医学会全科医学分会基层学组，主要任务是在分会领导下，吸纳乡镇卫生院和社区卫生服务中心的优秀骨干全科医生，开展全科医学的学术活动、经验交流、能力培训、服务创新等工作，推动全科医学在基层的实践和发展。2012 年，中华医学会全科医学分会基层学组筹备组（下文简称"基层学组筹备组"）成立。在此后的 7 余年间，基层学组筹备组健全了工作机制、制定了工作章程、遴选了学组成员，每年都在全国各地开展一系列活动，带动了全科医学在基层的发展，另外，每年都积极配合全科医学分会的工作，积极参与全科医学年会，独立开展专业活动，发表学术论文，进行学术交流，传播先进经验。来自全国各地的学组委员热情高涨、持续坚守，目前已成为全科医学领域重要的分支力量。

在第八届中华医学会全科医学分会主任委员于晓松教授的关心、帮助及大力支持下，2019 年基层卫生健康学组正式成立，并于 2021 年顺利完成换届工作。组员分布于全国不同省市，有医学院校的专家和教授、综合性三级甲等医院的全科主任，也有社区卫生服务中心的主任、社区医生等。

中华医学会全科医学分会基层卫生健康学组立足基层社区，在全科医学分会指导下和学组组长席彪教授的带领下，认真贯彻落实党的十九大精神，积极开展学术交流、基层调研、全科科研及基层全科医生教材的编写等工作，积极推动基层全科医疗工作的深入开展，为广大人民群众的健康服务。基层卫生健康学组每年都圆满完成了年初制定的各项任务。

（二）学组的组织架构和主要任务

1. 组织架构　2021 年中华医学会第九届全科医学分会基层卫生健康学组正式成立，本届学组成员组织架构如下。

（1）负责人：潘志刚，复旦大学附属中山医院教授，中华医学会全科医学分会副主任委员。

（2）组长：席彪，河北医科大学教授，负责学组的全面工作。

（3）副组长：王荣英，河北医科大学第二医院教授，主要负责学组秘书处工作，协助组长的各项工作；顾杰，复旦大学附属中山医院教授，主要负责学组的组织和宣传工作，协助组长做好对外联系及科研工作；方舟，浙江省绍兴第二医院医共体漓渚分院院长，主要负责学组学术活动所需资源的筹集工作，协助组长做好全科医学年会的论文投稿及成员发动工作；冯建民，任职于福建南平市第一医院、四鹤街道社区卫生服务中心，主要负责学组的培训及论坛等业务工作，协助组长做好搜集基层信息和发现典型案例的工作。

2. 主要任务　负责学组学术活动所需资源的筹集工作，协助组长做好全科医学年会的论文投稿及发动成员参与的工作。具体任务如下。

（1）协助完成常规工作：通过中华医学会第九届全科医学分会基层卫生健康学组、中华全科医学工程专家委员会、海峡两岸医药卫生交流协会全科医学分会、河北省医学会、河北省医师协会等平台，与全国各省市基层医疗单位建立一定的联系网络，协助组长做好中华医学会全科医学分会年会的宣传工作，并积极鼓励基层全科医生参与年会、积极投稿，必要时邀请全科领域的专家给予一定的指导（线上或线下），提高投稿论文的学术水平，增加入选机会。

（2）积极举办学组各项活动：学组立足实际，充分发掘学组内委员的资源优势，结合当地全科医学会的活动（如省市级全科医学年会、全科继续教育培训班等会议平台），组织学组活动，设定主题，开展学组活动。同时，积极利用企业的学术资源，合规开展学组交流，计划每年安排 1～2 次学组交流活动。

（3）做好学组内学术活动的管理工作：及时收集学组委员以学组名义开展的各类讲座、交流、义诊等方面的信息，做好登记，并做好资料的存档工作。在开展相关活动前，要求各位委员事先做好活动报备，得到学组秘书处同意并答复后，方可使用学组的名义开展活动。在开展活动时要注意学组的社会形象。

（三）学组成员分布及辐射带动作用

中华医学会第九届全科医学分会基层卫生健康学组成员共 33 名，分别来自 11 个省、2 个直辖市和 1 个自治区，其中河北省 6 名，上海市 4 名，北京市 4 名，辽宁省 4 名，浙江省 3 名，四川省 2 名，广东省 3 名，福建省 1 名，云南省 1 名，青海省 1 名，广西壮族自治区 1 名，贵州省 1 名，陕西省 1 名，山东省 1 名。

本届学组成员积极发挥学组的基层学术引领和辐射带头作用。作为一个学术组织，基层卫生健康学组充分利用学组成员来自不同地域、不同等级单位、不同专业领域等多样性的优势，积极开展各类学术研究和继续教育活动。学组组长席彪教授主导制定了《国家卫生健康委员会农村订单定向医学生能力提升项目河北省试点方案》，对履约订单的定向医学生进行持续继续教育；学组副组长顾杰教授带领团队开展了覆盖全国范围的基层医务人员职业倦怠研究，并担任全国高等学历继续教育规划教材《全科医学概论(第 5 版)》的副主编；学组副组长王荣英教授主持编写了《全科医生岗位培训教程》，同时担任国家卫生健康委员会"十四五"规划教材《全科医学》的副主编及《全科医学临床思维和沟通技巧》的副主编，并举办多场义诊活动，亲自带队至基层开展健康教育；方舟主任参与了《全科医学临床思维和沟通技巧》教材的编写工作；学组副组长冯建民主任多次参加国家级及省市级各类学术会议，并做学术报告，还举办了 2 场当地学术活动及多场义诊活动。其他委员也积极地在所在省、市级会议上以学组名义进行交流。学组积极开展学术研究、发表学术论文。据统计，学组成员在 2022年共组织开展 3 项国家级、省级继续教育项目，完成各类科研项目 10 余项，发表学术论文 20 余篇，起到了很好的引领和示范作用，学组的学术影响力得到进一步提升。

（四）学组开展的主要活动及积极影响

1. 完成中华医学会第九届全科医学分会交办的各类指令性工作　学组高度重视分会的各类学术活动，以 2022 年中华医学会全科医学分会第二十届学术年会为例，学组组长席彪教授亲自部署和动员，分别就学组成员分工、论文投稿、基层卫生分论坛筹备、基层卫生健康学组优秀论文遴选等工作做了详细部署，以确保高质量地完成相关工作。

2. 完善并规范学组的各项日常管理制度　为提高学组的科学管理水平，逐步构建规范管理、科学发展的长效机制，学组开展了学组内部管理制度的制定工作。各位参会代表分别就学组委员的遴选/退出标准、日常考勤要求、学组名称使用、学组会议审批报备、荣誉个人推荐等事项进行了深入的讨论，达成共识，并在学组内以文件形式下发。学组安排专人进行日常管理和监督。各类日常管理制度的完善有效保障了学会及学组的健康发展。

3. 进一步扩大学组的学术影响力　因受到新型冠状病毒感染大流行的影响，近些年学组开展的各类线下学术活动较少，降低了学组委员之间的凝聚力。根据年度安排，学组计划于 2023 年开展2~3 场线下学组会议，充分利用中华医学会全科医学分会学术年会、海医会全科年会及各省全科医学学术大会等平台，积极搭建线下交流平台，开展各类学术交流活动，进一步提升学组的学术影响力。

4. 进一步增强学组的示范引领力　各地委员根据本地实际情况，积极探索并开展具有本地特色的基层医疗改革项目，如上海的精细化家庭医生管理模式探索、浙江的县域医共体改革模式、福建的"三医"改革、"4+N"网格化管理及高原偏远地区的基层服务能力提升等项目。在各地推进基层医疗改革过程中，各地委员积极响应，在改革中探寻创新点，开展各类研究，发表高质量的医疗改革报告及学术论文，为基层医疗改革积极发声、献计献策。综合性医疗机构的学组委员积极开展基层各类技术指导、业务帮扶、科研合作等工作。

三、慢性病管理学组工作进展

（一）学组的成立与发展

2012 年 2 月，中华医学会全科医学分会第六届委员会第一次常委会会议决议，成立"慢性病管理专业（筹备）学组"。在全科医学分会的领导下，根据《中华医学会专科分会专业学组管理办法》的相关要求，分别经过全科医学分会第六届委员会和第七届委员会常委会的推选，产生第六届、第七届委员会慢性病管理（筹备）学组，成员分别为28人和40人。2019年8月，经过申请答辩，中华医学会正式批准成立全科医学分会慢性病管理学组，第八届、第九届委员会慢性病管理学组成员均为41人。在全科医学分会的部署下，根据全科医学临床、教育、科研及科普工作的开展需求，慢性病管理学组开展了一系列全科医学慢性病管理相关学术活动。2017年，慢性病管理（筹备）学组组织专家撰写并发布了《中国成人动脉粥样硬化性心血管疾病基层管理路径专家共识（建议稿）》。

（二）学组的组织架构和主要任务

1. 组织架构　根据中华医学会关于学组工作的相关要求，经第九届分会常委会讨论决定，慢性病管理学组由分会副主任委员或以上职务领导担任负责人，委员由组长、副组长、组员构成，设有学组秘书1～2人。学组成员的推荐在符合《中华医学会专科分会专业学组管理办法》基本要求的基础上，考虑到了地区分布、单位分布及综合医院和基层医疗卫生机构的分布。第九届中华医学会全科医学分会慢性病管理学组组织架构如下。

（1）负责人：方力争，浙江大学医学院附属邵逸夫医院教授，中华医学会全科医学分会副主任委员。

（2）组长：王爽，中国医科大学附属第一医院教授，中华医学会全科医学分会常委。

（3）副组长：江孙芳，复旦大学附属中山医院教授，中华医学会全科医学分会委员；黄敏，苏州市立医院教授，中华医学会全科医学分会常委；沙悦，北京协和医院教授，中华医学会全科医学分会委员；杜兆辉，上海市浦东新区上钢社区卫生服务中心教授。

（4）委员兼秘书：于凯，中国医科大学附属第一医院教授。

（5）秘书：晁冠群，浙江大学医学院附属邵逸夫医院教授。

2. 职责与任务　慢性病管理学组的主要职责是在全科医学分会的领导下，深入贯彻落实新时代党的卫生与健康工作方针，推进实施健康中国战略的一系列部署和要求，组织开展慢性病管理相关的学术活动。根据全科医学的学科特点，慢性病管理学组的重点工作任务如下。

（1）每年至少召开1次工作会议。会议内容主要是按照全科医学分会的部署和要求，制定年度工作计划，检查、评估和总结工作完成情况，讨论学组成员提出的议案等。

（2）基于全科医学视角，研究并创新慢性病基层防治管理理论体系，研究慢性病患者健康管理理论、策略、方法及实践。

（3）创新基层慢性病防治管理服务模式，搭建慢性病管理双向转诊服务平台，进行慢性病基层防治管理评价研究。

（4）组织专家编写、出版慢性病基层防治管理相关专著、教材、科普图书及电子音像制品等，讨论并制定相关的规范、指南、共识、技术标准或路径等。

（5）建立慢性病基层防治管理教育培训体系，培养慢性病管理学科带头人、骨干及全科医生队伍。

（6）积极开展调查研究，为国家和各级政府制定慢性病综合防治管理相关政策提供参考依据和借鉴。

（7）积极开展国内外慢性病管理学术交流活动，持续提升基层全科医生及其团队的慢性病防治管理能力。

（8）多渠道、多形式地开展慢性病管理相关的科普宣传及健康教育活动，推广慢性病自我管理模式，赋能社区居民和慢性病患者，使其积极参与基层慢性病管理，进一步提高人民群众慢性病管理知识的水平，增强自我保健能力，提高健康素养。

（三）学组开展的主要工作

1. 负责组织并安排全科医学分会学术年会慢性病管理分会场的学术活动　开展此类学术活动可以密切学科间及学术团体间的横向联系与协作。中华医学会全科医学分会第十九届和第二十届学术年会分别于 2021 年 12 月和 2022 年 7 月在线上召开，慢性病管理学组围绕大会主题在每一届会议上均安排了 12 个专题讲座和 40 多个学术交流内容，从不同的角度诠释了全科医学慢性病管理策略、措施、科学研究新进展及意义。

2. 成功举办全国基层慢性病管理大会　慢性病管理学组于 2022 年成功举办了首届全国基层慢性病管理大会暨全科医学分会慢性病管理学术年会。为进一步贯彻落实《关于推进家庭医生签约服务高质量发展的指导意见》的有关要求，加强全科医学学科建设与临床重点专科建设，助力基层家庭医生签约服务高质量发展，2022 年 6 月 24 日至 25 日，慢性病管理学组以线上会议形式主办了"首届全国基层慢性病管理大会暨 2022 年中华医学会全科医学分会慢性病管理学组学术年会"，会议主题是"加强全科医学科临床重点专科建设，推进基层慢性病管理高质量发展"。大会共分 3 个议程，包括"全科医学发展云端圆桌会议暨全科临床重点专科建设专家咨询会""基层慢性病管理高质量发展学术研讨会"和"全国首届基层慢性病管理能力竞赛"。同时，会议期间还召开了 2022 年度慢性病管理学组工作会议。

3. 组织举办 2022 年基层全科医生慢性病管理能力竞赛　2022 年 6 月，由中华医学会全科医学分会主办、浙江大学医学院附属邵逸夫医院和中国医科大学附属第一医院联合承办的"全国首届基层全科医生慢性病管理能力竞赛"由慢性病管理学组牵头组织举办。本次竞赛旨在以赛促学、以赛促训、以赛促练，展示基层全科医生风采，提升基层全科医生对主要慢性病的预防、诊疗及随访管理的能力，提升职业荣誉感，助力推进家庭医生签约服务高质量发展，为百姓健康保驾护航。本次竞赛采用线上形式进行，分初赛和决赛两部分。来自全国 31 个省、自治区、直辖市的 1000 多名可提供家庭医生签约服务的基层全科医生参加了初赛，其中 20 名参赛者脱颖而出进入决赛。

4. 积极推进数字化赋能全科医学教育高质量发展　由慢性病管理学组牵头，在中华医学会全科医学分会的支持下，慢性病管理学组组织 13 名全国全科医学权威专家，基于以结果为导向的教育理念和 Miller 金字塔模型的临床能力评估模式，按照全科医学"以人为中心"的临床诊疗思维特点，采用半引导式研讨会及项目小组讨论会方法，优化设计了基于计算机临床模拟病例的全科医生临床思维水平评估系统。其中，一级指标有 6 个，包括病史采集、体格检查、辅助检查、诊断与鉴别诊断、治疗方案、随访和管理；二级指标有 3 个，包括核心知识理解与应用、临床推理能力、全科特色临床思维。另外，慢性病管理学组以真实全科诊疗病例为基础，使用交互式人机对话计算机语言，开发了以常见全科诊疗疾病为单位的系列临床思维训练案例，与评估系统融合，形成并优化了全科医学临床思维训练与评估的信息化系统，于 2022 年在全国全科医生慢性病管理能力竞赛及辽宁省特岗全科医生培训中进行了应用和推广。

5. 认真完成全科医学分会交付的各项工作任务

（1）积极组织参与全科医学分会举办的学术会议和专题研讨会。

（2）积极组织参与全科医学分会举办的世界家庭日主题活动。

（3）积极参与全科医学分会牵头组织的相关指南或专家共识的编写工作。

（4）组织学组成员参与《全科医学进展【2023】》的编写工作。

（5）认真完成全科医学分会学术年会慢性病管理领域的投稿和审稿工作。

（6）积极参与全科医学分会组织开展的全科医学教育培训、考核及评估等工作。

6. 鼓励慢性病管理学组成员多渠道、多形式地加强全科医学慢性病管理领域的学术研究，推进全科医学学科高质量发展

（1）近3年，慢性病管理学组多名成员参与中华医学会全科医学分会等国家级学术组织编写的20余部全科医学及慢性病管理相关的规范、指南、技术标准及专家共识，在规范全科医疗慢性病患者健康管理服务、推进循证证据向基层临床行为转化和向百姓健康行为转化等方面发挥了重要作用。这些指南或共识主要包括《基层医疗卫生机构发热诊室建设及管理规范（T/CHAC 004—2021）》《稳定性冠心病基层诊疗指南（2020年）》《胸痛基层合理用药指南》《缺血性卒中基层诊疗指南（2021年）》《中国糖尿病肾脏病基层管理指南》《"三高"共管规范化诊疗中国专家共识（2023版）》《消化性溃疡基层诊疗指南》《特应性皮炎基层诊疗指南》《寻常痤疮基层诊疗指南》《银屑病基层诊疗指南》《脂溢性皮炎基层诊疗指南》《神经性皮炎基层诊疗指南》《药疹基层诊疗指南》《日晒伤基层诊疗指南》《细菌性毛囊炎、疖、痈基层诊疗指南》《接触性皮炎基层诊疗指南》《淋病基层诊疗指南》《激素依赖性皮炎基层诊疗指南》《红斑狼疮基层诊疗指南》《儿童特应性皮炎基层诊疗指南》《艾滋病基层诊疗指南》《基层医疗卫生机构急重患者判断及转诊技术标准》《社区老年人常见感染性疾病疫苗应用专家共识》《新型冠状病毒感染基层诊疗和服务指南（第一版）》等。

（2）全科医学分会主任委员迟春花教授牵头发起的"基层医疗机构呼吸疾病规范化防诊治体系与能力建设"项目，自2018年8月启动以来，累计超过1.4万家基层医疗卫生机构参与评估并接受培训，改变了我国基层呼吸病防控能力接近空白的现状，显著提高了我国基层呼吸病防治水平。

（3）近3年，慢性病管理学组多名成员在全科医学、基层慢性病管理领域积极开展科学研究，在引领全科医学、慢性病管理高质量发展方面不断开拓新思路，积极探索新模式、新机制和新方法，获得国家自然科学基金委员会资助项目2项、省部级单位资助科研课题15项。

（4）近3年，慢性病管理学组多成员在各自单位不断扎实推进全科医学慢性病管理相关的医疗、教学、科研及科普工作，取得了重要成果，助力我国全科医学高质量发展。这些成果主要包括：①方力争教授以第一完成人获得浙江省研究生教育学会颁发的第三届浙江省研究生教育学会教育成果奖一等奖，杜兆辉教授以第一完成人获得中国社区卫生协会颁发的科学技术进步奖二等奖及科学普及奖，江孙芳教授以主要完成人荣获中国社区卫生协会颁发的科学技术进步奖二等奖；②方力争、王爽、江孙芳、黄敏、沙悦、任菁菁、陈红、王静华、张昀、茹晋丽、周玲以通讯作者或第一作者在国内核心期刊发表慢性病管理相关学术论文81篇；③方力争、王爽、江孙芳、黄敏、杜兆辉、任菁菁、茹晋丽、张昀、王静华、董银华以通讯作者或第一作者发表SCI收录的慢性病管理相关英文学术论文34篇；④方力争、江孙芳、黄敏、杜兆辉、任菁菁、茹晋丽主编/主译了全科医学慢性病管理相关教材、专著、

科普图书等 15 部，王爽、任菁菁、王静华以副主编 / 副主译身份参编 7 部。

四、青年学组工作进展

（一）学组的成立与发展

中华医学会全科医学分会青年学组的前身是中华医学会全科医学分会青年委员会。按照中华医学会的整体规划安排，在第九届中华医学会全科医学分会中首次设立了青年学组。第九届中华医学会全科医学分会主任委员迟春花教授亲自负责首届青年学组的组建工作。

2021 年 9 月 7 日，中华医学会全科医学分会青年学组召开了成立大会（在线），主要内容是选举学组副组长。共有 19 名青年学组委员报名竞选，经过竞聘演讲和无记名投票选举出 5 名青年学组副组长。首届青年学组共有 60 名组员，分布于全国不同省、自治区、直辖市，来自医学院校、三级综合医院及社区卫生服务中心等。

中华医学会全科医学分会青年学组自成立以来，在组长迟春花教授的带领下，组织了一系列丰富多彩的活动，展示了青年全科医生的风采，带动了各地青年全科医生活动的开展，扩大了分会的影响力，目前已经成为全科医学领域一支重要的青年力量。

（二）学组的组织架构和主要任务

1. 组织架构　首届学组成员的组织架构具体如下。

（1）组长：北京大学第一医院迟春花教授。

（2）副组长：浙江大学医学院附属邵逸夫医院晁冠群、中国医科大学附属第一医院齐殿君、复旦大学附属中山医院杨华、天津市南开区华苑街社区卫生服务中心张娜、北京协和医院朱卫国。

2. 主要任务　完成中华医学会全科医学分会安排的各项任务，组织青年全科医生的学术交流活动（每年 1～2 次），组织中华医学会全科医学分会学术年会的青年论坛，支持组员参与各种全科医学学术活动，支持组员在各地举办青年全科医生活动。

（三）学组开展的主要活动及积极影响

1. 中华医学会全科医学分会青年全科科研论坛　2021 年 12 月 12 日，中华医学会全科医学分会青年全科科研论坛在线上成功举办。本次论坛由中华医学会全科医学分会主办，吴阶平医学基金会全科医学部协办。论坛邀请了 8 位临床医学领域的科研大咖，为青年全科医生奉献了一场科研盛宴。论坛全程线上直播，共有 1.64 万人收看。

2021 年 12 月 25 日，中华医学会全科医学分会第二次青年全科科研论坛在线上成功举办。本次论坛由中华医学会全科医学分会主办，吴阶平医学基金会全科医学部协办。论坛采用科研设计实战点评的方式，邀请 4 位科研专家，对青年学组委员提供的 4 份科研设计进行了精彩的点评和讨论。4 个小时的点评和分享气氛热烈、内容充实、收获满满。

2. 中华医学会全科医学分会学术年会青年学组分会场　2022 年 7 月 17 日上午，中华医学会全科医学分会第二十届学术年会青年分会场在线上成功举办。本届青年分会场的主题是"案例讨论大比拼"。经过之前 5 场预赛，共有 5 名选手脱颖而出并进入决赛。

经过激烈的角逐，北京市朝阳区高碑店社区卫生服务中心赵付英医生获得一等奖，四川大学华西医院全科医学中心的乔闰娟医生和天津市第四中心医院的贺晶医生获得二等奖，四川天府新区华阳社区卫生服务中心的左燕平医生和天津市河东区向阳楼街社区卫生服务中心的李嘉玮医生获得三等奖。

此前，在线案例讨论没有公认的呈现形式，5 位选手大胆探索，采用了单屏录制、实景录制、实景录制加后期剪辑分屏展示、现场直播连线互动等不同的展现方式，让观众体验到了个性化的制作。此外，在精彩的师生互动、案例选择、逻辑推理、摄像制作等方面也让与会人员收获满满。线下一万余名全科医生同道观看了直播。本届青年论坛充分展现了青年学组医生大胆尝试、大胆释放、大胆发展、大胆担当的精神风貌，为本届年会留下了浓墨重彩的一笔。

3. 中华医学会全科医学分会全科青年菁英科研论坛　2022 年 12 月 24 日，由中华医学会、中华医学会全科医学分会主办的全科青年菁英科研论坛采用网络在线的形式成功举办。本次论坛的主题为青年全科医生科研能力的提升，主要邀请了在复旦医院排行榜中前 10 名的全科医学科青年科研骨干做报告，为全国青年全科医生的科研设计和实施提供一定的借鉴。

中华医学会全科医学分会主任委员、青年学组组长迟春花教授为论坛致辞。迟春花教授指出："中华医学会全科医学分会对青年全科医生的培养工作一直受到高度重视。青年全科医生正处于职业生涯的上升期，迫切需要提升科研能力。同时，青年也是科研思维最活跃的时期，国际上很多重要的科研成果都是由青年科学家创造的。组织青年科研论坛就是希望能够帮助广大青年全科医生提高科研能力、争取标志性科研成果。希望大家担负起时代的使命，为全科医学的学科发展和更加美好的明天贡献自己的力量。"

本次论坛有近 200 名青年全科医生参加。来自国内 10 余家高校/医院全科医学科的青年骨干围绕慢性病防治、全科医学学科建设、全科医学人才培养等全科医学研究方向做了经验分享，并与听众进行了互动。8 个多小时的分享和讨论气氛热烈、内容充实，进一步提高了中国青年全科医生的科研水平，助力全科医学学科的发展。

4. 青年学组委员代表参加《新型冠状病毒感染基层诊疗和服务指南（第一版）》的制定　迟春花教授十分重视青年全科医生的培养，千方百计地给青年医生提供锻炼和提高的机会。在《新型冠状病毒感染基层诊疗和服务指南（第一版）》的编写中，组织多名青年全科医生骨干（包括哈尔滨医科大学附属第二医院孟佳、中国医科大学附属第一医院齐殿君和北京协和医院朱卫国）参加，为青年全科医生提供了展示风采的舞台和为全科医学事业贡献力量的机会。青年全科医生代表在指南编写过程中虚心向前辈学习，积极查找最新的参考资料，在实践中不断锻炼和提高自身的能力，在指南的编写中贡献了青年全科医生的力量。

5. 青年学组委员在新型冠状病毒感染防疫工作中发挥积极作用　学组自成立以来，广大青年学组委员积极投身抗疫一线。组长迟春花教授作为国务院联防联控机制综合组专家，于 2022 年 5 月和 12 月到北京、2022 年 8 月到海南省参加社区疫情防控工作。有的青年医生（吉林大学第一医院王戬萌和中国医科大学附属第一医院齐殿君）连续坚守一线 3 个月之久。有的青年医生（吉林大学第一医院王戬萌和江苏省人民医院贾坚）支援长春和海南，有的青年医生（内蒙古自治区人民医院乌依罕等）奋战在发热门诊和过渡病房，充分发挥了青年先锋模范带头作用，用实际行动践行了青年医生的使命，为抗击疫情的伟大胜利贡献了全科医学人的力量。

6. 青年学组委员在基层推动全科医学学科发展　中国医科大学附属盛京医院裴冬梅带领团队深入沈阳市牡丹社区开展"推动医养结合，助力品质养老"活动。她们以牡丹社区为依托，定期开展健康讲座、义诊、慢性病健康管理等公益活动，建立医疗和养老服务相结合的长效机制。此项活动在中央电视台新闻联播中给予了报道。

内蒙古自治区人民医院乌依罕带领团队参与呼和浩特市赛罕区"世界家庭医生日"主题活动，与赛罕区各社区卫生服务中心在金地峯启未来超级中心联合举办以"与家医相约和健康相伴"为主题的大型义诊活动。深圳市宝安中医院的郑燕萍在援疆期间，在喀什地区参加多项带教和义诊活动。吉林大学第一医院王戡萌组织青年医生开展健康宣教、疾病防治、社区义诊等公益活动10余场，服务患者近千名。此外，采用线上、线下相结合的形式，多次前往长春市各级医疗养老机构、企事业单位进行义诊活动，为医学知识的普及和社会养老服务贡献力量。

（河北医科大学第二医院　王荣英

河北医科大学　席　彪

遵义医科大学附属医院　肖　雪

首都医科大学　路孝琴

中国医科大学附属第一医院　齐殿君

北京大学第一医院　迟春花

中国医科大学附属第一医院　王　爽　于　凯）

第三节　全科医学国际性学术组织及我国专家任职情况

中华医学会全科医学分会作为世界家庭医生组织（WONCA）的会员组织，在WONCA的学术平台内与世界各国全科学术组织展开交流。

一、世界家庭医生组织

WONCA由"世界全科医学/家庭医生国立学院、大学和学会组织"（World Organization of National Colleges, Academies and Academic Associations of General Practitioners/Family Physicians）前5个单词的首字母缩写而成。WONCA是一个非营利组织，成立于1972年，当时由18个国家成员组成。WONCA在国际上代表其组成成员并作为倡导者，与世界卫生组织（WHO）等机构进行互动，同时作为非政府组织与WHO建立了正式关系，并参与一些合作项目。WONCA的秘书处于2020年11月从曼谷迁至布鲁塞尔。

WONCA目前包含7个区域，分别是非洲区、亚太区、东地中海区、欧洲区、伊比利亚美洲区、北美区和南亚区。WONCA在110个国家和地区拥有132个成员组织，家庭医生约50万名，与WONCA有合作关系的组织有8个。

（一）世界家庭医生组织的宗旨

WONCA的宗旨是提升世界人民的生活质量，并通过定义和促进人们的价值观而实现，如尊重世界人权、性别平等及提升全科/家庭医学照顾水平。WONCA的主张内容如下：①在社区和社会范围内对个人和家庭提供个性化、全面、持续的健康照顾；②在医疗保健和社会倡议背景下，通过为所有人群（尤其是女性）提供公平对待、包容及有意义的改善来促进平等；③鼓励和支持全科医生/家庭医学学术组织的发展；④为组织成员之间及全科医生/家庭医生之间的知识和信息交流提供论坛；⑤代表全科医生/家庭医生提供与教育、研究和服务相关的活动，参加与卫生和医疗保健有关的其他世界组织和论坛。

（二）世界家庭医生组织的组织结构

1. WONCA 理事会　WONCA 由世界理事会管理，理事会每隔 2～3 年在召开世界会议之前举行 1 次会议。理事会由成员组织代表和 WONCA 官员组成。每次 WONCA 理事会都会任命一些委员会，这些法定的委员会包括提名及奖项委员会（Nominations and Awards Committee）、财务委员会（Finance Committee）、会员资格审查委员会（Membership Committee）、章程及管制委员会（Bylaws and Governance Committee）、组织公平委员会（Organizational Equity）等。

WONCA 的 7 个区域各自设立区域理事会，负责管理区域内的活动（包括会议）。

2. WONCA 执行委员会　WONCA 理事会选举并形成执行委员会，由主席、候任主席、3 名理事和来自 7 个区域的区域主席组成。自 2013 年起，执行委员会增加 1 名青年医生成员，即青年医生代表。执行委员会每年最多举行 2 次会议，并有充分权力在世界理事会会议之间代表理事会行事。WONCA 通过其法定委员会、工作组和特别兴趣小组（special interest group，SIG）开展工作。

3. WONCA 团体　WONCA 有很多工作组、特别兴趣小组及区域青年医生运动（young doctors' movements，YDM），这些团体在世界理事会议间隔期间，针对 WONCA 及其成员感兴趣的特定领域开展并推进工作。每个团体由数百名家庭医生组成，他们每年会面 3 次，有时甚至会更频繁，平时在工作间隙主要通过信件进行交流。多年来，这些团体开展了开创性的学术研究，并出版了大量的重要刊物。

（1）WONCA 工作组：包括 WONCA 教育工作组（WONCA Working Party on Education）、WONCA 环境工作组（WONCA Working Party on Environment）、WONCA 伦理工作组（WONCA Working Party on Ethical Issues）、WONCA 电子健康工作组（WONCA eHealth Working Party）、WONCA 精神心理健康工作组（WONCA Working Party on Mental Health）、WONCA 质量和安全工作组（WONCA Working Party on Quality & Safety）、WONCA 研究工作组（WONCA Working Party on Research）、WONCA 乡村实践工作组（WONCA Working Party on Rural Practice）、WONCA 国际分类工作组（WONCA International Classification Committee，WICC）、WONCA 妇女和家庭医学工作组（WONCA Working Party on Women and Family Medicine，WWPWFM）等。

1）WONCA 教育工作组：其职能如下。①支持全科/家庭医学的优质教育、培训、评估及持续专业发展；②支持与国内和国际全科/家庭医学相关的教育、培训、评估及持续专业发展标准的制定和维护；③为 WONCA 制定教育、培训、评估及持续专业发展政策；④为 WONCA 成员提供与教育、培训、评估及持续专业发展相关的资源，组织人员之间的联系；⑤如果受邀，可为 WONCA 世界和区域学术会议主办委员会提供高质量的教育资源；⑥为 WONCA 执行委员会、理事会和区域理事会提供教育、培训、评估及持续专业发展方面的资源。

2）WONCA 环境工作组：由 2011 年 12 月之前的 WONCA 特别兴趣小组升级为环境工作组。环境工作组的职能是领导家庭医生保护患者和社区人群的健康，使其免受环境危害的影响，并在地方和全球水平上促进环境健康。该小组的愿景是"健康的地球上有健康的人、健康的社区和健康的生态系统"。

3）WONCA 伦理工作组：2002 年，WONCA 伦理工作组的职能范围被定义为"试图阐明 WONCA 及其成员（组织和个人）所遇到的伦理问题的性质，并探索决策形成的原则、价值观和信念"。基于此，WONCA 伦理工作组致力于在初级保健的实践、教育和研究中保持最高的道德标准，其职能包括：①代表 WONCA 创建医学伦理学的核心课程并在世界各地的基础医学教育中实施该项工作，与欧洲全科医学教师学会（European Academy of Teachers in General Practice，EURACT）和 WONCA 教育工作组合作；②为培训师和教师编写关于如何在所有三级医学教育中教授伦理学核心课程的相关资料；③制定关于初级保健伦理教学的声明；④制定供医学院校使用并可用于评估学生和学员专业态度的评价工具；⑤编写小册子，以介绍全科医生在日常执业中遇到的挑战及有关职业态度的困难情况，这些小册子可以作为全球教学的资料；⑥在权威期刊上发表精选的有关分析困境和道德问题的案例；⑦针对行业关系或赞助等相关主题为 WONCA 准备有关的建议。

4）WONCA 电子健康工作组：数字健康将成为所有国家全科医学 / 家庭医学 / 初级卫生保健培训、奖学金和临床实践的核心组成部分，因此，WONCA 电子健康工作组的宗旨是促进思想引领、知识交流和国际合作，推动初级保健领域数字卫生的科学实施，聚焦数字文化、医学教育、能力建设，加速实现相关目标，解决数字鸿沟，支持弱势群体。2021 年，WONCA 电子健康工作组在政策声明中定义了工作目标：①基于需求创建并传播有关数字解决方案的信息和资源，以支持家庭 / 全科医疗；②起草数字卫生干预和创新的指南；③在卫生政策、家庭医生薪酬和家庭医生培训方面倡导并认可数字健康；④制定家庭医生培训课程并提供此类培训；⑤授权符合预定标准的家庭医生，支持他们通过 APP、电子病历等程序实施干预措施；⑥与其他面向数字健康的国际组织建立富有成效的工作关系；⑦确保 WONCA 成员了解数字工具影响初级保健和家庭医学的趋势；⑧倡导高质量的数字健康研究，促进各方面的合作，推进该领域相关研究及证据的发布。

5）WONCA 精神心理健康工作组：其宗旨是与所有感兴趣的利益团体合作，通过初级保健职能的增强提供一种通用的心理健康照顾"金标准"。在家庭医生接诊的患者中，很大一部分患有某种形式的精神或神经紊乱，然而，很多问题都没有得到诊断。那些被诊断出来的患者往往表现出复杂的需求，对自己和家庭都造成长期的影响。尽管有比较完善的二级保健系统来处理这些问题，但由于恐惧和病耻感，很多患者更愿意求助于全科医生。基于这样的现实，WONCA 精神心理健康工作组希望能为全球有关抑郁症负担的教育做出贡献，针对需要解决的心理问题，缩小现有的知识差距，制定有效的干预措施。

6）WONCA 质量和安全工作组：其宗旨是支持世界各地的家庭医生 / 全科医生系统地审查并不断提高他们所提供的有关安全环境的保健质量，支持他们以最高的质量和安全标准照顾他们的患者，以帮助患者实现尽可能最好的健康结果。WONCA 质量和安全工作组的职能包括：①向所有保健提供者提供关于环境结构、保健过程和保健结果的质量安全评价工具；②在区域会议和学生研究会议上为住院医师和全科医生提供更多关于质量改善和安全的教育活动；③分享各国关于质量和安全促进项目的信息；④确定以患者为基础的指标（如患者的临床情况及其满意度等）以评价照顾的质量和安全性；⑤在 WONCA 内开发一个数据库，提供数据平台，为不同国家的质量和安全评价提供基准测试。

7）WONCA 研究工作组：其声明为"研究是所有国家全科医学／家庭医学／初级卫生保健培训、奖学金和临床实践的核心组成部分"。2013 年 6 月，WONCA 研究工作组在发表的政策声明草案中呼吁：①所有大学的全科医学／家庭医学／初级卫生保健或同等机构必须支持和参与研究；②所有大学的全科医学／家庭医学／初级卫生保健或同等机构必须与社区进行实践性的合作，解决相关的研究问题以造福患者，并通过研究促进学科发展；③所有国家都应该优先考虑有关全科医学／家庭医学／初级卫生保健的研究，并为此提供有竞争力但受保护的资金。

8）WONCA 乡村实践工作组：这是一个活跃的工作组，由来自世界各地的乡村家庭医生和乡村学者组成，包括欧洲、亚洲、非洲、北美洲、南美洲及太平洋地区（澳大利亚）。该工作组的愿景是让全世界所有农村人口都享有健康。WONCA 乡村实践工作组致力于代表公平，确保能吸引来自不同背景的成员，包括中低收入国家、女性、有兴趣在农村社区工作的年轻医生和医学生、土著代表等。

9）WONCA 国际分类工作组：在 WONCA 服务时间最长的一个工作组，是一个庞大的团体，其任务是开发和维护分类，以适应家庭医学／全科实践的完整领域。WONCA 国际分类工作组拥有一系列令人印象深刻的出版物，如《基层医疗国际分类》，该分类将全科医学／家庭医学和基层医疗领域患者的数据及临床活动进行分类，并考虑到这些领域内问题出现的频率分布。它可对患者的就诊原因、所处理的问题／诊断、干预措施进行分类，并对这些数据进行排序。

10）WONCA 妇女和家庭医学工作组：其成立于 2001 年在德班举行的 WONCA 第十六届国际会议上。该工作组在倡导关切女医生和家庭医学／全科医生领域的妇女健康问题等方面发挥领导作用。2004 年在奥兰多举行的第十七届 WONCA 世界会议上，WONCA 妇女和家庭医学工作组的地位得到进一步巩固。自此，该工作组为许多会议成功举办了会前活动，如 2007 年在新加坡举行的第十八届 WONCA 世界会议、2010 年在坎昆举行的 WONCA 世界会议等。WONCA 妇女和家庭医学工作组在 WONCA 的区域会议中举办了讲习班和各种活动，并计划在每 3 年 1 次的 WONCA 世界会议之间举行 1 次政策制定工作会议。该工作组是性别平等方面的政策发起者。2006 年在加拿大汉密尔顿举行的 3 年中期会议上制定的《汉密尔顿公平建议》和实现性别平等的 10 个步骤，于 2007 年在新加坡由 WONCA 世界理事会通过。2010 年，WONCA 世界理事会在坎昆通过了重要的章程变更，并成立了 WONCA 组织公平委员会。

（2）WONCA 特别兴趣小组：关注领域包括青少年和青年照顾（adolescent & young adult care）、衰老和健康（ageing and health）、癌症和姑息治疗（cancer & palliative care）、健康复杂性（complexities in health）、急诊医学（emergency medicine）、家庭医学新兴实践模式（emerging practice models for family medicine）、遗传学（genetics）、健康公平（health equity）、土著和少数群体健康问题（indigenous & minority groups health issues）、LGBTQ 健康（LGBTQ health）、非传染性疾病（non-communicable diseases）、护理点测试（point of care testing）、四级预防和过度医疗化（quaternary prevention & overmedicalization）、移民护理（migrant care）、国际卫生和旅行医学（international health & travel medicine）、家庭暴力（family violence）、劳动者健康（workers' health）等。

（3）青年医生运动：WONCA 为年轻医生和未来的家庭医生举办的区域运动正在不断壮大。第一个团体成立于 2005 年，是欧洲的 Vasco da Gama 运动。随后是亚太地区的 Rajakumar 运动（成立于 2009 年）和伊比利亚美洲 -CMIF 地区（由拉丁美洲和西班牙语国家的全科医学协会组成的联盟）的 Waynakay 运动（成立于 2010 年）。2012 年，南亚地区为年轻医生设立了"香料之路"；2013 年成立了 2 个组织——WONCA 非洲地区的 AfriWon 运动和东地中海地区的 Al Razi 运动。2014 年，最后一个组建年轻医生团队的地区是北美洲，成立了北极星（Polaris）团队。2018 年 9 月，WONCA 执行委员会批准了《青年医生运动操作指南》。自 2013 年以来，青年医生在 WONCA 世界执行委员会中均占据 1 个代表名额。

（三）世界家庭医生组织奖项

1. WONCA 荣誉会员（WONCA fellowship） WONCA 荣誉会员是 WONCA 最负盛名的奖项，颁发给那些为 WONCA 组织做出杰出贡献的个人。该奖项每 3 年在 WONCA 世界理事会会议上颁发 1 次，但只有在确定合适的合格候选人后才会颁发。

2. WONCA 名誉终身直接会员（WONCA honorary life direct members） WONCA 名誉终身直接会员是为了表彰对 WONCA 组织和 / 或全球全科医学 / 家庭医学做出杰出贡献的人士而授予的。在对 WONCA 做出重大贡献的人士中，一些人士虽然不符合 WONCA 荣誉会员条件，但仍应给予一定的认可。因此，如果没有获得 WONCA 荣誉会员的提名及颁奖委员会的推荐，可被推荐为 WONCA 名誉终身直接会员。

所有获得 WONCA 荣誉会员和曾经担任 WONCA 主席的人士都可获得 WONCA 名誉终身直接会员的荣誉。WONCA 理事会规定获得名誉终身直接会员人数不得超过 25 人。WONCA 荣誉会员或名誉终身直接会员可由会员组织、执行委员会或理事会提名。所有 WONCA 荣誉会员和名誉终身直接会员的提名必须附有详细的简历并详细说明被提名人对 WONCA、他 / 她所在组织及国际范围内全科医生 / 家庭医学学科所做出的贡献。该奖项在 WONCA 世界大会的颁奖典礼上颁发。

3. WONCA 五星级医生 WONCA 五星级医生是颁发给卓越的健康照顾者的奖项，并根据 5 个标准进行评判，分别是照顾提供者、决策者、传播者、社区领袖及管理者。该奖项可由每个区域每年颁发 1 次，所有区域获奖者将被提名申报每 2 年颁发 1 次的全球五星级医生奖，获奖者将在 WONCA 世界大会上接受奖项。

4. WONCA 基金会奖（WONCA foundation award） WONCA 基金会奖旨在通过使医生前往合适的国家指导全科医学 / 家庭医学，并使来自发达国家的医生在他们可能发挥全科医学 / 家庭医学的专业技能和传播知识的地区度过一段时间，从而进一步实现"促进和维持全科医学 / 家庭医学的高标准健康照顾"的目标。

该奖项于 1989 年启动，目前的奖金金额为 2000 美元。最初的捐款来自英国皇家全科医生学院。奖项根据 WONCA 提名和评奖委员会的建议，在 WONCA 世界大会上颁发，并得到 WONCA 执行机构的认可。

5. 蒙特古特学者奖（Montegut Scholar award） 蒙特古特全球学者计划（Montegut Global Scholars Program，MGSP）由美国家庭医学基金会（American Board of Family Medicine Foundation，ABFM-F）于 2010 年成立。美国家庭医学委员会（American Board of Family Medicine，ABFM）是美国医学专业委员会（American Board of Medical Specialties，ABMS）的成员。ABFM-F 是 ABFM 的一个支持组织，

其主要任务是支持 ABFM 的研究和学术活动。

MGSP 的命名是为了纪念 Alain Montegut 医生。Alain Montegut 于 2005—2010 年担任 ABFM 的董事会成员，其职业生涯一直致力于在国际上发展高质量的家庭医学实践，特别是在服务不足和 / 或不发达的国家。MGSP 的成立是为了促进家庭医学专业的国际教育、研究及合作，将支持来自非洲、亚太地区、东地中海、欧洲、伊比利亚美洲、北美洲和南亚地区的 WONCA 成员参加 WONCA 的区域会议。

6. 台湾家庭医学研究奖（Taiwan family medicine research award，TFMRA）　TFMRA 由中国台北家庭医学学会（Chinese Taipei Association of Family Medicine）于 2008 年设立，其成立是为了鼓励初级家庭医生在家庭医学专业领域进行研究，并资助 2 名初级家庭医生参加 WONCA 世界大会。

7. Atai Omorutu 奖学金（Atai Omorutu scholarship award）　该奖项的目的是支持那些因经济条件受限而无法参加 WONCA 会议的非洲女医生，特别是那些处于职业生涯早期的女医生。

二、中华医学会全科医学分会在世界家庭医生组织的任职情况

中华医学会全科医学分会作为 WONCA 在中国的会员组织之一，积极参与 WONCA 组织的各项活动，按时缴纳会费。迟春花主任委员作为分会代表多次参加 WONCA 世界会议、WONCA 理事会及 WONCA 亚太区会议，并行使投票权。分会部分成员还在 WONCA 中担任职务：第六届委员会主任委员祝墡珠教授于 2016—2020 年担任 WONCA 亚太区常委，2019 年获得 WONCA 亚太区五星级医生奖项；分会青年学组副组长杨华副主任医师于 2018—2020 年担任亚太区青年委员会副主席，2021 年当选为 WONCA 亚太区常委；分会慢性病管理学组组员杜兆辉教授担任 WONCA 亚太区青年委员会副主席；分会基层卫生健康学组副组长、青年学组委员顾杰担任乡村实践工作组委员。

（哈尔滨医科大学附属第二医院　孟　佳

复旦大学附属中山医院　杨　华）

第四节　中华医学会全科医学分会在新型冠状病毒感染防疫工作中的贡献

新型冠状病毒感染大流行是近百年来人类遭遇的影响范围广泛的全球性流行病，严重威胁人类的健康和生命安全，对全世界也是一次严重的危机和严峻的考验。面对这突如其来的凶险，中国毅然决然打响了疫情防控阻击战。3 年多来，抗疫斗争形势多变、任务艰巨复杂，我国先后经受住了全球六波新型冠状病毒感染大流行的冲击，以最小代价获得了最大的防控效果。

在此期间，党的领导是最大的组织保障和依托。在党中央的统一指挥下，迅速形成了全面动员和部署的疫情防控局面。医疗卫生体系是防控工作的重要支撑，医务人员全面动员，尽锐出战，长期坚守岗位，奋战一线，救死扶伤，夜以继日地工作，发挥了主力军的作用，弘扬了伟大的抗疫精神和崇高的职业精神。基层体系是疫情防控工作的基础，广大的社区工作者、社会组织、志愿者等纷纷加

入，为遏制疫情蔓延、维护社会秩序发挥了至关重要的作用。

一、全科医生是疫情防控的"守门人"

3年疫情波及的范围极为广泛。国家启动重大公共卫生事件一级响应，各级医疗机构均纷纷采取措施，坚决打赢这场疫情阻击战。作为"健康守门人"的全科医生，成为突发公共卫生事件的首诊者，面对疫情义无反顾、白衣执甲、逆行出征。在新型冠状病毒感染大流行期间，综合医院和基层社区的众多全科医生纷纷加入支援前线（包括核酸检测点、发热门诊、隔离病房等）的队伍中，驰援疫情紧张地区，战斗在抗疫一线，承受着难以想象的身体和心理压力，舍生忘死、连续作战。

在工作重心还处于"防感染"阶段时，基层医疗卫生机构承担了疫苗接种、核酸采样、流调、转运、发热预诊、科普讲座及服务及管理特殊人群等工作，很好地发挥了兜底作用。在工作重心转移后，基层医疗机构又转移到"保健康、防重症"的"赛道"上来。其间，全科医生充分发挥了自身优势：①积极参与发热患者筛查、预检分诊、隔离点管理等工作。②深入社区，充分了解居民的身体状况，通过设置体温监测点，对发热患者实现早期隔离和及时转诊治疗，对疑似患者进行隔离观察。③对康复患者，严密观察其症状和体温变化情况，发现异常及时转诊。④承担心理治疗工作，对出现担忧、恐惧、焦虑等情绪的隔离人员进行有效沟通和人文关怀，予以支持、安慰；对于重度焦虑患者，及时给予心理干预，必要时寻求团队支持，满足患者的心理需求。⑤指导隔离人员主动运动和合理化饮食，保证营养的合理摄入，提高自身免疫力。⑥对于居家隔离的慢性病人群进行照护，指导其合理用药及保持良好的生活方式。⑦宣传个人防护知识、发放健康教育宣传手册、就医指南等。在防控工作中，全科医生在发热患者筛查、隔离患者观察、社区慢性病患者照顾及感染患者治疗后的跟踪随访等方面发挥了重要的作用。全科医生利用自身特色和专长，将心理疏导和健康宣教作为武器，实实在在地发挥了应对突发公共卫生事件的先锋队的作用。

二、参与疫情防控相关指南的编写

（一）《新型冠状病毒感染基层防控指导意见（第一版）》

2020年2月，迟春花教授牵头组织编写的《新型冠状病毒感染基层防控指导意见（第一版）》[下文简称《意见（第一版）》]在《中华全科医师杂志》发布。该指导意见是在中华医学会全科医学分会和呼吸病学分会、中国医师协会全科医师分会和呼吸医师分会、中华医学会感染病学分会的支持下，由中国基层呼吸疾病防治联盟牵头，邀请呼吸、全科、公共卫生等相关领域的专家联合制订的，内容涵盖基层医疗卫生机构防控规范、特殊人群防控规范、普通人群防控规范及科普宣教等，可以为进一步加强基层医疗卫生机构疫情防控工作提供支持。该指导意见旨在促进基层医疗卫生机构和基层医务人员在抗击新型冠状病毒感染疫情阻击战中承担起居民健康"守门人"的职责，扎扎实实地做好科学有效的防控工作，从根本上保障全民健康。

（二）《农村地区基层医疗卫生机构新型冠状病毒感染防控工作指引（第一版）》

我国农村地区面临着医疗水平落后、医疗条件落后、医疗资源缺乏等问题，防疫能力有限。为了进一步指导农村地区基层医疗卫生机构做好疫情防控工作、提升预检分诊效率、完善发热门诊的设置，2020年2月由迟春花教授牵头，由国家呼吸系统疾病临床医学研究中心联合全科医学、呼吸疾病、公共卫生、医院感染管理等各领域的专家编写的《农村地区基层医疗卫生机构新型冠状病毒感染防控工作指引（第一版）》[下文简称《指引（第一版）》]在《中国全科医学》杂志发布。《指引（第一版）》的内容主要包括疫情防控转诊流程、特殊人群照顾、隔离医学观察、医护人员个人防护、村民健康教育、院内感染及疫情防控空间设置等，主要根据当前农村地区基层医疗卫生机构的实际情况并结合流行病学和循证医学特点编写而成。因此，《指引（第一版）》提供了"农村地区基层医疗卫生机构新型冠状病毒感染防控流程图"和"农村地区基层医疗卫生机构新型冠状病毒感染防控预检分诊筛查表"，以协助并指导基层开展辖区内新型冠状病毒感染患者的排查，通过科学的流程减少甚至避免医患感染的机会，从而为农村地区基层医疗卫生机构安全、规范地开展防控工作提供依据。

（三）《新型冠状病毒感染基层诊疗和服务指南（第一版）》

自 2023 年 1 月 8 日起，国家对新型冠状病毒感染实施"乙类乙管"。2023 年 1 月 11 日，《新型冠状病毒感染基层诊疗和服务指南（第一版）》[下文简称《指南（第一版）》]发布。《指南（第一版）》受国家卫生健康委员会基层健康司委托，由中华医学会全科医学分会联合其他医学行业协会共同编撰而成。中华医学会全科医学分会主任委员迟春花教授担任《指南》专家组组长，多位委员参与编写。《指南（第一版）》基于对基层的调研编撰而成，可操作性强。编写专家组由全科医学、呼吸与危重症医学、感染病学、中医学、公共卫生学等领域的国内顶尖专家组成，因而兼顾了权威性和准确性。《指南（第一版）》为基层医疗机构应对"乙类乙管"后的感染高峰和日后可能出现的局部流行提供了重要的操作范本。

为了让基层医疗机构从业者更好地理解和执行《指南（第一版）》，2023 年 1 月 11 日至 18 日，中华医学会全科医学分会牵头举办了"阻击新冠、'强'在基层"的在线培训直播。同时国家卫生健康委员会发文，要求全国各地广泛动员并组织基层医务人员选择合适的渠道参加《指南（第一版）》的相关培训，确保基层医务人员培训全覆盖。《指南（第一版）》的培训内容涵盖了新型冠状病毒感染抗生素的合理使用、对症支持治疗、中医治疗、炎症指标的判断等 22 个主题，有助于提升基层医疗机构的诊疗能力，对推动今后分级诊疗制度的完善发挥积极作用。

三、参与疫情相关书籍的编写

（一）《县级医院新型冠状病毒肺炎临床实用问答》

1. 主编　杨汀、迟春花。

2. 指导　王辰。

3. 出版社　人民日报出版社、北京协和医学音像电子出版社。

4. 简介　中国县域医院院长联盟、中国基层呼吸疾病防治联盟面对县域疫情防控难点，组织 200 余位相关领域的专家，解答疫情防控相关问题，传播疫情防控相关的正确理念和技术。

（二）《新型冠状病毒感染防治社区手册》

1. 主审　吴浩、迟春花。

2. 副主审　姚孝元、马弘。

3. 出版社　人民日报出版社。

4. 简介　内容涵盖基层医疗卫生机构新型冠状病毒感染医务人员防护规范要点、基层医疗卫生机构新型冠状病毒感染消毒和医院感染防控要点、疑似病例的转运和管理流程、密切接触者的医学观察及管理流程、不同人群的防控规范，以及基层医疗机构在重点场所、机构、人群防护中的作用等。

（三）《新型冠状病毒肺炎社区防控》

1. 主审　李兰娟、梁廷波。

2. 主编　任菁菁。

3. 出版社　人民卫生出版社。

4. 简介　系统阐述了新型冠状病毒感染的诊断和治疗，着力于将专业的医学知识与全科医生的实际防控工作相结合，指导全科医生如何在社区进行转诊及防控。

（四）《"阳"了怎么办　你问我答　新冠康复指导手册》

1. 主审　迟春花。

2. 主编　任菁菁。

3. 出版社　人民卫生出版社。

4. 简介　针对疫苗接种、自我照护、合理用药及特殊人群的康复治疗等人民群众普遍关心的防护问题开展科普，旨在提升人民群众的健康素养，同时结合新型冠状病毒感染相关症状、常见慢性病症状等案例进行深入的分析和讲解，为基层医疗机构医务人员提供专业指导。

四、承担的领导工作及获得的荣誉

（一）迟春花（中华医学会全科医学分会主任委员）、黄岳青（中华医学会全科医学分会青年委员）

2022年，迟春花教授和黄岳青副主任医师获得由中国共产党海南省委员会、海南省人民政府颁发的荣誉证书，他们在新型冠状病毒感染防疫期间，勇于担当，甘于奉献，逆行出征，千里驰援，奋战在抗疫一线，为共同打赢海南疫情防控阻击战做出了积极的贡献。

（二）顾申红（中华医学会全科医学分会委员）

顾申红于2022年担任海南省新型冠状病毒感染疫情防控工作指挥部医疗救治组海南省健康管理和社区防控医疗专家组组长。

五、典型人物介绍

（一）迟春花教授（中华医学会全科医学分会主任委员）

2020—2023年，迟春花教授牵头组织编写了《意见（第一版）》（2020年2月发表于《中华全科医师杂志》)、《指引（第一版）》（2020年2月发表于《中国全科医学》）和《新型冠状病毒感染基层诊疗和服务指南（第一版）》（2023年1月发表于《中华全科医师杂志》）。此外，根据疫情防控需要，迟春花教授主编了《新型冠状病毒感染防治社区手册》（人民卫生出版社2020年出版）、《县级医院新型冠状病毒肺炎临床实用问答》（人民卫生出版社2020年出版）和《新型冠状病毒感染者恢复期健康管理指引》（中国中医药出版社2023年出版），很好地指导了武汉市及全国各地基层的疫情防控工作。2023年1月，迟春花教授承接了国家卫生健康委员会基层司的任务，面向广大基层开展新型冠状病毒疫情防控培训，1周内约500万基层医务工作者参与了培训和学习，为我国疫情防控工作取得胜利做出了杰出的贡献。

迟春花教授以北京大学医学部全科医学学系的名义发出《关于新冠防控的倡议——精准防控疫情，关注慢病及高龄人群》的倡议。该倡议得到国家卫生健康委员会基层司和北京市卫生健康委员会基层处的支持，并经修改后形成相应的文件公开发布。迟教授作为主要倡议人，还联合多家机构和多位专家发布了《关于社会办基层医疗卫生服务界同仁积极参与新型冠状病毒感染疫情防控工作的倡议书》。这些工作有效地推动了疫情防控工作的开展。在2020年疫情初期，迟教授迅速组织了一个百人临床专家团队，基于中国基层呼吸疾病防治联盟和县域院长联盟等机构，及时解答基层医生最关注的问题，为改善基层疫情防控效果提供了有力的支撑。迟教授通过短视频等新媒体传播手段，及时解读新型冠状病毒感染疫情防控相关的指南和文件，还依托于主流媒体平台，及时解答大众最关注的热点问题。迟教授作为国务院联防联控机制工作组专家成员，积极赴北京、海南等地，深入基层指导社区疫情防控工作，组织编写当地适用的新型冠状病毒感染疫情工作实用手册并开展培训，为推动基层疫情防控工作发挥了重要的作用。

（二）吴浩教授（中华医学会全科医学分会常务委员）

"疫情在哪儿出现，他就出现在哪儿。"从北京到广东、广西壮族自治区、香港，再到甘肃、西藏自治区和浙江，年行程数万公里，吴浩教授全年300多日夜，节假日无休，全身心投入祖国疫情防控的战斗一线中。2021年底，北京冬奥会开幕前夕，突发西南郊冷库相关疫情。吴浩作为北京市社区疫情防控专家指导组组长立即投入疫情处置一线工作中。2022年，吴浩同志作为国务院联防联控社区防控专家组组长，指导甘肃、广东、香港、广西壮族自治区、西藏自治区、浙江等地的疫情处置。他深入中高风险区、隔离点、养老机构、学校等指导疫情防控工作，为当地提出了关键性的因地制宜的策略和措施。吴浩教授参与了《新型冠状病毒肺炎防控方案（第九版）》的制定，起草了其中的《社区防控方案》，另外，牵头制定了《指南（第一版）》，多次受到国务院联防联控机制综合组的书面表扬及中央港澳工作办公室、香港特别行政区行政长官的致函感谢。2022年，吴教授作为北京市社区防控专家组组长，研判疫情，直接参加了首都西南郊冷库、东城、西城、朝阳、海淀、平谷、昌平及诸多高校20余起一线疫情处置工作，他提出的多个建设性意见得到市领导的批示。吴教授负责起草了多个首都疫情防控相关工作方案和指引，为首都的公共卫生安全做出了重大贡献。

作为国家健康科普专家，吴教授多次参加国务院联防联控机制新闻发布会、北京市疫情防控新闻发布会，对百姓关注的一些政策措施进行了解读，为落实疫情防控措施起到了巨大的作用。他组织相关人员编写的《居家防疫小贴士》发表于首都医科大学网站，该信息的阅读量突破100万，被央视、《人民日报》等媒体转载。

（三）李永锦教授（中华医学会全科医学分会委员）

2020年2月16日，国务院联防联控机制新闻发布会在北京召开，主要介绍疫情防控工作的进展情况。北京市朝阳区劲松社区卫生服务中心主任李永锦教授参加了发布会，表示家庭医生在疫情防控中担负着很重要的职责。2020年4月11日，国务院联防联控机制新闻发布会在北京召开，主要介绍优化社区防控、筑牢安全屏障的工作情况，李永锦教授等出席会议并答记者问。2020年12月，李永锦教授被评为"北京市先进工作者"，还荣获"2021年度吴阶平全科医生奖"。国务院联防联控机制于 2021 年 8 月 13 日在国家卫生健康委员会西直门办公区新闻发布厅召开新闻发布会，国家卫生健康委疾控局、基层司负责同志，中国疾控中心专家，以及基层社区有关负责人（李永锦教授在内）出席，介绍进一步做好疫情防控的有关情况，并回答媒体提问。国务院联防联控机制于 2021 年 12 月 18 日13 时召开新闻发布会，李永锦教授出席，介绍了科学精准地做好元旦春节期间疫情防控的有关情况，并回答媒体提问。

面对新型冠状病毒感染大流行，从健康"守门人"到疫情防控第一线，全国各地的全科医生都发挥了敢于担当、乐于奉献的精神，全力以赴地投入抗击疫情的工作中，不仅在联防联控工作中发挥了举足轻重的作用，而且为人民群众的基本医疗服务需求提供了强有力的保障。全科医生是疾病预防和重大疫情防控的战略人力资源，健全公共卫生服务体系、加强农村和社区等基层防控能力的建设，都离不开全科医生的贡献。

（浙江大学医学院附属邵逸夫医院　晁冠群）

第五节　全科医学相关政策

强大的全科医学服务系统对于实现并增强医疗卫生服务系统的公平性、公正性及高效性而言至关重要。自 1993 年中华医学会全科医学分会成立之日起，中国全科医学的发展至今已 30 年并取得了丰硕的成果，学科建设和人才培养体系逐渐优化，人才队伍数量不断增加，队伍结构持续优化，服务模式不断完善，服务水平稳步提高。自 1997 年国家首次提出"加快发展全科医学，培养全科医生"以来，全科医学政策更是为全科医学的发展提供了强大的助力，发挥着关键的不可或缺的推动作用。

一、全科医学政策的历史发展阶段

（一）全科医学初始发展期（1997—2008 年）

1997 年《中共中央、国务院关于卫生改革与发展的决定》发布，国家首次提出"加快发展全科医学，培养全科医生"，这是我国全科医学初始发展期的里程碑事件。随后，各部门发布了多项政策，从教学、体系建设、就业等方面支持和保障全科医学的发展：① 1999 年卫生部等 10 部门发布了《关于发展城市社区卫生服务的若干意见》，2000 年《卫生部关于印发发展全科医学教育的意见的通知》发布，全国各地开始积极推动全科医生的培养。② 2006 年《国务院关于发展城市社区卫生服务的指导意见》发布，指出要建立社区卫生服务体系，教育部门要加强高等医学院校的全科医学和社区护理学教育，积极为社区培训全科医生、护士，鼓励高等医学院校毕业生到社区卫生服务机构工作。③ 2006 年《关于加强城市社区卫生人才队伍建设的指导意见》发布，要求加强全科医学、社区护理学教育及学科建设，高等医学院校要创造条件积极探索全科医学研究生教育，有条件的高等院校要举办全科医学研究生学位教育，培养全科医学师资和学科带头人，积极开展全科医学规范化培训工作。

（二）全科医学快速发展期（2009—2021 年）

2009 年开始，我国全科医学进入快速发展阶段。2009 年《国务院关于印发医药卫生体制改革近期重点实施方案（2009—2011 年）的通知》指出，应加强基层医疗卫生队伍建设，制订并实施免费为农村定向培养全科医生和招聘执业医生的计划，鼓励地方制定分级诊疗标准，开展社区首诊制试点，建立基层医疗机构与上级医院的双向转诊制度。

2010 年发布的《国务院办公厅关于印发医药卫生体制五项重点改革 2010 年度主要工作安排的通知》明确提出，启动首批全科方向的住院医师规范化培训、安排基层医疗卫生机构在岗人员进行全科医生转岗培训，建立健全全科医生职称评定办法。

2011 年发布的《国务院关于建立全科医生制度的指导意见》提出，逐步建立统一规范的全科医生培养制度，内容包括将全科医生的培养逐步规范为"5＋3"模式、以提高临床和公共卫生实践能力为主、在国家认定的全科医生规范化培养基地进行、实行导师制和学分制管理等。力争到 2012 年每个城市的社区卫生服务机构和农村乡镇卫生院都有合格的全科医生，到 2020 年在我国初步建立充满生机和活力的全科医生制度，基本形成统一规范的全科医生培养模式和"首诊在基层"的服务模式，全科医生与城乡居民基本建立比较稳定的服务关系，基本实现城乡每万名居民有 2～3 名合格的全科医生的目标。该指导意见的发布为全科医生的培养及人才队伍的建设奠定了基础，也为全科医生的发展营造了良好的政策环境。

2012 年发布的《国务院关于印发"十二五"期间深化医药卫生体制改革规划暨实施方案的通知》明确提出，通过规范化培养、转岗培训、执业医生招聘及设置特岗等方式加强全科医生队伍建设，到 2015 年为基层医疗卫生机构培养全科医生 15 万名以上，使每万名城市居民拥有 2 名以上全科医生，实现每个乡镇卫生院都有全科医生的目标。

2015 年发布的《国务院办公厅关于城市公立医院综合改革试点的指导意见》提出，要构建起布局合理、分工协作的医疗服务体系和分级诊疗就医格局，落实基层首诊，基层医疗卫生机构提供基本医疗和转诊服务，注重发挥全科医生的作用，推进全科医生签约服务。逐步增加城市公立医院通过基层医疗卫生机构和全科医生预约挂号和转诊服务号源，上级医院对经基层和全科医生预约或转诊的患者提供优先接诊、优先检查、优先住院等服务。三级医院专科医生与基层全科医生、护理人员可以组成医疗团队，对转诊的慢性病和康复期患者进行管理和指导。该指导意见的出台，明确提出了分级诊疗模式，积极推进了分级诊疗制度的建设及落实，同时也明确了全科医生在推进分级诊疗、家庭医生签约服务中的重要地位。

2016 年发布的《国务院办公厅关于印发深化医药卫生体制改革 2016 年重点工作任务的通知》对分级诊疗、家庭签约医生、全科医生培养等各项工作提出了明确的时间和进度要求。

2016 年出台的《"健康中国 2030"规划纲要》指出，要以全科医生为重点，加强基层人才队伍建设。加强健康人才的培养和培训，加强医教协同，建立并完善医学人才培养供需平衡机制。加强全科、儿科、产科、精神科、病理科、护理、助产、康复、心理健康等紧缺专业人才的培养和培训。完善家庭医生签约服务，全面建立成熟完善的分级诊疗制度，健全治疗—康复—长期护理服务链。该规划纲要对建立成熟的分级诊疗制度有积极的推进作用，同时，加强医教协同的制度将完善医学人才协同共育机制等理念上升到了国家战略高度，为新时代全科医学教育的发展提供了方向性指引。

2018 年发布的《国务院办公厅关于改革完善全科医生培养与使用激励机制的意见》明确提出："认定为住院医师规范化培训基地的综合医院要加强全科专业基地建设，增加全科医疗诊疗科目，独立设置全科医学科。"这项规定进一步推动了综合医院对全科医学事业的支持力度。

在全科医学快速发展期，国家从全科医学教育、培养及就业等方面建立了全面、成熟的制度，以持续加强并保障全科医学的快速发展。另外，通过全科医生将分级诊疗和家庭医生签约服务相连接，也意味着全科医学将在内涵建设上进入新的发展阶段。

（三）全科医学高质量发展期（2022年至今）

2022年发布的《关于推进家庭医生签约服务高质量发展的指导意见》明确了家庭医生签约服务高质量发展的内涵及目标，针对签约服务筹资机制尚不健全、签约服务供给能力不足、签约方式有待优化、家庭医生开展签约服务的激励不足等问题，应通过改革逐步加以解决，以保障家庭医生签约服务的高质量发展。2023年中共中央办公厅、国务院办公厅印发的《关于进一步完善医疗卫生服务体系的意见》提出推进助理全科医生的培训。继续加强全科专业住院医师规范化培训，实施全科医生转岗培训，扩大全科医生队伍，健全家庭医生制度。强调建立以全科医生为主体、全科专科有效联动、医防有机融合的家庭医生签约服务模式，提供综合连续的公共卫生、基本医疗和健康管理服务。该意见使全科医生、分级诊疗、家庭医生签约服务有机融合、相互促进，形成工作合力，共同推动医疗卫生的发展。

在全科医学高质量发展期出台的诸多政策，明确了全科医生在基层卫生事业中的重要位置，通过全科医生使分级诊疗、家庭医生签约服务有机联合，可以充分合理地利用医疗资源，同时也从内涵上加强了全科医生服务内容，助力医疗改革，助力医疗卫生事业的高质量发展。

二、家庭医生签约服务政策进展

（一）家庭医生签约服务政策相关文件

我国家庭医生签约服务政策体系经历了一个从无到有、逐渐完善的过程。自2011年7月印发的《国务院关于建立全科医生制度的指导意见》提出"实行全科医生签约服务，将医疗卫生服务责任落实到医生个人"以来，国务院、国家卫生和计划生育委员会等多部门对此项工作高度重视，在有关医疗卫生服务、卫生健康、深化医药卫生体制改革等方面的"十二五""十三五""十四五"规划中均明确包含了落实家庭医生签约服务的内容，以层层推进家庭医生签约服务。

家庭医生签约服务模式首先以北京市西城区、上海市长宁区等10余个地区为试点开展。2011年北京市首次在政策文件中提出"家庭医生"，后试点逐渐扩展到整个城市。2012年和2013年先后发布了《关于印发全科医生执业方式和服务模式改革试点工作方案的通知》《关于开展乡村医生签约服务试点的指导意见》等文件。随后，各地开展家庭医生签约服务逐渐积累起大量经验，2016年国务院医改办、国家卫生和计划生育委员会等7部门共同发布了《关于推进家庭医生签约服务的指导意见》，提出到2020年家庭医生签约服务制度全覆盖的目标，标志着国家开始全面推进家庭医生签约服务。该指导意见还在签约服务主体、服务内涵、收付费机制、激励机制、绩效考核、技术支撑等方面给予了指导性意见。随后，全国各地均开始推进家庭医生签约服务。2017年和2018年，卫生行政部门根据家庭医生签约服务的发展情况分别印发了年度做好家庭医生签约服务的通知，明确了家庭医生签约的具体目标和重点任务。此外，卫生行政部门与国务院扶贫办、中国残疾人联合会等机构联合制定了相关文件以推进重点人群（贫困人口、残疾人）的签约服务。2022年国家卫生健康委员会印发了《关于推进家庭医生签约服务高质量发展的指导意见》，标志着家庭医生签约服务进入了高质量发展阶段。相关的政策文件详见表 1-5-1。

表 1-5-1　家庭医生签约服务相关政策文件

发文时间	发文部门	文件名称
2011 年 7 月	国务院	国务院关于建立全科医生制度的指导意见（国发〔2011〕23 号）
2012 年 6 月	国务院医改办、国家发展和改革委员会、卫生部等 5 部门	关于印发全科医生执业方式和服务模式改革试点工作方案的通知（发改社会〔2012〕287 号）
2013 年 4 月	国家卫生和计划生育委员会办公厅	关于开展乡村医生签约服务试点的指导意见（卫办农卫发〔2013〕28 号）
2015 年 3 月	国务院办公厅	国务院办公厅关于印发全国医疗卫生服务体系规划纲要（2015—2020 年）的通知（国办发〔2015〕14 号）
2015 年 9 月	国务院办公厅	国务院办公厅关于推进分级诊疗制度建设的指导意见（国办发〔2015〕70 号）
2016 年 4 月	国务院办公厅	国务院办公厅关于印发深化医药卫生体制改革 2016 年重点工作任务的通知（国办发〔2016〕26 号）
2016 年 5 月	国务院医改办、国家卫生和计划生育委员会等 7 部门	关于推进家庭医生签约服务的指导意见（国医改办发〔2016〕1 号）
2016 年 8 月	国家卫生和计划生育委员会、国家中医药管理局	关于推进分级诊疗试点工作的通知（国卫医发〔2016〕45 号）
2016 年 10 月	中共中央、国务院	"健康中国 2030" 规划纲要
2016 年 12 月	国务院	"十三五" 卫生与健康规划（国发〔2016〕77 号）
2016 年 12 月	国务院	国务院关于印发 "十三五" 深化医药卫生体制改革规划的通知（国发〔2016〕78 号）
2017 年 4 月	国务院办公厅	国务院办公厅关于推进医疗联合体建设和发展的指导意见（国办发〔2017〕32 号）
2017 年 4 月	国务院办公厅	国务院办公厅关于印发深化医药卫生体制改革 2017 年重点工作任务的通知（国办发〔2017〕37 号）
2017 年 5 月	国家卫生和计划生育委员会、国务院医改办	关于做实做好 2017 年家庭医生签约服务工作的通知（国卫基层函〔2017〕164 号）
2017 年 9 月	国家卫生和计划生育委员会、财政部等 5 部门	关于进一步做好艰苦边远地区全科医生特设岗位计划实施工作的通知
2017 年 9 月	国家卫生和计划生育委员会办公厅、国务院扶贫开发领导小组办公室综合司	关于做好贫困人口慢病家庭医生签约服务工作的通知（国卫办基层函〔2017〕928 号）
2017 年 9 月	国家卫生和计划生育委员会办公厅、中国残疾人联合会办公厅	关于做好残疾人家庭医生签约服务工作的通知（国卫办基层函〔2017〕956 号）
2017 年 11 月	国家卫生和计划生育委员会办公厅	关于进一步做好计划生育特殊家庭优先便利医疗服务工作的通知
2018 年 1 月	国务院办公厅	国务院办公厅关于改革完善全科医生培养与使用激励机制的意见
2018 年 3 月	国家卫生健康委员会办公厅	关于做好 2018 年家庭医生签约服务工作的通知（国卫办基层函〔2018〕209 号）
2018 年 7 月	国家卫生健康委员会、国家中医药管理局	关于深入开展 "互联网＋医疗健康" 便民惠民活动的通知（国卫规划发〔2018〕22 号）
2018 年 9 月	国家卫生健康委员会、国家中医药管理局	关于规范家庭医生签约服务管理的指导意见（国卫基层发〔2018〕35 号）
2018 年 10 月	国家卫生健康委员会、国家发展和改革委员会等 5 部门	关于印发健康扶贫三年攻坚行动实施方案的通知（国卫财务发〔2018〕38 号）
2018 年	人力资源和社会保障部	关于完善基层医疗卫生机构绩效工资政策保障家庭医生签约服务工作的通知（人社部发〔2018〕17 号）

发文时间	发文部门	文件名称
2019年4月	国家卫生健康委员会办公厅	关于做好2019年家庭医生签约服务工作的通知（国卫办基层函〔2019〕388号）
2022年3月	国家卫生健康委员会、财政部等6部门	关于推进家庭医生签约服务高质量发展的指导意见（国卫基层发〔2022〕10号）
2022年4月	国务院办公厅	关于印发"十四五"国民健康规划的通知（国办发〔2022〕11号）
2023年3月	中共中央办公厅、国务院办公厅	关于进一步完善医疗卫生服务体系的意见（国务院公报2023年第10号）

（二）家庭医生签约服务政策内容简介

1. 签约服务主体、服务内容、收费方式和激励机制不断变迁　"家庭医生"这一签约服务主体在2015年3月发布的《国务院办公厅关于印发全国医疗卫生服务体系规划纲要（2015—2020年）的通知》中被首次提出，规划纲要包含了"推动全科医生、家庭医生责任制，逐步实现签约服务"的内容。在此之前，签约服务的主体主要是全科医生和乡村医生。2011年发布的《国务院关于建立全科医生制度的指导意见》首次提出"签约服务"的概念，并对签约服务主体、服务内容、收费方式和激励机制进行了阐述。

随着居民医疗卫生需求的不断变化，政策内容中签约服务的主体、服务内容、收费方式、激励机制也在不断变化。签约服务的主体由全科医生、乡村医生最终确定为家庭医生，服务内容由泛泛的医疗卫生服务细化到基本医疗、基本公共卫生和约定的健康管理服务，并在此基础上提出基础性服务包和个性化服务包的概念。签约服务费的收费方式和激励机制也由按绩效工资分配设立全科医生津贴逐渐扩大到允许医疗卫生机构突破事业单位工资调控水平，将收支结余部分提取奖励基金，向签约服务的人员倾斜。指导性文件中服务内容的进一步细化及激励机制的进一步放开为各地推进家庭医生签约服务提供了有力的保障。

2. 推进家庭医生签约服务的政策内容不断完善和细化　国务院于2011年7月初次印发全科医生制度政策文件时，只针对签约服务阐述了服务主体、服务内容、收费方式、激励机制等内容。2016年5月，国务院医改办联合7部门印发了《关于推进家庭医生签约服务的指导意见》，除了阐述上述内容外，还涵盖了签约服务的总体思路、主要目标、服务形式、控费机制、绩效考核、技术支撑、组织实施等内容，对于促进签约服务的全面推进起到了指引性的作用。在2017年和2018年关于做好家庭医生签约服务的通知里，进一步细化地指出各地需要合理确定签约服务的目标和任务，优先做好重点人群签约服务，将工作重点转向提质增效。在服务内容方面也有了进一步的细化，包含了常见病多发病诊疗服务、预约诊疗服务、转诊服务、签约居民慢性病长处方服务等。在激励机制方面，人力资源和社会保障部发布的《关于完善基层医疗卫生机构绩效工资政策保障家庭医生签约服务工作的通知》要求合理核定基层医疗卫生机构绩效工资总量和水平，同时要合理确定签约服务费及各项服务价格，充分发挥医保基金的杠杆作用，实现差异化的医保支付政策。在绩效考核方面，应建立以签约对象的数量与构成、服务质量、健康管理效果、居民满意度、医药费用控制、签约居民基层就诊比例等内容为核心的评价考核指标体系。

3. 家庭医生签约服务被列入多项重点任务和规划　2015年3月，《国务院办公厅关于印发全国医疗卫生服务体系规划纲要（2015—2020年）的通知》首次提出"推动全科医生、家庭医生责任制，逐步实现签约服务"。随后,《"十三五"卫生与健康规划》提出推进家庭医生能力提高工作,发挥家庭医生居民健康"守门人"的作用,实施家庭医生签约服务制度,优先覆盖老年人、孕产妇、儿童、残疾人,以及高血压、糖尿病、结核病等慢性病和严重精神障碍患者等。2016 年 12 月发布的《国务院关于印发"十三五"深化医药卫生体制改革规划的通知》提出,在建立科学合理的分级诊疗制度这一重点任务下,建立健全家庭医生签约服务制度,通过提高基层服务能力、医保支付、价格调控、便民惠民等措施,鼓励城乡居民与基层医生或家庭医生团队签约。《"健康中国 2030"规划纲要》也提出完善家庭医生签约服务,全面建立成熟完善的分级诊疗制度,形成基层首诊、双向转诊、上下联动、急慢分治的合理就医秩序,健全治疗—康复—长期护理服务链。

4. 家庭医生签约服务是推进分级诊疗制度建设的重要抓手　有效落实家庭医生签约服务是健全分级诊疗制度的保障机制之一。2015 年 9 月发布的《国务院办公厅关于推进分级诊疗制度建设的指导意见》明确提出了签约服务的医生团队组成、签约内容、签约服务费来源渠道等内容。2016 年,国家卫生和计划生育委员会继续推进分级诊疗制度试点工作,要求总结并推广地方推进家庭医生签约服务的成熟经验,制定关于健全签约服务和管理的政策文件,明确签约服务的内涵和标准,规范签约服务收费,完善签约服务激励约束机制。

5. 加强与其他部门之间的合作、落实重点人群签约服务工作　在 10 类重点人群中,残疾人约3000 万,贫困人口约 7000 万,计划生育特殊家庭人员约 110 万,其中对残疾人和贫困人口的信息收集和统计等工作需要多部门的合作。为了落实特殊人群的签约服务工作,2017 年 9 月,国家卫生和计划生育委员会办公厅分别与国务院扶贫开发领导小组办公室综合司和中国残疾人联合会办公厅印发了《关于做好贫困人口慢病家庭医生签约服务工作的通知》和《关于做好残疾人家庭医生签约服务工作的通知》。这 2 项文件均提出部门之间要紧密配合,明确了各部门的责任,并进一步明确了为特殊人群应提供的签约服务内容。2017 年 11 月印发的《关于进一步做好计划生育特殊家庭优先便利医疗服务工作的通知》明确了服务对象为计划生育的特殊家庭成员,即纳入计划生育家庭特别扶助制度的独生子女伤残或死亡家庭的夫妻,同时提出计划生育特殊家庭成员可以优先纳入家庭医生签约服务,以获取便利的就医服务,如计划生育特殊家庭成员在制定的定点医疗机构可以享受挂号、就诊、转诊、取药、收费、综合诊疗等优先便利服务。

三、分级诊疗政策进展

(一)分级诊疗政策相关文件

分级诊疗制度是深化医疗改革的重要一环,对合理配置我国目前医疗资源分布不平衡的现状、促进医药卫生事业的长远和健康发展及提高人民群众的健康水平有重要的意义。2006 年《国务院关于发展城市社区卫生服务的指导意见》第一次在国家文件中提出要建立"分级诊疗和双向转诊制度"。2015 年《国务院办公厅关于城市公立医院综合改革试点的指导意见》明确指出到 2020 年要逐步形成基层首诊、双向转诊、急慢分治、上下联动的分级诊疗模式。2017 年国家通过建设医疗联合体(简称"医联体")加快推进分级诊疗及家庭医生签约服务建设。2021 年国务院办公厅发布的《关于推动公立医院高质量发展的意见》提出,应通过紧密型城市医疗集团的建设,使全科医生、分级诊疗及家庭医生签约服务紧密联系在一起,相互促进、共同发展。相关政策文件详见表 1-5-2。

表 1-5-2　分级诊疗相关政策文件

发文时间	发文部门	文件名称
1999 年 7 月	卫生部等 10 部门	关于发展城市社区卫生服务的若干意见（卫基妇发〔1999〕第 326 号）
2006 年 2 月	国务院	关于发展城市社区卫生服务的指导意见（国务院公报 2006 年第 14 号）
2009 年 3 月	中共中央、国务院	关于深化医药卫生体制改革的意见（国务院公报 2009 年第 11 号）
2011 年 7 月	国务院	国务院关于建立全科医生制度的指导意见（国发〔2011〕23 号）
2012 年 3 月	国务院	国务院关于印发"十二五"期间深化医药卫生体制改革规划暨实施方案的通知（国发〔2012〕11 号）
2015 年 5 月	国务院办公厅	国务院办公厅关于城市公立医院综合改革试点的指导意见（国办发〔2015〕38 号）
2015 年 9 月	国务院办公厅	国务院办公厅关于推进分级诊疗制度建设的指导意见（国办发〔2015〕70 号）
2016 年 5 月	国家卫生和计划生育委员会、国家发展和改革委员会等 6 部门	关于印发加强儿童医疗卫生服务改革与发展意见的通知（国卫医发〔2016〕21 号）
2016 年 12 月	国务院	国务院关于印发"十三五"卫生与健康规划的通知（国发〔2016〕77 号）
2017 年 4 月	国务院办公厅	国务院办公厅关于推进医疗联合体建设和发展的指导意见（国办发〔2017〕32 号）
2018 年 7 月	国家卫生健康委员会、国家中医药管理局	关于深入开展"互联网＋医疗健康"便民惠民活动的通知（国卫规划发〔2018〕22 号）
2018 年 8 月	国家卫生健康委员会、国家中医药管理局	关于进一步做好分级诊疗制度建设有关重点工作的通知（国卫医发〔2018〕28 号）
2018 年 8 月	国家卫生健康委员会、国家中医药管理局	关于坚持以人民健康为中心推动医疗服务高质量发展的意见（国卫医发〔2018〕29 号）
2021 年 5 月	国务院办公厅	国务院办公厅关于推动公立医院高质量发展的意见（国办发〔2021〕18 号）
2022 年 5 月	国务院办公厅	国务院办公厅关于印发深化医药卫生体制改革 2022 年重点工作任务的通知（国办发〔2022〕14 号）
2023 年 1 月	国家卫生健康委员会、国家发展和改革委员会等 6 部门	关于开展紧密型城市医疗集团建设试点工作的通知（国卫医政函〔2023〕27 号）

（二）分级诊疗政策内容简介

1. 分级诊疗模式不断演化升级　"分级诊疗和双向转诊制度"第一次被提出是在 2006 年。2009 年新一轮深化医疗改革的相关文件出台，相较于新中国成立初期"指定就诊式"分级诊疗的雏形而言，2009 年新一轮的深化医改标志着"导向式"分级诊疗模式的开始。随着全科医生培养、家庭医生签约服务制度的不断推进，2015 年国家结合我国目前医疗现状，将分级诊疗模式逐渐转变为"基层首诊、双向转诊、急慢分治、上下联动"的模式，并将其写入《国务院办公厅关于推进分级诊疗制度建设的指导意见》。2023 年发布的《关于开展紧密型城市医疗集团建设试点工作的通知》提出，借助紧密型城市医疗集团方式，以资源下沉共享为核心，构建分级诊疗服务新格局，实现医疗资源共享，强化家庭医生签约服务。

2. 分级诊疗内涵不断丰富细化　2006 年、2009 年出台的文件均指出以调整不同医疗卫生机构分工来引导各级医疗机构的分工与合作，建立分级诊疗和双向转诊制度。2015 年、2016 年先后出台的《国务院办公厅关于推进分级诊疗制度建设的指导意见》《关于印发加强儿童医疗卫生服务改革与发展意见的通知》《国务院关于印发"十三五"卫生与健康规划的通知》均提出，要逐渐形成将常见病、多发病的首诊确定为基层医疗机构的局面，对于超出基层医疗卫生机构功能定位和服务能力的疾病，由基层医疗卫生机构为患者提供转诊服务。通过家庭医生签约服务，将老年人、慢性病、严重精神障碍患者、孕产妇、儿童、残疾人及普通人的健康管理纳入分级诊疗保障管理体系，完善治疗—康复—长期护理服务链，为患者提供科学、适宜、连续性的诊疗服务。

3. 分级诊疗举措不断丰富见效　2017 年发布的《国务院办公厅关于推进医疗联合体建设和发展的指导意见》指出，通过深化医改制度创新，建设医疗联合体，使医疗资源结构布局得到优化，促进医疗卫生工作重心下移和资源下沉，提升医疗服务体系的整体效能，促进分级诊疗的落实。2018 年发布的《关于深入开展"互联网＋医疗健康"便民惠民活动的通知》指出，推进互联网＋医疗，各地建立并完善网上预约诊疗服务平台，优先向医疗联合体内的基层医疗卫生机构预留预约诊疗号源，推动基层首诊，畅通双向转诊。2021 年、2023 年国家陆续出台了相关文件，建议通过开展紧密型城市医疗集团建设，进行网格化布局管理，以负责网格内居民的预防、治疗、康复、健康促进等一体化、连续性的医疗服务，进而推动以全科医生为主体，全科与专科有效联动、医防有机融合的家庭医生签约服务，最终达到加快并完善分级诊疗的目的。

四、全科医学人才培养与医学教育政策进展

（一）全科医学人才培养与医学教育政策相关文件

全科医生是居民健康和控制医疗费用支出的"守门人"，是基层卫生事业的重要力量，是连接分级诊疗、家庭医生签约服务的重要环节。加快培养大批合格的全科医生，对于加强基层医疗卫生服务体系建设、推进家庭医生签约服务、建立分级诊疗制度、维护和增进人民群众的健康水平具有重要的意义。自 20 世纪 80 年代起，国家开始重视全科医学教育与全科医学人才培养，在不断的探索中推动全科医学的发展。1997 年发布的《中共中央、国务院关于卫生改革与发展的决定》首次提出加快全科医学发展、培养全科医生，之后陆续出台的文件确立了不同时期全科医学教育的发展目标。2011 年发布的《国务院关于建立全科医生制度的指导意见》指出，将全科医生的培养逐步规范为"5＋3"模式，即先接受 5 年临床医学（含中医学）本科教育，再接受 3 年全科医生规范化培养。2013 年，国家全面启动实施住院医师规范化培训制度，全科医学专业被纳入制度框架下并统一实施"5＋3"培训模式。2014 年国家出台了首个关于医教协同深化医学人才培养的文件，强调促进教育系统与卫生系统的相互依存，将医教协同作为医学人才培养改革的切入点，实现全科医学人才培养与使用的紧密衔接。2016 年的《"健康中国 2030"规划纲要》指出，要加强医教协同，为新时代全科医学教育的发展提供方向性指引。2018 年发布的《国务院办公厅关于改革完善全科医生培养与使用激励机制的意见》指出，进一步推进适应行业特点的全科医生培养制度和适应全科医学人才发展的激励机制的建立，目标是至 2020 年每万名居民拥有 2～3 名合格的全科医生，至 2030 年每万名居民拥有 5 名合格的全科医生，全科医生队伍基本满足健康中国建设需求。迄今为止，国家出台的全科医学教育相关政策文件已涵盖院校培养、后期培训、就业支持、薪酬激励等多个方面。相关的政策文件详见表 1-5-3。

表 1-5-3　全科医学人才培养与医学教育相关政策文件

发文时间	发文部门	文件名称
1997 年 1 月	中共中央、国务院	中共中央、国务院关于卫生改革与发展的决定
2000 年 1 月	卫生部	关于发展全科医学教育的意见（卫科教发〔2000〕第 34 号）

发文时间	发文部门	文件名称
2006 年 2 月	国务院	国务院关于发展城市社区卫生服务的指导意见（国发〔2006〕10 号）
2006 年 6 月	人事部等 5 部门	关于加强城市社区卫生人才队伍建设的指导意见（国人部发〔2006〕69 号）
2009 年 3 月	中共中央、国务院	关于深化医药卫生体制改革的意见（国务院公报 2009 年第 11 号）
2009 年 3 月	国务院	国务院关于印发医药卫生体制改革近期重点实施方案（2009—2011 年）的通知（国发〔2009〕12 号）
2010 年 4 月	国务院办公厅	国务院办公厅关于印发医药卫生体制五项重点改革 2010 年度主要工作安排的通知（国办函〔2010〕67 号）
2011 年 7 月	国务院	国务院关于建立全科医生制度的指导意见（国发〔2011〕23 号）
2013 年 12 月	国家卫生和计划生育委员会等 7 部门	关于建立住院医师规范化培训制度的指导意见（国卫科教发〔2013〕56 号）
2014 年 7 月	教育部等 6 部门	关于医教协同深化临床医学人才培养改革的意见（教研〔2014〕2 号）
2015 年 3 月	国务院办公厅	国务院办公厅关于印发全国医疗卫生服务体系规划纲要（2015—2020 年）的通知（国办发〔2015〕14 号）
2016 年 10 月	中共中央、国务院	"健康中国 2030"规划纲要
2017 年 7 月	国务院办公厅	国务院办公厅关于深化医教协同进一步推进医学教育改革与发展的意见（国办发〔2017〕63 号）
2017 年 9 月	国家卫生和计划生育委员会、财政部等 5 部门	关于进一步做好艰苦边远地区全科医生特设岗位计划实施工作的通知
2018 年 1 月	国务院办公厅	国务院办公厅关于改革完善全科医生培养与使用激励机制的意见（国办发〔2018〕3 号）
2019 年 3 月	国家卫生健康委员会办公厅	关于印发全科医生转岗培训大纲（2019 年修订版）的通知（国卫办科教发〔2019〕13 号）
2020 年 9 月	国务院办公厅	国务院办公厅关于加快医学教育创新发展的指导意见（国办发〔2020〕34 号）

（二）全科医学人才培养与医学教育政策内容简介

1. 坚定不移地面向基层培养全科医学人才　全科医生是基层卫生医疗的主要力量，全科医学人才培养与医学教育政策始终聚焦基层全科医学人才的培养。为落实 1997 年发布的《关于卫生改革与发展的决定》确定的"培养全科医生"的战略任务，2001 年起国家出台了一系列政策文件，提出通过"试办面向农村初中起点 5 年制医学专业""全科医生岗位培训"等举措来加强农村基层卫生人才的培养。2009 年《关于深化医药卫生体制改革的意见》提出大力发展面向农村、社区的高等医学本、专科教育，强调农村和城市社区卫生人才培养是全科医学教育的核心，人才培养质量是全科医学教育的"生命线"。2010 年发布了我国第一份关于订单定向培养医学生的文件，以免费培养、定向就业的形式为基层培养本、专科层次的全科医学人才，对全科医生的培养发挥了开创性作用。

2. 形式多样、不断丰富全科医生培养模式　全科医学教育、全科医生培养模式应与国情相适应。2011 年、2015 年国家先后出台了《国务院关于建立全科医生制度的指导意见》《国务院办公厅关于印发全国医疗卫生服务体系规划纲要（2015—2020 年）的通知》，规范了"5＋3""3＋2"的培养模式，并制定了免费为农村培养定向医学生的政策。同时，针对全科医生短缺的现实问题，2018 年发布的《国务院办公厅关于改革完善全科医生培养与使用激励机制的意见》明确指出，扩大全科医生转岗培训实施范围，鼓励二级及以上医院有关专科医生参加全科医生转岗培训，对培训合格的医生，在原注册执业范围基础上增加全科医学专业执业范围，允许其在培训基地和基层医疗卫生机构提供全科医疗服务，通过全科医生转岗培训，快速培养全科医生。2019 年国家出台了进一步规范全科医生转岗培训的相关文件，完善了全科医学培训体系。

3. 医教协同、形成全周期全科医学教育体系　2014 年发布的《关于医教协同深化临床医学人才培养改革的意见》是第一份关于医教协同、深化医学人才培养的文件，该文件强调促进教育系统与卫生系统的相互依存，将医教协同作为医学人才培养改革的切入点，实现全科医学人才培养与使用的紧密衔接，加强人才培养的针对性和适应性，提高人才培养质量。2017 年发布的《国务院办公厅关于深化医教协同进一步推进医学教育改革与发展的意见》强调了医教协同对医学人才培养的重要性。2018 年发布的《国务院办公厅关于改革完善全科医生培养与使用激励机制的意见》开启了全科医学人才培养的新篇章，对全科医学人才培养工作做出了更系统的部署，一是医教协同深化院校全科医学教育改革，二是建立健全毕业后全科医学教育制度，三是巩固完善全科继续医学教育，形成院校教育、毕业后教育和继续教育全周期一体化的全科医学教育制度。

4. 倾斜激励、赋能全科医生队伍可持续发展　国内大部分地区面临着基层全科医生紧缺、执业医生少、工作量大等困难，因此，从国家层面上改善全科医生培养与使用激励机制，加强全科医生队伍建设至关重要。2000 年发布的《关于发展全科医学教育的意见》明确指出，要制定有利于全科医生从事社区工作的优惠政策，稳定和吸引优秀人才服务社区，对开展全科医学教育做出突出贡献的单位和个人予以表彰和奖励。

2011 年发布的《国务院关于建立全科医生制度的指导意见》指出要建立全科医生激励机制，包括按签约服务人数收取服务费、规范全科医生其他诊疗收费、合理确定全科医生劳动报酬、完善鼓励全科医生到艰苦边远地区工作的津补贴政策、拓宽全科医生的职业发展路径等。2017 年发布的《关于进一步做好艰苦边远地区全科医生特设岗位计划实施工作的通知》明确提出了特设岗位的岗位职责、人员招聘办法、人员管理、薪酬待遇等内容，对于加强基层医疗卫生服务体系建设、推进家庭医生签约服务具有重要的意义。2018 年发布的《国务院办公厅关于改革完善全科医生培养与使用激励机制的意见》在全科医生的培养制度、激励机制等方面提出了具体的要求。例如，在激励机制方面，一是在薪酬制度中允许医疗服务收入在扣除成本并按规定提取各项基金后可主要用于人员奖励，二是在全科医生聘用管理中优先安排并简化招聘程序，三是对于经住院医师规范化培训合格的本科学历全科医生，在人员招聘、职称晋升、岗位聘用等方面与临床医学、中医学硕士专业学位研究生同等对待，落实工资等相关待遇。

（北京协和医学院　朱卫国）

第六节　全科医学人才培养历史与现状

自 20 世纪 80 年代全科医学被引入我国大陆/内地以来，全科医学人才培养一直是全科医学发展的主要任务之一。伴随学科的不断发展，我国全科医学人才培养水平也在不断提高。

一、全科医学人才培养的发展阶段

我国全科医学人才培养的发展主要经历了萌芽阶段、起步阶段、快速发展阶段和全面发展阶段。

1. 萌芽阶段（1993 年之前） 20 世纪 80 年代后期，全科医学的概念引入我国大陆 / 内地，世界家庭医生组织（WONCA）与中华医学会开展了全科医学的交流和学习。在 WONCA 和首都医科大学的积极推动下，中国大陆 / 内地开始尝试进行中国特色全科医学教育的探索。

2. 起步阶段（1993—2011 年） 1993 年 11 月，中华医学会全科医学分会成立，标志着全科医学在中国正式起步。1997 年 1 月发布的《中共中央、国务院关于卫生改革与发展的决定》明确提出要"加快发展全科医学，培养全科医生"，极大推进了我国全科医学人才培养的发展进程。

3. 快速发展阶段（2011—2019 年） 2011 年 7 月发布的《国务院关于建立全科医生制度的指导意见》提出了"到 2020 年基本实现城乡每万名居民有 2～3 名合格的全科医生"的总体目标。自此，我国全科医学人才培养开始快速发展。

4. 全面发展阶段（2020 年 1 月至今） 2020 年 9 月发布的《关于加快医学教育创新发展的指导意见》明确提出，要加大全科医学人才培养力度，600 余家临床住培基地独立设置全科医学科，在全国遴选 43 家全科医学住培重点基地。该指导意见的发布标志着我国全科医学人才培养进入了全面发展的新阶段。

二、全科医生教育培养体系

经过 30 余年的发展，具有中国特色的全科医生教育培养体系已经初步建立，主要包括在校教育、毕业后教育、继续教育（持续职业发展）和研究生教育，基本上实现了与世界先进国家和地区的接轨。在校教育主要指学生在本科阶段的教育，是全科医学教育的基础，主要学习内容是全科医学以人为中心的理念和全科医学知识体系；毕业后教育主要是全科住院医师规范化培训，即通常所说的"5＋3"模式中的"3"，辅以助理全科医生规范化培训（即"3＋2"模式），这是全科医学教育的核心；继续医学教育主要包括转岗培训和职业发展培训；研究生教育包括硕士研究生培养和博士研究生培养。

1. 医学本科生的全科医学教育 医学本科生的全科医学教育是全科医学人才培养的基础。对医学生进行全科医学教育的目的：①对医学本科生传授全科医学的基本知识、基本理论和基本技能，传播全科医学的理念；②使医学本科生熟悉全科医生须具备的诊疗与管理思维及核心能力；③使医学本科生熟悉全科医生的工作任务和方式，培养学生对全科医学的职业兴趣；④为毕业后接受全科医生规范化培训和从事全科医生的工作奠定基础；⑤对于那些在毕业后成为其他专科医生的医学本科生，可帮助其与全科医生之间进行良好的沟通和协作。

我国医学本科生的全科医学教育经历了从无到有、从单纯课堂教学到课堂教学与基层实践相结合的发展历程。2000 年发布的《关于发展全科医学教育的意见》提出，要在高等院校医学专业中设置全科医学相关的必修课和选修课，使医学生了解全科医学的思想、内容，以及全科医生的工作任务和方式，为将来成为全科医生打下良好的基础，或者成为其他专科医生后，可以与全科医生之间进行良好的沟通和协作。自此，国内开展本科生全科医学课程的高校逐渐增多。2010 年发布的《以全科医生为重点的基层医疗卫生队伍建设规划》提出，要积极引导高等医学教育教学改革，在本、专科医学类专业教育中开设全科医学必修课程，加强学生在医患沟通、团队合作、健康教育、社区预防保健、卫生服务管理等方面能力的培养，强化临床实践和社区实践教学。2011 年发布的《国务院关于建立全科医生制度的指导意见》提出要完善临床医学基础教育。临床医学本科教育要以医学基础理论和临床医学、预防医学的基本知识及基本能力培养为主，同时加强全科医学理论和实践教学，着重强化医患沟通、基本药物使用、医药费用管理等方面能力的培养。此后，国内开展本科生全科医学课程的高校数量迅速增加。

随着我国高等院校对全科医学本科教育的重视程度不断提高，到目前为止，约 80% 的开设临床医学专业的院校已经开设了全科医学课程（必修课和 / 或选修课）。但全科医学必修课的开课比例仍有待进一步提高，且开课学期、学时长短、教学内容、教学方法和教学评价的差异较大，这给教学质量的均质化带来了极大的挑战。

2. 全科医学毕业后教育 / 全科医生规范化培训　全科医学毕业后教育是全科医学教育体系的核心，是我国培养合格的全科医生的主要途径。2005 年，卫生部启动了《建立我国专科医师培养和准入制度的研究》项目，其目的在于完善我国医学教育体系，规范临床医师的培训与管理，加强卫生人才的培养、准入和监管，促进医学教育及人才管理与国际接轨。全科医学作为首批专业学科被纳入我国专科医师制度的研究。高等医学院校本科生毕业后，经过全科医学的规范化培训，取得全科医生规范化培训合格证书后，方可成为合格的全科医生。全科医生规范化培训以提高临床和公共卫生实践能力为主，在国家认定的全科医生规范化培训基地进行，实行导师制和学分制管理。参加培训的人员在临床培训基地和基层实践教学基地的各个科室轮转，其中在临床培训基地规定的科室轮转时间原则上不少于 2 年。培训基地按照国家标准组织考核，参加培训的人员达到病种和病例数、临床基本能力、基本公共卫生实践能力及职业素质的要求并取得规定的学分，且经全国统一考试合格后，可取得全科医生规范化培训合格证书。国家认定的全科医生规范化培训基地主要是医学院校的附属医院（或教学医院）或大型综合医院，须建有独立的全科医学科，配备临床经验丰富且掌握全科医学基本思想、原则和方法的合格师资（须持有省级以上单位颁发的全科医学师资证书）。全科医生规范化培训通过对本科学历毕业生进行为期 3 年（包括全科医学相关理论学习、临床轮转及社区实习）的培训，可以使医学生具有高尚的职业道德和良好的专业素质，掌握专业知识和技能，以人为中心、以维护和促进健康为目标，能向个人、家庭及社区提供集预防、保健、诊断、治疗、康复及健康管理一体化的连续协调、方便可及的主动服务，从而成为社区卫生服务团队的骨干力量。2017 年开始，全国住院医师规范化培训开始组织全国统一的结业笔试，进一步加强了培训的同质化和规范化。2023 年开始进行全国统一组织的结业技能考试。

全科医学科住院医师规范化培训基地建设是全科医学科住院医师规范化培训质量的重要保障。卫生部于 2007—2008 年开展了全科医学科住院医师规范化培训基地的认定工作。2014 年发布的《住院医师规范化培训基地认定标准（试行）》提出了"全科专业基地认定细则"，对全科临床培训基地和全科基层实践基地的基本条件、师资条件都做出了明确的规定。2016 年公布了"住院医师规范化培训评估指标——全科专业（临床）基地和全科专业（基层）基地"。截至 2018 年底，我国全科医学科住院医师规范化培训临床基地已经发展到 558 家，社区培训基地 1600 余家，为开展全科医学住院医师规范化培训奠定了坚实的基础，并逐步建立起了以国家级培训中心为龙头、省级培训中心为骨干、临床及社区培训基地为基础的全科医生培训网络。2018 年 9 月，国家卫生健康委员会印发的《住院医师规范化培训基地（综合医院）全科医学科设置指导标准（试行）》指出，认定为住培基地的综合医院必须承担全科医生培养的工作任务，最迟在 2019 年 12 月底之前，各住培基地均应独立设置全科医学科。全科专业基地建设和作用发挥情况将作为培训基地考核评估的核心指标，至 2020 年仍未独立设置全科医学科或未达到设置指导标准要求的，取消其培训基地资格。该项举措为持续培养质量合格、数量适宜的全科医生提供了有力的医疗、教学、科研组织方面的体制保障，为建立分级诊疗制度、深化医改、建设健康中国提供了可靠的全科人才支撑。在该政策的大力推动下，目前全国各地的全科医学住院医师规范化培训基地普遍建立了独立的全科医学科，还遴选出 43 家全科医学住培重点基地，在全国各地发挥引领示范作用。

3. 全科医生岗位培训和全科医生转岗培训　2000 年发布的《关于发展全科医学教育的意见》明确了全科医生的岗位培训，对从事或即将从事社区卫生服务工作的执业医师，采取脱产或半脱产的方式进行全科医生岗位培训，经省（自治区、直辖市）统一组织考试合格后，可获得全科医生岗位培训合格证书。为适应开展社区卫生服务工作的迫切需要，在职人员的转型培训是全科医学教育培训工作的重点。卫生部科教司印发了全科医生培训大纲，以从事社区卫生服务的临床类别执业医师为培训对象，旨在通过培训使学员掌握全科医学的基本理论、基础知识和基本能力，熟悉全科医疗的诊疗思维模式，提高其对社区常见疾病和健康问题的防治能力，具备为人民健康服务的职业道德，能运用"生物 - 心理 - 社会"医学模式，以维护和促进健康为目标，向个人、家庭、社区提供公共卫生和基本医疗服务，达到全科医生岗位基本要求。培训方法可以根据各地区实际情况，采取脱产、半脱产的集中培训方式，应用理论讲授、小组案例讨论、临床和社区实践相结合的教学方法，辅以现代化教学手段开展培训。关于参考学时，在 2001 年《全科医师岗位培训大纲（试行）》中为 600～620 学时，其中理论教学 500 学时，实践教学 100～120 学时。2006 年以后的岗位培训大纲调整为 500～600 学时，其中理论教学 240 学时，实践教学 260 学时（社区实践不少于 60 学时），有条件的地区可安排 100 学时的选修内容。全科医生岗位培训项目于 2010 年结束。

2010 年，卫生部印发了《基层医疗卫生机构全科医生转岗培训大纲（试行）》。2011 年发布的《国务院关于建立全科医生制度的指导意见》再次重申，对符合条件的基层在岗执业医师或执业助理医师，应按需进行 1～2 年的转岗培训。转岗培训以提升基本医疗和公共卫生服务能力为主，在国家认定的全科医生规范化培训基地进行，培训结束后通过省级卫生行政部门统一组织的考试，获得全科医生转岗培训合格证书，可注册为全科医生或助理全科医生。

2019 年 3 月，国家卫生健康委员会办公厅印发了《关于全科医生转岗培训大纲（2019 年修订版）》的通知，提出以基层医疗卫生机构中已取得临床执业（助理）医师资格、拟从事全科医疗工作、尚未接受过全科医生转岗培训、全科专业住院医师规范化培训或助理全科医生培训的临床执业（助理）医师为培训对象，以全科医学理论为基础，以基层医疗卫生服务需求为导向，以提高全科医生的综合服务能力为目标，通过较为系统的全科医学相关理论学习和实践能力培训，培养具有高尚职业道德和良好专业素质、热爱全科医学事业、掌握全科专业基本知识和技能、达到全科医生岗位胜任力基本要求，以及能够为个人、家庭和社区提供综合性、连续性、协调性的基本医疗卫生服务的合格全科医生。培训时间不少于 12 个月，可以在 2 年内完成。其中，全科医学基本理论知识培训不少于 1 个月（160

学时），临床综合诊疗能力培训不少于 10 个月，基层医疗卫生实践培训不少于 1 个月（160 学时），全科临床思维训练时间不少于 20 学时。培训采取模块式教学、必修与选修相结合的方式进行，允许培训基地根据培训对象的专业背景、工作年限及个性化需求，按照"填平补齐"的原则，灵活安排培训内容，重在全科岗位胜任能力的培养。培训内容包括全科医学及相关理论培训、临床综合诊疗能力培训、基层医疗卫生实践培训和全科临床思维训练 4 个部分。截至 2018 年底，通过规范化培训、转岗培训、在岗培训等方式，累计培养全科医师 30.9 万名，充实了基层医疗卫生机构的人才队伍。目前，全科医生转岗培训仍在持续进行中。

4. 全科医学继续医学教育　对具有中级及以上专业技术职务的全科医生，应开展多种形式的以学习新知识、新理论、新方法和新技术为内容的继续医学教育，使其适应医学科学的发展，不断提高技术水平和服务质量，以现代医学技术发展中的新知识和新技能为主要内容，强化经常性、针对性和实用性的全科医生继续医学教育。加强对全科医生继续医学教育的考核，将参加继续医学教育情况作为全科医生岗位聘用、技术职务晋升和执业资格再注册的重要考虑因素。目前，我国各级各类全科医学继续教育已经普遍开展，高等院校附属医院是组织全科医学继续医学教育的主力军。

5. 全科医学研究生教育　开展全科医学研究生教育的目的是培养高层次全科医学人才，是学科长远发展的重要后备支撑力量。2018 年发布的《国务院办公厅关于改革完善全科医生培养与使用激励机制的意见》提出，要医教协同、深化院校全科医学教育改革，强化全科医学专业硕士学位研究生的培养，推动我国全科医生制度的建立和《"健康中国 2030"规划纲要》的实施。近年来，我国全科医学教育发展比较迅速，开展全科医学研究生教育的高校数量、研究生导师数量和研究生招生规模不断提高。2021 年起开始全科医学博士专业学位研究生的招生培养工作。目前我国全科医学研究生教育仍然存在很多问题，如全科医学研究生培养的开展尚不普及、发展不均衡、教学方法和评价方式简单等，今后还需要不断加以完善。

（中国医科大学附属第一医院　齐殿君）

第七节　基层医疗卫生机构建设进展

基层卫生服务以满足群众需求、保护人民健康为出发点。《全国医疗卫生服务体系规划纲要（2015—2020 年）》提出，基层医疗卫生机构的功能定位是提供预防、保健、健康教育、计划生育等基本公共卫生服务和常见病、多发病的诊疗服务，以及部分疾病的康复、护理服务，向医院转诊超出自身服务能力的常见病、多发病及危急和疑难重症患者。基层医疗卫生机构主要包括乡镇卫生院、社区卫生服务中心（站）、村卫生室、医务室、门诊部（所）、军队基层卫生机构等。

一、基层医疗卫生机构建设

（一）社区卫生服务发展历程

自新中国成立以来，我国一直致力于发展卫生事业，逐步建立起农村三级医疗卫生服务体系和城市两级医疗服务体系，村卫生室和社区卫生服务机构承担起就近居民最基本的医疗卫生服务工作。

1997 年发布的《中共中央、国务院关于卫生改革与发展的决定》做出了"改革城市卫生服务体系，积极发展社区卫生服务，逐步形成功能合理、方便群众的卫生服务网络"的决策，首次提出要发展社区卫生服务。

2000 年卫生部印发了《城市社区卫生服务机构设置原则》和《城市社区卫生服务中心（站）设置指导标准》。

2006 年发布的《国务院关于发展城市社区卫生服务的指导意见》明确了发展城市社区卫生服务的指导思想、基本原则、工作目标和政策措施。

2009 年中共中央、国务院发布的《关于深化医药卫生体制改革的意见》提出，完善以社区卫生服务为基础的新型城市医疗卫生服务体系。

2011 年发布的《国务院关于建立全科医生制度的指导意见》提出，建立全科医生制度是促进医疗卫生服务模式转变的重要举措。

2015 年发布了《国务院办公厅关于推进分级诊疗制度建设的指导意见》。

2016 年国务院医改办、国家卫生和计划生育委员会等 7 部门联合发布了《关于推进家庭医生签约服务的指导意见》。

2019 年发布的《国务院关于实施健康中国行动的意见》提出要充分发挥基层优势，提升基层服务能力，构建基层良好的政策环境系统。

2022 年发布的《关于推进家庭医生签约服务高质量发展的指导意见》提出要全专结合、医防融合，鼓励组合式签约，促进优质医疗资源下沉，以进一步加快并推动家庭医生签约服务的发展。

（二）社区卫生服务工作主要进展

1. 政府重视，政策措施逐步完善　各地区把发展社区卫生服务作为城市卫生改革的突破口，作为加强公共卫生事业建设及解决群众看病难、看病贵的一项基础性工作，将其列入党和政府的重要议事日程。加大财政投入，落实各级政府对社区卫生服务的专项经费，加大对社区卫生服务机构房屋、设备的投入力度，落实社区公共卫生补助经费。

2. 调整城乡卫生资源，社区卫生服务网络体系初步建立　覆盖城乡的社区服务网络基本健全，服务的可及性进一步提高。截至 2020 年底，全国有基层医疗卫生机构 97 万个，其中社区卫生服务中心 9800 个，社区卫生服务站 2.55 万个，乡镇卫生院 3.58 万个，村卫生室 60.8 万个，基本实现了城乡基层社区的全面覆盖。2020 年，全国基层医疗卫生机构诊疗人次超过 41 亿人次，除了门诊医疗服务，基层医疗卫生机构每年还管理高血压患者超过 1 亿人、2 型糖尿病患者超过 3500 万人，实施健康管理的老年人超过 1 亿人。

3. 加强队伍建设，社区卫生服务功能得到完善　基层卫生人员队伍进一步壮大，结构持续优化。截至 2020 年底，全国基层卫生人员超过 430 万人，其中执业或执业助理医师增加至 153 万人，在这些基层卫生人员中还包括 100 多万乡村医生。基层人员的学历、职称、专业结构也都有了较大的提高。家庭医生签约服务在稳步推进，国家基本公共卫生服务项目覆盖面在进一步提高，以老年人、儿童、孕产妇、慢性病患者为重点人群，不断探索家庭病床服务、上门巡诊服务及慢性病长处方服务，群众的获得感在持续提升。

4. 完善管理体制，探索社区卫生服务机构运行机制　维护社区卫生服务的公益性质，关键是完善运行机制，建立对社区卫生服务稳定的经费投入机制，实行规范合理的收支运行管理制度。地方各级政府对社区卫生服务进行补助，方式之一是"购买服务"，按照社区卫生服务机构承担的服务项目、服务数量、服务成本等指标核定经费，由政府根据考核结果给予补助；有的采取"以奖代补"的方式对社区卫生服务机构给予象征性补助。鼓励有条件的地方实行收支两条线管理，最大限度地减少医生和医疗机构的趋利动机，减少重治轻防、过度服务的主观意向。推进医保付费方式改革，探索按人头付费、按病种付费、总额预付等付费方式，引导基层医疗卫生机构主动积极地开展服务，努力提高服务质量，合理控制服务成本。

二、基本医疗与基本公共卫生服务

基本医疗卫生服务是指维护人体健康所必需、与经济社会发展水平相适应、公民可公平获得的，采用适宜药物、适宜技术、适宜设备提供的疾病预防、诊断、治疗、护理、康复等服务。基本医疗卫生服务包括基本医疗服务和基本公共卫生服务，其中基本公共卫生服务由国家免费提供。

（一）基本医疗服务

基本医疗服务主要由政府举办的医疗卫生机构提供，鼓励社会力量创办的医疗卫生机构提供基本医疗服务。国家推进基本医疗服务实行分级诊疗制度，引导非急诊患者首先到基层医疗卫生机构就诊，实行首诊负责制和转诊审核责任制，逐步建立基层首诊、双向转诊、急慢分治、上下联动的机制，并与基本医疗保险制度相衔接。推进基层医疗卫生机构实行家庭医生签约服务，建立家庭医生服务团队，与居民签订协议，根据居民健康状况和医疗需求提供基本医疗卫生服务。

（二）基本公共卫生服务

国家采取措施，保障公民享有安全有效的基本公共卫生服务，控制影响健康的危险因素，提高疾病的预防控制水平。国家基本公共卫生服务项目由国务院卫生健康主管部门会同国务院财政部门、中医药主管部门等共同确定。省、自治区、直辖市人民政府可以在国家基本公共卫生服务项目基础上，补充并确定本行政区域的基本公共卫生服务项目，上报国务院卫生健康主管部门备案。国务院和省、自治区、直辖市人民政府可以将针对重点地区、重点疾病和特定人群的服务内容纳入基本公共卫生服务项目并组织实施。县级以上地方人民政府针对本行政区域重大疾病和主要健康危险因素开展专项防控工作。县级以上人民政府通过举办专业公共卫生机构、基层医疗卫生机构和医院，或者从其他医疗卫生机构购买服务来提供基本公共卫生服务。

三、服务内容与服务形式

2022 年发布的《做好 2022 年基本公共卫生服务工作的通知》明确了 2022 年基本公共卫生服务项目主要包括的内容有如下两点：一是各地要指导基层医疗卫生机构结合基本公共卫生服务项目中传染病及突发公共卫生事件的报告和处理，切实做好疫情防控相关工作，统筹并实施好居民健康档案管理，健康教育，预防接种，0～6 岁儿童、孕产妇、老年人、高血压和 2 型糖尿病等慢性病患者、严重精神障碍患者及肺结核患者的健康管理，中医药健康管理，卫生监督协管等服务项目；二是不限于基层医疗卫生机构实施的地方病防治、职业病防治、人禽流感和严重急性呼吸综合征（severe acute respiratory syndrome，SARS）防控、鼠疫防治、国家卫生应急队伍运维保障、农村妇女"两癌"检查、基本避孕服务、脱贫地区儿童营养改善、脱贫地区新生儿疾病筛查、增补叶酸预防神经管缺陷、国家免费孕前优生健康检查、地中海贫血防控、食品安全标准跟踪评价、健康素养促进、老年健康与医养结合服务、卫生健康项目监督 16 项服务内容，相关工作应按照原途径进行推动和落实，确保服务对象及时获得相应的基本公共卫生服务。

（一）切实做好"一老一小"健康管理服务

加强对 65 岁及以上老年人的健康管理，优化健康体检项目，结合实际开展老年人认知功能初筛服务，对初筛结果异常的老年人，指导其到上级医疗卫生机构复查。强化 0～6 岁儿童健康管理服务，加强婴幼儿科学喂养、生长发育、疾病预防、口腔保健等健康指导。促进吃动平衡，预防和减少儿童超重和肥胖。强化儿童视力检查、眼保健及发育评估，对发现异常的儿童，要指导其到专业机构就诊。

（二）推进城乡社区医防融合能力的提升

各地要依托国家基本公共卫生服务项目，以高血压和 2 型糖尿病为切入点，持续加强对基层医务人员《国家基层高血压防治管理指南》《国家基层糖尿病防治管理指南》等知识的培训，推动并提升城乡社区医防融合服务能力。鼓励各地通过医共体等多种形式推动慢性病管理服务紧密衔接、上下联动。鼓励基层医疗卫生机构依托数字化、智能化辅助诊疗及随访和信息采集等设备，优化服务方式，推进医防智能融合。

（三）全面推进电子健康档案的普及和应用

各地要有效发挥居民健康档案在家庭医生签约服务和居民全流程健康管理中的基础性支撑作用，推进电子健康档案管理平台与区域范围内医疗机构电子病历系统及妇幼保健、计划免疫、慢病管理、老年健康信息等重点公共卫生业务系统的条块融合和信息共享，推动实现数据"一数一源"，确保数据质量可控、源头可溯，切实为基层减负。

四、质量评估

为进一步提升基层医疗卫生机构的服务能力，改进服务质量，提高运行效率，国家卫生健康委员会发布了《关于加强基层医疗卫生机构绩效考核的指导意见（试行）》和《关于开展"优质服务基层行"活动的通知》，提出通过活动逐步建立起符合我国基层医疗卫生机构特点的服务能力标准和评价体系，力争使乡镇卫生院和社区卫生服务中心的服务能力达到基本标准，部分服务能力较强的乡镇卫生院和社区卫生服务中心达到推荐标准。

（一）明确功能任务

乡镇卫生院和社区卫生服务中心是公益性、综合性的基层医疗卫生机构，承担着常见病和多发病的诊疗、基本公共卫生服务、健康管理、危急重症患者的初步现场急救和转诊等功能任务，是城乡医疗卫生服务体系的基础。

（二）合理配置资源

根据服务人口数量、当地经济社会发展水平、服务半径、地理位置、交通条件、医务人员技术水平、开展的业务项目、工作量等因素配备适宜的床位、人员、设施和设备。

（三）提升医疗服务能力

1. 提高服务水平 提升门诊医疗服务能力，有针对性地加强本地区常见病、多发病的咨询、诊断及治疗能力；提升急诊急救能力，加强急诊、院前急救、应急能力建设；加强住院能力建设，开展与机构人员资质、技术准入、设施设备相适应的住院、手术、分娩等服务；提升中医药和康复服务能力，加强中医科、中药房建设，按照要求开展中医综合服务区（中医馆、国医堂）建设，突出中医药文化特色；提高检验检查服务能力，合理配置和更新必要的设施设备，开展常规检验和心电、超声、X线等检查服务。

2. 优化服务方式 合理设置门（急）诊布局，引导居民预约就诊。完善出（入）院服务流程，加强患者健康教育和随访。加强家庭医生团队建设，推进"互联网＋签约服务"，提高履约质量和效果。开展双向转诊和远程医疗服务，推动医疗资源下沉。

（四）落实公共卫生服务

按照国家基本公共卫生服务规范等相关要求，提供基本公共卫生服务，开展健康管理，提高全社会对服务项目的知晓率及居民获得感。配合专业公共卫生机构做好相关的重大公共卫生服务。

（五）规范业务管理

按照医疗质量管理办法、诊疗规范、操作常规、技术标准、服务指南等规定，开展疾病防治，加强医院感染管理和抗菌药物管理，规范处置医疗废物，促进合理用药，不断提升医疗质量，保障医疗安全，持续改善医疗卫生服务。

（六）完善综合管理

加强党建工作、行风建设、绩效考核、财务收支预算、后勤保障、信息服务、分工协作等管理制度建设，严格落实相关规章制度。

五、激励机制

1. 2009 年发布的《关于深化医药卫生体制改革的意见》（中发〔2009〕6 号）提出，基层医疗卫生机构实行药品零差率销售。

2. 2009 年发布的《关于公共卫生与基层医疗卫生事业单位实施绩效工资的指导意见》（人社部〔2009〕182 号）提出，对公共卫生与基层医疗卫生事业单位正式工作人员实施绩效工资。

3. 2010 年发布的《关于建立健全基层医疗卫生机构补偿机制的意见》（国办发〔2010〕62 号）提出，建立健全基层医疗卫生机构补偿机制。

4. 2011 年发布的《国务院关于建立全科医生制度的指导意见》（国发〔2011〕23 号）提出，合理确定全科医生的劳动报酬、拓宽全科医生的职业发展路径。

5. 2012 年发布的《国务院关于印发"十二五"期间深化医药卫生体制改革规划暨实施方案的通知》（国发〔2012〕11 号）提出，有条件的地区可适当提高奖励性绩效工资的比例，合理拉开收入差距，调动医务人员的积极性。

6. 2013 年发布的《国务院办公厅关于巩固完善基本药物制度和基层运行新机制的意见》（国办发〔2013〕14 号）提出，基层医疗卫生机构在核定的收支结余中可按规定提取职工的福利基金和奖励基金。

7. 2016 年发布的《国务院关于印发"十三五"深化医药卫生体制改革规划的通知》（国发

〔2016〕78号）提出，允许医疗卫生机构突破现行事业单位工资调控水平，允许医疗服务收入扣除成本并按规定提取各项基金后主要用于人员奖励。

8. 2018年发布的《国务院办公厅关于改革完善全科医生培养与使用激励机制的意见》（国办发〔2018〕3号）提出，提升基层医疗卫生机构全科医生工资水平，使其工资水平与当地县区级综合医院同等条件临床医生工资水平相衔接。

9. 2021年发布的《关于建立保护关心爱护医务人员长效机制的指导意见》（国卫人发〔2021〕13号）提出，落实基层医疗卫生机构绩效工资政策，有条件的地方可根据家庭医生签约服务进展情况，在内部分配绩效工资时设立全科医生津贴项目，并在绩效工资中单列。

10. 2022年发布的《关于印发卫生健康系统贯彻落实以基层为重点的新时代党的卫生与健康工作方针若干要求的通知》（国卫基层发〔2022〕20号）提出：①加强资金投入倾斜。各级卫生健康行政部门要持续加大基层卫生健康投入，优化调整卫生健康资金支出结构，持续向城乡基层倾斜。地方各级卫生健康行政部门要积极协调地方政府，将卫生健康基本建设投资增量优先向基层倾斜，落实对乡镇卫生院、社区卫生服务中心（站）、村卫生室等基层医疗卫生机构建设投入责任，加快推进基层医疗卫生机构标准化建设，力争"十四五"期间基层医疗卫生机构普遍达到服务能力基本标准。②加强绩效工资水平衔接。地方各级卫生健康行政部门要积极推动并落实"两个允许"政策，提高基层医务人员工资待遇。统筹平衡与当地县（区）级公立医院绩效工资水平的关系，提出合理核定基层医疗卫生机构绩效工资总量和水平的建议，逐步缩小收入差距。③加强评先推优倾斜。各级卫生健康行政部门在各项评先推优工作中，分配名额数量要向基层倾斜，提高基层医疗卫生机构和人员所占比例。积极推介并宣传基层卫生健康中的先进典型，营造支持氛围。

11. 2023年发布的《关于进一步完善医疗卫生服务体系的意见》提出要深化薪酬制度改革。落实"允许医疗卫生机构突破现行事业单位工资调控水平，允许医疗服务收入扣除成本并按规定提取各项基金后主要用于人员奖励"的要求，建立健全适应医疗卫生行业特点的薪酬制度。落实基层医疗卫生机构绩效工资政策，合理核定基层医疗卫生机构绩效工资总量和水平。落实基层符合条件的高层次人才工资分配激励政策。落实乡村医生待遇，做好乡村医生的社会保障工作。

（天津市南开区华苑街社区卫生服务中心　张　娜）

第八节　综合医院全科医学科建设进展

全科医学是一个面向个人、家庭和社区，整合临床医学、预防医学、康复医学及人文社会学科相关内容于一体的综合性临床二级专业学科。1993年，中华医学会全科医学分会成立，标志着我国全科医学学科的建立。此后近20年间，我国全科医学学科建设与发展比较缓慢，但全科医学理念得到了广泛传播，为之后的快速发展奠定了基础。2011年《国务院关于建立全科医生制度的指导意见》发布，自此我国全科医学学科的发展驶入了快车道。综合医院全科医学科在我国全科医学学科发展中起到了巨大的作用。

一、全科医学科建科历史

1994 年复旦大学附属中山医院全科医学科在时任院长杨秉辉教授的倡导下成立，是我国最早在三级医院建立的集医疗、教学、科研于一体的全科医学科。1999 年浙江大学医学院附属邵逸夫医院全科医学科成立。

但在随后的 10 年间，在综合医院成立全科医学科并未形成规模。2010 年，随着全科住院医师规范化培训的全面推行，综合医院全科医学科如雨后春笋般成立起来。2010 年，浙江大学医学院附属第一医院成立全科医疗科；2011 年，山西白求恩医院成立华北地区首家综合医院全科医学科，同年同济大学附属东方医院（上海市东方医院）成立全科医学科；2013 年，河北医科大学第二医院成立全科医学科；2014 年，中国医科大学附属第一医院、同济大学附属杨浦医院（上海市杨浦区中心医院）成立全科医学科；2015 年，河南省人民医院和郑州大学第一附属医院成立全科医学科；2016 年，首都医科大学附属北京天坛医院设置全科医疗科；2017 年，北京大学第一医院成立全科医学科，同年首都医科大学附属复兴医院成立全科医学科；2017 年，哈尔滨医科大学附属第二医院也设置了全科医学科。

2018 年 1 月发布的《国务院办公厅关于改革完善全科医生培养与使用激励机制的意见》明确提出："认定为住院医师规范化培训基地的综合医院要加强全科专业基地建设，增加全科医疗诊疗科目，独立设置全科医学科，以人才培养为目的，开展全科临床、教学和科研工作，与基层医疗卫生机构联合培养全科医生。"2018 年 9 月，国家卫生健康委员会印发的《住院医师规范化培训基地（综合医院）全科医学科设置指导标准（试行）》指出，认定为住培基地的综合性医院必须承担全科医生培养工作任务，最迟到 2019 年 12 月底，各全科住院医师规范化培训基地（综合医院）均应独立设置全科医学科，到 2020 年住院医师规范化培训基地（综合医院）仍未独立设置全科医学科或未达到设置指导标准要求的，取消其培训基地资格。自此，全国各地综合医院对全科医学的重视程度空前高涨，原先缺乏全科医学科的综合医院全新设置全科医学科，原先挂靠于老年科、急诊科的全科医学科也纷纷剥离原科室后独立设置。各综合医院全科医学科的建立为全科医学学科发展奠定了坚实的基础。

二、全科医学科学科定位

在我国，不同综合医院全科医学科建科时间跨度较大。在建科之初，许多全科医学科的学科定位并不清晰。有的全科医学科着眼于临床诊疗，而有的全科医学科集中精力进行全科医学人才培养。随着越来越多的综合医院设立全科医学科，全科医学领域对于学科定位的讨论也越来越激烈，并逐渐趋向一致。目前国内大多数综合医院全科医学科将学科发展定位如下：立足临床，协同基层，探索综合性、生命全程的健康服务模式；强化教学，培养能够胜任"健康守门人"职责的优秀全科医生；提升科研，以科研助力学科高速发展；推进人才培养，为学科可持续发展提供后备力量。此外，积极承担社会责任、帮扶全科医学发展薄弱地区、引领我国全科医学学科发展方向，也成为部分优秀全科医学科的重要使命和发展方向。

三、全科医学科人才队伍建设和人才培养

在我国，全科医学的发展只有短短 30 余年时间。在综合医院全科医学科建立之初，科室成员多数

来自内科、老年科、急诊科、外科等其他专科。通过全科医学知识的自我学习和相关培训，这些全科医学的开拓者们成为我国最早的全科医学专业人才。随着全科医学科的规模逐步扩大，吸纳了越来越多全科医学专业毕业的青年人才，全科医学人才队伍建设和人才培养成为学科不断发展的重要源动力。

目前，综合医院全科医学科科室人员从近十名到近百名不等，以全科执业注册医师为主，部分科室包含了尚未完成转岗培训的专科医生。除了数量上的扩增，全科医学人才队伍质量亦在不断提高，部分综合医院全科医学科的硕士学位和博士学位人员比例已超过 50%，有些科室甚至达到100%，逐步形成了一支从学科带头人到学科骨干，再到学科后备力量的结构合理、层次分明的全科医学人才队伍。

此外，部分综合医院全科医学科还积极拓展国际化的全科医学人才培养渠道。复旦大学附属中山医院全科医学科自建科之初就定期将科室中青年骨干全科医生派往英国、美国、澳大利亚、中国台湾、中国香港等全科医学体系较完备的国家和地区进修学习；北京大学第一医院、中国医科大学附属第一医院、河南省人民医院全科医学科均选派学科骨干至一些国家和地区进行培训；浙江大学医学院附属邵逸夫医院全科医学科 12 位全科师资接受了 2 年系统的美国全科医师培训；同济大学附属杨浦医院全科医学科选派青年骨干全科医生至澳大利亚攻读博士学位。通过上述途径将境外和国外先进的全科医疗、教育和科研的理念及方法引入国内，助力全科医学的发展。2014 年，复旦大学附属中山医院全科医学科的《中国特色全科医学人才培养体系的探索与创新》获得国家级教学成果二等奖。2017 年，北京大学第一医院全科医学科的《高层次全科医学人才培养体系的构建与实践》获北京市高等教育教学成果一等奖。

四、全科医学科医疗服务

目前，绝大部分综合性医院全科医学科均设有独立的病房和门诊，病房床位数从 20 张至 100 余张不等，年门诊量从 3 万至 20 万人次不等，年出院患者量从近 1000 人至 3000 余人次。医疗服务范畴主要涉及全科医学常见病和多发病的诊治、慢性病管理、健康管理，以及以症状学为表现的健康问题、多病共存、心身疾病的诊治等。

许多医院的全科医学科纷纷探索全科相关医疗领域：①复旦大学附属中山医院全科医学科于2017 年开始探索以家庭为单位的"1+1+1"家庭医生"双签约"，即以家庭为单位签约，并由社区家庭医生与复旦大学附属中山医院全科医学科结对专家共同为签约家庭服务，服务内容涵盖健康评估、家系调查、健康管理等，目前家庭医生双签约模式已推广到上海市 4 个区的 18 家社区卫生服务中心。②浙江大学医学院附属邵逸夫医院教共体深度融合，创新建立教学共同体模式，提升在岗基层医生能力，同时共建、共享医院与社区卫生服务中心偶联式高质量签约服务团队。③浙江大学医学院附属邵逸夫医院和哈尔滨医科大学附属第二医院均践行了"全科首诊、全程管理、专病专治、多科协（合）作"服务模式。前者还开展了以全科专业为导向实时会诊、双向转诊、分级诊疗的医疗联合体；后者则将临床医疗、健康教育、康复和心理融为一体。④四川大学华西医院探索日间服务中心医院 -社区一体化延续性医疗服务模式，形成了手术在华西、康复在社区的新格局。⑤首都医科大学附属北京天坛医院与丰台区社区卫生服务中心构建医联体，创建了两个品牌性项目，即智慧家医工作室项目和"全 - 全联合"家医团队工作模式。前者由来自丰台区社区卫生服务中心的全科骨干到天坛医院门诊和病房进行全科医疗工作，为家庭医生签约患者提供全过程健康管理服务，天坛医院为家庭医生签约患者设置"智慧家医号"，提供天坛医院辅助检查优先、门诊诊疗优先和全科住院优先的"三优先"服务；后者组建了由天坛医院全科医生和社区全科医生组成的"全-全联合"家庭医生团队，筛选部分签约患者作为共同管理对象进行全过程管理，天坛医院全科医生深入参与重点人群的定期健康评估和指导、入户评估和指导、线上咨询、健康大讲堂等，并负责协调天坛医院的医疗资源。⑥同济大学附属杨浦医院开设全专结合特色专病门诊，包括骨质疏松、脑血管病、慢性阻塞性肺疾病、糖尿病、胃肠疾病门诊及健康管理门诊等。⑦同济大学附属东方医院在老年综合评估、围绕老年疾病的多学科诊疗方面形成了较好的特色。⑧北京大学第一医院全科医学科不仅以基层为平台开展家庭医生签约服务，而且将家庭医生签约服务向三级医院和功能社区拓展。综合医院全科医学科在全科医疗方面的积极探索为综合性医院的高质量发展贡献了自身的一份力量。

五、全科医学科规培基地（包含助理规培基地）建设和教学工作

承担全科住院医师规范化培训和助理全科医生培训是综合医院全科医学科的重要职责之一。2014年国家卫生和计划生育委员会办公厅公布了首批住院医师规范化培训基地，此后分别于2018年和2020年公布了第二批和第三批住院医师规范化培训基地。2020年，国家卫生健康委员会和国家中医药管理局在住院医师规范化培训基地中聚焦5个专业学科（包括儿科、精神科、妇产科、麻醉科和全科），遴选了一批学科覆盖完整、区域布局均衡的住院医师规范化培训重点专业基地，其中包含44个全科重点专业基地，对住院医师规范化培训起到了很好的引领和示范作用，带动了全国住院医师规范化培训的高质量发展。

各地综合医院全科医学科作为全科住院医师规范化培训和助理全科医生培训的临床基地，须符合住院医师规范化培训基地标准，能根据全科培训细则，为基层培养具备高尚职业道德、良好职业素养和大健康理念，掌握全科医学专业知识、基本技能及沟通合作技巧，能在基层独立开展全科医疗工作，以人为中心、以维护和促进健康为目标，向个人、家庭及社区居民提供综合性、协调性、连续性基本医疗及基本公共卫生服务，在突发公共卫生事件中能够承担基层防控职责，具备六大核心胜任力的合格的全科医生。全科专业住院医师规范化培训方法包括理论学习、全科医疗实践及其他临床科室轮转培训。

围绕全科住院医师规范化培训和助理全科医生培训的基本要求，各地综合医院全科医学科积极探索和创新全科医生和全科师资的培养方法和途径。1999年浙江省卫生厅启动试点社会人全科住院医师培训，每年招收20人。2000年复旦大学附属中山医院全科医学科开始全科医生规范化培训试点，首批招录23人，在实践中不断总结并提出了"早临床、多临床、反复临床"的规范化培训宗旨，同时在国内最早下沉社区进行教学，建立了"高校-医院-社区"联动的全科教学模式，于2013年获批国家级区域性全科医学师资培训示范基地。2014年，复旦大学附属中山医院全科规范化培训体系通过了世界家庭医生组织（WONCA）毕业后医学教育标准认证，也成为全球首家通过该认证的单位，并于2022年通过了再认证。浙江大学医学院附属邵逸夫医院经过20年的探索与实践，创建了"三位一体、四元合力、五环相扣"的实用型全科医学人才培养体系，2016年、2017年和2018年连续3年获得国内唯一的英国皇家全科医师学院教育认证。2014年浙江大学医学院附属第一医院首创导师门

诊带教模式（general practitioner inquiry－preceptor，GP-IP），2016 年开创导航式多路径全科医生培养模式（general practitioner-milestones，GP-S），2017 年创立亚专长全科医生培养模式（general practitioner with special interest，GPwSI），2018 年创立专 - 全科联合带教模式（GP-specialist interaction，GP-SIA）。2018 年北京天坛医院全科医学科开展北京 - 贵州 - 宁夏教学交流项目，通过定期开展北京、贵州、宁夏三地学员和师资的交流活动，可以促进学员和师资之间的交流互动，实现教学资源共享和全科专业住院医师同质化培训。2021 年，北京大学第一医院在全科住培实践基地建立了基层疑难病例讨论制度，由基层全科医生提供疑难病例，由基层实践基地提出疑难病例讨论申请，由临床培训基地全科医学科组织相关专家参与讨论，在患者家门口解决问题，建立绿色转诊通道，并提高基层全科师资临床水平和带教能力。

除了全科住院医师规范化培训外，许多综合医院全科医学科还承担了医学本科生的教学，以及全科师资培训、全科医生进修、转岗培训、远程教育等多项教学工作。中国科学院附属第一医院承担了《临床执业医师岗位胜任力的全科医师、助理全科医师和乡村全科执业助理全科医师的考试设计》的国家考试中心项目。自 2021 年起北京大学医学部率先在国内开展全科住院医师专科培训（3年），对于进一步完善全科医生培养体系、促进全科医学学科建设和优秀全科人才培养起到了积极的作用。

六、全科医学科科学研究的开展

科学研究是学科发展的重要支柱，综合医院全科医学科积极开展符合全科医学特点的各类研究，内容涵盖全科医学体系构建、全科医学教育和人才培养、全科医学临床质量、社区慢性病和健康问题的筛查和管理等。

同济大学附属杨浦医院编制了 2022 年度全科科研白皮书《全科科学研究生产力报告》，全面总结了 2001—2020 年我国全科医学科学研究论文的情况，分析了我国科研的进步及存在的问题，并提出了进一步提升全科科研能力的策略。

在研究项目方面，2022 年北京大学第一医院联合同济大学附属东方医院等机构获得国家重点研发计划"主动健康和老龄化科技应对"重点专项——"基于多模态大数据平台的慢病监测预警与精准分级诊疗系统研发及应用研究"项目，这是我国全科医学领域首次承担该类项目。2022 年同济大学附属东方医院获批国家重点研发计划。同济大学附属杨浦医院的《多病共存困境下社区合理用药循证决策体系构建研究》获得 2021 年度国家自然科学基金项目。浙江大学医学院附属第一医院开展多项教学多中心研究，包括全国首个 MUD 多中心研究、全科住培医生学习风格浙江省多中心研究、首个全科发起的心衰营养不良多中心项目等，先后获得 2 项国家自然科学基金面上项目。四川大学华西医院建立四川省城乡居民队列 6 个，总研究对象 12.69 万人，开展了全科循证证据评价方法创新、呼吸系统精准治疗研究系统评价、心血管系统健康促进证据评价等研究，2017 年获得全国第一个经国家药品监督管理局审批通过的"国家药物临床试验全科医学专业基地"。

在科研成果方面，浙江大学医学院附属邵逸夫医院的《医教协同创建国际化全科医学人才培养新体系——十六年探索实践》荣获 2016 年浙江省教育厅教学成果一等奖，《全科住院医师规范化培训创新体系的建立及示范应用》获 2016 年浙江省科学技术进步奖二等奖，《全科住院医师规范化培训模式探索和实践》获 2014 年浙江省医药卫生科技奖二等奖等。同济大学附属杨浦医院的《基于疾病谱的社区全科服务能力与质量评价及循证提升研究》荣获 2022 年度上海市医学科技奖三等奖，《区域性医疗中心引领下的社区卫生协同发展关键技术研究及应用》荣获首届中国社区卫生科学进步奖三等奖。复旦大学附属中山医院的《全科医学住院医师规范化培训的研究与应用》荣获 2011 年度上海市医学科技奖三等奖，《"医教融合型"基层全科人才跨平台培养关键技术的研究与应用》荣获第二届中国社区卫生科学进步奖三等奖。

七、全科医学科绩效考核

各地综合医院全科医学科根据所在医院的考核要求进行相应的绩效分配。浙江大学医学院附属邵逸夫医院基于疾病诊断相关分组（diagnosis related groups，DRGs）开展科室精细化管理，控制费用与成本，重视提高医疗技术，改善收入结构，降低药比、耗材比，优化业务结构。郑州大学第一附属医院全科医学科建立健全全科师资管理考评奖惩机制，充分调动科室人员参与住院医师规范化培训的积极性、主动性和创造性，将绩效考核分为定期考核和不定期考核，定期考核于每年 5 月由教育处组织开展，不定期考核由全科专业基地组织开展，每年度至少 1 次。哈尔滨医科大学附属第二医院建立并落实了细化的科室教学绩效、学员带教绩效和教学管理绩效。浙江大学医学院附属第一医院采用每年度考核员工医疗工作量的方式，评分后按评分排名，评选年度先进及优秀工作者，予以相应的荣誉。河北医科大学第二医院全科医学科的绩效考核主要参考科室工作量和各项医疗指标的完成情况，按照医院规定计算个人绩效，同时为了鼓励教学、科研等工作的开展，科室进行了绩效二次分配上的调整，并对优秀教研人员制定了激励制度。

八、全科医学科学科管理

综合医院全科医学科在学科管理方面纷纷提出了立足临床、强化教学、联动社区、提升科研的管理思路。浙江大学医学院附属第一医院、浙江大学医学院附属邵逸夫医院、北京大学附属第一医院等还从加强学科宣传着手，开设科室公众号，开展科普工作，通过制定科室短期和中长期学科发展规划，科室管理人员和学科领头人带领科室人员全面推进学科发展。

九、全科医学科其他工作

综合性医院全科医学科在积极探索学科发展之路的过程中，不断加强国际合作，既有助于拓展国际视野，吸收国际先进全科理念，又有助于向世界展示中国全科医学发展的成果和经验。

复旦大学附属中山医院全科医学科聘请香港家庭医学学院院士、WONCA 前任主席李国栋教授和澳大利亚墨尔本大学全科医学院 Doris Young 教授担任复旦大学上海医学院全科医学系荣誉教授，祝墡珠教授连任两届 WONCA 亚太区常委，并荣获 WONCA 亚太区五星级医生称号。科室多名成员为 WONCA 工作组成员，科室亦为亚太区基层医疗学术团体发起单位之一。在 2016 年第二十一届 WONCA 世界大会上，祝墡珠教授和李国栋教授发表了题为《中国全科医学发展的挑战和机遇》的主题演讲。

浙江大学医学院附属邵逸夫医院于 2010 年起与美国密歇根州立大学 Genesys 地区医学中心合作，建立了中美合作全科医学临床培训基地，多名美国全科资深主治医生连续 2 年在院指导并共同进行全科教学培训工作，借鉴美国毕业后医学教育认证委员会（Accreditation Council for Graduate Medical Education，ACGME）的标准，对全科医疗服务、全科医生培养大纲、全科教学课程进行修改和完善，提升全科医学学科的整体内涵建设。2017 年中国医科大学附属第一医院承办国家卫生和计划生育委员会国际交流司与日本笹川财团共同主办的中日笹川医学合作项目——全国全科医学骨干医师培训班。北京大学第一医院全科医学科举办北医 - 梅奥全科医学论坛，并聘请英国伯明翰大学郑家强指导全科医学学科建设与发展。浙江大学医学院附属第一医院邀请美国梅奥诊所中西部全科医学系总监 Matthew Bernard 来院交流。郑州大学第一附属医院全科医学科举办全科医学学术交流会，邀请德国李·麦森·安澜教授讲授德国全科医学发展模式。同济大学附属东方医院与美国芝加哥大学联合进行 ECHO 教学项目。

此外，积极帮助贫困地区、革命老区、边疆民族地区及省域内其他薄弱地区提高当地全科医生、乡村医生的临床服务能力，亦是综合医院全科医学科义不容辞的社会职责。通过开办针对全科医学薄弱地区全科医生和全科师资培训班、承接来自边远地区全科住院医师的委托培养、深入边远地区开展精准医教扶贫工作等工作，综合医院全科医学科为推动边远贫困地区全科医学的学科发展及人才培养做出了很大的贡献。

十、全科医学科科室建设展望

各地综合医院全科医学科在经历数年至 20 余年不等的发展历程后，不断总结自身特长和不足，为科室和学科发展规划蓝图。哈尔滨医科大学附属第二医院全科医学科从全科师资队伍建设、本科教学工作、研究生培养、住院医师规范化培训基地建设及学科文化建设着手，制定了详尽的发展目标和规划。同济大学附属东方医院全科医学科提出以家庭为单位的"双签约"服务模式为抓手，进一步强化临床思维训练，智慧化辅助临床技能培训，聚焦主动健康和人口老龄化科技应对，加强院际、校际、国际合作交流，给青年人才创造进修学习的平台等一系列发展方向。首都医科大学附属复兴医院全科医学科直面科研短板，提出加强科研培训、提升科研能力，以医疗助力科研，以科研提升医疗的发展思路。上述观点和规划为我国全科医学持续、高质量的发展提供了巨大的推动力。

（复旦大学附属中山医院　杨　华）

第九节　国家级科研基金及重要研究成果分析

为了解与全科医学相关的科研成果，笔者采用"全科""全科医学""全科医生""家庭医生""家庭医疗""基层医疗""基层卫生""社区卫生服务"等关键词，在国家自然科学基金平台上进行检索，时间限定为 2000—2022 年，共检索出 60 个获批项目，包括重点项目 1 个、面上项目 19 个、青年科学基金项目 32 个、地区科学基金项目 4 个、专项基金项目 2 个及其他项目 2 个。

一、项目具体情况

60 个与全科医学相关的获批项目的具体情况详见表 1-9-1、表 1-9-2 和表 1-9-3。

表 1-9-1　全科医学国家自然科学基金（重点项目、面上项目）

序号	性质	项目名称	批准年份	依托单位	项目负责人
1	重点项目	提升基层医疗卫生服务能力研究	2017	浙江大学	郁建兴
2	面上项目	城市老年人社区卫生服务最小数据集研究	2003	中南大学	颜艳
3	面上项目	社区卫生服务绩效评价系统研究	2003	华中科技大学	卢祖洵
4	面上项目	基于高透明度导向的基层医疗卫生机构基本药物使用监管回归模型研究	2011	华中科技大学	张新平
5	面上项目	基于全科医生连续性服务的整合式健康管理服务模式的研究	2012	中国医科大学	于晓松
6	面上项目	全科医生制度促进居民基本医疗保健行为的主观作用机制研究	2013	山东大学	尹爱田
7	面上项目	新医改形势下乡村医生发展研究	2013	潍坊医学院	尹文强
8	面上项目	全科医生服务价值实现的机理与策略研究	2015	江苏大学	马志强
9	面上项目	基于系统思考理论的乡村医生签约服务激励机制研究	2015	中国医学科学院	朱坤
10	面上项目	基于初级卫生保健 5C 理念的社区多重慢病管理：全科医生团队签约服务人群队列研究	2016	中山大学	王皓翔
11	面上项目	基于整合模型的中文版全科医疗特征功能测量量表的开发和效能验证	2016	中山大学	匡莉
12	面上项目	社区卫生服务项目"相对价值"量化标准模型研究——"当量法"	2016	首都儿科研究所	尹德卢
13	面上项目	基于医生代理理论的中国家庭医生签约服务和效果研究	2017	北京大学	方海
14	面上项目	基于建立分级诊疗制度目标的家庭医生队伍建设研究	2018	南京医科大学	陈家应
15	面上项目	基于委托代理理论的家庭医生签约服务激励机制研究	2018	西安交通大学	周忠良
16	面上项目	基于服务质量差距模型的农村家庭医生签约服务质量追踪评价与改进策略研究	2018	南京医科大学	钱东福
17	面上项目	全科医生胜任力与居民签约服务利用意愿的耦合机制及提升策略研究	2019	江苏大学	马志强
18	面上项目	基于反脆弱发展理念的基础医疗卫生服务供给侧改革及干预策略研究	2020	哈尔滨医科大学	王永晨
19	面上项目	基于动态能力理论的基层医疗卫生机构组织能力对组织绩效的影响机制研究	2022	首都医科大学	孟开
20	面上项目	基层医生抗菌药物处方行为机制与基于助推理念的优化干预策略研究	2022	西安交通大学	常捷

注：AI. 人工智能。

表 1-9-2　全科医学国家自然科学基金（青年科学基金项目）

序号	项目名称	批准年份	依托单位	项目负责人
1	基层医疗机构合同式监管研究	2007	华中科技大学	吴奇飞
2	社区卫生服务常见慢性病对患者健康相关生命质量的影响及其疾病管理策略	2006	浙江大学	王红妹
3	社区卫生服务机构实施基本药物制度的绩效评估研究	2011	国家卫生健康委卫生发展研究中心	张丽芳
4	全科医生团队各岗位人员配置标准模型研究——"当量法"	2013	首都儿科研究所	尹德卢

续表

序号	项目名称	批准年份	依托单位	项目负责人
5	基于家庭医生制度的医保签约管理支付机制评价与改进策略研究	2014	上海市浦东卫生发展研究院	张宜民
6	基于前景理论的县级医生连续性服务提供与激励研究	2016	华中科技大学	张研
7	基于系统动力学的基层医疗机构服务能力优化模型研究	2016	哈尔滨医科大学	付文琦
8	基于 ACG 风险调整的基层医疗机构基本药物处方行为基准研究	2016	中山大学	杨廉平
9	改善社区卫生服务质量的支付方式优化策略研究：基于激励相容视角	2016	复旦大学	张璐莹
10	家庭医生激励对 2 型糖尿病患者健康结果的影响、作用机制及干预策略的经济学评价	2016	南通大学	高月霞
11	分级诊疗背景下家庭医生签约服务激励机制研究	2017	湖北大学	张霄艳
12	全科医生职业吸引力评价研究	2018	华中科技大学	甘勇
13	基于 PCAT 的家庭医生签约服务效果评价及优化策略研究	2018	潍坊医学院	于倩倩
14	基于移动健康平台的社区卫生服务能力提升路径研究：价值网络视角	2018	成都中医药大学	吴颖敏
15	健康乡村建设视阈下乡村医生队伍脆弱性形成机理与治理策略研究——以山东省为例	2018	潍坊医学院	陈钟鸣
16	基于社会资本嵌入的家庭医生签约服务长效机制及管理策略研究	2019	江苏大学	许兴龙
17	家庭医生楼宇服务模式的动力系统构建与评估优化：基于签约服务包的研制	2019	同济大学	黄蛟灵
18	基于组织管理视角的基层医疗质量评价及改善策略研究	2020	西安交通大学	王文华
19	分级诊疗改革背景下社区卫生服务能力的演变及其复杂因果路径研究	2020	杭州师范大学	钱熠
20	家庭医生签约背景下慢性病服务质量及影响机制研究	2020	广州医科大学	陈爱云
21	家庭医生制度背景下老年人多重用药风险及其管理模式研究	2020	复旦大学	唐琪
22	家庭医生团队互动模式的识别与优化：基于团队过程理论的结构性视角	2020	郑州大学	付航
23	以居民为中心视角下基于支付意愿的家庭医生签约服务项目优化研究——以山东省为例	2020	潍坊医学院	马东平
24	5C 理念下基层医疗卫生服务影响农村高费用患者可避免住院的机制研究	2021	华中科技大学	卢珊
25	基于自我决定理论的基层医生服务动机内化对基本医疗服务质量的作用机制研究	2021	西安交通大学	沈迟
26	基于 PCMH 内涵的家庭医生签约服务质量优化体系构建与社区实证研究	2021	同济大学	孙小婷
27	运营管理视角下应对家庭医生签约服务履约难情景的仿真优化研究	2021	四川大学	房圆晨
28	知行差距视角下基层医生工作动机对医疗服务质量的影响机制研究	2022	西北工业大学	刘锦林
29	远程医疗干预对农村基层医疗服务质量的影响及其作用机理研究	2022	陕西师范大学	高秋风
30	家庭医生"以患者为中心"的健康服务模式优化机制及实证研究	2022	内蒙古大学	苏敏
31	促进基层医生执行简短戒烟干预的实施性研究：基于多阶段优化策略的随机对照试验	2022	南方医科大学	陈江芸
32	社会信任视角下家庭医生签约服务利用影响机制与优化策略研究	2022	山东大学	傅佩佩

注：ACG. 美国胃肠病学会；PCAT. 基本医疗治疗评估量表；PCMH. 家庭医生服务。

表 1-9-3　全科医学国家自然科学基金（其他基金项目）

序号	性质	项目名称	批准年份	依托单位	项目负责人
1	国家自然科学基金应急管理项目	新型数字化全科医疗服务模式研究	2013	浙江大学	任菁菁
2	国际（地区）合作与交流项目	安徽省基层医生及居民抗菌药物使用行为关键因素及优化路径研究	2016	安徽医科大学	王德斌
3	国家自然科学基金（专项基金项目）	社区卫生服务可持续发展相关政策研究	2006	杭州师范大学	郭清
4	国家自然科学基金（专项基金项目）	社区卫生服务机构管理体制、运行机制和补偿机制的设计	2006	浙江大学	杜亚平
5	地区科学基金项目	城市社区卫生服务发展的对策生成与实施效果仿真研究——以中部地区江西省为例	2011	江西科技师范大学	李丽清
6	地区科学基金项目	广西基层医疗卫生机构家庭医生签约服务绩效评价及实证研究	2018	广西医科大学	左延莉
7	地区科学基金项目	边疆民族地区基层医疗机构肺结核"电子药盒＋手机 APP"诊疗管理模式实施效果及优化机制研究	2021	内蒙古大学	苏敏
8	地区科学基金项目	农村家庭医生团队 - 家庭健康责任人双向签约服务模式研究——以老年人健康管理为例	2022	宁夏医科大学	宁艳花

注：APP. 应用程序。

二、项目总结

通过对以上获批项目的研究数据进行分析和讨论，得出如下观点。

1. 目前在国家自然科学基金平台上，全科医学相关课题隶属管理科学部"G04"分类，并未在医学科学部"H"分类范畴内。另外，2000—2012 年全科医学相关国家级自然科学基金项目多数与基层卫生相关，具体项目多数围绕基层医疗服务建设与基层卫生服务质量的提高。此阶段的各项科研项目可视为全科医学相关科研的雏形阶段，并未形成完整的理论体系，而且在不断地探索中。

2. 2012—2017 年与全科医学相关的国家自然科学基金项目逐渐增多。在此阶段，相继出现了与家庭医生制度和以基层卫生服务、分级诊疗制度为主的相关内容的探索，从家庭医生制度的激励机制、队伍建设、服务模式与效果、质量评价、改进策略等多维度进行深层次的研究。此外，分级诊疗制度被看作我国医疗改革的重中之重，而全科医学在分级诊疗制度中更是发挥着链接医学专科与基层医疗机构、辐射全面、贯穿全局的作用。此阶段关于分级诊疗制度的项目基本上是在探讨分级诊疗制度背景下的基层医疗服务，而关于全科医学如何推动分级诊疗制度的落地并未有相关的研究。

3. 2018 年之后全科医学相关的项目基金数量快速增长，其中以青年科学基金项目为主，显示目前全科医学相关研究内容已逐渐进入研究人员的视野，同时也更受年轻科研工作者的偏好。对此阶段的项目进行分析后发现，多数项目以家庭医生、基层卫生服务为主要对象。此阶段的研究对于我国家庭医生相关制度及基层卫生建设有更进一步的促进作用，然而对全科医学在三级医院和二级医院的探索仍处于空白领域，特别是对三级医院全科医学的探索。三级医院全科医学作为我国全科医学体系中的金字塔尖，发挥着医疗资源的协调、分级诊疗的落实、全科医生的培养等诸多作用，对此领域的探索有利于我国全科医学形成完整的理论体系。此外，部分项目聚焦于全科医生相关制度的研究，研究方向主要包括全科医生培养、全科医生制度、全科医疗服务模式等，今后还需要在全科医学相关项目的具体研究方向上有进一步提高。

4. 对 2000—2022 年阶段项目的分析同样发现，目前我国在全科医学研究内容方面也存在一定的问题，如研究方向不明确、研究样本不足或不规范、研究数据不全或不精确、研究难度大、研究周期长、人才培养不足等，而研究内容缺乏重点和创新性更是突出的特点。目前全科医学的研究内容多数停留在基础临床研究和流行病学调查基础层面上，尚未超越诊断和治疗技能层面，研究的重点内容仍未能明确地对全科医学领域做出贡献，也缺乏新的创新性和前瞻性研究。此外，相比于其他研究领域，在全科医学领域进行科学研究的难度要大很多，特别是纵向研究的难度更大，该领域的研究对象、研究内容比较繁杂，同时也存在一些不确定性因素。

5. 学科交叉性需要进一步加深。目前全科医学领域与其他临床科室之间还缺少更广泛的交流及深入协作，需要加深全科医学与各专科领域相关因素的交叉性，加大全科医学科研的深度和广度。此外，全科医学在国家自然科学基金课题申报中仍存在着学科调整不及时、研究内容单一、科研经费不足、科研环境和机制不利等影响科研发展的重要因素。

2022 年，北京大学第一医院全科医学科迟春花教授团队获批国家重点研发计划"主动健康和人口老龄化科技应对"的重点专项"精准化分级诊疗关键技术及装备系统研究"项目，支持经费 4000 万。该项目是我国全科医学领域支持力度最大的一项研究。

（内蒙古自治区人民医院　乌依罕）

参 考 文 献

［1］杨辉，韩建军，许岩丽，等. 中国全科医学行业十年发展：机会和挑战并存［J］. 中国全科医学，2022，25（1）：1-13，28.

［2］王芳，刘利群. 家庭医生签约服务理论与实践［M］. 北京：科学出版社，2018.

［3］钟志宏，曾亮. 我国全科医学教育的政策演进、现实问题与优化路径［J］. 医学与哲学，2023，44（1）：50-54.

［4］谢宇，于亚敏，佘瑞芳，等. 我国分级诊疗发展历程及政策演变研究［J］. 中国医院管理，2017，37（3）：24-27.

［5］贺哲，邵飘飘，邵天，等. 我国家庭医生签约服务政策演变及趋势分析［J］. 中国初级卫生保健，2018，32（6）：7-9，13.

［6］中华医学会呼吸病学分会，中华医学会全科医学分会，中国医师协会呼吸医师分会，等. 新型冠状病毒感染基层防控指导意见（第一版）［J］. 中华全科医师杂志，2020，19（3）：175-192.

［7］张冬莹，姚弥，王家骥，等. 农村地区基层医疗卫生机构新型冠状病毒感染防控工作指引（第一版）［J］. 中国全科医学，2020，23（7）：763-769.

［8］中华医学会全科医学分会，中华中医药学会全科医学分会，中华预防医学会呼吸病预防与控制专业委员会，等. 新型冠状病毒感染基层诊疗和服务指南（第一版）［J］. 中华全科医师杂志，2023，22（2）：115-137.

第二章　基层卫生服务进展

第一节　基层医疗卫生改革现状及进展

一、我国基层医疗卫生事业的发展历程

我国基层医疗卫生事业的发展历程可以追溯到新中国成立初期，主要经历了以下 3 个阶段的演变和发展。

第一阶段是新中国成立初期至 20 世纪 70 年代末。在这一阶段，传染病、寄生虫病和地方病严重危害人民的健康，但卫生资源极度匮乏，此阶段基层医疗卫生事业主要面临着恢复和重建的任务。中国政府采取了一系列措施，加强基层医疗卫生体系建设，构建县设卫生院、区设卫生所、乡设卫生委员、村设卫生员的三级医疗卫生网络及以赤脚医生为主的基层医疗人员的培训和派驻等。在当时，农村三级卫生服务网络、赤脚医生和农村合作医疗制度并称为"三大支柱"。

第二阶段是 20 世纪 80 年代至 2008 年。这个阶段属于基层医疗卫生服务体系的探索阶段，中国基层医疗卫生事业面临着市场经济改革的冲击和挑战。随着市场经济的发展，医疗资源分配不均和医疗服务质量下降成为主要问题。为了解决这些问题，中国政府开始进行医药卫生体制改革，建立新农合等医疗保障制度。在体系上，先是构建了县、乡、村三级卫生服务体系，后于 2006 年设定了社区卫生服务中心（站）标准，逐渐完善社区卫生服务运行机制。在人员培养上，推动赤脚医生到乡村医生的转型升级，加强高等医学院校全科医学、社区护理学的学科教育，积极为社区培训全科医生和护士，鼓励高等医学院校毕业生到社区卫生服务机构工作。在财政上，加大对社区卫生服务的经费投入，按照"低水平、广覆盖"的原则，不断扩大医疗保险的覆盖范围，鼓励居民到社区就诊。

第三阶段是 2009 年至今。在这一阶段，中国基层医疗卫生事业迎来了深化改革的阶段。以"保基本、强基层、建机制"为原则，政府进一步加大对基层医疗卫生事业的投入，强调健康中国战略，推动医疗卫生事业向基层延伸，形成了以"5＋3"模式为主体、"3＋2"模式为补充的全科医生培养模式，鼓励专科医生参加全科医生转岗培训，允许医生多点执业，扩大家庭医生队伍，逐步健全城乡基层卫生服务体系。此外，数字化医疗、远程医疗等新技术的应用也为基层医疗卫生事业的发展带来了新的机遇。

二、新医改对基层医疗卫生工作的推动作用

新医改积极推动基层医疗卫生工作的开展。首先，在基层医疗卫生机构的发展上，新医改着重强调基层医疗卫生服务的重要性，鼓励基层医疗机构提供基本的医疗卫生服务，推动基层医疗机构的

发展和提升。政府增加了对基层医疗卫生机构的投入和支持，提高了基层医疗卫生服务的能力和质量。其次，新医改在政策上鼓励基层医疗卫生机构与高水平医院建立医联体，实现资源共享、协同发展，建成通畅的双向转诊服务路径。同时，允许医务人员在多个单位执业，促进了医疗资源的合理配置和基层医疗卫生事业的发展。最后，新医改不断推动医疗信息化建设，加强基层医疗卫生机构的信息化能力，提升医疗服务的效率和质量。通过电子病历、远程医疗等技术手段，加强了基层医疗卫生机构与上级医疗机构的连接和协作。

在基层医疗人才培养方面，新医改逐步建立以"5+3"模式为主体、"3+2"模式为补充的全科医生培养模式，此外，还对符合条件的基层在岗执业医师或执业助理医师，按需进行1～2年的全科医生转岗培训。除全科医生外，在医疗卫生机构执业的其他类别临床医生（含中医类别）、乡村医生及退休临床医生亦可作为家庭医生。新医改引导符合条件的公立医院医生加入家庭医生队伍，切实增加基层全科、中医、护理、公共卫生、预防保健、精神卫生、康复等紧缺人才的供给，组建面向全人群全生命周期服务的家庭医生队伍。

在基层医疗卫生服务方面，新医改首先积极推行家庭医生签约服务制度，建立以全科医生为主体、全科专科有效联动、医防有机融合的家庭医生签约服务模式，通过与居民签订服务协议，为居民提供连续、综合的医疗卫生服务。这种模式将医疗资源下沉到基层，使基层医疗机构成为居民健康管理的重要服务提供者。其次，新医改提倡分级诊疗制度，通过建立健康档案和健康管理体系，引导患者在基层就医，减轻大医院的就诊压力。这种制度推动了基层医疗卫生机构的发展，提高了基层医疗资源的利用率。再次，新医改把预防摆在更加突出的位置，聚焦重大疾病、主要健康危险因素和重点人群健康，强调预防的重要性，由此创新了医防融合机制，在实际操作中坚持以基层为重点，推动医疗资源下沉，上下协作，提高基层防病治病和健康管理的能力。最后，随着人口老龄化逐渐加重，新医改以医养结合的形式推动并形成服务优化、功能完善的老年人健康服务网络，建立医疗机构与养老服务机构的协作机制，推动基层医疗卫生机构及养老机构对老年人的医疗照护，以及家庭病床、居家康复和居家护理服务。

在传统医学方面，新医改支持中医药的传承创新和发展，积极促进中医适宜技术的推广及应用，探索有利于发挥中医药优势的治未病、传染病防治及康复服务模式。鼓励中医药文化进校园，积极推广祖国的中医药文化。

总体来说，新医改对基层医疗卫生工作的推动是全面的，从政策支持到制度建设，从资金投入到技术应用，都促进了基层医疗卫生事业的发展和提升。这对于提高基层医疗服务能力、满足人民群众的健康需求具有重要的意义。

三、基层医疗卫生改革的主要举措与突破

为了更好地推动基层医疗卫生改革，新医改主要在政策和经费保障、人员培养、信息技术加强、药品保障及医保政策倾斜等方面进行突破。首先，在政策上中央财政通过基本公共卫生服务、基本药物制度补助资金对基层医疗卫生机构予以支持，为提升困难地区乡村基层医疗服务能力，按规定给予补助。地方政府新增财力向基层医疗卫生领域倾斜，加强基层医疗卫生机构建设。其次，新医改坚持在政府主导下，结合所在地区的医疗资源结构布局及群众健康需求，推动医疗、医保、医药联动改革，

推动医联体的发展，在医联体内建立并完善分工协作机制。新医改坚持以人民健康为中心，允许医务人员多点执业，引导优质医疗资源下沉到基层，逐步实现医疗质量同质化管理。

在以"5＋3"为主体、"3＋2"为补充的全科医生培养模式基础上，鼓励乡村医生逐步向执业（助理）医师转化，鼓励二级、三级医院的专科医生参加全科医生转岗培训，打造专业化的基层医务人员队伍。此外，深化人才发展体制机制改革，发挥政策集成效应，吸引卫生人才向基层、中西部地区及艰苦边远地区流动，扩大基层医务人员队伍。

在服务模式上，除了传统的面对面签约模式外，通过大力推进"互联网＋"签约服务，加快签约服务信息系统的建设和应用，运用互联网手段为签约居民提供健康咨询、健康管理、慢性病随访等服务。信息化手段的使用可以充分发挥互联网医院在基层医疗服务中的作用，推动医疗机构之间在电子病历、检查和检验结果、医学影像资料等医疗健康信息上的调阅和共享，让居民在线上和线下均能体验到高效的服务，推动家庭医生签约服务的高质量发展。以常见病、多发病、慢性病分级诊疗为突破口，引导优质医疗资源下沉，打通双向转诊通道，实现双向转诊闭环式管理，让居民小病不出社区、大病去医院、康复回社区，形成科学合理的就医秩序，切实促进基本医疗卫生服务的发展。

通过建立国家基本药品目录，对基层医疗卫生机构配备使用的基本药物实行零差率销售。做好上下级医疗卫生机构用药衔接，减轻医药费用负担，保障群众基本用药。切实增强群众的获得感、安全感和幸福感。除了保障基层医疗卫生机构的用药，政府还扩大医保报销范围，逐步将多发病、常见病的普通门诊费用纳入统筹基金支付，在政策范围内的支付比例从 50% 起步，适当向退休人员倾斜，逐步完善城乡居民基本医保的门诊统筹，切实从经济上减轻居民负担。

以上举措和突破有助于改善基层医疗卫生服务的能力和水平，提高基层医疗卫生工作的效率和质量，同时减轻大医院的压力，使患者能更便捷地获得适宜的医疗服务，对于促进公平、可及的医疗卫生资源分配及提高人民群众的健康水平具有重要的意义。

四、新时期基层医疗卫生工作面临的问题

新时期基层医疗卫生工作主要面临以下 5 个方面的问题。第一，人才匮乏和流动性高。基层医疗卫生机构在医务人员队伍建设方面仍存在不足，人才流动性较高。一些有经验的医务人员更倾向于到大城市和大医院发展，导致基层医疗卫生机构缺乏专业人才。第二，医疗资源不均衡。基层医疗卫生机构的医疗资源仍不够均衡，一些偏远地区和农村地区的医疗卫生条件相对较差，医务人员和医疗设备匮乏，无法满足人民群众的基本医疗需求。第三，医疗服务质量不稳定。由于基层医疗卫生机构在医务人员培养、设备配置、管理水平等方面与大医院之间还存在一定的差距，导致医疗服务质量不稳定，部分基层医疗机构的服务水平有待提高。第四，资金投入不足。虽然政府加大了对基层医疗卫生事业的投入，但仍面临资金不足的问题。基层医疗卫生机构的运营经费不足，导致一些机构无法正常运作并提供优质的医疗服务。第五，信息化建设滞后。在信息化建设方面，一些基层医疗卫生机构的信息化水平相对滞后，缺乏先进的医疗信息系统和技术支持，影响了医疗服务的效率和质量。

针对上述问题，需要进一步加强基层医疗卫生工作，加大医务人员的培养和引进，加强对基层医疗卫生机构的投入和支持，加强基层医疗卫生服务能力建设，推动医疗资源的均衡配置，加强信息

化建设，提高医疗服务的质量和效率。同时，还要加强相关政策的制定和落实，激励医务人员到基层就业，加强对基层医疗卫生工作的监督和评估。

五、政策梳理

2009 年，中共中央、国务院发布了《关于深化医药卫生体制改革的意见》，拉开了新医改的序幕。为改善基层医疗卫生服务能力，促进基层医疗卫生事业的发展，提高人民群众的健康水平，实现医疗资源的均衡配置，国家针对基层医疗发布和修订了以下政策。

2009 年 8 月 17 日，卫生部讨论通过了《国家基本药物目录（基层医疗卫生机构配备使用部分）（2009 版）》，制定了国家基本药品目录。

2010 年 9 月 21 日，财政部、发展改革委联合印发了《2010—2011 年基层医疗卫生机构实施国家基本药物制度和综合改革以奖代补专项资金管理办法》。该文件支持各地在基层医疗卫生机构推进国家基本药物制度的实施，同时推进基层医疗卫生机构人事、收入分配、补偿机制等多方面的综合改革措施，切实转变基层医疗卫生机构的运行机制和服务模式。

2010 年 11 月 19 日，国务院办公厅印发了《建立和规范政府办基层医疗卫生机构基本药物采购机制的指导意见》。该意见着重提到在采购基本医疗药物的时候要充分听取基层医疗卫生机构的意见，保障和促进基层医务人员的合理用药。

2010 年 12 月 10 日，《国务院办公厅关于建立健全基层医疗卫生机构补偿机制的意见》发布。该意见提到在实施基本药物制度后，要建立健全稳定长效的多渠道补偿机制，大力推进基层医疗卫生机构综合改革，多渠道加大对乡村医生的补助力度。

2012 年 4 月 14 日，《国务院办公厅关于印发深化医药卫生体制改革 2012 年主要工作安排的通知》发布。该通知提到要加快健全全民医保体系，巩固完善基本药物制度和基层医疗卫生机构运行新机制，提高基本公共卫生服务均等化水平。

2013 年 2 月 10 日，《国务院办公厅关于巩固完善基本药物制度和基层运行新机制的意见》发布。该意见提到，要定期调整国家基本药品目录，深化编制和人事改革，提高基层医疗卫生机构人员待遇，进一步提升基层医疗卫生服务能力。

2015 年 5 月 9 日，《国务院办公厅关于印发深化医药卫生体制改革 2014 年工作总结和 2015 年重点工作任务的通知》发布。该通知提到，2014 年中央财政医疗卫生支出比上年增长 14.34%，并计划在 2015 年全面实施城乡居民大病保险制度，健全重特大疾病保障机制，深化医保支付制度改革，健全药品供应保障机制。

2017 年 5 月 2 日，国家卫生和计划生育委员会、国家财政部等部门联合发布了《关于全面推开公立医院综合改革工作的通知》。通知中明确提到在 2017 年 9 月 30 日之前，所有公立医院除中药饮片外，全部取消药品加成。

2018 年 9 月 30 日，国家卫生健康委员会和国家中医药管理局联合发布了《关于印发国家基本药物目录（2018 年版）的通知》，对 2012 年版的《国家基本药品目录》进行了调整。

2019 年 4 月 23 日，国家卫生健康委员会办公厅发布《关于做好 2019 年家庭医生签约服务工作的通知》。该通知重点提到要提升家庭医生签约服务质量，促进签约服务提质增效，大力推进"互联网＋"签约服务。

2019—2022 年，国家卫生健康委员会连续 4 年发布《关于做好基本公共卫生服务项目工作的通知》，将人均基本公共卫生服务经费补助标准逐年提升，以高血压、糖尿病等慢性病为突破口，促进医防融合。

2022 年 3 月 3 日，国家卫生健康委员会、财政部等部门联合发布了《关于推进家庭医生签约服务高质量发展的指导意见》。该意见要求积极增加家庭医生签约服务供给，突出全方位、全周期的健康管理服务，推进有效签约并规范履约。

2022 年 5 月 4 日，《国务院办公厅关于印发深化医药卫生体制改革 2022 年重点工作任务的通知》发布。该通知要求健全适应乡村特点、优质高效的乡村医疗卫生体系，让广大农民群众能够就近获得更加公平、可及、系统、连续的医疗卫生服务。

2023 年 2 月 23 日，中共中央办公厅、国务院办公厅印发《关于进一步深化改革促进乡村医疗卫生体系健康发展的意见》。该意见提到在 2025 年，乡村医疗卫生机构功能布局更加均衡、合理，智能化、数字化应用逐渐普及，中医药特色优势进一步发挥，防病治病和健康管理能力显著提升。

2023 年 3 月 23 日，中共中央办公厅、国务院办公厅印发《关于进一步完善医疗卫生服务体系的意见》。该意见针对基层医疗机构提到需要强化城乡基层医疗卫生服务网底，扩大康复和护理等接续性服务供给，促进医养结合，同时要求保障医疗服务质量安全，促进医疗事业高质量发展。

（深圳市社区卫生协会　张丹霞）

第二节　基层医疗服务能力现状及进展

一、对基层医疗服务地位与作用的再认识

就医疗卫生而言，其在本质上属于公共资源的一种，而且是其中非常重要的构成部分，医疗卫生并非无限的资源，所以会受到外部条件的制约，主要表现是其所获得的一切资源，如医护人员的服务、药物供给、医疗设备及对患者的护理等，均存在一定的竞争性及弱排他性。基于新医改而言，一方面，基层医疗卫生事业的发展存在国家主导性，以及基层医疗卫生服务能力建设的理论和经验具备普惠公益性等特点，同时由于其是政策性措施，因此偏向于制度化；另一方面，基层医疗卫生服务体系与乡村经济、政治及社会发展存在非常密切的关系，因此，其发展状况深受当地实际状况、资源、文化、环境及人文素质等因素的影响。上述现象的存在造成基层医疗服务水平在不同地区严重失衡，主要体现在医疗资源匮乏与过剩现象并存、药物匮乏与滥用现象并存等方面，极大地影响了基层医疗卫生服务建设的发展。

二、基层医疗服务的主要功能与任务

2020 年 6 月 1 日起施行的《中华人民共和国基本医疗卫生与健康促进法》规定："基本医疗卫生

服务是指维护人体健康所必需、与经济社会发展水平相适应、公民可公平获得的，采用适宜药物、适宜技术、适宜设备提供的疾病预防、诊断、治疗、护理和康复等服务。基本医疗卫生服务包括基本公共卫生服务和基本医疗服务。基本医疗服务主要由政府举办的医疗卫生机构提供。鼓励社会力量举办的医疗卫生机构提供基本医疗服务。"国家推进基本医疗服务实行分级诊疗制度，引导非急诊患者首先到基层医疗卫生机构就诊，实行首诊负责制和转诊审核责任制，逐步建立基层首诊、双向转诊、急慢分治、上下联动的机制，并与基本医疗保险制度相衔接。基层医疗卫生机构主要提供预防、保健、健康教育及疾病管理，为居民建立健康档案，常见病、多发病的诊疗及部分疾病的康复、护理，接收其他医院转诊患者，向其他医院转诊超出自身服务能力的患者等基本医疗卫生服务。

三、基层医疗服务能力现状

制约基层医疗服务能力提高的因素除了政策引导外，还包括医疗资源配置、开展手术的能力、用药目录、人才队伍建设等诸多因素。从客观层面来看，当前有关医疗机构的等级评审制度、人事薪酬制度等均不够合理，这就给乡镇卫生院和社区卫生服务中心医疗服务能力的提升套上了牢笼，压缩了其发展空间，亟待"政策松绑"。现行医院的等级评审办法限制了基层机构参评二、三级医院，制约了基层医疗资源配置水平的提升。医疗资源配置水平是医疗服务能力的基本保障。按照现行的医院等级评审标准办法等相关规定，医院级别决定了其医疗资源配置的层次和水平，医院级别越高，医疗资源配置水平越高，而乡镇卫生院和社区卫生服务中心只能获得最少的医疗资源配置。近年来国家逐渐放松了对乡镇卫生院和社区卫生服务中心创建二级医院的行政管制，2023年开始对CT、磁共振等大型医疗设备的限制也逐步放开，但是部分乡镇卫生院和社区卫生服务中心虽然有CT等大型医疗设备配置的可能，但是短期内由于医疗用房和专业人员的短缺，尚不能及时配备业务发展必需的大型设备，同时人事薪酬制度的改革还有待进一步调整。

四、基层医疗服务的问题

目前国家在基层医疗服务能力提升建设方面取得了一定的成绩，居民获得感处于中等水平，但是仍有提升的空间，特别是在服务质量的提升方面。①城市居民获得感水平高于农村居民。城乡之间服务可及感和数量感的差异较其他3个方面（质量感、公平感、改进感）更大。城乡之间可及感的差异在很大程度上是由于目前我国西部农村地区人口居住较为分散、医疗卫生服务地理空间范围较大，而医疗卫生服务站点较少、医疗服务空间关联性较低导致的。导致数量感上的差异除了上述原因之外，还与农村居民较城市居民的就医意识较低、收入较低及农村基层医疗服务质量较低有关。②城市级别越高，获得感水平越低。普通地级市的公平感明显高于其他2类城市（直辖市/一线城市、副省级城市），可能的原因是普通地级市的居民在评价公平感时，不管是横向比较还是纵向比较，参照范围和标准均较更高级别的城市更小或更低。③东中西部地区居民的获得感、数量感、可及感分列第1～3位（质量感除外），但公平感和改进感呈现相反的现象，一方面说明西部地区基层医疗服务能力的地区差距较小，另一方面说明西部地区城乡基层医疗机构卫生财力资源配置增幅较大，基层医疗服务能力的提升较为显著。④六大区域在获得感的总维度和分维度上均存在较大的区域差异性，其中改进感和公平感在东北地区最低，这可能与东北地区近些年医疗资源配置水平有所降低，以及医疗资源的地方低财政补贴和低资源配置效率有一定关系。改进感在西南地区较高，这可能与西南地区的中央财政倾斜照顾政策、医疗资源的地方低财政补贴及高资源配置效率的情况有一定关系。质量感在西北地区最低，这与西北地区经济水平较差、基层医疗服务建设资金投入有限、基层医疗服务能力较为薄弱有直接关系。可及感在西南地区最低，这可能与该地区地形条件复杂、医疗服务空间关联性弱、医疗服务辐射能力小有重要的关系。

目前我国存在基层医疗服务居民获得感较高和基层首诊状况较低的不匹配现象。①农村的基层首诊状况好于城市，这与已有的研究结果基本一致，可能的原因是城市居民对于基层医疗服务的期望较高，更倾向于选择高等级医疗机构就诊，而农村居民的基层门诊机构可选择性较低，因而农村居民更看重就医的便利性，同时其收入水平和就医的经济支出意愿也较低。②经济发展水平较高地区比经济发展水平较低地区低，这可能与普通地级市居民的基层就医资源与高等级城市相比并不充裕，以及居民的就医期望、收入及经济支出意愿较低有一定的关系。③基层首诊状况和获得感水平在东、中、西部地区的排序并非一致。西部地区在较低的获得感水平下却有较高的首诊状况，这可能与西部地区居民的获得感对基层首诊状况的影响较小有关。④基层首诊状况和获得感水平在六大区域内的排序并非一致。西北地区基层首诊状况较好，这可能与该地区基层医疗服务能力较为薄弱、基层医疗机构的可选择性不高有一定的关系；东北地区最低的状况可能与该地区居民的基层医疗服务获得感最低有一定的关系。

五、提高基层医疗服务能力的思考

1. 切实提高基层医疗服务区域和项目供给的均衡性　通过中央财政转移支付和省、市、县三级财政配比投入的财政政策，在软、硬件设施上提供必要的人力、物力和财力的支持，重点关注农村、非沿海地区基层医疗服务能力的提升问题。特别是重视缩减区域之间在改进感、质量感上的差异，促进各区域协调和高质量发展。

2. 努力提升城乡基层医疗服务质量感　已有研究表明，居民对某医疗机构一次医疗服务质量的不满意有可能对其今后是否选择该医疗机构就诊产生重大的影响。当门诊患者特别担心提供者的质量或声誉，或者患者的健康状况不佳时，距离往往不那么重要，即患者愿意走得更远，以便他们的疾病能获得更好的治疗。各级政府有关部门要转变"填表报业绩"的思想观念，切实树立通过服务质量建设生命线的观念，建立健全机构医疗服务质量的评估和实施机制。在未开展医疗质量服务评价的地区，应加快推进质量服务评价工作；在已开展医疗质量服务评价的地区，应重新评估医疗质量评价系统的科学性，摒弃之前操作性低的形式化和表面化的评价系统，优化以居民健康为中心的医疗服务质量评价体系。

3. 强化城乡居民基层首诊引导工作　城市地区应细化分级诊疗制度的建设工作，实现基层医疗机构与上级医疗机构"剪刀差"服务，引导居民树立分级诊疗的就医观念。在提高基层医疗服务能力建设的基础上，明确分层级医疗机构的工作职责和权限，疏通分级诊疗过程中的利益链条和关键节点，采用医保、财政、宣传等多种方式引导居民树立分级诊疗就医观念。农村地区也应当解决医疗服务的可及性及空间关联性低的问题，切实推进与医生薪酬、职称晋升相挂钩的人才引留实质性政策的贯彻和落实，继续稳步推进基层首诊制度建设。已有研究表明，对基层首诊制度和家庭医生制度越了解，越清楚家庭医生提供的健康管理服务、医保优惠和长处方政策，以及签约时间越长的签约居民，更倾向于基层首诊。

因此，今后仍应在完善基层首诊制度建设的基础上，进一步落实城乡家庭医生签约制度，加强政策的宣传力度，提高城乡居民对健康管理服务和医保优惠政策的认知程度。

（杭州市拱墅区米市巷街道社区卫生服务中心　范风雷）

第三节　居民健康档案管理

居民健康档案起源于 19 世纪。当时，由于卫生条件恶劣，医疗水平落后，流行性疾病和各种传染病经常出现。为了解决这一问题，各个国家开始制订公共卫生计划，并对居民的健康状况进行统计分析。这些统计资料通常由政府公共卫生部门或组织进行搜集、整理和分析，以便更好地了解疾病的流行情况、研究疾病的传播途径。这些统计资料可以说是最早的居民健康档案的雏形。20 世纪，随着医疗技术的不断发展和医疗服务的不断完善，居民对个体化医疗服务的需求越来越高，居民健康档案应运而生。居民健康档案可以对每个居民的个人健康信息进行全面的收集和记录，以便医务人员能够提供个性化的医疗服务和健康管理，同时也为公共卫生管理提供重要的依据。

如今，随着信息技术的日益成熟和普及，居民健康档案的管理和使用越来越便捷、高效、安全。同时，随着国家对基本公共卫生领域的重视，居民健康档案将成为医疗服务和公共卫生管理的重要支柱。

一、居民健康档案的建立

（一）居民健康档案的内容

居民健康档案包含以下内容：①个人基本信息，包括姓名、性别、年龄、身高、体重、民族、职业、身份证号码、联系方式、家庭住址等；②健康评估信息，包括体检结果、健康状况、疾病史、遗传病史、个人习惯（如吸烟、饮酒、饮食、运动等）；③治疗信息，包括住院病例、门诊病例、药物处方记录、手术记录、化验检查报告等；④健康管理信息，包括健康咨询记录、特殊人群健康管理计划、疫苗接种记录、健康宣教记录等；⑤医疗保健信息，包括医疗保险类型、医保卡号、就诊信息、医疗费用等。居民健康档案以居民的健康信息为核心，采用多种信息形式进行收录、分类管理和规范，可以有效地帮助医疗人员进行诊疗和健康管理，同时也方便居民掌握自己的健康情况，做出更好的保健和预防措施。

（二）居民健康档案的建立原则及管理

1. 建立居民健康档案的基本原则

（1）科学性：建立居民健康档案需要遵循科学的标准和方法，确保健康档案中的信息真实、准确、完整、可靠，避免错误和遗漏。

（2）保密性：建立居民健康档案需要保护居民的隐私和个人信息安全，确保健康档案的内容只能被授权的人员使用，防止信息泄露和滥用。

（3）统一性：建立居民健康档案需要遵循统一的标准和规范，保持健康档案的一致性和可比性，方便医务人员进行诊疗和健康管理。

（4）实用性：建立居民健康档案需要满足医疗工作和居民健康管理的需求，提高医疗服务的质量和效率，增强居民的自我健康管理意识和能力。

（5）客观性：建立居民健康档案需要遵循客观、公正、中立的原则，尽可能地避免主观偏见的影响，保持健康档案的真实性和可信度。

2. 我国居民健康档案的管理及使用现状

（1）管理方式：由于不同地区、不同医疗机构和部门负责居民健康档案的管理，因此，各地区之间在管理方式上存在差异。大部分地区采用电子化管理方式，少数地区仍然使用纸质档案。

（2）档案内容：居民健康档案主要包含个人基本信息、体检报告、病历、就诊记录、诊断和治疗方案等信息。部分地区还将健康风险评估信息纳入档案。

（3）使用范围：居民健康档案主要被基层医务人员用于提供个性化的医疗服务，包括临床诊断、治疗及健康管理等。同时，政府部门也可以通过居民健康档案来了解公民的健康状况和医疗服务需求，从而制定更加精准的公共卫生政策。

（4）使用限制：居民健康档案的公开和使用还存在一定的限制。在保护个人隐私的前提下，医疗机构和政府部门在使用时要遵循相关的法规和规定。

总体来说，居民健康档案已经成为医疗服务和政府公共卫生管理的重要工具。希望未来能实现跨地区、跨医疗机构的档案共享，更好地为居民提供个性化的医疗服务，进行综合管理和干预，提高居民的健康水平。

（三）建立居民健康档案的用途

居民健康档案是由公共卫生服务机构为全社会的个人和家庭建立、管理、保存和使用的个体健康信息系统。它的用途主要包括以下 5 个方面。

1. 为居民提供个性化医学服务　通过分析居民健康档案中的内容，医生可以更好地了解患者的身体状况，制定个性化的治疗方案，提供更有效的医学服务。

2. 为公共卫生管理提供支持　居民健康档案记录了患者的健康生活习惯、疾病史等信息，可用于公共卫生管理和组织卫生服务活动。

3. 协助医疗保险管理　居民健康档案记录了患者的健康信息和治疗记录，可用于医疗保险管理，帮助保险公司制定更科学、更合理的保险政策。

4. 支持科学研究　居民健康档案可作为医药研究和流行病学研究的重要数据来源，有助于科学家进一步了解人类健康和疾病的规律。

5. 改善医疗质量和安全　通过对居民健康档案的管理和分析，医疗机构可以了解诊疗程序和治疗效果，及时调整医疗质量，做出与安全相关的服务和流程上的改善。

总之，居民健康档案在医疗、公共卫生、医保、科研、质量控制等方面都具有重要的作用和应用价值。

（四）建立居民健康档案的意义

建立居民健康档案具有以下 6 个方面的意义。

1. 便于健康管理　居民健康档案是对个人健康状况全面、系统的记录，可以为医生、公共卫生机构、老年护理机构等提供有关个人健康状况的详尽信息，有利于提高健康管理水平。

2. 便于疾病的防控　居民健康档案可以记录居民的健康信息、生活习惯、基础疾病等情况，有助于分析疾病的流行状况、预测疫情趋势，为疾病的防控提供科学依据。

3. 便于开展医疗服务　居民健康档案是对个人健康信息的规范化、系统化记录，可以帮助医生制订科学、个性化的医疗服务计划，提高医疗服务效果，降低医疗事故的发生率。

4. 便于医保管理　居民健康档案是对个人的健康信息、体检结果、医疗服务记录等的全面记录，可以为医保机构提供个人医保管理的重要基础数据。

5. 便于科学研究　居民健康档案是医学科研工作者开展基础和应用研究的宝贵资料来源，可以为开展流行病学调查、评估免疫接种效果、研究疾病发病机制等提供重要的数据支撑。

6. 提高居民健康素养　建立居民健康档案可以加强居民健康素养的培养，促进居民对自我健康管理的重视和自我健康识别能力的提高。

总之，建立居民健康档案是促进卫生健康工作的重要举措，有益于提高居民的健康素质、促进社会的全面发展。

二、如何利用健康档案信息指导现实工作

利用健康档案信息指导现实工作需要从以下 5 个方面进行。

（一）疾病预防和控制

利用健康档案中的基础疾病和生活习惯等信息，针对高风险人群加强健康教育和干预措施，加强个人宣传和教育，增强公众健康意识，降低疾病的发生风险。

（二）制订个性化健康管理计划

通过流行病学分析健康档案中的健康信息、体检结果等数据，为居民制订个性化、科学、有效的健康管理计划，指导居民保持健康的生活方式，降低疾病的发生风险。

（三）提高医疗服务水平

医疗机构通过健康档案了解患者的健康状况、病史等信息，可以合理分配医疗资源，为患者提供科学的医疗服务，在诊断、治疗及康复等方面提高医疗服务水平。

（四）改进医保政策

通过全面了解居民健康档案，医保机构可以有效地优化医保政策，提高保障和服务的质量和效率。

（五）科学研究和数据支持

利用健康档案中的数据对疾病的流行趋势、发病机制、防控策略等进行科学研究，并为公共卫生政策提供数据支持。

通过以上措施，医护人员、公共卫生机构及政府部门可以更科学地管理居民的健康信息，更有效地指导和管理公众的健康状况。

三、关于居民健康档案的认识误区及存在的问题

（一）居民健康档案的认识误区

居民健康档案是一种记录个人健康状况和健康管理情况的医疗健康管理工具，但在实际应用过程中，对健康档案的认知仍存在一些误区。

1. 认为健康档案只是一张纸　事实上，健康档案不仅仅是一张纸，它是一个综合性健康管理系统，包括居民健康状况信息、健康教育、健康干预、健康管理计划等核心内容。

2. 认为健康档案只适用于疾病患者　事实上，健康档案涵盖了所有居民的个人健康状况，包括儿童、妇女、老年人、慢性病人群、残疾人等重点人群及社区一般人群，不仅仅是疾病患者的个人健康状况。

3. 认为健康档案只有医生和公共卫生人员才能查看　事实上，健康档案是居民个人的隐私信息，需要居民授权后才能查看。同时，居民也可以随时查看和修改自己的健康档案。

4. 认为健康档案不具备实际应用价值　事实上，健康档案是一种科学的健康管理手段，具有指导医疗服务、个性化健康管理、健康状况监测等实际应用价值。

5. 认为健康档案只是一项新兴的技术，并不可靠　事实上，健康档案是一个科学的医疗健康管理工具，依靠现代化技术（如互联网、云计算、人工智能等）能够提供准确的健康信息，支持医疗部门科学地促进个人健康。

总之，了解居民健康档案的实际应用价值和正确的使用方式，能够真正有效地发挥其作用，促进公共卫生事业的发展。

（二）居民健康档案使用过程中存在的问题

居民健康档案是记录居民基本信息、疾病和健康情况的重要文书，对于健康管理和医疗服务都有很大的帮助，但同时也存在以下 5 个方面的问题。

1. 档案信息的真实性和完整性问题　有些居民可能隐瞒或漏报疾病史、过敏史等重要信息，使档案信息不够真实和完整，从而影响了健康管理和医疗服务的质量。

2. 健康档案管理机制不完善、使用率不高　在实际操作中，由于各医疗机构管理机制不同、责权不清、技术手段落后等原因，在健康档案的管理方面仍存在不足，使档案信息记录不及时、管理不规范，或者档案的使用率不高，这就限制了其在健康管理和医疗服务中的作用。

3. 档案信息共享困难　由于医疗机构、卫生部门及其他管理部门之间的信息共享机制尚未完善，部分省、市之间的信息平台尚未打通，形成一个个信息孤岛，档案信息的共享受到制约，难以实现全程数据共享和利用。

4. 对档案的保护和安全管理不够重视　由于缺乏统一的档案保护和安全管理机制，不法分子有可能通过非法渠道获取居民健康档案中的敏感信息，或者对档案进行恶意篡改等，从而造成安全隐患。

5. 档案质量管理不够标准化　由于缺乏统一的标准化管理机制，各地档案的质量标准和管理方法不一，未能达到同质化和协调化管理的效果。

因此，建立完善的居民健康档案管理机制，加强对档案信息真实性、完整性的监督和管理，推

广档案信息共享，健全档案保护和安全管理体系，加强档案管理的标准化和协调化，都是提升居民健康档案应用效果的关键措施。

（三）居民健康档案信息共享存在的问题

居民健康档案健康信息共享存在的问题主要涉及以下4个方面。

1. 数据安全问题　居民健康档案中的数据涉及个人隐私和敏感信息，如果未能采取有效的安全措施进行数据保护，就会存在数据泄露的风险，对居民自身权益造成潜在的威胁。

2. 数据标准化问题　由于居民健康档案的数据来源广泛，涉及很多医疗机构和卫生部门的信息，数据的标准化程度存在较大的差异，在数据共享过程中需要进行数据结构对接和数据标准化处理工作，否则，数据之间的互通性会较差，共享效果会更不佳。

3. 政策法规问题　在各地推广健康档案信息共享的过程中，由于缺乏明确的政策法规，容易导致跨部门之间、跨单位之间的数据共享存在一定的法律不确定性，从而限制了健康档案信息的共享程度。

4. 综合运用问题　由于居民健康档案需要广泛的跨部门数据共享，协调各部门之间的数据共享成为一个很大的挑战，如何综合运用各类数据、使数据共享结果更具有实际意义，是当前需要破解的问题之一。

因此，在推广健康档案信息共享过程中，需要加强数据安全管理和标准化工作，建立健全政策法规机制，增强对数据共享的应用能力，使健康档案信息能更好地服务于居民健康管理和医疗服务的需求。

四、居民健康档案的优化

为了更好地服务全民健康，未来居民健康档案还可以进行以下优化。

（一）数据采集和共享的标准化

为了实现健康档案数据的流通和相互操作，需要建立统一的数据采集标准和标准化的数据交换格式，以确保准确、可靠、安全地共享数据。

（二）保证数据的完整性和更新性

为了保证健康档案能及时为居民健康管理提供帮助，需要建立完整的数据库，确保所有的健康信息都能被及时采集和更新。

（三）引入人工智能技术

为了更好地利用大数据技术，未来健康档案可以引入人工智能技术，以分析和评估大量健康数据，为医生和居民提供更精确的健康诊断和治疗方案。

（四）采取针对性服务

根据居民不同的身体状况和风险因素，针对性地向其提供健康管理服务，包括养生指导、健康保健计划等，让健康管理更加个性化、定制化。

（五）强化隐私保护

在进行数据共享和交换时，需要建立严格的隐私保护标准，确保居民的个人隐私得到最大程度的保护，避免因信息泄露带来负面影响。

通过不断优化居民健康档案的管理流程和措施，未来的居民健康档案可以更好地为居民的健康管理和医疗服务提供支持，从而实现全民健康的目标。

（西安市新城区韩森寨社区卫生服务中心　吴　江

福建省南平市第一医院　冯建民）

第四节　社区健康教育与健康促进

一、健康促进与健康中国行动

2019 年 6 月发布的《健康中国行动（2019—2030 年）》（下文简称《行动》）围绕疾病预防和健康促进两大核心问题，提出将开展 15 个重大专项行动，促进以治病为中心向以人民健康为中心的转变，努力使群众不生病、少生病，具体内容如下。

1. 健康知识普及行动　个人行为和生活方式对健康的影响极为重要。《行动》旨在帮助每个人学习、了解、掌握有关疾病预防、紧急救援、合理用药等方面的知识和技能。

2. 合理膳食行动　饮食风险因素导致的疾病负担占比达 15.9%，而且已经成为影响人类健康的主要危险因素。《行动》旨在针对不同人群分别给出膳食指导建议，并提出政府和社会应采取的主要举措。

3. 全民健身行动　缺乏身体活动成为发生慢性病的主要原因之一。《行动》主要针对不同人群分别给出身体活动的指导和建议，并提出政府和社会应采取的主要举措。

4. 控烟行动　每 3 个吸烟者中就有 1 个死于吸烟相关疾病，吸烟者的平均寿命比非吸烟者短 10 年。《行动》针对烟草危害，提出了个人、家庭、社会及政府应采取的主要举措。

5. 心理健康促进行动　近年来，我国以抑郁障碍为主的心境障碍和焦虑障碍的患病率呈上升趋势。《行动》提供了正确认识、识别及应对常见的精神障碍和心理行为问题，特别是抑郁症、焦虑症的建议，并提出社会和政府应采取的主要举措。

6. 健康环境促进行动　环境因素对健康的影响占比达 17%。《行动》主要针对影响健康的空气、水、土壤等自然环境问题，室内污染等家居环境风险，以及道路交通伤害等社会环境危险因素，分别给出健康防护和应对的建议，并提出政府和社会应采取的主要举措。

7. 妇幼健康促进行动　我国出生缺陷多发，妇女"两癌"高发，严重影响妇幼人群的生存及其生活质量，影响人口素质和家庭幸福。《行动》主要针对婚前、孕前、孕期、新生儿和儿童早期各阶段分别给出促进妇幼健康的建议，并提出政府和社会应采取的主要举措。

8. 中小学健康促进行动　我国各年龄阶段学生的肥胖检出率持续上升，小学生、初中生、高中生视力不良。《行动》给出了健康行为与生活方式、疾病预防、心理健康、生长发育与青春期保健等方面的知识和技能，并提出个人、家庭、学校及政府应采取的举措。

9. 职业健康保护行动　我国接触职业病危害因素的人群约 2 亿。《行动》主要依据《中华人民共和国职业病防治法》和有关职业病预防控制的指南，分别提出劳动者个人、用人单位及政府应采取的举措。

10. 老年健康促进行动　截至2020年底，60岁及以上老年人口达2.49亿，占总人口的17.9%，近1.8亿老年人患有慢性病。《行动》在老年人的膳食营养、体育锻炼、定期体检、慢性病管理、精神健康及用药安全等方面，给出了个人和家庭的行动建议，并分别提出为促进老有所医、老有所养、老有所为，社会和政府应采取的主要举措。

11. 心血管疾病防治行动　全国现有高血压患者2.7亿、脑卒中患者1300万、冠心病患者1100万。《行动》主要针对一般成年人、心脑血管疾病高危人群和患者，给出了血压监测、血脂检测、自我健康管理、膳食及运动方面的建议，提出急性心肌梗死、脑卒中发病的自救措施，并提出社会和政府应采取的主要举措。

12. 癌症防治行动　我国每年新发癌症病例约380万，死亡约229万，发病率及死亡率呈逐年上升趋势。《行动》主要针对癌症预防、早期筛查和早诊早治、规范化治疗、康复和膳食指导等内容给出了有关建议，并提出社会和政府应采取的主要举措。

13. 慢性呼吸系统疾病防治行动　我国40岁及以上人群慢性阻塞性肺疾病的患病率为13.6%，总患病人数近1亿。《行动》主要针对慢性阻塞性肺疾病和哮喘的主要预防措施及膳食和运动等方面给出了指导和建议，并提出社会和政府应采取的主要举措。

14. 糖尿病防治行动　目前我国糖尿病患者超过9700万，糖尿病前期人群约1.5亿。《行动》主要针对糖尿病前期人群和糖尿病患者，给出了疾病识别标准、膳食和运动等生活方式的指导建议及防治措施，并提出社会和政府应采取的主要举措。

15. 传染病及地方防控行动　我国现有约2800万慢性乙肝患者，每年约90万例新发结核病患者，且地方病、部分寄生虫病的防治形势依然严峻。《行动》针对艾滋病、病毒性肝炎、结核病、流感、寄生虫病及地方病，分别提出了个人、社会及政府应采取的主要举措。

二、健康教育是基层卫生工作的主要内容

《中华人民共和国基本医疗卫生与健康促进法》第十五条明确指出："基本医疗卫生服务，是指维护人体健康所必需、与经济社会发展水平相适应、公民可公平获得的，采用适宜药物、适宜技术、适宜设备提供的疾病预防、诊断、治疗、护理和康复等服务。基本医疗卫生服务包括基本公共卫生服务和基本医疗服务。基本公共卫生服务由国家免费提供。"

目前国家基本公共卫生服务有14项内容，分别是城乡居民健康档案管理、健康教育、预防接种、0～6岁儿童健康管理、孕产妇健康管理、老年人健康管理、慢性病（高血压、2型糖尿病）患者健康管理、严重精神障碍患者管理、结核病患者健康管理、传染病及突发公共卫生事件报告和处理服务、中医药健康管理、卫生计生监督协管服务、免费提供避孕药具及健康素养促进行动。其中健康教育是重要的组成部分。

此外，《中华人民共和国基本医疗卫生与健康促进法》第六十七条指出："各级人民政府应当加强健康教育工作及其专业人才培养，建立健康知识和技能核心信息发布制度，普及健康科学知识，向公众提供科学、准确的健康信息。医疗卫生、教育、体育、宣传等机构、基层群众性自治组织和社会

组织应当开展健康知识的宣传和普及。医疗卫生人员在提供医疗卫生服务时，应当对患者开展健康教育。新闻媒体应当开展健康知识的公益宣传。健康知识的宣传应当科学、准确。"第六十八条指出："国家将健康教育纳入国民教育体系。学校应当利用多种形式实施健康教育，普及健康知识、科学健身知识、急救知识和技能，增强学生主动防病的意识，培养学生良好的卫生习惯和健康的行为习惯，减少、改善学生近视、肥胖等不良健康状况。"

三、提高居民健康素养的前瞻性意义

健康素养是指个人获取和理解健康信息，并运用这些信息维护和促进自身健康的能力。居民健康素养评价指标被纳入国家卫生事业发展规划中，并作为综合反映国家卫生事业发展的评价指标。居民健康素养包括基本知识和理念、健康生活方式与行为、基本技能3个方面的内容。

提高居民健康素养具有十分重要的前瞻性意义，健康素养是衡量健康素质的重要指标，直接影响人的生命和生活质量，进而影响社会生产力的水平和整个社会经济的发展。提升公众健康素养，可以使人民群众树立科学的健康观和健康意识，提高人民群众的健康知识水平和自我保健技能，增强人民群众应对健康问题的能力，提升全民健康水平和生命质量。

1992年5月24日至29日，在加拿大维多利亚举行的第一届国际心脏健康大会上，与会专家呼吁必须在科学数据与民众之间架起一座"金桥"，这就是"健康教育"。在29日举行的闭幕会议上，世界卫生组织发布了"维多利亚心脏健康宣言"，明确指出："心血管疾病在很大程度上是可以预防的。我们拥有的科学知识可以创造一个心脏病和脑卒中成为罕见病的世界。在这样一个世界里，从婴儿到老年人，每个人都将获得积极的健康生活。"很遗憾，时至今天，至少在中华大地上，心血管疾病已经成为常见病。这从另一方面反证了健康教育及提高居民健康素养的价值和意义。

《中华人民共和国基本医疗卫生与健康促进法》第六十九条指出："公民是自己健康的第一责任人，树立和践行对自己健康负责的健康管理理念，主动学习健康知识，提高健康素养，加强健康管理。倡导家庭成员相互关爱，形成符合自身和家庭特点的健康生活方式。公民应当尊重他人的健康权利和利益，不得损害他人健康和社会公共利益。"

党的二十大报告也明确指出，要深入开展健康中国行动和爱国卫生运动，倡导文明健康的生活方式。

根据国家卫生健康委员会发布的数据，2020年我国居民健康素养水平达23.15%，比2019年提升了3.98个百分点，增长幅度为历年最大。2021年中国居民健康素养水平达25.40%，比2020年提高了2.25个百分点，继续呈现稳步提升态势。经常参加体育锻炼的人数比例达37.2%。监测结果显示，2021年全国城市居民健康素养水平为30.70%，农村居民为22.02%，较2020年分别增长2.62和2.00个百分点。东、中、西部地区居民健康素养水平分别为30.40%、23.83%和19.42%，较2020年分别增长1.34、2.82和2.70个百分点。城乡居民基本知识和理念素养水平为37.66%，健康生活方式与行为素养水平为28.05%，基本技能素养水平为24.28%，较2020年分别提升0.51、1.61、1.16个百分点。6类健康问题的素养水平由高到低依次为安全与急救素养（56.41%）、科学健康观素养（50.01%）、健康信息素养（35.93%）、传染病防治素养（27.60%）、慢性病防治素养（26.67%）和基本医疗素养（26.05%），其中基本医疗素养、安全与急救素养和传染病防治素养均有所提升，科学健康观素养、健康信息素养

和慢性病防治素养与 2020 年基本持平。

四、健康教育和健康促进工作的瓶颈与挑战

尽管从上到下都已经认识到健康教育和健康促进的重要性，但在基层推进健康教育和健康促进的实际工作中仍面临许多困难，还存在一些瓶颈和挑战。

1. 民众对健康教育在健康影响因素中的作用认识不足。

2. 基层医疗卫生机构在健康教育实践中有消极敷衍的思想，存在"打左灯、向右转"的现象。

3. 健康教育的声音繁杂不统一，阶段性重点不突出。2008 年，卫生部首次发布了《中国公民健康素养——基本知识与技能（试行）》，并首次推出《中国公民健康素养 66 条》。2015 年，国家卫生和计划生育委员会办公厅印发了《中国公民健康素养——基本知识与技能（2015 年版）》和《中国公民健康素养 66 条（2015 年版）》。2019 年，国家卫生健康委员会办公厅印发了《中国公民健康素养——基本知识与技能（2019 年版）》及新的《中国公民健康素养 66 条（2019 年版）》，具体包括基本知识和理念 25 条、健康生活方式与行为 29 条、基本健康技能 12 条，这些是目前健康教育的主要内容（表 2-4-1）。

表 2-4-1 中国公民健康素养 66 条（2019 年版）

分类	具体内容
基本知识和理念	1. 健康不仅仅是没有疾病或虚弱，而是身体、心理和社会适应的完好状态
	2. 每个人都有维护自身和他人健康的责任，健康的生活方式能够维护和促进自身健康
	3. 环境与健康息息相关，应保护环境、促进健康
	4. 无偿献血，助人利己
	5. 每个人都应当关爱、帮助、不歧视病残人员
	6. 定期进行健康体检
	7. 成年人的正常血压为收缩压 ≥90 mmHg 且 <140 mmHg，舒张压 ≥60 mmHg 且 <90 mmHg；腋下体温 36～37℃；平静呼吸频率为 16～20 次 / 分；心率为 60～100 次 / 分
	8. 接种疫苗是预防一些传染病最有效、最经济的措施，儿童出生后应当按照免疫程序接种疫苗
	9. 在流感流行季节前接种流感疫苗可以减少患流感的机会或减轻患流感后的症状
	10. 艾滋病、乙肝和丙肝通过血液、性接触和母婴 3 种途径传播，日常生活和工作接触不会传播
	11. 肺结核主要通过患者的咳嗽、打喷嚏、大声说话等产生的飞沫传播；出现咳嗽、咳痰 2 周以上，或者痰中带血，应当及时检查是否得了肺结核
	12. 坚持规范治疗，大部分肺结核患者能够治愈，并能有效预防耐药结核的产生
	13. 在血吸虫病流行区，应当尽量避免接触疫水；接触疫水后，应当及时进行检查或接受预防性治疗
	14. 家养犬、猫应当接种兽用狂犬病疫苗；人被犬、猫抓伤、咬伤后，应当立即冲洗伤口，并尽快注射抗狂犬病免疫球蛋白（或血清）和人用狂犬病疫苗
	15. 蚊子、苍蝇、老鼠、蟑螂等会传播疾病
	16. 发现病死禽畜要报告，不加工、不食用病死禽畜，不食用野生动物
	17. 关注血压变化，控制高血压的危险因素，高血压患者要学会自我健康管理
	18. 关注血糖变化，控制糖尿病的危险因素，糖尿病患者应当加强自我健康管理

分类	具体内容
基本知识和理念	19. 积极参加癌症筛查，及早发现癌症和癌前病变
	20. 每个人都可能出现抑郁和焦虑情绪，要正确认识抑郁症和焦虑症
	21. 关爱老年人，预防老年人跌倒，识别老年期痴呆
	22. 选择安全、高效的避孕措施，减少人工流产，关爱妇女生殖健康
	23. 保健食品不是药品，正确选用保健食品
	24. 劳动者要了解工作岗位和工作环境中存在的危害因素，遵守操作规程，注意个人防护，避免职业伤害
	25. 从事有毒有害工种的劳动者享有职业保护的权利
健康生活方式与行为	26. 健康生活方式主要包括合理膳食、适量运动、戒烟限酒、心理平衡4个方面
	27. 保持正常体重，避免超重与肥胖
	28. 膳食应当以谷类为主，多吃蔬菜、水果和薯类，注意荤素、粗细搭配
	29. 提倡每天食用奶类、豆类及其制品
	30. 膳食要清淡，要少油、少盐、少糖，食用合格碘盐
	31. 讲究饮水卫生，每天适量饮水
	32. 生、熟食品要分开存放和加工，生吃蔬菜水果要洗净，不吃变质、超过保质期的食品
	33. 成年人每天应当进行6～10千步当量的身体活动，动则有益，贵在坚持
	34. 吸烟和二手烟暴露会导致癌症、心血管病、呼吸系统疾病等多种疾病
	35. "低焦油卷烟""中草药卷烟"不能降低吸烟带来的危害
	36. 任何年龄戒烟均可获益，戒烟越早越好，戒烟门诊可提供专业的戒烟服务
	37. 少饮酒，不酗酒
	38. 遵医嘱使用镇静催眠药和镇痛药等成瘾性药物，预防药物依赖
	39. 拒绝毒品
	40. 劳逸结合，每天保证7～8小时睡眠
	41. 重视和维护心理健康，遇到心理问题时应当主动寻求帮助
	42. 勤洗手、常洗澡、早晚刷牙、饭后漱口，不共用毛巾和洗漱用品
	43. 根据天气变化和空气质量，适时开窗通风，保持室内空气流通
	44. 不在公共场所吸烟、吐痰、咳嗽、打喷嚏时遮掩口鼻
	45. 农村使用卫生厕所，管理好人畜粪便
	46. 科学就医，及时就诊，遵医嘱治疗，理性对待诊疗结果
	47. 合理用药，能口服不肌注，能肌注不输液，在医生指导下使用抗生素
	48. 戴头盔、系安全带，不超速、不酒驾、不疲劳驾驶，减少道路交通伤害
	49. 加强看护和教育，避免儿童接近危险水域，预防溺水
	50. 冬季取暖注意通风，谨防煤气中毒
	51. 主动接受婚前和孕前保健，孕期应当至少接受5次产前检查并住院分娩
	52. 孩子出生后应当尽早开始母乳喂养，满6个月时合理添加辅食
	53. 通过亲子交流、玩耍促进儿童早期发展，发现心理行为发育问题要尽早干预
	54. 青少年处于身心发展的关键时期，要培养健康的行为生活方式，预防近视、超重及肥胖，避免网络成瘾和过早性行为

分类	具体内容
基本健康技能	55. 关注健康信息，能够获取、理解、甄别、应用健康信息
	56. 能看懂食品、药品、保健品的标签和说明书
	57. 会识别常见的危险标识，如高压、易燃、易爆、剧毒、放射性、生物安全等，远离危险物
	58. 会测量脉搏和腋下体温
	59. 会正确使用安全套，减少感染艾滋病、性病的危险，防止意外怀孕
	60. 妥善存放和正确使用农药等有毒物品，谨防儿童接触
	61. 寻求紧急医疗救助时拨打 120，寻求健康咨询服务时拨打 12320
	62. 发生创伤出血量较多时，应当立即止血、包扎；对怀疑骨折的伤员不要轻易搬动
	63. 遇到呼吸、心搏骤停的伤病员，会进行心肺复苏
	64. 抢救触电者时，要首先切断电源，不要直接接触触电者
	65. 发生火灾时，用湿毛巾捂住口鼻、低姿逃生；拨打火警电话 119
	66. 发生地震时，选择正确的避震方式，震后立即开展自救、互救

4. 健康教育的形式单一，缺乏吸引力。

5. 健康教育者的队伍与实际需求相比还不够强大。

五、构建良性的健康促进机制

健康促进的基本策略包括倡导、赋权和协调。健康促进的核心策略是社会动员，是通过一系列综合、高效的社会动员的策略和方法，促使社会各阶层广泛地主动参与，把健康促进的目标转化成满足广大社区居民健康需求的社会目标，并转变为社区成员共同的社会行动，进而实现这一社会健康目标的过程。社会动员应贯穿于健康促进活动的全过程，并建立起有效的执行和技术管理体系。

要有效地完成这一过程，必须建立良性的健康促进机制，所谓良性就是鼓励好人做好事，形成正向的良性循环。

（河北中医药大学　卜保鹏）

第五节　社区预防接种

一、社区预防接种的发展历程

世界卫生组织（WHO）认为，除了安全卫生地饮水，没有其他方式比疫苗在降低人类死亡率方面的贡献更大，包括抗生素。预防接种是预防、控制乃至消灭相关传染病最经济、最有效的手段。我国早在唐宋时期就有接种人痘预防天花的记载。新中国成立以来，我国坚决贯彻"预防为主"的卫生工作方针，建立健全组织机构、专业队伍和管理体系，预防接种工作成绩显著，纳入免疫规划疫苗的种类不断增加，一直维持高水平的免疫覆盖率，形成稳固的免疫屏障。预防接种工作大致经历了以下3 个时期。

（一）计划免疫前期（1950—1977 年）

1961 年全国消灭天花，1963 年卫生部首次发布《预防接种工作实施办法》。

（二）计划免疫时期（1978—2000 年）

1978 年，我国全面实施计划免疫。1986 年，经国务院批准，确定每年的 4 月 25 日为"全国儿童预防接种宣传日"。1989 年、1991 年、1996 年，我国卡介苗、脊髓灰质炎疫苗、百白破混合疫苗和麻疹疫苗分别达到以省、县、乡为单位接种率为 85% 的目标。免疫规划针使传染病的发病率也降低至历史最低水平。2000 年，我国所在的 WHO 西太平洋地区宣布成为无脊髓灰质炎区域，标志着我国已实现无脊髓灰质炎的目标。

（三）免疫规划时期（2001 年至今）

2002 年，我国将新生儿乙肝疫苗纳入国家免疫规划。"四苗防六病"变为"五苗防七病"。

2005 年，国务院颁布《疫苗流通和预防接种管理条例》，全面规范预防接种和疫苗管理工作。同年，卫生部下发了《预防接种工作规范》，对各级疾控预防控制机构和接种单位的预防接种工作提出了明确的要求。2006 年，卫生部会同国家食品药品监督管理局制定并下发了《疫苗储存和运输管理规范》，对疫苗全程冷链进行规范。2007 年，国家将甲肝疫苗、流脑疫苗、麻疹 - 腮腺炎 - 风疹联合减毒活疫苗纳入免疫规划。扩大免疫规划后，纳入国家免疫规划免费接种的疫苗扩大至 14 种。2013 年，以乡为单位的国家免疫规划疫苗接种率实现 90% 的目标。2016 年，国务院颁布了新修订的《疫苗流通和预防接种管理条例》。同年，国家卫生和计划生育委员会印发了《预防接种工作规范（2016 年版）》和《国家免疫规划疫苗儿童免疫程序及说明（2016 年版）》，更加完善了预防接种和疫苗管理工作。2017 年，国家卫生和计划生育委员会和国家食品药品监督管理总局发布了《疫苗储存和运输管理规范（2017 年版）》，对疫苗储存和运输管理工作提出了更严格的要求。2019 年 12 月 1 日，我国开始施行《中华人民共和国疫苗管理法》，这是我国首次对疫苗管理单独立法。2021 年，国家卫生健康委员会发布了《国家免疫规划疫苗儿童免疫程序及说明（2021 年版）》。

至此，全国各地免疫规划服务管理体系渐趋完备，建立了市、区（县）和乡镇（街道）三级预防接种网络和冷链系统。各地采取以建立在乡镇卫生院（社区卫生服务中心）之上的接种门诊为主的预防免疫服务站点，根据各自辖区服务人群的数量，实行全天或固定日期开放。在近些年的发展中，各社区预防接种门诊大多数完成了规范化、智慧化的建设达标，使服务可及性和服务水平得到不断的提高。社区预防接种工作对广大人民群众的疾病防控做出了极大的贡献。

二、社区预防接种的特点

疫苗在阻断传染病传播过程中的作用毋庸置疑，而社区预防接种工作正是使人群普遍获得免疫力、建立群体免疫屏障的最有效方法。这既是一项科学严谨、管理高效的技术性工作，同时也是一项量大面广、艰巨复杂的社会性工作。对承担社区预防接种工作任务的单位而言，工作搞得好与坏，意义重大。

（一）社区预防接种工作使社会成员普遍受益，具有重大的经济效益和社会效益

社区预防接种工作可以使社会成员普遍受益，同时具有重大的经济效益和社会效益，因而决定了这项工作是政府实行一定福利政策的社会公益事业。一方面，政府对种类多、费用高的一类疫苗免费向公众提供；另一方面，社区预防接种工作作为社会保障体系的重要组成部分，其形成群体免疫的效果可使公众共享，使公众的身体健康免于传染性疾病的侵害。社区预防接种工作对社会的稳定和发展所带来的益处更是不可估量的。

（二）社区预防接种工作是一项科学性极强的系统性工程

社区预防接种工作要求计划性强、步骤严密。社区预防接种单位在卫生行政部门的政策领导和疾病预防控制机构的技术指导下开展工作，并且在实施接种的多个环节中，要求保持连续性、规范性，从而达到预期的免疫效果，保障人民群众的健康水平。

（三）社区预防接种工作任务具有艰巨性、长期性和不确定性的特点

传染病防治从来不是一蹴而就，通过实施预防接种控制或消灭某些传染病是一项艰巨、复杂的任务。受国内地区间经济发展不平衡、国际交往和货物贸易增多等因素的影响，一些从未有过的传染病也在向人类发起了"围剿"，突发公共卫生事件增加了社区预防接种工作的难度和风险。

三、社区预防接种工作的开展情况

预防接种工作服务的对象是全社会人群，凡是有人群的地方，不论是儿童或成年人都需要接种疫苗，提高免疫力，预防相关传染病的发生。社区预防接种作为整个预防接种工作链条的"前沿阵地"，决定着整个事业的成败。社区预防接种工作充分利用现有的卫生资源和机构设置，结合免疫规划的发展需求，因地制宜地建立辖区内的预防接种服务体系，同时注重人员的规范管理、队伍建设和冷链的正常运转。

社区预防接种的工作职责包括5项制度：①实施免疫规划疫苗计划制度；②儿童实行预防接种证制度；③疫苗施行冷链管理制度；④规范预防接种行为制度；⑤预防接种异常反应报告制度。另外，社区预防接种还包括2项规定：①现居住地接种的规定；②达到接种率目标的规定。在完成以上既定工作职责下，社区预防接种单位近些年还开展了以下重点工作。

（一）社区预防接种实现了信息化、数字化

传统的预防接种模式已然满足不了当今大众对健康管理的需求，这可能会导致部分婴幼儿，尤其是流动孩童的漏卡、漏种，形成免疫空白，成为传染病暴发的隐患。随着社会的进步和科技的发展，伴随计算机技术的高速发展，互联网事业逐渐融入社会的各个领域中。近年来，多省市社区预防接种门诊创建数字化、智慧化工作模式，可以实现信息检索快捷、数据存储时间长、数据保密性高、医院与群众交流方便、管理规范、成本低廉等目的。"互联网＋预防接种"作为一种新的预防接种形式出现在人们的视野中，家长可以通过手机下载相应的APP软件，相当于一本电子接种证，除了可以提醒疫苗接种外，还能围绕预防接种提供各种服务信息。

（二）社区预防接种环境得到同步改善

社区预防接种逐步推进预防接种门诊的标准化建设，注重公众的服务体验，优化工作流程，缩短服务对象的等候时间，结合儿童生理心理发育特点，提供温馨化的接种环境、规范化的管理和温暖化的服务。

（三）社区预防接种加强对重点人群的关注度

1. 老年人的接种管理　老年人是流行性感冒（简称"流感"）高发的特殊人群，是世界范围内推荐的重点接种人群。老年人接种流感疫苗、肺炎疫苗能明显降低其感染肺炎的概率，然而，国内老年人群肺炎疫苗的接种率相对偏低。社区预防接种广泛深入地开展流感及肺炎疫苗知识的宣传，增强老年人接种的依从性，同时把公共卫生服务下沉到社区，合理利用卫生及社会资源，努力提高老年人的疫苗接种率，关爱和帮助老年人。

2. 儿童接种率的提升　提高儿童疫苗接种率是社区预防接种的重要工作内容。家长作为儿童的监护者，在疫苗接种中发挥着重要作用，同时也是主要参与者。加强家长对疫苗及社区接种工作的认知对提升疫苗接种率有重要意义，因此，对家长开展疫苗接种相关的讲座（如妈妈班讲座）十分重要和必要。通过开展各种各样的讲座，对家长进行面对面的预防接种知识宣教，可以增强其对疫苗接种相关知识的掌握程度，还可以促进社区医生与家长之间的互动，便于家长了解疫苗接种的重要性，家长的疑惑也能得到及时、专业、正确的解答，对于减轻家长顾虑、提高家长对疫苗接种的重视程度有重要的价值。

3. 流动儿童的接种管理

（1）加大儿童预防接种知识的宣传力度，注重开展预防接种相关知识的宣传工作：采用广播、讲座、发放宣传单、张贴宣传栏等多样化的方式扩大健康教育的影响范围，逐步提高预防接种在群众中的宣传率，增强群众的预防接种意识，提高流动儿童的疫苗接种率。

（2）加强辖区人口管理，实行主动统一访视：当外来人口办理计划生育证明、暂住证及就业证时，各部门应向其发放相关健康资料；用人单位应对有关的详细信息及时、全面地收集；到流动人口较为密集的场所为流动儿童办理预防接种证，确保信息的采集量及准确性；提醒家长定时带领儿童到预防接种单位接种疫苗，为漏种儿童及时补种相关疫苗。

四、社区预防接种工作相关问题解析

开展社区预防接种工作的单位大多数设在乡镇卫生院或社区卫生服务机构，一方面，这些机构存在技术人员力量薄弱、相关设施和设备更新换代不及时等状况，另一方面，又存在工作量巨大、承担事务多等问题。单纯在社区预防接种工作中要解决的问题就已经很多。

（一）抓好预防接种异常反应的监测与处置

社区预防接种作为一种医疗行为，面对的群体又多是一老一小，因此，抓好各环节的管理，做好预防接种异常反应的监测与处置，兜底接种安全尤为重要。

1. 从事社区预防接种的工作人员须持证上岗，加强业务学习，杜绝违反预防接种工作规范和免疫程序的事故发生。

2. 做好疫苗验收和冷链转运、储存工作，从源头减少对接种者的伤害。

3. 做实、做细接种前的预检工作和接种后的留观工作，对常见反应和严重反应的处理流程均要熟练掌握，以确保安全接种。

（二）合理推动非免疫规划疫苗的使用

《中华人民共和国疫苗管理法》将疫苗分为免疫规划疫苗和非免疫规划疫苗，前者由政府免费向居民提供，后者由公民自费且自愿接种。在重要性上，二者之间没有任何差别；在分类上，也只是根据国家可投入的公共卫生资源现状进行的一种行政分类，而非医学分类。目前免疫规划疫苗的接种情

况明显好于非免疫规划疫苗。作为直接面对接种群体的社区预防接种单位，有责任和义务向群众宣讲以上知识，为推动非免疫规划疫苗的使用、有效预防相关传染病的发生做出应有的努力。

（昌乐县宝都街道社区卫生服务中心　刘成祥）

第六节　中医药健康管理

一、传承祖国医学

祖国医学的发展史可以追溯到黄帝时代，其以《黄帝内经》《难经》《神农本草经》《伤寒杂病论》等为代表，构成了独特的医学体系，通过学术思想的发展形成了博大精深的祖国医学。

《黄帝内经》成书于战国时期，反映了我国古代朴素唯物主义辩证思想。"不治已病治未病，不治已乱治未乱"是《黄帝内经》非常重要的思想。

《难经》采用问答的形式对《黄帝内经》的重点和难点进行了解释和发挥，确定了寸关尺中医诊脉法，奠定了脉学基础；望闻问切参合，创立了中医的整体观。其对祖国医学的发展有深远的影响。

《神农本草经》是集东汉之前中草药药物学大成之作，为我国中医药药物学奠定了基础，对后世中医药药物学的发展有重要影响。

汉代张仲景编撰的《伤寒杂病论》强调内治为主、外治为辅，注重整体的综合治术，是中国医学发展历史的里程碑，也是中国传统医学理论发展和成熟的重要标志。

中医学理论形成以后，经历代医家的传承和发扬光大，庇佑着中华民族，引领中华民族战胜疾患、瘟疫和灾难，绵延后代、生生不息。

新中国成立后，党和政府十分重视中医药即祖国医学，坚持中医、西医并重的医疗发展模式。

毛泽东主席在第一届全国卫生大会上提出，"面向工农兵，预防为主，团结中西医"是新中国卫生工作的三项基本原则。

习近平总书记在2016年8月的全国卫生与健康大会上提出："以基层为重点，以改革创新为动力，预防为主，中西医并重。"

2016年，国务院发布的《中医药发展战略规划纲要（2016—2030年）》指出，中医药作为我国独特的卫生资源、潜力巨大的经济资源、具有原创优势的科技资源、优秀的文化资源及重要的生态资源，在经济社会发展中发挥着重要作用。

2017年，习近平总书记在党的十九大报告中明确指出："坚持中西医并重，传承发展中医药事业。"

2017年7月1日，《中华人民共和国中医药法》正式实施，以法律形式将祖国医学的传承和发展固定确定下来。

2019年，习近平总书记对中医药工作做出重要指示，强调传承精华守正创新，为建设健康中国贡献力量。

党的二十大报告在推进健康中国建设的内容里继续强调要促进中医药传承和创新发展。

2023年2月10日，国务院办公厅印发《中医药振兴发展重大工程实施方案》。

习近平总书记关于中医药的论述及国务院颁布的关于中医药的一系列法律法规充分阐释了传承祖国医学的目的是促进中医药振兴发展，意义是增进人民健康福祉，保证人民享有安全、有效、方便的中医药服务，充分发挥中医药在我国医药卫生事业中的作用。

二、中医药是解决基层医疗保健的重要措施

中医药在基层医疗机构中发挥着重要的医疗保健作用。《中医药振兴发展重大工程实施方案》明确指出要加强基层医疗卫生机构中医馆的建设，实现全部社区卫生服务中心和乡镇卫生院设置中医馆、配备中医医师、提升中医馆的服务能力。该方案从国家层面确立了中医药在解决基层医疗机构医疗保健问题中的重要地位。国家强调保基本、强基层，中医药有着"简、便、验、廉"的优势，在推进健康中国建设、促进优质医疗资源扩容和区域均衡布局、坚持预防为主、加强重大慢性病健康管理、提高基层防病治病和健康管理能力等方面有着先天不可替代的巨大优势，而且是解决基层医疗保健的重要方法。

（一）中医药是预防保健的重要方法

中医药"不治已病治未病，不治已乱治未乱"的全人观、整体观思想在预防保健方面发挥了重要作用。基本公共卫生服务规范中对老年人、儿童、孕产妇及高血压和糖尿病等慢性病患者的中医保健是利用中医药解决基层医疗预防保健的具体体现。

（二）中医药是治疗现患疾病的重要方法

中医药的中医适宜技术通常是指安全有效、成本低廉、简便易学的中医药技术，又称"中医药适宜技术"，是祖国医学的重要组成部分，其内容丰富、范围广泛、历史悠久，经过历代医家的不懈努力和探索，取得了巨大的成就。

2006年起，国家中医药管理局制订了一系列中医临床适宜技术推广计划项目。2008年8月25日《国家中医药管理局办公室关于做好基层常见病多发病中医药适宜技术推广项目实施工作的通知》发布，确定了《46个基层常见多发病种中医药适宜技术推广目录》，制定了《25个基层常见病针灸推拿刮痧技术推广目录》。

（三）中医药是预防和治疗传染病的重要措施

根据《中国疫病史鉴》，从西汉到清末，中国至少发生过321次大型瘟疫。在祖国医学的引领下，中华民族与各种瘟疫展开了一次又一次的斗争，有效遏制了疫情的蔓延。

新型冠状病毒感染大流行期间，中医药全方位、全链条地深度融入疫情防控，做出了巨大贡献。2022年3月31日，《世界卫生组织中医药救治新冠肺炎专家评估会报告》明确肯定了中医药救治新型冠状病毒感染患者的有效性和安全性。

三、国医堂的管理实践

1. 充分发挥职工的主观能动性，做到人尽其才、物尽其用，设计严谨的绩效考核方案，对国医堂职工的工作数量、病历质量、治疗效果、感染控制、居民满意度等方面设计考核细则，根据国医堂

的不同发展阶段对绩效考核方案进行动态调整。

2. 充分利用上级部门组织的学习进修提升自身能力，克服工学矛盾，绝不轻易放弃能力提升的机会。

3. 充分利用上级部门对基层医疗机构的利好政策，把上级医院优秀的中医师请进来对基层中医师进行传帮带，创国医堂品牌，服务一方百姓。

4. 建立适合本中心特点的国医堂工作制度及操作规程。由中医和西医康复医师合作管理。国医堂病员的诊断和治疗以中医及康复方法为主，必要时可请相关科室协助。中医师根据理、法、方、药的原则，及时、认真地书写中医或中西医结合病历（包括门诊病历、住院病历）。对于年老经验丰富的中医师及康复医师，应配备水平较高的青壮年中医或西学中医师作为助手，继承并整理其学术经验。积极开展有关中医及康复的科研工作。承担中医及康复的教学工作，认真带好进修、实习人员，定期开展中医及康复学术活动。积极收集民间土、单、验方，对其进行整理、筛选、验证，对确有疗效的要推广应用。

四、挖掘中医药功能的探索

2022 年 3 月 8 日《基层中医药服务能力提升工程"十四五"行动计划》（下文简称《计划》）发布，提出坚持以人民健康为中心，补短板、强弱项、固根基，着力健全中医药服务网络，全面提升基层中医药在治未病、医疗、康复、公共卫生、健康宣教等领域的服务能力。基层中医药迎来了关键性的政策指引，基层中医人应挖掘中医药功能，赋能医防融合，做好全生命周期的中医健康管理。

（一）挖掘中医药功能、提升中医服务能力，人才是关键

《计划》首次提及要推广"县管乡用""乡管村用"等人才管理模式，提出在职称晋升、薪酬待遇、进修学习等方面给予优惠政策，提升基层中医药岗位的吸引力。中医强基层，基层强中医，基层中医工作者应依托医联体及上级医院的首席中医师进社区、乡村医生技能培训等活动，补短板、强弱项、固根基，加强理论及临床知识的学习，提升自身服务能力，成为基层中医人才，成为基层全生命健康管理的中坚力量。

（二）探索中医适宜技术的优势，全面提升健康管理能力

"简、便、验、廉"的中医适宜技术满足了居民的诊疗需求，解决了居民反映的"看病难、看病贵"的问题。《计划》提出，到 2025 年基层中医药服务的提供基本实现全覆盖，100% 的社区卫生服务中心、乡镇卫生院能够规范开展 10 项以上中医药适宜技术。但如何更好地将其服务于临床是值得基层中医人深思的问题。

1. 探索优势病种，发挥中医适宜技术的优势，提高基本医疗服务能力　上呼吸道疾病、消化道疾病、颈肩腰腿痛、高血压、糖尿病、脑卒中等疾病的社区康复是基层基本医疗工作的主要疾病谱，每一种疾病都有其特色的中医适宜技术，而每一种中医适宜技术都有其优势病种。例如，急性上呼吸道感染，给予刮痧、拔罐、放血可以明显提高临床疗效；针刺治疗对于颈肩腰腿痛及头痛等疼痛类疾病有立竿见影的效果。应探索优势病种，发挥中医适宜技术的优势，提高基层中医临床诊疗能力。

2. 中医适宜技术与基本公共卫生工作融合，提高健康管理能力　《计划》提到，在国家基本公共卫生服务项目中，要针对高血压、糖尿病等慢性病强化医防融合，优化中医药健康管理服务内容。

至 2025 年，老年人和儿童中医药健康管理率分别达 75% 和 85%。基层中医药已从治未病发展到强化治未病，对重点人群和慢性病患者的中医药健康管理率也在逐年提高。国家相继出台了糖尿病、高血压、孕产妇、儿童等人群的中医健康管理技术规范，应以技术规范为蓝本，结合临床实际情况，发挥中医适宜技术的优势，提高对重点人群的健康管理能力。在既往家庭医生签约的基础上，制定并推广适宜的中医药签约服务包，提高中医药签约服务的数量和质量，提供全生命周期的中医药签约服务。

3. 中医适宜技术进万家，提升居民自我健康管理能力　"简、便、验、廉"的中医适宜技术不仅适用于医疗机构，还可以走进千家万户。以"中医适宜技术进万家"项目为契机，基层医疗机构应探索刮痧、艾灸、拔罐等中医适宜技术，借助"互联网＋"创新形式开展居民科普及培训工作，提升居民的自我健康管理能力。

（三）弘扬中医养生文化，致力中医健康教育

目前基层医疗机构主要以中医体质辨识和中医健康指导来开展中医健康教育，其形式单一且多数流于形式，未做到实处。今后可以着力开展医务人员中医健康教育培训，提高其中医健康教育能力，充分发挥中医药功能，提高居民中医健康素养。此外，中医养生导引功法亦是中医养生保健文化的瑰宝，可以创新形式，联合医联体单位开展居民培训，联合社会中医爱好者组建中医养生保健指导小组，开展中医健康教育。

（石家庄市裕华区裕强街道办事处社区卫生服务中心　袁　睿）

第七节　家庭医生签约工作

一、家庭医生签约服务的发展及成效

（一）签约服务的发展历程与模式

1. 顶层设计和区域试点　2006 年《国务院关于发展城市社区卫生服务的指导意见》发布，提出要以社区、家庭和居民为服务对象，以主动服务、上门服务为主，开展诊疗服务。上海市长宁区作为先行试点区于 2007 年率先提出实施家庭医生责任制度、提供家庭医生服务的理念。山东省青岛市紧随其后实行家庭医生联系人制度，居民按照平等自愿的原则与社区卫生服务中心签订协议。2009 年发布的《关于深化医药卫生体制改革的意见》强调要提供主动、连续和责任制的服务，全面发展家庭医生服务的各种模式。随后，北京、上海、深圳等地纷纷出台相关政策，开展家庭医生服务试点。

2011 年发布的《国务院关于建立全科医生制度的指导意见》明确提出要实行全科医生签约服务。2016 年发布的《关于推进家庭医生签约服务的指导意见》明确了家庭医生签约服务的目标，标志着我国家庭医生签约服务全面启动。2016 年发布的《"健康中国 2030"规划纲要》提出，要创新医疗服务供给模式，完善家庭医生签约服务，并将其提升到国家战略层面。2017 年发布的《国务院办公厅关于印发深化医药卫生体制改革 2017 年重点工作任务的通知》提出，总结并推广地方成功经验，进一步扩大试点范围，大力推进家庭医生签约服务。至此，家庭医生签约服务在我国得到全面实施。

2018 年发布的《关于做好 2018 年家庭医生签约服务工作的通知》提出，聚焦家庭医生签约服务工作，在稳定签约数量、巩固覆盖面的基础上，把工作重点向提质增效转变。

为推进家庭医生签约服务高质量发展，2022 年国家卫生健康委员会、财政部等 6 部门联合印发了《关于推进家庭医生签约服务高质量发展的指导意见》，提出家庭医生签约服务覆盖率每年提升 1～3 个百分点的阶段性目标，并要求到 2035 年，签约服务覆盖率要达到 75% 及以上，重点人群签约服务覆盖率达到 85% 及以上。

2. 签约服务开展模式　全国家庭医生签约服务主要形成了 6 种特色模式（表 2-7-1），从不同角度推动了家庭医生签约服务的发展。

表 2-7-1　6 种特色家庭医生签约服务模式

模式	主体	方式	内容	医联体形式	签约服务费用的支付	医保支付的特点
上海市"1+1+1"签约服务模式	以全科医生为服务主体，社区卫生服务中心为实施主体	家庭医生团队"2+X"模式（全科医生、社区护士，按需选配其他人员），服务人数 2000～2500 人	上海市徐汇区推出"徐汇服务包"，分为基础包、"五优享、五专享、五汇享"组合签约包和 10 类重点人群包	签约居民与社区卫生服务中心家庭医生签约，同时与 1 家区级医院、1 家市级医院进行组合签约	签约服务费每人每年 120 元，均由政府负担	医保政策向社区卫生服务中心倾斜，通过差异化门（急）诊、住院起付标准和报销比例，提高居民签约率
厦门市"三师共管"签约服务模式	以全科医生为服务主体，社区卫生服务中心为实施主体	厦门市"1+1+N"模式（家庭医生、健康管理师或社区护士、公卫医师、医技人员），服务人数不超过 1500 人	向签约居民提供在专科医生指导下的高血压、糖尿病等慢性病常规库和强化管理库动态流动的三师精细化管理，并提供各类并发症的筛查	基层单位的全科医生、健康管理师及三级医院的专科医师形成"1+1+N"的"三师共管"模式	每人每年 120 元，由医保基金、公共卫生服务经费和签约居民个人按 7：3：2 的比例负担	医保政策向社区卫生服务中心倾斜，通过差异化门（急）诊、住院起付标准和报销比例，提高居民签约率
杭州市家庭型医养护一体化服务	以全科医生为服务主体，社区卫生服务中心为实施主体	家庭医生团队"2+X"模式（全科医生、社区护士，按需选配其他人员），服务人数 1000～1500 人	以医疗护理康复进家庭为基础，拓展日托及机构养老健康服务内涵，根据居民需求，提供集医疗、养老和护理一体化的个性化健康服务	家庭型医养护一体化服务，根据地域建立城乡医联体、城区医联体、县域医共体、城市医院集团	签约服务费每人每年 120 元，其中市、区财政承担 90%，个人承担 10%	医保政策向社区卫生服务中心倾斜，通过差异化门（急）诊、住院起付标准和报销比例，提高居民签约率
安徽定远县"按人头总额预付"签约服务模式	以乡村医生为责任人的家庭医生服务，实施主体为村卫生室	乡镇卫生院医生、护士、公共卫生人员、健康管理师、心理咨询师、卫生计生专干等，不超过 1000 人	向签约居民提供免费的基础服务包和有偿的初级、中级、高级服务包（共 4 类 16 种），满足了不同类型签约居民的个性化健康需求	建立县、乡、村三级服务共同体，责任共同体，利益共同体，管理共同体的"四位一体"县域医疗服务共同体	免费的基础包和收费 20 元、50 元、100 元、200 元不等的有偿服务包	医共体按人头总额预算医保基金，包干使用，年度收支结余由县、乡、村三级医疗机构按 6：3：1 的分成使用，超支部分由三级共同分摊

续表

模式	主体	方式	内容	医联体形式	签约服务费用的支付	医保支付的特点
江苏盐城大丰区"基础包＋个性包"签约服务模式	以乡村医生为责任人的家庭医生服务，实施主体为村卫生室	乡镇卫生院医生、护士、公共卫生人员、健康管理师、心理咨询师、卫生计生专干等，不超过1000人	向签约居民提供以基本医疗卫生服务为主的基础包，以及"梯度结构、种类合理、特色鲜明、内容丰富，适应不同人群"的付费初级包、中级包和高级包	家庭医生服务以村卫生室为主体，乡镇卫生院提供技术支撑	根据签约服务包类型不同，收费为0～800元，其中基础包免费提供，初级包每人每年50元，中档包每人每年100元，复合型每人每年120元和150元，高档包每人每年200～800元	新农合报销进行调整，根据签约服务包类型提高支付限额标准；扩大在村卫生室就诊的报销范围，在村卫生室就诊时，只收取药品个人负担部分费用
深圳罗湖模式	以全科医生为服务主体，社区健康服务中心为实施主体	家庭医生团队"2＋X"模式（全科医生、社区护士，按需选配其他人员），服务人数在2000～2500人	罗湖医院集团推出12个针对不同年龄段人群及不同人群需求的量化家庭医生签约"服务包"	整合5所区域公立医院和23家社区健康服务中心，设立6个管理中心和12个资源中心，成立了一体化、紧密型、唯一法人的罗湖医院集团，形成管理、责任、利益、服务共同体	签约服务费每人每年120元，均由政府负担	以健康为导向的医保按人头付费支付制度，医保经费总额包干，节余奖励

（二）签约服务的成效

随着家庭医生签约覆盖面的稳步扩大，签约服务能力持续提升，签约服务内涵逐步深化。多地常住人口签约率超过30%，重点人群签约率超过80%。多地积极采取有效举措，推进家庭医生签约服务高质量发展，努力增加家庭医生签约服务供给，提高签约服务水平。例如，北京市卫生健康委员会引导二级医疗机构符合条件的医务人员加入家庭医生队伍，各区至少选择2家非公立医疗机构开展签约服务；上海拓展家庭医生签约渠道，实现社区卫生服务机构诊间、社区事务中心、养老机构、校园、企业楼宇等签约渠道全覆盖。拓展市级家庭医生在线签约服务平台功能，并结合"功能社区"的社区卫生服务试点工作，将签约服务覆盖更多的在职、在校群体，进一步推动就医下沉。

1. 推进分级诊疗制度建设的重要抓手 推行分级诊疗制度建设是深化医药卫生体制改革的重要内容，要逐步形成基层首诊、双向转诊、急慢分治、上下联动的分级诊疗模式。各地基层医疗卫生机构通过提供上门服务、长期处方、延期处方、转诊绿色通道、家庭病床服务及医保报销优惠等举措，让签约居民获得实惠，方便群众就近医疗，实现首诊在社区，有效改善诊疗秩序，提升服务质量和居民感受度。

脱贫攻坚期间，建档立卡的慢性病贫困人口基本实现家庭医生签约服务"应签尽签"，乡镇卫生院和村卫生室为签约的慢性病贫困人群提供了规范的慢性病管理服务，有效避免了因病返贫，巩固了脱贫攻坚成果。新型冠状病毒感染大流行期间，家庭医生在完成日常诊疗和健康管理服务的同时，还承担了预检分诊、流行病学调查、隔离人员管理、宣传教育、核酸采样、疫苗接种等工作，为疫情防控做出了积极的贡献。

2. 提升基层医疗服务能力的重要环节　加强基层医疗卫生工作是医药卫生事业改革发展的重点，签约服务是低成本、高产出、保障人民健康的重要举措。签约服务使签约居民享受到家庭医生团队提供的基本医疗、公共卫生及约定的健康管理服务，引导签约居民逐步形成基层首诊的就医习惯，提高社区卫生的利用度。签约服务提高了居民的就诊满意度，促使社区卫生挖掘优势，优化就诊流程，提升常见病、多发病的中西医诊治能力，拓展社区康复、护理功能，促进卫生资源的优化配置。

3. 提高居民健康管理的重要步骤　随着老龄化问题日益突出及居民健康需求的增加，签约服务根据不同人群实施全面、连续、有针对性的健康管理。家庭医生签约服务可以提高签约居民对自身疾病的认识，强化健康评估和健康教育，做好高危人群的筛查和管理，推行良好的健康方式及有效的慢性病社区干预措施，有效地规范慢性病的防治。近年来家庭医生签约服务通过推进智慧家医，向社区居民提供健康咨询、健康教育、健康随访、健康信息数据查询等线上服务，全面了解签约居民的健康状况，为全人群、全方位的健康管理奠定了基础。

二、居民对家庭医生签约服务的认知

签约居民对签约服务的认知可分为知晓、信任、评价 3 个方面。部分签约居民对签约服务的内涵理解有偏差，认为家庭医生是上门入户的私人医生，对签约带来的实惠并不了解。

（一）居民对签约服务及相关政策不了解

居民对签约服务、家庭医生团队组成及相关政策的认知度都有待提高。签约居民的认知度高于未签约居民，但其对基本服务和个性化服务项目并不了解。老年群体对签约服务内容相对熟悉，对就医、转诊、用药、医保等有差异化的政策更在意；中青年群体则更看重精准、方便、快捷的服务。

（二）居民存在对签约服务的不信任感

由于社区卫生服务机构的设施、设备条件落后，居民的健康需求未得到满足，因而对于签约服务易产生不信任感。家庭医生团队是基层医疗卫生机构的核心组成部分，团队服务能力的高低直接影响着居民对家庭医生的信任度，居民对家庭医生越信任，对基本服务的需求越高。目前社区医患信任度尚可，但医生的专业能力还有待进一步提升，顾及利益程度、关爱程度、尊重程度、隐私保护程度会影响居民对家庭医生签约服务的信任度。

（三）居民对签约服务的满意度有待提高

满意度是评价签约服务的重要指标，知晓签约和服务利用对签约满意度的影响显著。目前知晓签约的居民满意度高于不知晓签约的居民，近 40% 的签约居民感觉"被签约"。"利用越多、满意度越高"的关联性很强，例如，不同年龄阶段慢性病患者的满意度高于未患慢性病的老年人，主城区签约居民的满意度低于非主城区。签约居民对社区卫生服务人员的服务态度满意度较高，但对就诊环境、诊疗水平的满意度较低。

三、如何提升家庭医生签约的履约水平

（一）增加服务供给

1. 提升医疗服务能力　进一步改善基层医疗卫生机构的基础设施和装备条件，强化基层医疗卫生机构的基本医疗服务功能，提升家庭医生开展常见病、多发病诊疗及慢性病管理的能力，鼓励乡镇卫生院和社区卫生服务中心根据服务能力和群众需求，按照相关诊疗规范开展符合相应资质要求的服务项目，拓展康复、医养结合、安宁疗护、智能辅助诊疗等服务功能。

2. 加强健康管理　根据社区卫生服务中心的功能及基本服务项目，落实基本医疗与公共卫生服务，强化服务内涵，推动全方位、全生命周期的健康管理服务。建设社区健康管理中心，每年对签约居民开展一次健康评估，分析签约居民的主要健康风险与需求，制定针对性的健康管理方案。加强对签约居民疾病风险的早期筛查与干预，提高高血压、糖尿病、肿瘤等疾病的早期发现比例。开展针对性的健康教育，提高健康素养，引导居民践行"健康第一责任人"的理念。

3. 加强中医药服务　坚持中西医并重，加强基层医疗卫生机构中医科和中医馆的建设，改善中医药服务场地条件和设施水平，普遍将中医药服务纳入签约服务内容，加强签约团队中医药人员配置，鼓励家庭医生（团队）掌握和使用针刺、推拿、拔罐、艾灸等中医药技术方法，提供中医治未病服务。

（二）优化服务方式

1. 推广弹性化服务协议　服务协议应明确签约双方的责、权、利，列出服务清单。服务协议有效期可为1~3年，支持家庭医生与居民以家庭为单元签订服务协议，鼓励各地探索以党政机关、企事业单位、产业园区、商务楼宇等功能社区为签约对象，签订服务协议。

2. 加强全专结合、医防融合　通过专科医生直接参与签约服务、家庭医生经绿色通道优先转诊专科医生等形式，为签约居民提供"一站式"全专结合服务，加强全科与专科医生的协作，促进基层医防融合，增强签约服务的连续性、协同性和综合性。

3. 推进"互联网＋签约服务"　基于区域全民健康信息平台，搭建或完善家庭医生服务和管理信息系统，实现线上为居民提供签订协议、健康咨询、慢性病随访、双向转诊等服务。信息系统记录的服务行为可以作为考核和评价家庭医生服务履约的重要指标。加强区域健康信息互通共享，打通家庭医生服务和管理信息系统、医疗机构诊疗系统及基本公共卫生系统之间的数据通道，积极推广人工智能等新技术的应用。

（三）完善保障机制

1. 发挥基本医保引导作用　在医疗服务价格动态调整中，优先考虑能体现分级诊疗、技术劳务价值高的医疗服务项目，促进就近就医。推进基层医疗卫生机构门诊就医按人头付费，引导群众主动在基层就诊，促进签约居民更多利用基层医疗卫生服务。医保部门应加强协议管理，完善结算办法，确保参保人员获得高质量的医疗服务，还应加强绩效评价，完善结余留用的激励政策。继续对不同层级医疗机构实行差别化支付政策，合理设置基层医疗卫生机构与二级及以上医疗机构之间在报销水平上的差距。

2. 健全激励机制　发挥签约服务费的激励作用。合理测算家庭医生签约服务费结算标准，原则

上将不低于 70% 的签约服务费用于参与家庭医生签约服务人员的绩效分配，签约服务费在考核后拨付。二级以上医疗机构要在绩效工资分配上向参与签约服务的医生倾斜。明确家庭医生签约服务中基本服务包和个性化服务包的内涵，并相应地调整费用结算标准。

3. 加强监督、考核及评价　加强家庭医生签约服务质量考核和监督力度，将签约服务人数、重点人群占比、续签率、健康管理效果、服务质量及签约居民满意度等作为评价指标，利用信息化手段和居民回访等方式，定期对基层医疗卫生机构和家庭医生开展监督评价，考核结果与经费拨付、绩效分配等挂钩。

四、家庭医生签约服务面临的困惑与问题

（一）"签而不约"，如何做实

签约居民对签约服务的体验感不高，虽然签约但未享受到有价值的服务，签约吸引力不强。居民流动性强，就医管理难度较大。

（二）"签而难约"，如何做细

家庭医生作为签约服务的实施主体，由于编制有限，人员不足，公共卫生事务比较繁重，团队效率较低，不能满足签约居民的多层次健康需求。

（三）"签而无用"，如何做优

社区卫生服务机构的药物以基本药物为主，品种有限，同时双向转诊预约号源不充足，转诊流程不通畅，签约服务的优惠未得到充分体现。

五、家庭医生签约服务的改进与完善

结合基层卫生能力提升的契机，推进签约服务高质量发展，还要从以下 6 个方面入手深化家庭医生签约服务，提高签约履约质量。

（一）充实家庭医生团队数量

推行医生签约服务准入制度，鼓励社会力量举办的医疗机构参与组建符合标准的家庭医生团队，在所在地街道社区卫生服务中心或乡镇卫生院统一管理下开展家庭医生签约服务，并享受同样的家庭医生签约服务政策。

（二）鼓励大医院资源参与家庭医生签约

建立全科医生信息交流平台，发挥二、三级医疗机构卒中、胸痛、创伤、儿科、妇产五个中心的作用，引导二、三级医疗机构的全科医生与基层医疗卫生机构双向选择，通过全专联合、多点执业、购买服务、退休返聘等形式，鼓励二、三级医疗机构的全科医生组建或加入基层家庭医生服务团队，为居民提供高水平的签约服务。

（三）推进家庭医生服务模式转型升级

建立"以家庭医生团队为服务主体"的全周期健康管理服务模式，推行"预约就诊—定向分诊—诊前健康管理服务—诊间就医取药—诊后付费—复诊预约"的标准化服务流程，提升服务便利性和居民的就医感受。

（四）加强签约服务内涵建设

家庭医生团队除了依约为签约居民提供基本医疗、基本公共卫生等基础性签约服务外，还应结合自身服务能力及医疗卫生资源配置情况，针对签约居民的健康需求挖掘服务潜力，开发并提供个性化的有偿服务，满足不同层次签约居民的健康需求，特别是将重点人群的个性化医疗健康需求放在优先考虑的位置。

（五）提高签约服务考核精准度

完善家庭医生签约服务绩效考核办法，从签约对象的数量与构成、服务质量、健康管理效果、签约居民基层就诊比例、居民满意度等不同维度，建立以服务供给为导向的核心考核指标。考核结果与家庭医生团队和个人绩效分配挂钩，合理提高收入水平，提升家庭医生的工作积极性和创新性。

（六）加强宣传引导

加强家庭医生签约服务宣传，扩大签约服务群众知晓率，引导更多居民利用签约服务。重点做好签约服务内涵的内容宣传，合理引导居民的预期。发掘能优质、高效地推进家庭医生签约服务的典型案例，以点带面，发挥正面示范引导作用，为家庭医生签约服务的发展创造良好的社会氛围。

（上海市徐汇区卫生事业管理发展中心　顾文钦）

第八节　紧密型县域医疗卫生共同体建设

一、概述

（一）紧密型县域医疗卫生共同体的定义

紧密型县域医疗卫生共同体是指由党委统揽、政府主导，以县级医院为龙头，其他若干家县级医院及乡镇卫生院为成员单位的紧密型县域医疗卫生共同体。通过创新县域医疗健康服务体系、管理体制、运行机制及服务模式，推行医保支付方式改革，实施人事薪酬制度，完善乡村卫生管理一体化，推动"两下沉、双提升"（人才下沉、资源下沉，提升基层服务能力和群众就医满意度），促进优质资源共享，形成服务共同体、责任共同体、利益共同体、管理共同体，从而促进县域内医疗卫生资源合理配置、医共体内人员正常流动、基层医疗服务能力明显提升、就医秩序合理规范，逐步实现"制度强、服务强""人民健康水平高、对医改满意度高"的"两强两高"目标，更有效地落实"基层首诊、双向转诊、急慢分治、上下联动"的分级诊疗制度，让更多群众首诊到基层，基本实现大病不出县。

（二）紧密型县域医疗卫生共同体的指导思想

坚持以习近平新时代中国特色社会主义思想为指导，全面贯彻党的二十大精神，落实新时代党的卫生与健康工作方针，深化医药卫生体制改革，以人民健康为中心，全面推进健康中国建设，把乡村医疗卫生工作摆在乡村振兴的重要位置，以基层为重点，以体制机制改革为驱动，加快县域优质医疗卫生资源扩容和均衡布局，推动重心下移、资源下沉，健全适应乡村特点、优质高效的乡村医疗卫生体系，让广大农民群众能够就近获得更加公平可及、系统连续的全周期健康服务，不断提高人民健康水平。

（三）紧密型县域医疗卫生共同体的基本原则

基本原则是政府主导、统筹规划、坚持公益、创新机制、资源下沉、提升能力、便民惠民、群众受益。

（四）紧密型县域医疗卫生共同体的发展历程及成效

2014年起，福建省尤溪县、安徽省天长市等地整合辖区内县、乡医疗卫生机构，开展集团化管理运营的总医院、医院集团等形式的县域医共体建设，推动以健康为中心、以基层为重点的县域医疗卫生服务体系改革，成效显著。

2017年，结合有关城市医联体、县域医共体建设发展的经验，国务院办公厅发布了《关于推进医疗联合体建设和发展的指导意见》，明确提出"在县域重点探索以县级医院为龙头、乡镇卫生院为枢纽、村卫生室为基础的县乡一体化管理，并与乡村一体化管理有效衔接的医疗共同体"，要求"以落实医疗机构功能定位、提升基层服务能力、理顺双向转诊流程为重点""建立完善不同级别、不同类别医疗机构间目标明确、权责清晰、公平有效的分工协作机制""推动分级诊疗制度，实现以治病为中心向以健康为中心的转变"。随后，山西省、浙江省先后在各自前期相关改革试点的基础上，在全省范围内启动了县域医共体的建设工作。

2019年5月15日，国家卫生健康委员会和国家中医药管理局联合发布了《关于推进紧密型县域医疗卫生共同体建设的通知》，提出医共体的建设进入实质性的推进阶段，结合安徽、浙江等地的经验，在全国遴选500个县进行县域医共体的试点。

2019年8月30日，国家卫生健康委员会和国家中医药管理局正式发布了《关于印发紧密型县域医疗卫生共同体建设试点省和试点县名单的通知》，全国紧密型县域医疗卫生共同体建设试点县名单正式出炉。试点县的数量从原来遴选公布的500个增加至567个（新增山西省和浙江省2个省级试点）。

2020年7月9日，《卫生健康委、中医药局关于印发医疗联合体管理办法（试行）的通知》发布，为推进县域医疗卫生服务体系重组、规范医共体建设与管理提供了及时的政策依据。

2020年9月，国家卫生健康委员会联合国家医保局、国家中医药局共同研究并制定了《紧密型县域医疗卫生共同体建设评判标准和监测指标体系（试行）》，以规范医共体建设发展，确保改革落地见效。该文件提出了基于"责任、管理、服务、利益"4个"共同体"维度共11项建设评价指标，并组织力量对试点进行跟踪评估。2020年的评估结果显示，在754个试点中，535个试点达到了紧密型县域医共体的建设标准，强化了地方党委政府发展医疗卫生事业的责任意识和领导作用；93%的试点成立了党委政府牵头的县域医共体管理委员会，通过加大医共体统筹管理力度和自主决策权限，87%的试点实现了转诊规范化管理，76%的试点实现了成员单位之间信息的互联互通，70%以上的试点开展了人员、岗位、药品等要素资源的统一管理工作，65%的试点开展了医保统筹管理探索，并实现收入的统一管理；从数据来看，全国70%以上的试点县已达到紧密型标准。

2021年11月30日，国家卫生健康委员会就紧密型县域医共体建设试点进展的有关情况举行发布会，指出截至2020年底，全国共组建县域医共体4028个，提高了县域医疗卫生的整体服务效能，有效促进了分级诊疗。

2023 年 2 月和 3 月，中共中央办公厅、国务院办公厅相继发布《关于进一步深化改革促进乡村医疗卫生体系健康发展的意见》《关于进一步完善医疗卫生服务体系的意见》，提出强化和拓展县域医疗卫生体系服务功能、推进县域内医疗卫生服务一体化，推动了紧密型县域医疗卫生共同体建设由试点阶段转入全面推进阶段。以省为单位部署开展，年内达到紧密型标准的县（市、涉农区）比例不低于 60%。实行县乡一体化管理，逐步实现行政、人事、财务、业务、用药目录、信息系统等方面的统筹管理，建立责任、管理、服务、利益共同体。建立开放共享的影像、心电、病理诊断和医学检验等中心，推动基层检查、上级诊断和检查检验结果互认。加强医共体内部和医共体间床位、号源、设备的统筹使用。持续推进医疗卫生乡村一体化管理。完善以医共体为单位的绩效考核，从就医和诊疗秩序、医疗卫生服务能力、医疗卫生资源利用、医保基金使用效能等方面考核医共体的整体绩效。

二、深刻认识紧密型县域医疗卫生共同体的意义

习近平总书记强调"要推进县域医共体建设，提高基层防病治病和健康管理能力"。紧密型县域医疗卫生共同体建设理念的提出坚持了新时代卫生与健康工作方针的正确引领，满足了人民群众日益增长的健康服务需求，是以提升人民群众健康水平为目标的最终导向，是深入实施整体提升全域卫生健康水平的有效措施。紧密型县域医疗卫生共同体建设的开展不仅有助于明确各自的职责，通过上下联动、齐心合力，共同实现群众健康的全生命周期"闭环"管理，而且是一项以实际行动来满足人民群众健康服务需求、让人民群众达成"在家门口就近就医、享受优质便利"政策红利的民生服务。

紧密型县域医疗卫生共同体是推进健康中国建设、不断丰富和发展健康中国建设的深刻内涵，是实现健康中国战略目标、深入开展健康中国行动的必然要求，对实现基层卫生健康体系的高质量发展、推进健康中国建设及振兴乡村都具有重要的意义，同时也为推进中国式现代化提供健康保障。

紧密型县域医疗卫生共同体是深化医改、推进分级诊疗体系建设的重要举措，有利于推进医疗改革、均衡医疗资源，使优势资源的利用达到最大化，有助于推进卫生健康治理体系和治理能力现代化，有利于提高整体医疗服务水平、加强医防融合。

三、如何突破紧密型县域医疗卫生共同体的误区与瓶颈

（一）误区与瓶颈

1. 思想认识不足，政府主体责任落实不到位，管理体制不健全　在总结过去安徽、三明等地医改经验的基础上，既需要地方党委和政府的领导和支持，也需要部门之间密切的协调与配合，紧密型县域医疗卫生共同体的决策者、执行者、参与者都担负着重大责任，必须有统一的思想认识。

2. 配套政策没有形成合力　政策供给与医共体建设的匹配度不高，医共体政策供给主要集中于业务整合层面，在人事编制、财政保障、医保政策、医疗服务价格等方面缺乏战略性和协同性，资源整合的控制力不强。在医共体改革后，公益一类、二类事业单位人员流通障碍。内部考核激励机制不健全，医务人员的积极性和主动性低。

3. 虹吸和垄断、跑马圈地　医共体内实行人、财、物的统一管理和统一支配，形成寡头垄断滥用市场支配地位，导致医疗服务价格升高，医疗服务水平降低。医共体的实际权力部门全部由牵头医院兼任，成员单位参与度为零，影响了成员单位的利益。医共体人、财、物统一管理后，基层的优秀

医护人员被吸引到大医院，基层患者被吸引到大医院。

4. 县、乡、村三级卫生信息网络滞后，信息壁垒问题突出　不同地区之间的信息化建设进度不同，建设的标准也不一致，容易出现所采用的硬件、软件、系统等方面的不一致，医疗保障政策不一致，参保人员的参保情况、医疗档案等重要数据难以整合。远程医疗信息平台建设由于资金、技术等问题，建设滞后。

5. 医保支付方式改革滞后　在总额控制框架下，因基层医保预算额度低，影响了基层增加患者诊治的动力和牵头医院资源流向基层的积极性；基层和牵头医院乃至转外就医报销比例差别不大，吸引力不强；医保异地结算便利，不受区域限制。医保基金是医共体内部医疗机构收益的重要来源，没有真正做到医共体实行医保基金的打包付费，结余留用。

6. 县医院能力不足　县级医院的学科建设和技术水平有限，资源难以下沉，无力帮扶和提升医共体所建设区域内医疗机构的服务能力。

7. 基层能力不足　医技人才缺乏，技术落后，待遇低，招人留人难；医院环境差，用药受限，设备少，诊疗服务能力有待提高，转诊承载能力不强；家庭医生签约服务能力有待提高。

8. 财政调节支持力度不够　财政配套机制政策未建立，没有从根本上建立起与医共体相配套的财政政策。

9. 宣传力度不够、群众认可度不高　居民对医共体政策的知晓率不高，农村居民自我保健意识不强，群众到基层医疗机构的就诊意愿较低。

10. 民营医院参与医共体建设面临困境　无法突破国有资产、人事编制等"公私界限"。

（二）解决办法

应全面贯彻落实《关于推进紧密型县域医疗卫生共同体建设的通知》要求。

1. 强化领导和完善政策保障

（1）加强组织领导：进一步提高思想认识，认真制订实施意见和工作方案，完善配套措施，把医共体建设作为深化医改的重要内容和强基层的有力举措。

（2）完善政策保障：建立健全部门协作机制，加强制度保障，深化药品供应保障、医疗服务价格、医保支付方式等协同改革，创新人事、编制、职称、薪酬等管理方式，不断完善医共体的运行机制和发展模式。

2. 完善县域医疗卫生服务体系

（1）整合县乡医疗卫生资源：组建以县级医疗机构为龙头、以乡镇卫生院和社区卫生服务中心为成员单位的紧密型医共体。鼓励社会力量举办的医疗机构、康复院及护理院加入医共体。

（2）加强医联体建设和乡村一体化管理：充分发挥医共体牵头医疗机构的学科优势，通过专科共建、临床带教、业务指导、教学查房、科研和项目协作等多种方式，提升基层医疗服务能力和管理水平。推进乡村一体化管理，乡镇卫生院对村卫生室实行行政、人员、业务、药品、财务、绩效为主要内容的一体化管理；实施乡村医生"县招、乡管、村用"，进一步保障其收入待遇。

（3）完善医疗卫生资源集约配置：实行医共体内行政管理、业务管理、后勤服务、信息系统等统一运作，提高服务效率，降低运行成本。医共体实行药品耗材统一管理、统一用药目录、统一采购配送、统一支付货款。以县为单位，建立开放共享的影像、心电、病理诊断和医学检验中心，推动基层检查、上级诊断和区域互认。加强医共体内部及医共体之间在床位、号源、设备上的统筹使用，进一步贯通服务链，实现资源共享。

（4）加强信息化建设：推进医共体内县级医疗机构和基层医疗卫生机构信息系统的融合，实现对医疗服务、公共卫生服务、财政管理、人事管理、绩效管理等的技术支撑。依托区域全民健康信息平台，推进医疗卫生信息共享，提升医疗卫生机构的协同服务水平和政府监管水平。发展远程医疗服务，以县级医疗机构为纽带，向下辐射有条件的乡镇卫生院和村卫生室，向上与城市三级医院远程医疗系统对接。

3. 深化体制机制改革

（1）推进管理体制改革：建立由县级党委、政府牵头，机构编制、发展改革、人力资源社会保障、财政、卫生健康、医保等部门及医共体成员单位等利益相关方代表参与的管理委员会，统筹医共体的规划建设、投入保障、人事安排、考核监管等重大事项，制定医共体领导班子成员的选拔、任免原则及程序，明确医共体内统筹使用资产的核算、调配、使用规则等。建立医共体牵头单位与各成员单位共同参与、定期协商的议事决策制度和工作章程，明确权责清单，坚持科学、民主、依法的决策。医共体领导班子按照干部管理权限管理，实行任期目标责任制。

（2）推进人事制度改革：医共体内县级医疗机构和基层医疗卫生机构的编制分别核定，由医共体统筹使用。对医共体内的人员实行岗位管理，按照"按需设岗、竞聘上岗、以岗定薪"的原则，统一岗位设置，加强聘用管理。充分落实医共体在人员招聘、内设机构、岗位设置、中层干部聘任、内部绩效考核、收入分配、职称聘任等方面的自主权。医共体要优先保障基层医疗卫生机构的用人需求，适当提高基层医疗卫生机构中、高级专业技术岗位人员的比例。

（3）推进薪酬制度改革：按照"两个允许"的要求，基层医疗卫生机构建立"公益一类保障与公益二类激励相结合"的运行新机制，进一步完善基层医疗卫生机构绩效工资政策，建立符合医疗卫生行业特点、有利于人才下沉和医共体发展的薪酬制度。医务人员的收入由医共体自主分配，以岗位为基础，以绩效为核心，打破单位、层级和身份区别，建立多劳多得、优绩优酬的内部分配机制，并与药品、耗材和检查检验收入脱钩。鼓励对医共体负责人和成员单位负责人实施年薪制。

4. 提升服务能力和质量

（1）强化医疗服务能力：加强医共体成员单位医疗服务能力的建设，基层医疗卫生机构要以满足当地常见病、多发病诊治需要为基础，以急诊急救、全科医疗、儿科、康复、护理、中医药等服务为重点，达到乡镇卫生院或社区卫生服务中心服务能力的基本标准。

（2）加强医疗质量管理：医共体内各医疗机构在规章制度、技术规范、人员培训、质量控制、绩效考核等方面执行统一标准。制定基层常见病、多发病防治指南，明确医共体内县、乡两级疾病诊疗目录，建立完善医共体内部、医共体之间和县域向外转诊管理办法。加强医疗质量监管，将传统的对单一医疗机构的监管转变为对医共体的监管，牵头医疗机构承担医共体内成员单位的医疗质量监管，逐步实现医共体内医疗质量的同质化。

（3）做实做细家庭医生签约服务：充分利用医共体内的技术资源，将县级医疗机构的专科医生作为技术支撑力量纳入家庭医生团队，建立以家庭医生为主体、全科专科有效联动、医防有机融合的服务模式。医共体牵头机构要为签约居民开通转诊绿色通道，对家庭医生上转的患者优先接诊，提高签约居民的获得感。

（4）强化公共卫生服务水平：做实基本公共卫生服务项目，开展健康教育和重点人群健康体检，完善居民电子健康档案，扎实做好基层儿童保健、妇女保健、老年人健康管理和计划免疫工作，重点加强高血压、糖尿病、严重精神障碍、肺结核等疾病患者的健康管理。按要求落实重大公共卫生服务任务。疾病预防控制机构要加强与医共体的协作配合，做好技术指导、培训及业务管理，推进疾病三级预防和连续管理。

5. 建立健全保障机制

（1）深化医保支付方式改革：加强"三医"联动，完善医保总额付费等多种付费方式，实行医保按人头总额预算管理，建立结余留用、合理超支的分担机制，引导医共体主动做好预防保健和健康管理，提高医保基金的使用绩效。鼓励按照总量控制、结构调整、有升有降的原则，动态调整医疗服务价格，理顺医疗服务比价关系，并做好与医保支付、医疗控费和财政投入等政策的衔接，确保医共体良性运行、医保基金可承受、群众负担不增加。

（2）落实财政投入经费：根据医共体的建设发展需要，依据公立医院和基层医疗卫生机构的补助政策，原渠道足额安排对医共体成员单位的补助资金。按照《公共卫生服务补助资金管理暂行办法》的要求，实行基本公共卫生服务经费按医共体常住人口总额预算，由医共体统筹管理和使用，年初预拨部分工作经费，绩效考核后发放。医共体内财务实行统一管理、集中核算，各成员单位财务单独设账。加强医共体的内审管理，自觉接受审计监督。

6. 加强监督、考核和指导　县级卫生健康行政部门重点加强对医共体的监督、考核和指导。做好监测评估，建立并完善监测评估制度，重点监测基层医疗卫生服务能力提升、优质医疗卫生资源下沉、医保基金使用、公共卫生任务落实等方面的情况，提高县域就诊率、基层诊疗占比、双向转诊数量和比例及慢性病患者的健康改善水平，提高医保基金县域内支出率、医保基金县域内基层机构支出率及基本公共卫生服务任务落实情况等指标的权重。评估结果与医共体医保支付、医院等级评审、评优评先、绩效工资总量核定等挂钩。在贫困地区应当将健全农村三级医疗卫生服务体系作为评估重点。

7. 强化宣传培训　大力开展县域医共体建设管理人员和医务人员的政策培训，进一步统一思想、凝聚共识。加大宣传力度，深入发掘和培育典型，宣传推广一批先进单位和优秀个人，为医共体的建设营造良好的舆论氛围。

四、紧密型县域医疗卫生共同体与基层医疗保健

党的十八大提出党的新时代卫生与健康工作方针，将"以基层为重点"放在首要位置，《基本医疗卫生与健康促进法》的颁布确定了基层医疗卫生体系在医疗卫生保健体系中的基础地位。基层医疗卫生保健是紧密型县域医疗卫生共同体的重要组成部分，承担着居民家门口的健康"守门人"的重要职责，为群众提供全面、连续、生命全周期的健康服务。基层医疗保健能力的全面提升是实现"健康中国"建设目标的重要保障，有利于提高人民群众对基层医疗卫生服务的满意度，是以习近平同志为核心的党中央坚持以人民为中心的发展思想、把人民健康放在优先发展的战略地位的重要体现。

紧密型县域医疗卫生共同体主要通过政策扶持、财政支持、医保调节、信息互联等方式改善基

层医疗卫生机构的就医环境；通过医疗资源下沉、学科建设、技术帮扶等提升基层医疗服务能力；构建分级诊疗就医格局，方便群众就医；指导基层解决人事编制、设施设备、基本建设、薪酬分配等关键问题，促进本地基层卫生健康工作的高质量发展。

（玉林市卫生学校附属医院 涂文旭）

第九节 社区传染病和突发公共卫生事件处置

一、新型冠状病毒感染大流行期间基层卫生健康学组人员的努力与贡献

自新型冠状病毒感染暴发以来，全国各省市相继启动了重大突发公共卫生事件一级响应。各基层医疗卫生机构作为居民健康的"守门人"，在疫情阻击战中发挥了巨大作用，并结合实际开出了符合自身的一剂"社区防控良药"。基层卫生健康学组委员顾文钦、顾佳佳、袁睿、刘福清、顾杰、谭伟、范风雷、冯建民、方舟等在抗击疫情工作中做出了重要贡献。

二、构建新发传染病早期识别处理的第一道防线

新发传染病是一类病原体种类繁杂，传播途径各异，感染方式复杂多变，容易造成跨国界、跨州界甚至全球性传播的传染病。从新型冠状病毒感染的突然暴发来看，新发传染病具有极强的不确定性和严重的危害性，一旦防控措施落实不到位极易引起疫情的暴发及复燃。新发传染病的早期发现与识别对有效应对新发传染病具有重要意义。

（一）推进分级诊疗，扩大家庭医生队伍

参照"六位一体"的基本服务要求强化基层传染病卫生建设，建立基层医疗卫生机构与上级医院的联动机制，推进分级诊疗和双向转诊制度的发展，落实基层首诊负责制，细化诊疗服务流程，加强基层卫生服务人员业务能力的培训，促进基层医疗卫生机构服务能力的提升，推进传染病防控工作的开展。家庭医生作为重大传染病防控期间居家治疗的最佳管理者，能有效监测居民的健康状况。鉴于新型冠状病毒感染大流行，急需扩大家庭医生队伍，尤其要增加中医类家庭医生的数量，利用"互联网＋"优化家庭医生签约服务，建立属于家庭医生的工作机制，注重对家庭医生业务能力的培养，加强其与所在区居委会的联系，熟悉区域基本医疗情况，主动上门服务。通过开展远程医疗和医联体建设，将卫生资源下沉到基层，从而实现家庭医生业务能力的提升。

（二）进一步改革传染病应急预防体制

将预防关口向农村、社区等基层下移，增强基层预防能力与意识，织密织牢第一道防线，基层医疗卫生机构要着重发挥好哨点作用，乡镇卫生院、村卫生室、社区卫生服务中心（站）、诊所、门诊部等要摸清自己的疾病预防控制职责。

利用信息化技术促进基层重大传染性疾病预防体制的现代化，探索传染病和突发公共卫生事件应对处置规律，准确发现疫情并及时公布，夯实联防联控的基层基础。

（三）优化经费投入结构，建立健全基层卫生应急经费长效投入机制

完善相关法律法规，在保证医疗投入的情况下，合理配置公共卫生相关投入。根据基层医疗卫生机构在应急防控中承担的职能，建立健全基层医疗卫生机构应急经费长效投入机制。在法律层面，修改并完善从中央到地方的各级政府在公共卫生应急防控投入方面的权责规定；在筹资层面，明确中央、省、市等各级政府在公共卫生应急防控方面的投入比例及增长机制，鼓励社会力量积极参与；在分配层面，重新研究并确定医防投入、城乡投入、不同地区投入、不同医疗卫生机构投入、不同用途投入、群体与个体服务投入的比例，加强应急物资战略储备投入；在监督层面，设立常态化公共卫生投入产出监督管理、绩效评价机制，确保卫生应急经费能专款专用，切实用于改善基层医疗卫生机构卫生应急防控人力投入及应急物资储备的现状。

（四）尊重基层医疗卫生人员劳动价值，重视其心理疏导

无论是奔赴救治前线的医护人员，抑或是坚守在排查关口和驻点隔离区的广大基层医务工作者，都是当之无愧的抗疫英雄。建议主管部门及时安抚基层医疗卫生人员，逐步落实国家卫生健康委员会发布的《关于开展 2020 年"世界家庭医生日"主题活动的通知》，相关内容包括各地采取有力措施关心爱护在社区卫生服务中心（站）、乡镇卫生院、村卫生室工作的基层医务人员，深入基层医疗卫生机构开展调研，倾听基层医疗卫生工作者的意见和建议，结合深入调研更好地落实基层医疗卫生人员的各项待遇。

重视基层医疗卫生人员的心理干预和疏导，有针对性地做好人文关怀，实施轮休工作制，缓解其工作疲劳感。国家卫生健康委员会发布的《关于印发新型冠状病毒感染的肺炎疫情紧急心理危机干预指导原则的通知》将心理危机干预纳入疫情防控整体部署。及时做好工作人员的心理调适需要有专业心理工作者的干预，可以引导社会舆论的支持氛围。向基层医疗卫生人员提供组织层面和个人层面的心理支持，使其能体会到工作价值感和个人价值感，增强长期抗疫的心理弹性。

（五）促进健康宣教，加强基层信息化建设和应用

1. 基层医疗卫生机构应建造一支稳定的专人负责的健康教育队伍，破除"重治轻防"的理念，利用多元渠道对群众开展宣教，宣教内容应更加亲民化、简易化，让居民储备更多的传染病防治知识，养成健康的生活方式。

2. 加强心理干预，动态监测人群心理变化。人群在面对未知疾病或突发事件时容易慌乱，出现抑郁、焦虑和恐惧的情绪，甚至产生急性应激障碍和创伤后应激障碍等严重心理应激反应，因此，应尽可能地给予社会支持。

3. 利用区块链技术、人工智能构建基层卫生网络信息平台，及时公布卫生政策、反馈机制和相关服务，打造"线上医疗"和"线下医疗"的立体交互式平台。建立和完善居民电子健康档案信息，将健康管理与医疗卫生服务相连接，利用大数据获取健康信息，及时报告传染病病例，优化基层医疗卫生机构服务流程，节省中间时间，减少人群的交叉接触感染。

三、新型冠状病毒感染疫情的启示与教训

基层医疗卫生机构作为基本公共卫生与基本医疗卫生服务的提供者，在新型冠状病毒感染疫情防控中，对社区疫情防控和防疫关口前移发挥着重要的作用，是外防输入、内防扩散的最有效防线。

全科医生是基层医疗服务的中坚力量，扮演着健康保健系统"守门人"的角色，在此次疫情防控中发挥了不可或缺的作用。但是，基于新型冠状病毒感染基层参与防控的经验发现，基层医疗卫生机构对重大传染病的防控能力尚存不足，仍有提升的空间，在医疗资源和服务能力稍逊的地区，尤其是乡镇卫生院，传染病防控更是面临窘境。

（一）基层医疗卫生机构卫生资源匮乏

对传染病及突发公共卫生事件报告和处理等国家基本公共卫生服务的提供，一方面要求合理配置医疗资源，另一方面要求基层卫生人员掌握全面的卫生技能和丰富的传染病预防知识。然而，在实际操作中，基层医疗资源与大医院相比仍有不足，且资源配置不合理的现象很严重。同时，机构负责卫生应急工作的人员多涉及临床医学、预防医学、行政管理专业，罕有经过卫生应急技能培训及卫生应急工作经验者，他们缺乏应对重大传染病疫情所需的专业水平及应急处理能力，灵敏度和应急反应能力欠佳，工作效率较低，尤其是在由乡村医生承担疾病预防控制工作和提供公共卫生服务的农村地区，该问题更为严重。另外，基层医疗卫生机构的硬件设施落后，功能单一，服务效力有限，医疗服务水平不高。

（二）基层传染病应急防控机制不完善

传染病应急防控机制是"方向盘"，可提供制度方向的指导。《突发公共卫生事件应急条例》和《中华人民共和国传染病防治法》对传染病的总体预防机制给出了详细的规定，但对基层传染病预防的描述和机制建设提及很少，尚不完善。在新型冠状病毒感染大流行前期，基层医疗卫生机构缺乏完善的应急防控机制，无法及时提供健康服务供给。面对突如其来的危机，基层医疗卫生机构需要一套完善的应急机制加以指导，以便及时控制疫情。现今大多数基层医疗卫生机构传染病防控机制均存在不足，有待进一步完善。林文都等曾基于标准化视角和社区传染病疫情防控关键点模型，从疫情防控核心工作、外部指导、资源整合和调配、疫情报告和信息公开4个方面分析并总结了新型冠状病毒感染疫情防控的不足，指出当前基层医疗卫生机构防控的体制标准化问题。

（三）基层医疗卫生机构卫生应急经费投入不足且缺乏稳定长效的投入机制

建立"平战结合"的应急防控体系，不仅要求疫情期间基层卫生应急工作的有效实施，而且要求"平时"也要有序地进行传染病宣传教育、应急培训与演练等。不同时期基层卫生应急防控工作的实施离不开政府对基层医疗卫生机构卫生应急工作给予的经费方面的稳定和长效的支持。此外，由于缺乏卫生应急工作经费的长效投入机制，基层医疗卫生机构"平时"的卫生应急物资储备不足，导致"战时"卫生应急物资短缺问题层出不穷，严重制约了卫生应急防控工作的有序开展。

（四）基层医疗卫生人员劳动价值未受到重视

在新型冠状病毒感染疫情防控工作中，基层医疗卫生工作者还承担着向大众普及科学防护知识、健康理念及传染病防控知识的工作，帮助群众提高文明素质和自我保护能力，排解焦虑情绪，消除恐惧心理。每位基层医疗卫生人员既是宣传员又是心理辅导员，但长期高压、高负荷的工作让基层医疗卫生人员易产生焦虑情绪甚至抑郁情绪和职业倦怠。不少基层医生反映，很多参与疫情防控工作却不符合"一线"标准的基层医生，无法如参与临床救治的医务人员那般享受国家的抗疫补贴和荣誉。在疫情防控期间，基层医疗卫生人员普遍存在社会认同感的缺失，甚至因严格的公共卫生排查、上门检查、定期检查、进入医院的检查流程等被部分不理解的居民排斥。

（五）预防性健康教育工作缺位

健康素养水平是影响传染病发病率和患病率的因素，而提升传染病健康素养能力是减少患病的有效途径。2020 年 6 月 1 日起实施的《中华人民共和国基本医疗卫生与健康促进法》强调了健康教育的地位，鼓励基层开展健康知识的宣传和教育。2019 年全国居民传染病防治素养水平为 19.21%，比 2018 年提升了 2.16 个百分点，但不足 20%，水平仍较低。现有社区健康教育依旧偏向于应急性宣教和治疗，反而忽视了日常预防性健康教育的重要性，"平战结合"思想不深，导致居民对传染病的知晓率较低，居民的知识掌握程度难以指导其在重大传染病尤其是新型传染病来袭时的行为活动，势必引起不必要的恐慌。另外，基层医疗卫生机构的防控开展形式过分单一，面对突发公共卫生事件，民众存在脆弱性的问题，渴望了解防控政策和传染病防护知识，宣传形式的单一和内容的滞后使群众的满意度较低、恐慌情绪较重，影响了社区防控政策的开展。

（六）传染病信息化平台建设落后

目前，全国基层医疗卫生机构信息化建设的整体水平较低，发展不平衡，与大医院相比，信息化平台建设落后，使基层传染病防控人员在表格填写、重复检查上花费了较多时间，极大地降低了工作效率，数据共享的滞后对卫生人员和居民的双向互动又产生了一定的影响。新型冠状病毒肺炎疫情发生后，上海市社区医院利用"互联网健康大数据"和"一网统管"平台为村、居委会和周边相关单位防控工作的开展提供了技术支持，使传染病信息化防控平台的建设价值愈加凸显，适合在基层全方位推广和建设。

（山西白求恩医院 李晓京）

第十节 基层医疗卫生服务机构管理

一、基层医疗卫生服务机构的结构形态

（一）结构形态的类型

基层医疗卫生机构主要面向本机构服务辐射区域的居民提供基本公共卫生服务和基本医疗服务，包括社区卫生服务中心（站）、乡镇卫生院、诊所和医务室、村卫生室等。

据相关数据显示，中国基层医疗卫生机构逐年增加，2019 年中国基层医疗卫生机构有 954 390 个，与 2018 年相比，增加了 10 751 个，同比增长 1.1%。在 2019 年的中国基层医疗卫生机构中，社区卫生服务中心（站）有 35 013 个，乡镇卫生院有 36 112 个，诊所和医务室有 240 993 个，村卫生室有 616 094 个。

（二）不同结构形态基层医疗卫生服务机构的医疗服务

据相关数据显示，2014—2019 年中国基层医疗卫生机构在床位设置、人员配备及诊疗人次数方面均处于增长态势。

在床位设置方面，2019 年中国基层医疗卫生机构有 163.1 万张床位，占全国医疗卫生机构床位的

18.5%，与 2018 年相比，基层医疗卫生机构床位增加了 4.8 万张，同比增长 3%；在 2019 年的基层医疗卫生机构床位数中，社区卫生服务中心（站）床位数为 237 445 张，同比增长 2.7%；乡镇卫生院床位数为 1 369 914 张，同比增长 2.7%；诊所和医务室床位数为 400 张，同比增长 15.3%。

在人员配备方面，2019 年社区卫生服务中心人员数量为 61 万人，同比增长 4.6%；乡镇卫生院人员约 144.5 万人，同比增长 3.9%；基层医疗卫生机构技术人员数量逐年增长，2019 年基层医疗卫生机构技术人员为 292.1 万人，同比增长 8.9%。

在诊疗人次数方面，2019 年中国基层医疗卫生机构的诊疗人次为 45.3 亿人次，占全国医疗机构诊疗人次的 52.0%，与 2018 年相比，基层医疗卫生机构诊疗人次增加了 1.2 亿人次，同比增长 2.7%；2019 年乡镇卫生院和社区卫生服务中心（站）的门诊量达 20.3 亿人次，比 2018 年增加了 1.1 亿人次，乡镇卫生院和社区卫生服务中心（站）的门诊量占门诊总量的 23.3%，所占比重比 2018 年上升了 0.2 个百分点。

另外，《2020—2026 年中国基层医疗卫生机构行业市场运行格局及战略咨询分析报告》显示，2019 年中国基层医疗卫生机构入院人数 4295 万人，占全国入院人数的 16.1%，与 2018 年相比，基层医疗卫生机构入院人数减少了 81 万人，同比下降 1.9%。

（三）不同结构形态基层医疗卫生服务机构存在的问题及发展趋势

中国的基层医疗卫生机构配置存在地域分布不均衡、全科执业（助理）医师短缺、经过全科住院医师规范化培训的全科医生数量极少、注册护士匮乏、村卫生室诊疗负担重等问题。在政府加强支持的基础上，应充分发挥社会力量，从人才培养、资金支持、技术支持等多方面推动基层医疗卫生机构的发展，为居民提供更好的医疗卫生服务。

二、基层医疗卫生服务机构的管理模式

（一）基层医疗卫生服务机构管理模式的概念及特性分析

基层医疗卫生服务是由发达国家经过几十年的研究摸索出的一种新兴的卫生保健模式，这种模式以居民的健康状况为主要研究方向，是一种通过健康与医学的相互促进以提升居民健康生活水平的社区卫生服务。基层医疗卫生服务不仅保证了卫生保健的公平和效率，而且使居民的健康生活水平随之提升，医疗费用的增长也得到很好的控制。对基层医疗卫生服务机构进行管理，不仅能有效地开展基层卫生服务工作，还能促进基层卫生服务的可持续发展。基层卫生服务的发展历程在社会改革不断深入的大环境下，已逐渐成为我国医疗改革的重要方面。我国开展基层社区卫生服务的时间较晚，为基层社区卫生服务拉开序幕的是 1981 年在上海由中美双方合作对卫生服务开展的调查，1988 年首都医科大学引进了全科医学的概念并广泛推广。随着社会经济的不断发展，人们对卫生服务的需求日益增加，基层社区卫生服务也在加速发展。目前我国的基层卫生服务工作已经处于框架构建完成时期，并进入加速发展时期。

（二）我国基层医疗卫生服务机构管理模式的现状分析

在我国基层医疗卫生服务机构的发展过程中，社会各界逐渐意识到为社区卫生服务建立一个规范化的管理模式已非常有必要，并逐渐达成了共识。但是要把抽象和定性的管理理念变成现实，需要一个可行的管理方案。通过明确的管理目标探索出理论成熟、实际操作性强的基层医疗卫生服务机构

的管理模式，不仅是社会经济建设的发展需求，而且能使医疗卫生机构对社区卫生服务进行有效的管理。

我国开展社区卫生服务的工作起步较晚，因此，在社区卫生服务管理过程中，由于存在管理者观念陈旧、缺乏理论操作综合型人才、政府对财政问题的落实不到位、缺乏标准化服务意识等问题，阻碍了基层医疗卫生服务机构的改革与发展。

目前我国基层医疗卫生服务机构管理模式对系统的研究缺乏针对性，在关键问题上仍存在很大的分歧。某些地区基层医疗卫生服务机构的管理办法仅依靠《医疗机构管理条例》中的个别法规，其内容不全面、不系统，有些地区社区卫生服务的管理办法不健全、不规范。我国医疗卫生机构主要针对基层卫生服务的内部机构在业务方面进行管理，如对家庭的健康档案进行管理、管理患者的基本信息等。传统的基层医疗卫生服务机构管理模式在监督管理方面较为薄弱，管理者对基层卫生服务的认识欠缺，缺乏全面、完善的管理机制，制约了我国基层医疗卫生服务机构的发展。

基层医疗卫生服务机构只有通过不断地优化卫生资源的配置，对发展模式做出进一步的调整，建立健全政策和机制，完善服务网络，拓展基层卫生服务的功能，提升医疗队伍的素质，才能对基层卫生服务的设置、环境、技术、功能等进行规范化的管理。发挥基层医疗卫生服务机构最大的优势是符合社会经济发展建设的要求，并满足人们对医疗卫生服务的需求。

（三）探究我国基层医疗卫生服务机构管理模式

1. 基层医疗卫生服务机构管理模式中的政府领导和各部门职责　在市场经济不断发展、医疗市场竞争激烈的背景下，基层医疗卫生服务机构管理模式存在医疗技术匮乏、卫生资源达不到人们的需求等问题。基层卫生服务虽然得到了发展，但发展过于缓慢。因此，在基层医疗卫生服务机构管理过程中，要加强政府的领导，并明确各部门、各机构的职责。只有在社会各界及政府部门的引导下，医疗卫生机构全力配合与协调，街道、居委会积极参与并负责，才能充分发挥各自的优势、改革并完善机制。

2. 基层医疗卫生服务机构管理模式中基层卫生服务的宣传力度　基层卫生服务主要以社区为单位，根据相应的医疗技术和低价格服务，为居民提供预防、健康教育等方面的医疗服务，在一定意义上可以解决人们"看病难，看病贵"等问题。但由于政府宣传力度较小，以及基层医疗卫生服务机构管理中存在这样或那样的问题，人们认识不到基层卫生服务的特点或优势，导致在开展基层卫生服务时受到阻碍。因此，在加强政府领导的同时，还应加大对基层卫生服务的宣传力度，使该项服务得到广大人民群众的支持。只有得到广大人民群众的支持和认可，社区卫生服务的管理才能有序进行。

3. 基层医疗卫生服务机构管理模式中的人才培养　当前我国基层医疗卫生服务机构的工作量非常大，但是在人力资源的配置方面存在不足，基层群众的健康水平得不到提升，不能从根本上解决群众看病难等问题。因此，在基层医疗卫生服务机构管理模式中注重人才培养，通过提高卫生机构的人才素质对管理模式进行科学的改革，可以避免社区卫生服务中心医护人员流动的幅度，完善基层医疗卫生服务机构的内部机制。

注重基层医疗卫生服务机构全科医生人才的培养，不但可以提升基层卫生服务机构医疗队伍的稳定性，还能使基层卫生服务机构的内部机制更加完善。通过建立基层服务机构竞争机制，鼓励基层医疗卫生服务机构专业人才之间的相互竞争，完善人事制度并出台相关政策，才能从本质上转变传统的管理模式，从实际意义上为社区群众提供服务。

4. 基层医疗卫生服务管理模式中的监督管理　我国基层医疗卫生服务机构管理模式中的监督管理意识淡薄，监督管理的程序纷繁复杂，仍未形成完善的基层卫生服务监督管理模式。在开展基层卫生服务工作时很难对其进行很好的管理，严重阻碍了基层卫生服务的发展。建立并强化基层医疗卫生服务机构管理模式中的监督管理，对相应的政策落实进行监管，形成一套完整、稳定的监督管理机制，把实际情况与各部门的绩效考核相结合，通过建立这样的监管制度可以有效确保政策更好的实施，更能提升医护人员的责任心和竞争意识，基层卫生服务工作可以得到更好的开展，同时也满足了基层群众预防、保健的需求。

5. 基层医疗卫生服务管理模式中的信息管理　我国在基层医疗卫生服务管理模式中存在许多的问题和分歧，人们的思想认识不深，系统的监督管理模式不够规范，因此，实现信息化管理模式是一项艰巨且漫长的任务。根据目前基层医疗卫生服务机构存在的这些问题，不断完善基层卫生服务机构管理中的信息管理系统是目前迫切需要解决的问题。通过加强对基层医疗卫生服务机构管理模式中的信息管理，可以对现今基层卫生服务的现状进行分析，还能为今后开展基层卫生服务工作提供有力的依据。

三、基层医疗卫生服务机构管理在提高医疗卫生服务中的重要作用

随着社会经济的快速发展和人们生活水平的日益提高，人们对于基层卫生服务质量也提出了更高的要求。医疗质量是基层卫生服务质量的重要保障，其管理水平的高低对患者的生命安全有重要的影响，因此，加强基层医疗卫生服务机构的质量管理对提高基层医疗服务质量、杜绝医疗事故的发生、满足患者的需求，具有十分重要的现实意义。

（一）完善医疗质量管理制度是提高基层医疗卫生服务机构服务质量的基础

完善的管理制度是医疗质量的重要保证，应结合基层医疗卫生服务机构的实际情况及相关的法律法规，制定机构各岗位、部门及工作人员的工作准则，并对其责任进行明确划分，医疗质量管理的第一责任人是院长，科室医疗质量管理的第一责任人是科室主任。同时，应引进责任追究和惩罚机制，提高相关责任人员的责任心，进而促进医疗质量管理水平的提高，有效避免医疗质量管理脱节的问题。另外，应对全体基层医务工作人员进行相应的制度内容培训和考核，使其充分掌握医疗质量控制的措施，并通过绩效考核机制激励其对管理制度执行的积极性，进而提升医疗质量管理的水平。

（二）医疗人才建设和管理是提高基层医疗卫生服务机构服务质量的保证

对所有医疗机构来说，只有具有高水平的人才队伍，才可以在很大程度上提升医院整体的服务水平。基层医疗机构与当地群众的身体健康密切相关，基层医疗机构必须组织好卫生人才的管理工作，才能有效促进医疗卫生事业的重心下移发展，实现城乡基本公共服务的均等化发展，从而推动基层卫生建设的发展，最大限度地帮助基层群众缓解看病难、看病贵的状况，努力为基层群众提供更方便、更经济的公共卫生医疗服务。

（三）规范的医疗流程是提高基层医疗卫生服务机构服务质量的前提

规范的医疗流程能有效地节省患者到基层医疗机构接受治疗的时间，从而保证患者能得到及时有效的治疗。首先，基层医疗卫生服务机构门诊进行一站式服务，可以优化其工作流程和工作时间，

培养良好的医疗服务意识，避免患者在不同部门之间来回奔波、问题得不到及时回答等现象的发生。其次，引进先进的检验仪器和设备，可以提高医疗的自动化程度，缩短报告的时间，尽快得出患者的医疗报告。最后，对建设病床的基层医疗服务机构的查房流程进行合理规范，保证病区查房工作有不同级别的医生负责，实现查房工作的层次分明、工作有序、全面覆盖。

（四）机构内环境质量的管理是提高基层就医环境的重要组成部分

保证基层医疗机构内环境的质量，加强对诊室、候诊区、供应室等区域的监控，是保证医疗质量的重要措施。首先，制定科学完善的消毒隔离、保洁管理监控措施，对机构内的感染病例、病原菌情况及漏报情况进行监控。其次，利用机构的内部网络、公告栏、室内屏幕等宣传工具，加强对卫生知识的宣传教育，以提高工作人员和基层群众对卫生措施的认识和执行力度。

（五）预防保健及传染病防治管理在提升医疗服务质量中的作用越来越突出

各级各类医疗保健机构承担责任范围内的传染病防治管理任务并接受有关卫生防疫机构的业务指导。基层医疗机构可以说是预防保健和传染病预防的主力军，大量的传染病监测和预防接种工作都在基层医院完成，预防疾病知识和传染病防治知识的宣传也在基层医疗机构进行。因此，基层医疗机构应高度重视预防保健及传染病防治的管理，派专人负责此项管理，建立健全管理档案，健全接种证管理制度、专人责任接种制度，健全传染病登记卡制度，完善传染病上报登记制度。

（六）健康体检及健康档案管理是提升基层服务质量的重要内容

基层医疗机构服务的人群和对象相对固定，可以定期为服务的对象进行健康体检，并建立完善的健康档案。医护人员了解和掌握本区域人群的健康状况并对其提供基本的医疗服务十分重要，而且对患者的常见病、多发病及各种慢性病的治疗及管理起着非常重要的指导作用。

（七）信息化建设助力基层医疗卫生机构服务质量的提升

公共卫生服务与医疗服务体系是基层医疗卫生服务机构的重点工作，二者的有效融合和相互支持能更好地落实防治任务。基层卫生服务机构是防治融合的最佳切入点，其信息化建设是数字健康智慧医疗的重要基础，是强化医疗机构与疾控机构信息联动、实现医防融合的迫切需要，在促进基层医疗卫生服务机构服务质量的提升中具有重要的作用。

通过加强全民健康信息化建设，一是进一步促进了医防融合的提速升级。随着居民电子健康卡的普及，以及医院综合管理、基层医疗卫生机构管理信息、妇幼保健、慢性病管理等电子系统的广泛应用，极大地丰富了行政管理手段，提高了公共卫生服务的监管效能，成为推动医防融合有效落实和落地的重要抓手。二是切实增强了广大居民对卫生健康服务的获得感。预约挂号、在线支付、远程会诊、自助服务等便民惠民措施借助信息化手段得到长足的发展，群众看病难的问题有所缓解。三是利用信息化和大数据提升了疫情防控能力，各医疗机构充分发挥"互联网＋医疗健康"线上服务所带来的高效、智能、便捷、安全等优势，在创新服务模式、避免交叉感染、促进复工复产等方面发挥了重要的作用。

四、改进基层医疗卫生服务机构管理的建议

（一）转变政府职能、加强对基层医疗卫生服务机构管理的宏观调控

由于我国开展基层卫生服务工作的时间尚短且经验不足、基础设施较差、人员素质过低等问题

的存在，今后在开展基层卫生服务工作时，只有转变政府职能，进一步落实相关政策，加强政府的宏观调控职能，通过对基层医疗卫生服务机构管理模式进行统筹规划和指导，才能为基层群众提供更好的卫生保健服务。政府在基层卫生服务的发展中承担着相应的责任，政府应加大投资，在建设和发展基层卫生服务工作中投入大量的人力和物力。因此，转变政府职能有利于保证基层卫生服务工作有序地进行，有利于保障基层群众的健康生活水平。

（二）对基层医疗卫生服务管理模式进行创新

在基层卫生服务发展过程中，基层医疗卫生服务机构的健康发展要不断探索、创新出新兴的基层卫生服务模式。通过对新的管理方法进行分析和研究，不仅能在新问题出现时有效控制并解决这些问题，而且在改革和完善基层医疗卫生服务机构的设备、设施上也能推陈出新，探索出具备可行性且符合实际的政策措施。对基层卫生服务工作的医疗队伍进行综合能力的培养，不仅能强化基层医疗卫生服务机构的管理模式，还能使基层卫生服务机构在竞争激烈的社会经济环境中更快、更好地成长。

（三）建立一体化的基层医疗卫生服务管理模式

今后在开展基层卫生服务工作时，可以建立一体化的管理模式，把行政、财务、业务及医疗人员进行统一化管理。这种管理模式不仅能拓展医疗人员的业务水平，还能分流出冗余的人员，提升基层卫生服务机构的工作效率。而相关机构只需对管理人员进行调动，定期对基层医疗卫生服务机构进行绩效考核，其他部分（如员工工资、人员收录等）可由基层医疗卫生服务机构自行完成。建立一体化的基层医疗卫生服务机构管理模式，包括完善的制度的建立、经费的大量投入、人员素质的提升、效绩指标体系的规范化等，不仅能使基层医疗卫生服务机构更具有系统性、综合性，还能使基层卫生服务在社会经济的竞争中具备良好的竞争环境。

（四）基层医疗卫生服务机构管理模式的可持续发展

未来在开展基层卫生服务工作中通过促进基层医疗卫生服务机构管理模式的可持续发展战略，有利于资源的整合，并提高基层卫生服务的工作效率。在基层卫生服务的发展过程中不断推进基层管理模式的建设，可以改善基层群众的健康生活水平，提高群众的生活质量。

近年来我国社会经济的发展给我国基层卫生服务机构管理模式带来了巨大的挑战。因此，在管理模式上的可持续发展可以改变我国卫生服务体系的格局，为我国建立健全基层卫生服务的发展方向带来丰富的经验和内涵。基层卫生服务管理模式的可持续发展要求扩大基层卫生服务的范围，只有这样才能促进基层医疗卫生服务机构的经济效益，基层卫生服务才能长期稳定地发展，才能进一步提高基层群众的健康生活水平。

（五）基层医疗卫生服务机构与医疗保险部门合作的健康管理模式

在基层医疗卫生服务机构管理过程中，可以与医疗保险部门合作构建利益共享、风险共担的机制体系。这样的机制一旦建立，基层群众就可以通过购买保险来降低医疗费用，基层卫生服务机构还能为基层群众提供全面的服务，基层医疗卫生服务机构和医疗保险部门也能通过相互合作提高社会效益和经济效益。基层卫生服务机构增强对医疗费用的控制意识，可以更加重视基层群众的预防和保健工作，医疗保险部门也更能得到群众的青睐。

（六）健全基层医疗卫生服务机构科学化管理体系

基层医疗卫生服务机构不仅要完善医疗质量管理制度等业务管理制度，还要在财经管理、监督执纪、后勤服务等行政管理制度上下功夫，尤其要重点完善符合基层医疗卫生行业特点的人事编制和薪酬制度。此外，还要充分考虑各行政管理科室的现状和工作能力，实施科学规划，优化科室结构，突出工作重点，理清职责边界，合理划分职责范围，确保工作协调运转，避免出现部门间推卸责任、交叉管理的混乱局面。制定科学合理的绩效评价方式，实施内部测评和外部评价机制，通过对工作数量、难度、质量、效率等指标进行评定，并邀请群众和临床医护人员对行政工作进行评价，使评价更加多元化。通过多项举措使行政人员的薪酬与其工作成绩成正比，从而提升行政管理人员的工作积极性，激发良性竞争意识。完善行政人员的职称晋升和聘任机制，鼓励员工不断提升自我，发掘工作潜力。

（七）落实基层医疗卫生服务机构制度化人事管理体系

基层医疗卫生服务机构需搭建管理学习平台，优化人才资源配置，增强职业认同感。以提升综合素质为目标，定期组织行政管理人员开展内部培训和外出培训学习，或者到二、三级医院进修，不但可以有效加大工作管理力度，还可以形成一支专业的行政管理队伍，促使基层管理有质的飞跃。建议部分评先评优适当向行政管理人员倾斜，以进一步提高其职业认同感和成就感。在基层医疗卫生人才资源的配置上，由政府主导，统筹多部门协商，充分发挥政府在政策制定、规划引领、监督管理等方面的调控作用，改善基层紧缺人才结构，提升基层医疗卫生人才队伍的整体素质与水平，并给予一定的政策支持，如解决事业编制、提升薪酬待遇、营造良好环境、搭建职业发展平台等，有利于储备更多优秀人才，提高基层医疗卫生机构的竞争力和发展潜力，以实际举措让人才"招得进、用得起、留得住"。

综上所述，改革开放以来我国在经济建设方面也在不断进展且成绩理想，国家虽然不断增加了对医疗卫生的投入，但还是无法满足人们对卫生服务的需求，如医药费用的过快增长、人口老龄化日益严重、医疗服务效率得不到提升等。基层卫生服务在这样的形势下应运而生，实施一套完善的基层医疗卫生服务管理模式，不仅可以提升基层卫生服务的质量，还能有效促进医疗卫生行业的不断发展，提升其在日趋严峻的社会经济中的竞争力，满足人们对卫生服务的需求。

（福州市台江区义洲街道社区卫生服务中心　张娟惠

浙江省绍兴第二医院医共体漓渚分院　方　舟）

第十一节　基层医疗卫生队伍建设

一、基层医疗卫生人才队伍的现状

基层卫生人才是我国卫生人力资源的重要组成部分，是基层医疗机构医疗、预防、保健、康复等六位一体服务功能的实际提供者。医疗卫生服务体系承载着维护人民群众生命安全和身体健康的重要功能。党的十八大以来，以习近平同志为核心的党中央把保障人民健康放在优先发展的战略位置，高度重视医疗卫生服务体系的改革和发展，强化城乡三级医疗卫生服务网络建设。我国医疗卫生服务的公平性和可及性得到显著提高，服务质量和服务效率得到持续改善，人民群众看病就医的负担不断减轻，主要健康指标居于中高收入国家前列。党的二十大报告指出，我国已建成世界上规模最大的医疗卫生体系。面对新型冠状病毒感染大流行，医药卫生体系经受住了考验，为打赢疫情防控阻击战发挥了重要作用，为维护人民群众的生命安全和身体健康、为恢复经济和社会的发展做出了重要贡献。

人才队伍建设相对滞后已成为制约基层医疗卫生机构进一步改善服务和提高水平的"瓶颈"。深化医药卫生体制改革，加快基层卫生人才队伍建设，有利于满足城乡居民的基本医疗卫生需求，关系到"人人享有基本医疗卫生服务"目标的实现，是贯彻落实科学发展观、促进可持续发展的必然要求，也是维护社会公平正义、提高人民生活质量的重要举措。因此，加强基层卫生人才队伍建设、促进其科学合理的发展成为新医改的一项重要任务。

围绕人民群众的健康需求，针对存在的问题，2023 年中共中央办公厅、国务院办公厅印发的《关于进一步完善医疗卫生服务体系的意见》重点从 5 个方面要求进一步完善医疗卫生服务体系。一是优化资源配置，加强人才队伍建设，推进能力现代化。以基层为重点，落实预防为主，加大人才培养力度，扩大优质医疗资源供给，强化公共卫生和基层医疗服务，提升服务体系整体能力。二是加强分工合作，促进分级诊疗，推进体系整合化。围绕区域协同和上下联动，统筹推进家庭医生签约服务、医疗联合体、防治结合等工作，完善医疗卫生机构分工协作机制。三是提高服务质量，改善服务体验，推进服务优质化。加强医疗质量控制，提高技术水平，优化服务流程，持续改善医疗服务，解决影响群众看病就医体验的突出问题。四是加强科学管理，压实责任，推进管理精细化。加强和改进公立医院、专业公共卫生机构、基层医疗卫生机构的管理，健全管理制度，落实功能定位，实现管理规范化、精细化。五是深化体制机制改革，提升动力，推进治理科学化，促进医保、医疗、医药协同发展和治理，建立健全适应医疗卫生服务体系发展的体制和机制，提升治理能力和水平。

2021 年末，全国卫生人员总数 1398.3 万人，比 2020 年增加了 50.8 万人（增长 3.8%）。在 2021 年末的卫生人员总数中，卫生技术人员 1124.2 万人。在卫生技术人员中，执业（助理）医师 428.7 万人，注册护士 501.8 万人。与 2020 年相比，卫生技术人员增加了 56.4 万人（增长 5.3%）。2021 年底卫生人员机构分布：医院 847.8 万人（占 60.6%），基层医疗卫生机构 443.2 万人（占 31.7%），专业公共卫生机构 95.8 万人（占 6.9%）。2021 年，每千人口执业（助理）医师 3.04 人，每千人口注册护士 3.56 人；每万人口全科医生数量为 3.08 人，每万人口专业公共卫生机构人员 6.79 人。

在基层卫生人员学历构成方面，2010—2013 年的卫生统计年鉴数据显示，3 年间高学历卫生技术人员比例逐年上升，中专、高中及以下学历者所占比例也在逐年上升，大专及以上学历者已逐步成为基层医疗机构的主流。由此可见，近年来我国基层卫生人才素质不断增强。以 2012 年为例，社区卫生服务中心大专以上学历人员的比例已达 60.9%，较 2010 年上升了 2.0%，乡镇卫生院大专及以上学历者占 41.8%，低于社区卫生服务中心，这与我国近年来更重视社区卫生服务机构建设、加大全科医生培养力度有关。但总体来看，本科及以上学历人员的比例偏低，社区卫生服务中心、乡镇卫生院本科人员的比例分别为 20.0% 和 6.1%，尚未达到合理承担六位一体社区卫生服务功能的要求。在社区卫生服务中心和乡镇卫生院执业（助理）医师中，中专及以下学历者仅占 15.1% 和 21.5%，中、高学历的医生占人才队伍的绝大部分，有利于基本公共卫生服务项目的提供。在职称方面，虽然基层医疗卫生机构人才队伍仍以初级职称为主，但高级职称人员的比例也分别超过了 12%（副高级职称）和 8%（正高级职称），高级、中级、初级及以下职称人员在基层医疗卫生机构中整体呈现 1∶4∶5 的结构，已经能满足基本公共卫生服务项目对于专业技术水平的要求。

二、基层医疗卫生人才队伍面临的问题

立足新发展阶段，我国医疗卫生服务体系建设在取得成绩的同时，发展不平衡、不充分的问题仍然比较突出，与人民群众的健康需求和高质量发展要求还存在一定的差距。《关于进一步完善医疗卫生服务体系的意见》以习近平新时代中国特色社会主义思想为指导，深入贯彻党的二十大精神，总结疫情防控经验，对进一步完善医疗卫生服务体系提出了一系列要求和举措，着力促进优质医疗资源扩容和区域均衡布局，发展公共卫生和基层服务等薄弱环节，加强机构管理和分工协作，优化服务提供，深化体制机制改革，对于解决群众看病就医的急难愁盼问题、满足群众全方位全周期健康需求、促进卫生健康事业高质量发展、推进健康中国建设具有重要的意义。基层医疗机构作为中国三级医疗服务网络体系的兜底一级，是提升公平性、提高可及性的关键。然而，大量研究表明，自政策实施以来，基层医疗服务发展缓慢、能力提升不明显，仍然存在一些问题。多数研究认为人力资源建设障碍是基层医疗服务难以持续改善的主要原因，存在基层人员素质和能力偏低、基层卫生人力资源缺乏进修和培训及结构不平衡的问题。

目前，基层卫生单位人才培养存在诸多问题，由于城乡差距较大，难以实现提高医疗服务水平的目的。首先，基层卫生单位内部资产没有得到合理的配置和使用，这样会影响自身管理工作，再加上城乡环境条件存在较大的差异，不能将人才培养工作落到实处，也影响了基层卫生单位人才队伍的稳定性。其次，随着时代的发展，医疗改革也得到不断深入，但是对于基层卫生单位来讲，在人才培养过程中由于城乡差异明显，使现有的人才处于流失状态，这也是激励惩处措施处于缺失状态所致，还没有认识到加强人才培养的重要性，使人才外流现象持续存在，间接影响了基层卫生单位经济效益的提升，不利于可持续发展。

基层医疗卫生人才队伍的医疗服务能力也有待提高。对于基层卫生单位来讲，随着市场经济的不断变化与发展，在人才培养过程中仍面临着很多问题。首先，由于卫生服务能力不强，不能满足当地人民群众的实际就医需求。随着生活条件的改善，人们对医疗卫生机构高质量医疗服务需求不断增长，因此，应加强基础设施建设，改善服务条件，提高服务能力。但是部分基层卫生单位没有在基础硬件设施上加强完善，软件建设相对薄弱，难以推动人才培养工作的顺利开展，更不利于医疗卫生服务能力的提升。其次，基层医疗卫生服务能力不高，不能解决群众"看病难"的问题，鉴于自身技术水平不高，再加上基础医疗服务设施建设薄弱，难以实现提高卫生服务能力的目的。

基层卫生单位缺乏充足的专业人才。现有人员没有受过系统培训，往往缺乏丰富的工作经验，针对卫生单位管理中存在的问题不能妥善地处理，久而久之，会削弱其市场竞争力。基层卫生单位内部缺乏完善的考核机制，难以调动人员的工作积极性，不仅不能挽留人才，还会使人才处于流失状态。基层卫生单位还不够重视人才专业能力培养的重要性，致使内部人员技术能力、职业素养有待提高。领导人员没有发挥职能作用，不利于基层卫生单位的发展。除此之外，由于基层卫生单位内部尚未形成以全科医生为中心的结构合理的人才梯队，也会因人才匮乏而难以满足各项管理工作的需求，再加上对人员前期岗位培训的忽视，使基层人员能力不能满足管理工作的需求，这些都不利于基层卫生单位服务效率和质量的提高。

三、构建人力规划 - 培训使用一揽子工作思路

（一）完善人才培养机制

医学高等院校多年来受生物医学模式的影响，教学模式强调以疾病为中心。卫生服务模式以专科医疗为主体，与当前基层医疗卫生机构的主要职能之间存在差距，因此，在专业设置上需考虑基层医疗卫生机构急需的问题，进行教学改革，为基层医疗卫生机构培养适用的全科医学人才。支持医学院校面向农村、基层培养拟从事全科医疗的高等职业教育层次的医学生，引导其到基层服务，取得执业（助理）医师后可直接聘任到乡镇卫生院或村卫生室工作。加大全科专业住院医师规范化培训、助理全科医生培训和全科医生转岗培训力度。积极组织乡镇卫生院人员到二级、三级医院开展业务培训，特别是加大全科、儿科、检验、影像、口腔科，以及中医、护理、公共卫生相关卫生专业技术人才的培训力度，不断提高乡镇医生的诊疗水平和基层医疗设备的利用率。

（二）充实基层人才队伍

人才是公共卫生体系建设的关键，不仅要增加基层公共卫生人才队伍规模，而且要提高基层公共卫生人才队伍的综合素质，人才引进必不可少。针对基层公共卫生机构招人难、留人难的问题，落实基层公共卫生人才政策是引进人才政策的前提。在保证充分利用并盘活现有公共卫生人力存量的基础上，针对紧缺专业人才，加大引进力度，提高待遇，增强吸引力，鼓励高层次的公共卫生人才服务于基层。对基层医疗机构招聘卫生专业技术人员，可适当降低学历层次要求。不受最低开考比例限制，也可以采取专项公开招聘的方式进行。乡镇卫生院对医学专业大专及以上学历人员可采取直接考核的方式。在乡镇卫生院连续工作满15年，并取得执业（助理）医师资格，可不受学历层次的限制，直接办理入编手续。

（三）建立进修学习制度

结合职业发展理论，探索建立公共卫生和临床医学复合型人才培养机制。基层公共卫生工作任务繁重，人员紧缺，"一岗多兼"是当前普遍存在的客观问题。为了提高基层公共卫生人员的专业素质，可以鼓励和支持基层在岗卫生技术人员参加成人学历教育，提高学历层次，加强全科医生和助理全科医生的培养，鼓励和动员在岗临床医生参加全科医生转岗培训并按规定注册。推动乡村医生向执业（助理）医师转变。支持基层医疗卫生机构返聘退休医生，发挥高年资医生"传帮带"的作用。

（四）创新高校基层卫生人才培养模式

针对基层医疗机构尤其是乡镇卫生院、社区卫生服务中心卫生人才学历层次低等现状，应以全科医生培养为重点，多管齐下，创新高校基层卫生人才培养模式，适应群众基本医疗卫生服务需求。第一，应加强全科医学学科建设，有条件的高等医学院校要建设区域性全科医学培训基地，为全科医学师资队伍建设提供培养、培训平台。第二，继续开展高等医学院校农村订单定向免费培养项目，其培养费用纳入各级财政，医学生毕业后按照协议赴乡镇卫生机构就职。第三，加强医学生的就业价值观教育，宣扬优秀基层卫生人才的典型事迹，转变"扎堆大医院"的就业倾向，鼓励其赴基层医疗机构就职，扎根基层。

（中国医科大学　吴　彬

河北医科大学　席　彪）

第十二节　基层医疗健康的科学研究

科学研究是学科发展的核心要素之一，对解决学科发展问题、不断提高对学科领域发展规律的认知度及培养专业人才具有重要的作用。全科医学具有独特的学科特性，其科学研究也必然有自己的特色。

一、基层医疗卫生服务机构开展科学研究的目的和意义

党的十八大以来，以习近平同志为核心的党中央把保障人民健康放在优先发展的战略位置，高度重视医疗卫生服务体系的改革与发展，强化城乡三级医疗卫生服务网络建设。自 2018 年起，国家卫生健康委员会基层司推行"优质服务基层行"活动，其中"科研管理"被纳入评审标准的核心条款，旨在提升基层医疗卫生机构的科研能力，不断提升其服务能力。2017 年发布的《国务院办公厅关于推进医疗联合体建设和发展的指导意见》、2019 年发布的《关于推进紧密型县域医疗卫生共同体建设的通知》等文件强调，充分发挥城市三级公立医院的作用，与医共体牵头机构组建多种形式的医联体，通过专科共建、临床带教、科研和项目协作等多种方式，提升牵头机构医疗服务能力与管理水平。

从近年来国家卫生健康发展的政策来看，提升基层医疗机构服务能力是发展重点，其中科学研究能力的提升是一项重要内容，其目的在于通过提升基层医务人员的科研能力，加快基层医疗卫生服务能力的提升，更好地推动分级诊疗、合理诊治和有序就医的新秩序的构建，更好地助推医疗卫生服务上下贯通及医疗和预防的有效融合，促使以治病为中心向以健康为中心的转变。目前，国内大多数基层医疗卫生机构（尤其是偏远地区）的科学研究能力仍比较欠缺，因此，基层医疗卫生机构开展科学研究任重而道远。

二、基层医疗卫生服务机构如何开展科学研究

科学研究对于基层全科工作者来说较为困难，正确选题是科学研究的起点和关键。方向决定结果，在选题过程中，基层医务人员要不断学习和体会全科医学的学科特点、含义及功能，尤其是对全科医学思维要素的理解和探究，要不断拓展全科医学科学研究的选题视野，发现适宜的研究问题，提升科学解决问题的能力。全科医学与社区卫生的学科内涵体现了负责任、可及性、连续性、综合性、协调性的核心特征功能和以人为中心、以家庭为基础、以社区为导向的衍生特征功能，这些特征功能使全科医学有别于其他专科，同时也是开展各项全科科学研究的立意要点。基层医疗卫生服务机构科学研究的方向和选题应充分结合学科的内涵特征、阶段性发展环境及发展需求，重点围绕基层医疗的功能定位、全科学科建设、慢性病管理等方面来开展。

1. 运用全科医学思维指导基层医疗卫生服务机构进行科学研究　全科医学思维是建立在学科内涵特征基础上的工作理念，贯穿在全科临床诊疗、科学研究、教育培训及资源管理等实践领域。全科医学思维具有"以人为中心"、整体观、系统性三大要素。就科学研究而言，全科医学思维应该是研究者的"思维罗盘"，即应指导科研开展的全过程，包括提炼科学问题、确立科学研究目标、构建科研实施路径和设计方案等。无论是宏观管理还是具体问题，在全科医学思维引导下制定的科学研究方

案才能紧密贴合全科医学的内涵特征，其科研成果才能真正有益于全科医学的发展。

2. 以慢性病管理为切入点开展基层医疗卫生科学研究 我国慢性病管理模式经历了以医院为基础的治疗模式、以疾控中心为基础的防治模式和以社区全科服务团队为依托的社区慢性病管理模式。慢性病管理一直是被研究者们关注的重点领域，全国涌现出大量的常见病、多发病相关研究，以针对高血压、糖尿病、心脑血管疾病、呼吸道疾病的研究居多。研究内容涵盖临床特点分析、医疗／护理技术的实施与运用、健康教育等，同时运用了观察性研究、干预性研究等多种方法。慢性病管理是体现全科专业临床诊疗能力的关键要素，慢性病管理的成效决定着我国基本卫生体系的质量。目前，社区慢性病管理较为普遍的问题是诊疗规范性不足，反映出社区卫生服务机构和全科医生团队在对规范性的重视程度和质量认知上存在差距。因此，全科医学研究者要更加注重以下研究薄弱点：①慢性病管理的规范性及实现程度；②基于社区环境和特点的慢性病管理循证医学证据；③对于多病共存的全科整体化管理；④社区人群的心理问题及心身疾病的识别与管理；⑤全科和社区卫生对于慢性病管理（包括卫生经济学效果和评价）的综合效益；⑥体现"全专结合"的多学科综合诊疗技术的运用；⑦智能技术和数据挖掘对于慢性病管理的作用；⑧注重临床结局的人群队列研究。

例如，在全球范围内，心脑血管疾病是导致高医疗费用和高死亡率的一个重要原因。在我国，心脑血管疾病是危害国人健康的"头号杀手"，其引起的死亡占总死亡人数的 41%。高血压是我国人群脑卒中和缺血性心脏病的主要危险因素。若高血压得不到控制，慢性病防控就无法实现，而基层是高血压治疗的主战场，基层医生是高血压防治的主力军。2019 年，云南省昆明市将中国医学科学院阜外医院的"高血压慢病防控示范区建设试点项目"引入官渡区，此项目是"国家慢性病综合防治示范区建设"的一部分，也是贯彻落实《国务院办公厅关于促进"互联网＋医疗健康"发展的意见》、切实发挥互联网在基本公共卫生服务和健康管理中的基础支撑和便民服务作用的试点项目。该项目旨在提高辖区内高血压患者的管理率、治疗率及血压控制率，探索建立以高血压为抓手的基层医疗卫生系统慢性病（高血压、糖尿病等）管理协同网络试点模式，为未来全国慢性病防控网络的建立及慢性病防控体系的有效改进奠定理论和实践基础。官渡区人民医院探索与辖区内社区卫生服务中心团队联合开展慢性病管理研究项目，并通过科研课题来提高社区医生的科研能力。2019 年在多方联合下申报的课题《互联网＋高血压慢病社区管理模式探索研究》初步形成了一个主动、互动、动态化的高血压互联网管理新模式，在辖区 4 家社区卫生服务中心及官渡区人民医院实施并推广。2021 年，官渡区又引入了中国疾病预防控制中心和北京大学人民医院的联合项目——《高血压患者血压控制不良原因及治疗现状调查》，以初步了解官渡区血压控制不良的原因，针对性地进行血压管理，提高辖区居民的血压达标率。该项目通过理论培训、临床实践的方式，为所在地区高血压控制率的提高做出了贡献。引入上述项目是为提升本区域内社区慢性病防控能力提供技术平台和服务管理模式，使社区慢性病管理能力及服务能力达到省、市领先水平。

3. 围绕社区卫生服务的基本功能开展基层医疗卫生科学研究 《"健康中国 2030"规划纲要》对社区卫生的职责及功能定位有明确的指向。社会对健康管理和照护出现了新的需求，因此，当下和未来医疗模式的发展动向必将为科学研究带来如下新的课题：①基层卫生任务要从注重疾病管理拓展至注重健康管理；②医疗方法要从药物治疗为主转向多技术融合；③诊疗手段要从单科（技术）走向整合医疗，并鼓励开展更多适宜性的临床诊疗技术；④全科医生的岗位能力要由"全科普诊"向"全专结合"转变；⑤卫生资源投入和发展方式要从"被动医疗"向"主动健康"转变。社区卫生服务的基本功能如下：①开展社区卫生状况调查，进行社区诊断，向社区管理部门提出改进社区公共卫生的建议及规划，对社区爱国卫生工作予以技术指导；②有针对性地开展慢性非传染性疾病、地方病及寄生虫病的健康指导、行为干预和筛查，以及对高危人群的监测和规范管理工作；③负责辖区内学校接种和传染病预防与控制工作；④运用适宜的中西医技术，开展一般常见病、多发病的诊疗；⑤提供急救服务及会诊、转诊服务；⑥提供家庭出诊护理、家庭病床等家庭卫生保健服务；⑦提供康复服务及临终关怀服务；⑧提供精神卫生服务和心理咨询服务；⑨提供妇女、儿童、老年人、慢性病患者、残疾人等重点人群的保健服务；⑩开展健康教育与健康促进工作；⑪提供适宜技术服务；⑫提供个人及家庭连续性的健康管理服务；⑬负责辖区内社区卫生服务信息资料的收集、整理、统计、分析及上报工作；⑭在社区建设中，协助社区管理部门不断拓展社区服务，繁荣社区文化，美化社区环境，共同营造健康向上、文明和谐的社区氛围；⑮根据当地社区卫生服务功能和社区居民需求，提供其他适宜的基层卫生服务。以上内容均可作为基层医疗卫生服务机构进行科学研究的切入点。

4. 以全面学科建设为重点开展基层医疗卫生科学研究　2014年《关于建立住院医师规范化培训制度的指导意见》《关于医教协同深化临床医学人才培养改革的意见》相继发布，建议所有医学院校建立全科医学系，医学院附属医院和三级甲等医院建立全科医学科。随着对全科医学的重视及投入的增加，全科医学的学科建设将会朝着"产、学、研"结合的方向发展。作为新兴学科，全科医学的学科建设整体起步较晚，系统性研究成果较少。基于全科医学与社区卫生的内涵和全科思维特点，全科医学的学科建设有两个各有重点又互相连通的层次，分别是综合医院全科建设和社区卫生服务机构全科建设。前者的全科人才培养目标是开展临床基地和诊疗能力建设、牵头并联动社区资源开展基于问题导向的科学研究；后者则以不断提高社区综合服务能力为目标，并开展政策、管理效能、医疗质量与技术发展、提升能力路径和评价、人才培养等方面的研究。除此之外，还应开展关于学科的科学共识和理论基础的研究，包括"4C"理论在中国全科医学环境中的体现、科学方法学和分类学、国家/机构或跨机构的合作机制，以及具有学科特征的数据、信息技术及研究工具等。因此，与全科医学学科建设相关的研究应涵盖学科功能定位、发展要素、建设路径、临床质量、医疗技术、人才培养及重点专科建设等方向。全科医学隶属临床医学范畴，也是国家实施以初级卫生保健为重点的医改背景下培养新时代医疗从业者的学科，其学科研究要体现综合性医院全科与社区卫生服务机构全科两个层次的建设侧重点，尤其要探讨有效的建设路径。从全科医学学科建设的角度出发，可以考虑的研究方向有综合医院和社区卫生服务机构的全科建设目标、可能获得的资源及发展路径、新时代下社区卫生管理的模式探索、以最大限度地改善患者临床结局为目标的不同诊疗技术的协同及整合方式、基于岗位胜任力的全科医学人才培养、全科医务人员的职业发展等。

5. 探索依托"医共体建设"平台开展基层医疗卫生科学研究　2019年，国家卫生健康委员会和国家中医药管理局联合发布了《关于推进紧密型县域医疗卫生共同体建设的通知》。2020年国家卫生健康委员会办公厅、国家医保局办公室、国家中医药局办公室联合发布《关于印发紧密型县域医疗卫生共同体建设评判标准和监测指标体系（试行）的通知》，要求进一步完善县域医疗卫生服务体系，加快提升基层医疗卫生服务能力，推动形成有序的就医格局。2019年，《国家卫生健康委办公厅关于开展社区医院建设试点工作的通知》发布。2020年《国家卫生健康委关于全面推进社区医院建设工作的通知》发布，强调要提升基层医疗服务能力，防治结合，强化传染病防控能力。目前，我国大多数省市已推行"医共体建设"，由医共体总医院整合区域医疗卫生资源要素，整合优化信息系统建设，实现医共体内各级各类医疗机构信息的互联互通、资源共享，为医共体内成员单位提供一体化服务，提升医共体的协同服务水平，以更好地实施分级诊疗，弥补基层医疗卫生机构的资源不足，为居民医疗与健康提供更均衡、更多层次的保障。目前，上级医疗机构开展专家"下基层"帮扶、双向转诊、培训等工作，着力于提高基层卫生服务能级和培养基层队伍，如医疗协作、科研合作、人才培养等，尤其是偏远山区可充分利用此平台，探索依托二、三级医院的支撑平台，构建支撑全科医学教学与科研的网络，同时将教学科研成果进行产业转化，拓宽全科医学的产业发展路径。

三、基层医疗健康科学研究取得的成果

在欧美发达国家，全科医学的发展已经取得了丰硕的成果，我国全科医学的发展可以借鉴国际先进经验。我国的全科医学经历了学科理念的洗礼和试点地区的尝试，目前已经取得了重大进展，但是由于开展时间较晚，目前学科定位尚不十分明确，学科发展仍处于建设阶段。全科医学的长期可持续发展有赖于学科和科研的发展，国内的全科医学面临着探索与建立、逐步形成中国特色学术与科研道路的重大课题。目前，我国针对全科医学领域科研动态与进展的系统性研究十分缺乏，必须与中国的具体国情相结合，探索适合中国特色的全科医学发展之路。

近年来，学术界对全科医学领域科研进行了相关的评价研究，引起了业内的重视与思考。我国全科医学领域中发表高影响力论文的中青年学者的研究方向契合学科研究热点，同时高校非全科医学系、综合医院非全科医学/疗科的学者积极参与全科医学的科学研究活动，也促进了全科医学学科的发展。为进一步提升全科医学学科建设水平，建议优化学术资源结构，加强对科研人员的培训，重点是高校全科医学系、综合医院全科医学/疗科、社区卫生服务机构等群体；增加对全科医学研究的基金项目投入，建立国家级或省级全科医学研究专项和研究网络；培育学科精品期刊，以提升我国全科医学领域的整体科研水平，深入推动我国全科医学学科的建设与发展。

有研究发现，我国基本保健和全科医学领域的生产力水平目前已发展至全球首位，其中东部地区的基层医疗卫生机构做出了主要贡献。该研究主题较贴近机构实践及国家医疗卫生政策，但该领域目前仍存在一系列问题和挑战，如基层医疗卫生机构的研究者缺乏合作、大量使用随机对照试验的研究可能存在质量隐忧、国际SCI/SSCI期刊对我国该领域研究的认可度较低等。以"全科医生、医师、家庭、家庭医师、社区卫生服务、家庭医生签约服务、全科医学、普通医疗医师、家庭医学、综合保健、综合医疗保健、初级卫生保健、社区医学、分级诊疗、基层医生"为关键词，在中国知网检索全科医学相关研究，对获得的文献做简要的计量学分析。结果显示：①发文量在2011—2013年有所下降，2013年后逐年上升，2018年发文量超过3500篇；②研究热点主要集中在分级诊疗和双向转诊、全科医生/家庭医生、全科医学、社区、慢性病（尤其是糖尿病、高血压）、影响因素分析等方面；③高发文量期刊为《中国全科医学》《中国社区医师》《上海医药》《中国卫生》《健康报》《中国初级卫生保健》《中国医院院长》《社区医学杂志》《中华全科医师杂志》《中国卫生人才》等。研究能力和研究的发表数量在一定程度上反映了学科发展的成熟度和可持续性，同时反映出的是同行对实践的思考，甚至是对思想的反思。

目前，在国家强有力的政府政策的推动下，我国全科医学事业发展处于上升期，10 年来在人力资源数量上有明显的增长。作为全科医学工作者与研究者，应持续坚持发展全科医学研究的创新思维，深入且全面地关注全科研究结果对全科实践的循证支持、质量改进及对患者结果的影响；应通过开展社区联合科研项目来推进基层医疗卫生服务机构的科学研究能力；应积极合作研究，参与大规模、高质量的研究，从凝聚和组织大量的个体研究者逐步形成组织化的学科科研力量；应通过不断促进从事该领域研究的不同机构、不同背景的研究人员之间的积极合作，共同构建适用于我国全科医学科研事业的学科发展共识和跨学科合作框架，从而形成合力以提升科学研究效率；应基于发展和建设我国医疗卫生体系、推动医疗改革事业的总体目的，使用更加具体和细节化的评价方法，更注重研究工作的严谨性及研究结果的实用价值。全科人务必立足于此肥沃土壤之上，促进其更好地发展，以挑战为机会，为全民健康贡献科研智慧，更好地迎接全科医学前所未有的"春天"。

（昆明市第五人民医院/官渡区人民医院　胡晓婷

复旦大学附属中山医院　顾　杰）

参 考 文 献

［1］赵美英，苗艳青.新中国70年基层卫生发展回顾与展望[J].中国卫生政策研究,2019,12（11）：10-15.

［2］黄玉梅，龚义伟，方惠."互联网＋家庭医生签约服务"模式的探索与实践[J].中国全科医学，2019，22（25）：3076-3080.

［3］国家卫生健康委员会，财政部，人力资源社会保障部，等.关于推进家庭医生签约服务高质量发展的指导意见［EB/OL］（2022-03-03）［2023-05-23］.https://www.gov.cn/zhengce/zhengceku/2022-03/15/content_5679177.htm.

［4］赵黎.发展还是内卷？——农村基层医疗卫生体制改革与变迁[J].中国农村观察，2018，6：89-109.

［5］刘华，李晓蓉，庞学文.我国社区卫生人力资源现况及存在问题分析[J].中国慢性病预防与控制，2020，28（8）：632-635.

［6］毛宗福，王永棣，刘继强，等.我国卫生人力

资源及其研究现状[J].中华医院管理杂志，2003，1：16-20.

［7］国家卫生健康委员会.2019中国卫生健康统计年鉴［M］.北京：中国协和医科大学出版社，2020.

［8］李烟然，屈伟，邹俊怡，等.四川省城乡基层公共卫生人力资源现状研究[J].现代预防医学，2016，43（5）：839-841.

［9］王卫东，张寒冰，李韶莹，等.基层公共卫生人员执业满意度影响因素分析[J].中国药物与临床，2021，21（9）：1465-1469.

［10］王黎黎，陈浩.2014—2018年我国公共卫生医师现状及发展趋势SWOT分析[J].预防医学情报杂志，2021，37（5）：718-724.

［11］贾梦颖，陈清.浅谈"3＋2"助理全科医生培养现状[J].中国卫生标准管理，2020，11（13）：8-11.

［12］于梦根，赵璇，李惠文，等.我国基层医疗卫生机构医护人员对医防整合的认识评价[J].中国全科医学，2021，24（1）：40-45.

［13］于梦根，赵璇，李惠文，等.我国基层医疗卫生机构医护人员的医防整合行为及影响因素研究

［J］. 中国全科医学，2021，24（1）：46-51.

［14］林建鹏，祝子翀. 我国基层医疗服务居民获得感与首诊状况调查［J］. 医学与社会，2022，35（9）：10-14，25.

［15］董佩，王坤，毛阿燕，等. 我国公共卫生与医疗服务融合现状及对策［J］. 中国公共卫生，2020，36（12）：1686-1689.

［16］史卢少博，姚芳，夏怡，等. 基于共生理论的医防融合路径分析［J］. 卫生经济研究，2021，38（8）：6-10.

［17］顾昕. 公共财政转型与医疗卫生健康事业的发展：全国视野与浙江实践 公共财政与卫生筹资转型的浙江实践（上）［J］. 中国医院院长，2019，12：79-83.

［18］顾昕. 公共财政与卫生筹资转型的浙江实践（下）——浙江省医疗卫生供给侧的结构与绩效［J］. 中国医院院长，2019，14：82-98.

［19］中共中央、国务院. 中共中央 国务院印发《"健康中国2030"规划纲要》（2016-10-25）［2023-05-23］. https://www.gov.cn/zhengce/2016/10/25/content_5124174.htm.

［20］张意清. 影响老年人肺炎疫苗接种的因素分析［J］. 中外医学研究，2012，10（20）：69-703.

［21］国务院. 国务院关于建立全科医生制度的指导意见［EB/OL］（2011-07-01）［2023-05-23］. https://www.gov.cn/zhengce/content/2011/07/06/content_6123.htm.

［22］国务院医政办，国家卫生计生委，国家发展改革委，等. 国家卫生计生委关于印发推进家庭医生签约服务指导意见的通知［EB/OL］（2016-06-06）［2023-05-23］. https://www.gov.cn/xinwen/2016-06/06/content_5079984.htm.

［23］沈鹏悦，刘晓珊，李瑞锋. 我国家庭医生签约服务发展现状分析［J］. 中国医药导报，2017，14（26）：169-172.

［24］赵艳青，王芳，袁莎莎，等. 家庭医生签约服务相关政策分析［J］. 中国社会医学杂志，2018，35（3）：217-220.

［25］芦炜，张宜民，梁鸿. 家庭医生制度的发展路径与逻辑阶段分析：基于上海长宁的经验［J］. 中国卫生政策研究，2016，9（8）：10-14.

［26］国家卫生健康委员会. 中共中央关于全面深化改革若干重大问题的决定［EB/OL］（2013-11-15）［2023-05-26］. http:www.nhc.gov.cn/wjw/xwdt/2013-11-03.html.

［27］赵西茜. 南京市某区部分慢性病患者利用家庭医生签约服务现状研究［D］. 南京：南京医科大学，2018.

［28］陈美婷，梅文华. 我国社区首诊制发展现状及居民社区首诊影响因素分析［J］. 医学与社会，2016，29（4）：24-26.

［29］王雪云，姚峥嵘，田侃. 基于供给侧视角的我国分级诊疗相关问题思考［J］. 中国医院管理，2017，37（3）：21-23.

［30］刘利群. 推进家庭医生签约服务加强分级诊疗制度建设［J］. 中国全科医学，2018，21（1）：1-4.

［31］许航，曹志辉，吴爽. 基于内容分析法的我国家庭医生签约服务政策分析［J］. 中国全科医学，2018，21（22）：2647-2654.

［32］田淼淼，王芳，贾梦，等. 家庭医生签约服务政策执行进展分析［J］. 中华医院管理杂志，2020，36（7）：549-552.

［33］高和荣. 签而不约：家庭医生签约服务政策为何阻滞［J］. 西北大学学报（哲学社会科学版），2018，48（3）：48-55.

［34］王荣英，张金佳，贺振银，等. 医务人员对家庭医生签约服务的认知情况调查［J］. 中华全科医学，2018，16（1）：94-96，138.

［35］张招椿，胡海源，陈川，等. 政策工具视角下我国家庭医生政策量化分析［J］. 中国全科医学，2019，22（10）：1139-1146.

［36］申少铁. 持续推进县域医共体建设［N］. 人民日报, 2022-12-19（5）.

［37］陈丽华. 紧密型县域医共体资源整合协同策略研究［D］. 南宁: 广西大学, 2022.

［38］许越, 胡琳琳, 刘远立. 县域医共体服务能力提升的多元实现路径研究: 基于模糊集定性比较分析［J］. 中国全科医学, 2023, 26（25）: 3140-3146.

［39］李乐乐, 田梦怡, 冀杨. 基于委托-代理理论分析县域医共体支付方式改革对于分级诊疗体系的影响［J］. 中国医院, 2023, 27（6）: 6-10.

［40］郭薇, 李烨, 李圆圆, 等. 基于社会网络分析和多维尺度分析的县域医共体医防融合研究［J］. 中国医院, 2023, 27（6）: 1-5.

［41］徐欣, 高红霞, 王栋, 等. 县域医共体建设下的我国乡镇卫生院医疗资源配置效率分析［J］. 医学与社会, 2023, 36（5）: 20-25.

［42］郑芸, 郭彦虹, 朱良英, 等. 广东省医共体改革对县域内住院率的影响研究［J］. 中国卫生经济, 2023, 42（5）: 26-28, 49.

［43］吴宜欣, 李跃平. 紧密型县域医共体医保打包支付对患者就诊流向的影响［J］. 南京医科大学学报（社会科学版）, 2023, 23（2）: 144-149.

［44］邹伟能, 陈超亿, 谢平茹, 等. 湖北省县域医共体高质量发展质性研究［J］. 中国医院, 2023, 27（4）: 28-32.

［45］涂怡欣. 县域医共体改革对基层卫生服务能力的影响及其作用机制［D］. 杭州: 浙江大学, 2023.

［46］汤苏川, 施雯慧. 江苏省县域医共体建设发展水平评价指标体系构建及结果应用实践［J］. 中国初级卫生保健, 2023, 37（1）: 7-10, 14.

［47］蔡秋茂, 吴文强, 王欣, 等. 混合政策工具视角下县域医共体改革效应评估［J］. 中国卫生经济, 2023, 42（1）: 14-18.

［48］孟业清. 紧密型县域医共体下乡镇卫生院运行效率及影响因素分析［D］. 石河子: 石河子大学, 2022.

［49］马超, 邹俐爱, 张远妮, 等. 紧密型县域医共体建设试点县卫生资源配置效率评价研究——以广东省为例［J］. 现代预防医学, 2023, 50（10）: 1824-1830.

［50］邓宏宇, 吴森森, 杨正, 等. 紧密型县域医共体医防融合慢性病管理创新模式构建研究［J］. 中国全科医学, 2023, 26（22）: 2720-2725.

［51］廖冬平, 兰珍, 刘婧, 等. 医保打包支付对紧密型医共体运营管理的影响研究［J］. 中国卫生经济, 2023, 42（5）: 29-33.

［52］邹伟能, 陈超亿, 谢平茹, 等. 湖北省县域医共体高质量发展质性研究［J］. 中国医院, 2023, 27（4）: 28-32.

［53］史江漂, 马亚洁, 崔兆涵, 等. 紧密型医共体推动医疗质量管理同质化的路径和方法［J］. 中国卫生质量管理, 2023, 30（3）: 20-24.

［54］赖思宏, 陈静纯, 马晟杰, 等. 杭州市县域医共体公共卫生人员医防融合认知评价与工作境况现状分析［J］. 现代预防医学, 2023, 50（5）: 879-883.

［55］朱欢欢, 马建根, 柳丽佳, 等. 紧密型县域医共体政策梳理及改革发展建议［J］. 中国农村卫生事业管理, 2023, 43（2）: 112-118.

［56］蔡秋茂, 吴文强, 王欣, 等. 混合政策工具视角下县域医共体改革效应评估［J］. 中国卫生经济, 2023, 42（1）: 14-18.

［57］王凤春, 万小英, 陈兴彤, 等. 县域医共体人力资源管理的"三明模式"三明市沙县区总医院的管理实践［J］. 中国卫生人才, 2022, 12: 21-23.

［58］熊英贝, 钟正东, 林坤河, 等. 三明市医共体内外经济激励对医疗服务供给的影响研究［J］. 中国卫生政策研究, 2022, 15（7）: 66-73.

［59］张振, 李祥飞, 龚超. 我国部分地区紧密型县域

医共体内医保支付方式改革效果研究［J］. 卫生
软科学，2022，36（6）：74-80.

［60］张检，何艳玲，唐贵忠. 重大传染病疫情社区综
合干预：问题与改进［J］. 辽宁行政学院学报，
2020，22（2）：61-67.

［61］林文都，吴璐璐. 基层社区突发性传染病疫情防
控的标准化探析［J］. 中国标准化，2020，63（4）：
62-65，69.

［62］袁银传，王晨霁. 突发公共卫生事件的舆论引导
与心理疏导——以新冠肺炎疫情应对为例［J］.
国家治理，2020，Z1：50-54.

［63］史军有. 个体化健康教育在对社区居民进行传染
病防控工作中的应用效果分析［J］. 当代医药论
丛，2018，16（4）：227-228.

［64］彭宗超，钟开斌. 非典危机中的民众脆弱性分析
［J］. 清华大学学报（哲学社会科学版），2003，
18（4）：25-31.

［65］沈剑峰，黄磊. 信息化建设资讯：《全国基层医
疗卫生机构信息化建设标准与规范（试行）》解
读［J］. 中国全科医学，2019，22（25）：3081.

［66］赵家义，沈菲，黄俏雯，等. 上海市社区医院对
新型冠状病毒肺炎认知调查和防控［J］. 解放军
医院管理杂志，2020，27（3）：208-212.

［67］Su J R. Emerging viral infection [J]. Clin Lab Med,
2004, 24 (2): 773-775.

［68］丁珠林. 中国至少已有十余种新发传染病［J］.
中国卫生，2006，5：52.

［69］黎黎. 武汉市基层医疗卫生机构服务能力现状及
改进措施［J］. 中国全科医学，2020，23（4）：
403-408.

［70］新华社. 习近平：决胜全面建成小康社会夺取新
时代中国特色社会主义伟大胜利——在中国共
产党第十九次全国代表大会上的报告［EB/OL］
（2017-10-27）［2020-09-17］. https://www.gov.cn/
govweb/zhuanti/2017-10/27/content_5234876.htm.

［71］基层卫生健康司. 国家卫生健康委办公厅关于

开展2020年"世界家庭医生日"主题活动的通
知［EB/OL］（2020-05-09）［2020-08-22］. http://
www.nhc.gov.cn/jws/s3581r/202005/f3d2832a77994bf
db33ab97aa06a8471.shtml.

［72］疾病预防控制局. 关于印发新型冠状病毒感染的
肺炎疫情紧急心理危机干预指导原则的通知［EB/
OL］（2020-01-27）［2020-08-22］. http://www.nhc.
gov.cn/jkj/s3577/202001/6adc08b966594253b2b791be
5c3b9467.shtml.

［73］沈秋苹，王娟，张彩迪. 医护人员工作压力、心
理弹性和工作满意度的关系［J］. 中国健康心理
学杂志，2018，26（11）：1706-1710.

［74］马翠，严兴科. 新型冠状病毒肺炎疫情的心理应
激反应和防控策略研究进展［J］. 吉林大学学报
（医学版），2020，46（3）：649-654.

［75］秦怡，黄元英，何中臣，等. 基于案例梳理的基
层医疗卫生机构重大传染性疾病防控：经验、问
题与对策［J］. 中国全科医学，2021，24（1）：
11-16.

［76］何能清，黄俊芳，廖小兵，等. 实现基本医疗
服务和基本公共卫生服务均衡发展的社康中心
绩效管理模式探索［J］. 中国全科医学，2011，
14（16）：1700-1773，1778.

［77］杨俊刚，潘金国，左利，等. 新管理模式提高社
区卫生服务水平［J］. 重庆医学，2012，41（30）：
3230-3231.

［78］李刚，廖家智，舒琴，等. 武医疗质量管理实践
［J］. 医学与社会，2013，26（11）：64-66.

［79］祝音飞. 加强基层卫生技术人才培养管理的探讨
［J］. 中国卫生产业，2016，13（35）：34-36.

［80］全国人大常委会办公厅. 中华人民共和国传染
病防治法［M］. 北京：中国民主法制出版社，
2013.

［81］林则田. 医疗机构医疗管理制度［M］. 郑州：
河南科学技术出版社，2001.

［82］中共中央办公厅，国务院办公厅. 中共中

央办公厅、国务院办公厅印发《关于进一步完善医疗卫生服务体系的意见》[EB/OL]（2023-03-23）[2023-05-26]. https://news.cri.cn/baidunews-eco/20230323/ade6c462-d1b3-a2cf-4f7b-4a67f2695931.html.

[83] 秦江梅. 国家基本公共卫生服务项目进展 [J]. 中国公共卫生，2017，33（9）：1289-1297.

[84] 国家卫生健康委员会. 2022 中国卫生健康统计年鉴 [M]. 北京：中国协和医科大学出版社，2022.

[85] 国家卫生健康委员会. 2021 年我国卫生健康事业发展统计公报 [EB/OL]（2022-07-12）[2023-05-26]. http://www.nhc.gov.cn/cms-search/xxgk/getManuscriptXxgk.htm?id=51b55216c2154332a660157abf28b09d.

[86] 国家发展改革委，卫生部，中央编办，等. 关于印发以全科医生为重点的基层医疗卫生队伍建设规划的通知 [EB/OL]（2010-03-25）[2023-04-26]. https://ahqkyx.bbmc.edu.cn/info/1025/1068.htm.

[87] 单红娟，王树民，李胤，等. 基层医疗卫生机构卫生人才培养路径研究 [J]. 中国高新区，2018，5：84.

[88] 姚嫔娉，蒋建军，徐晓，等. 新医改后我国基层医疗机构卫生人力资源与服务量的关联性分析 [J]. 医学与社会，2023，33（5）：14-19.

[89] 杨辉，韩建军，许岩丽. 国际全科期刊的主题分析 [J]. 中国全科医学，2021，24（1）：1-10.

[90] 匡莉. 全科医疗核心特征功能概念与内涵界定的研究思路 [J]. 中国卫生政策研究，2017，10（5）：1-6.

[91] 于德华. 全科医学与社区卫生的科研趋向：未来已来 [J]. 中国全科医学，2022，25（34）：4227-4231.

[92] 黎婉钰，金花，于德华. 基于社区卫生服务机构的主动健康实施策略 [J]. 中国全科医学，2022，25（31）：3928-3932.

[93] 于德华. 全科医学思维引导下的科学研究构思 [J]. 中国全科医学，2023.

[94] 王海燕，许岩丽，闫行敏，等. 2013—2017 年我国全科医学领域中青年作者论文影响力评价研究 [J]. 中国全科医学，2019，22（34）：4157-4165.

[95] 曹新阳，汪洋，徐志杰，等. 2021 年中国基本保健和全科医学科研论文生产力研究 [J]. 中国全科医学，2022，25（34）：4232-4240，4258.

[96] 杨辉，韩建军，许岩丽，等. 中国全科医学行业十年发展：机会和挑战并存 [J]. 中国全科医学，2022，25（1）：1-13，28.

[97] 于德华，王朝昕，陆媛，等. 2019 年中国社区卫生服务中心科研能力评价及展望 [J]. 中国全科医学，2019，22（28）：3406-3410.

第三章 慢性病全科诊治进展

第一节 脑卒中基层诊治与管理进展

一、概述

"脑卒中（cerebral stroke）"又称"脑血管意外（cerebralvascular accident，CVA）"，俗称"中风"，是一种急性脑血管疾病，是由于脑部血管突然破裂或因血管阻塞导致血液不能流入大脑而引起脑组织损伤的一组疾病，包括缺血性脑卒中和出血性脑卒中，是严重危害人类健康的常见疾病。

《中国卫生健康统计年鉴2022》的数据显示，2017—2021年，我国脑卒中发病人数从456.4万人增长至517.3万人，预计到2032年，这个数值将增长至723.8万人。2021年我国居民脑血管病的死亡率高居前列，在城市居民中紧随心脏病和恶性肿瘤排名第三，在农村居民中仅次于心脏病，位列第二。脑卒中的高发病率、高死亡率和高致残率给患者、家庭及社区带来了沉重的负担。针对脑卒中高发病率、高死亡率的现状，人们逐渐意识到脑卒中的防治不能仅依赖药物、溶栓及介入手术治疗，还应该重视脑卒中危险因素的防控。研究表明，通过改变生活方式和控制危险因素可以减少后续脑血管事件的发生并降低远期死亡率。因此，积极进行相应的防治，做好早防、早筛、早治工作十分重要。医防融合对于降低发病率、减少并发症、降低死亡率有重要的作用。全科医生作为居民健康的"守门人"，是社区脑卒中预防、筛查、治疗及康复的主力军。

二、脑卒中社区三级预防的现状及问题

脑卒中预防分为三级（对应疾病的3个阶段），应用三级预防可以避免大多数脑卒中的发展，降低脑卒中的发病率、致残率及病死率。一级预防即发病前预防，主要针对具有脑卒中危险因素的人群，积极治疗其危险因素，同时定期监测其他危险因素的发生并采取针对性的措施，以减少脑卒中的发生。美国心脏协会/美国卒中协会卒中一级预防指南将脑卒中的危险因素分为3类，分别是不可改变的危险因素、证据充分且可以控制的危险因素及证据不充分或潜在可控制的危险因素。二级预防即针对已发生过1次或多次脑卒中的患者，给予早期诊断、早期治疗，防止严重脑血管病的发生。我国脑卒中患者1年内的复发率为17.1%，5年内的复发率为33%。研究结果显示，在改变生活方式的同时给予患者二级预防药物，5年内的脑卒中风险可降低80%。三级预防即对已患脑卒中的患者加强康复护理，防止病情加重。脑卒中偏瘫后的康复治疗需要运用药物治疗、物理治疗、运动疗法、心理治疗、言语治疗、中医特色疗法等综合措施。目前在实施脑卒中三级预防时仍然存在一些问题和不足之处。

（一）社区一级预防意识有待加强

研究表明，社区人群对有关脑卒中的一级预防知识普遍不足，社区卫生服务机构对脑卒中的一级预防健康教育不足，主要体现在 3 个方面：①社区卫生服务机构对脑卒中患者的健康教育和宣传工作不到位，健康教育的方式、内容单一；②社区卫生服务机构人员与患者之间的沟通存在问题，不能将专业术语转译成社区人群能理解的语句并向居民传达；③没有形成良好的健康教育效果评价，把健康教育当作形式；④部分社区人群对脑卒中的认识不足，例如，不重视危险因素的筛查，即使筛查出相关危险因素也不愿意控制危险因素，更不愿意改变不良生活习惯。

（二）社区全科医生的医疗技术水平有待提高

目前我国慢性病的患病率呈逐渐上升的趋势，社区医疗人员远远满足不了慢性病管理的需求。据有关资料显示，截至 2021 年底，全国医生数量为 428.7 万人，结合 2022 年发布的《关于推进家庭医生签约服务高质量发展的指导意见》，一位全科医生面临着签约上万人的局面，工作量及压力非常巨大，而社区卫生服务机构合格的全科医生数量不足，将难以完成脑卒中的管理目标。此外，目前社区卫生服务机构医务人员的人力资源结构不合理，学历水平及职称偏低。社区医务人员对脑卒中防治知识的知晓率也较低，康复管理能力欠缺，对脑卒中的紧急处置意识较差。社区医务人员没有经过专业的健康教育培训，外出学习的机会少，专业素质不达标，加之基层医疗卫生事业的发展相对落后，设备陈旧，诊治技术不规范，从而导致老百姓对社区卫生服务的满意度不高，不愿意到社区卫生服务机构就医。

（三）社区对脑卒中随访管理有待完善

社区三级预防对脑卒中患者开展的动态随访、生活管理、用药指导等并不完善。在现阶段还存在以下问题：①居民健康档案的利用率不高，有部分社区医院仍以纸质版形式建立健康档案，还没有建立电子健康档案，即使在有电子档案的社区医院，与上级医院之间并未建立完善的资源共享平台；②社区人口流动性大，居民的流动性导致重复建档或漏档现象的出现，难以实现对患者连续有效的跟踪随访及管理；③社区医务人员对已建档的脑卒中居民的随访不及时。

三、脑卒中的社区识别、评估及处理

脑卒中是急症，社区全科医生应时刻保持"时间就是生命"的观念。脑卒中的急性期治疗是提高患者生存率的关键措施，而临床识别及评估是第一步，是后续院前急救、转诊等工作的必要前提。这就要求基层社区医生要掌握脑卒中的常见临床表现，迅速准确地对脑卒中进行识别及评估。脑卒中的社区临床识别及评估要点主要包括以下 9 个方面：①症状是否为突然发生。脑卒中一般起病较快，如脑栓塞的症状在数秒至数分钟可达高峰，脑出血为 10 min 至数小时，脑梗死为 10 余小时或 1～2 天。②是否有一侧肢体（伴或不伴面部）无力、笨拙、沉重及麻木。短暂性脑缺血发作时，可发生一过性肢体无力或麻木感，大脑前、大脑中动脉支配区脑梗死或栓塞时可出现对侧肢体偏瘫及感觉障碍。脑出血累及大脑运动和感觉功能区神经元时也可出现对侧肢体瘫痪和麻木或感觉丧失等症状。脑干发生病变时引起的多为"交叉瘫"，即同侧面部和对侧肢体的瘫痪或感觉障碍。③是否一侧面部麻木或口角歪斜。当缺血性或出血性病灶引起皮质核束和皮质脊髓束受损时，会出现对侧中枢性面瘫，面神经核受损时出现同侧周围性面瘫。④是否说话不清或理解语言困难。常见的失语类型包括运动性失语、感觉性失语、失读症和皮质性失语。⑤是否双眼向一侧凝视。当缺血或出血性病变导致额叶或脑桥侧视中枢受损时，患者可出现双眼向一侧凝视的现象。⑥是否一侧或双眼视力丧失或模糊。当颈内动脉系统的眼动脉发生栓塞时可出现同侧视力丧失或视物模糊。⑦是否有视物旋转或平衡障碍。椎基底动脉系统病变常可出现视物旋转或平衡障碍等表现。⑧是否有严重的头痛、呕吐症状。急性脑出血时颅内压增高，患者会出现明显的头痛、恶心、呕吐和视盘水肿。⑨上述症状出现时是否同时伴有意识障碍或抽搐。大脑皮质和脑干上行网状系统控制人的意识和觉醒，发生病变时可出现不同程度的意识障碍。脑卒中病变累及颞叶时易出现癫痫。

此外，美国心脏协会／美国卒中协会制订的可以早期识别脑卒中的"辛辛那提院前卒中量表"中有3个简单测试（"笑一笑""动一动"和"说一说"），可以帮助基层医生早期识别脑卒中。上述测试可以辅助判断患者是否存在面瘫、肢体瘫痪和语言功能障碍，任何一项阳性均可初步诊断为脑卒中。

患者一旦出现／发现上述症状，或者通过相关量表被识别为可疑的急性脑卒中患者，需立即监测和维持其生命体征，必要时予以吸氧、建立静脉通道及心电监护等措施。此时要保持患者呼吸道通畅，解开患者的衣领，有义齿者应设法取出，必要时吸痰、清除口腔呕吐物或分泌物，昏迷患者应侧卧位。同时，应求助就近的急诊医疗服务，以最便捷、最快速的方式紧急将患者送至有资质的医院争取专科救治，从而为患者争取良好的治疗时机。

四、脑卒中危险因素干预

2016年发表于 *Lancet* 的一项来自32个国家的研究结果显示，全世界90.7%的脑卒中与包括高血压、糖尿病、血脂异常、心脏病、吸烟、酒精摄入、饮食、超重或肥胖、体力活动不足及心理因素在内的10项可改变的危险因素相关。这一研究提示，脑卒中是可以预防的，并且脑卒中的一级预防是降低脑卒中发病率的根本措施。脑卒中的高危因素如下。

（一）高血压

据2022年卫生部门的统计结果，我国高血压人数已达2.45亿。也就是说，每4个成年人中就有1人患有高血压。同时，高血压"后备军"也汹涌而来。高血压前期（120～139/80～89 mmHg）的患病人数高达4.35亿人，相当于每2个成年人中就有1人处于高血压前期。18岁以上患高血压的居民占27.9%，18岁以上居民的高血压知晓率、治疗率和患病人群控制率分别为46.9%、40.7%和15.3%。据文献报道，76.5%的脑卒中患者有高血压病史，高血压患者发生脑卒中的概率是正常人的6倍。高血压是诱发脑卒中的重要因素，长期严重高血压可能导致严重的脑动脉硬化，从而增加脑卒中的发病概率。高血压病程与脑卒中发病的关系非常密切，呈正相关关系，即高血压病程越长，严重程度越高，脑卒中的发病率越高。研究表明，社区干预可以有效地控制高血压，提高人群的高血压知晓率、治疗率和控制率，减少各种类型高血压患者的脑卒中发病率和死亡率。

（二）糖尿病

根据国际糖尿病联盟的数据显示，2021年我国20～79岁的糖尿病患者已增加至1.4亿，预计到2030年，这一数字将达1.64亿。另据国家卫生健康委员会发布的数据，目前中国成人2型糖尿病的患病率已达11.4%，飙升至世界第一位，达1.14亿人。糖尿病是缺血性脑卒中的重要危险因素，在糖尿病导致的脑卒中患者中，88% 为缺血性脑梗死，8% 为脑出血和蛛网膜下腔出血，4% 的脑卒中类型不确定。在年轻的 1 型糖尿病患者中，非出血性脑卒中患者的病死率显著高于出血性脑卒中患者。糖尿病也是无症状性脑梗死的主要决定因素。对于糖尿病患者而言，极易合并心脏病，而心脏病也是脑卒中的危险要素，因此，糖尿病的发生从多个层面上提升了脑卒中的发病率。糖尿病患者发生脑卒中的危险性比血糖正常者高近 2 倍，因此，治疗、控制、干预糖尿病可以在很大程度上降低脑卒中的发病率和死亡率。

（三）血脂异常

我国的流行病学研究资料显示，血脂异常（如总胆固醇、甘油三酯、低密度脂蛋白或极低密度脂蛋白增高，而高密度脂蛋白减低）可增加脑卒中的发病风险。动脉粥样硬化是发生脑卒中的病理基础之一，而脂质代谢紊乱与动脉粥样硬化的发生密切相关，且不同类型脑卒中患者的脂质代谢不同。研究表明，血清甘油三酯、胆固醇、低密度脂蛋白和高密度脂蛋白的异常在动脉粥样硬化性脑梗死中具有重要作用，因此，控制血脂异常可以在很大程度上减少脑卒中的发生。

（四）心房颤动或瓣膜性心脏病

在调整其他危险因素后，单独心房颤动可以使脑卒中的风险增加 3～4 倍。心脏瓣膜修复术后、心肌梗死、扩张型心肌病、心脏病围手术期、心导管和血管内治疗、起搏器及射频消融等均可增加脑卒中的发病率。

（五）无症状性颈动脉狭窄

无症状性颈动脉狭窄是一项已经明确的脑卒中独立危险因素（*RR* 2.0）。临床研究表明，因颈动脉狭窄而引起的脑部血液循环障碍是脑卒中的重要发病因素之一，因此，临床常采用颈动脉超声在颈动脉狭窄高危人群中进行筛查，以达到有效预防脑卒中的目的。60 岁以上人群及冠心病和下肢动脉疾病患者是颈动脉狭窄及脑卒中的高危群体，临床应给予高度重视。

（六）吸烟、饮酒

有研究结果显示，吸烟致缺血性脑卒中的 *OR* 值为 1.15，提示吸烟为脑梗死的危险因素。吸烟与脑出血之间也呈正相关（*OR* 1.37）。吸烟者与不吸烟者相比，吸烟量大的男性患者发生脑卒中的危险性为非吸烟者的 3 倍，且与每天吸烟的支数成正比。吸烟可使尼古丁进入血液，引起交感神经兴奋，导致血管痉挛、血压升高，从而加速动脉硬化，导致心脑血管事件的发生。饮酒与脑卒中之间的关系是非常复杂的。规律地少量饮酒与酗酒对脑卒中的意义不同，少量饮酒并不会增加脑卒中的危险，但长期大量饮酒尤其是酗酒易诱发出血性脑血管病。多项研究表明，采取戒烟、限制饮酒量等人群行为干预手段是预防脑卒中、降低脑卒中死亡率的有效措施。

（七）超重、肥胖、缺乏锻炼

多因素 Logistic 回归分析显示，超重和肥胖是单纯舒张期高血压的危险因素（*OR* 2.14），也是收缩期和舒张期联合性高血压的危险因素（*OR* 2.85）。超重和肥胖同样是高血脂（*OR* 2.16）和高血糖（*OR* 1.85）的危险因素。与缺乏运动的人群相比，体力活动能降低脑卒中的发病率或死亡风险。同时，缺乏锻炼往往会导致超重、肥胖，肥胖人群易患心脑血管疾病，这与肥胖可导致高血压、高血脂及高血糖是密切相关的。因此，合理膳食、控制体重、加强锻炼是脑卒中高危人群干预的一项重要举措。

（八）其他因素

除上述主要因素外，还有一些因素（如代谢综合征、血小板聚集率高、长期精神紧张、易激动、食盐摄入量高、遗传因素、高尿酸血症、致动脉粥样硬化饮食、气候变化、某些炎症性疾病等）虽然也被认为是脑卒中的危险因素，但还有待更深入的研究来加以证实。

五、脑卒中社区综合管理

（一）一级预防

1. 首次卒中风险的评估　建议使用相关的卒中风险评估工具［如美国心脏病学会（American College of Cardiology，ACC）/ 美国心脏协会（American Heart Association，AHA）心血管病风险计算器）］，这些工具能够提醒临床医生患者可能存在的风险，但治疗决策的制定需考虑患者的整体风险。

2. 危险因素

（1）不可干预的危险因素（年龄、性别、低出生体重、种族、遗传因素）

1）询问家族史有助于识别脑卒中风险增高的患者。

2）对于少见的遗传病因的脑卒中患者，可以考虑进行遗传咨询。

（2）可干预的危险因素

1）缺乏体育活动：建议健康成年人每周至少进行 3～4 次、每次至少持续 40 min 的中等强度 / 高强度的有氧运动。

2）血脂异常：20 岁以上的成年人至少每 5 年测量 1 次空腹血脂。40 岁以上男性和绝经期后女性应每年进行血脂检查，并评估 10 年动脉粥样硬化性心血管病的风险。

3）饮食与营养：每天饮食种类应多样化，使能量和营养的摄入趋于合理。建议降低钠的摄入量、增加钾的摄入量，推荐食盐摄入量≤6 g/d，建议增加水果、蔬菜和各种奶制品的摄入，减少饱和脂肪酸和反式脂肪酸的摄入。

4）高血压：35 岁以上人群每年应至少测量 1 次血压。有高血压和 / 或脑卒中家族史的患者应增加血压测量次数。高血压患者应每个月测量 1 次血压，以调整服药剂量。

5）超重与肥胖：对于超重［体重指数（body mass index，BMI）为 24.0～27.9 kg/m²］和肥胖（BMI≥28 kg/m²）的个体，建议减轻体重，从而有利于降低血压。

6）糖尿病：应做到控制目标个体化，推荐控制目标为空腹血糖 4.4～7.0 mmol/L，餐后血糖＜10.0 mmol/L。

7）吸烟：动员全社会参与，采用综合性控烟措施（如心理辅导、烟碱替代疗法、口服戒烟药物等）对吸烟者进行干预。不吸烟者应避免被动吸烟。

8）心房颤动：对于首次就诊的年龄＞65 岁的患者，推荐其主动进行心房颤动筛查，可先触诊脉率，如有异常可行心电图检查。

（3）尚未充分确定的危险因素

1）饮酒：对于饮酒者，成年男性每天饮用酒的酒精量不超过 25 g，女性每天饮用酒的酒精量不超过 15 g。

2）睡眠呼吸紊乱：①睡眠呼吸紊乱与脑卒中风险相关，建议通过详细询问病史，筛查患者是否有睡眠呼吸暂停；②治疗睡眠呼吸暂停可能会降低脑卒中的发生风险。

3）高同型半胱氨酸血症：可以考虑将复合维生素 B、吡哆素（维生素 B_6）、钴胺素（维生素 B_{12}）及叶酸用于高同型半胱氨酸血症患者缺血性脑卒中事件的预防。

3. 用药管理

（1）在部分人群中使用阿司匹林预防心血管疾病（包括脑卒中）是合理的。

（2）对于外周动脉疾病患者使用西洛他唑预防首次脑卒中可能是合理的。

（3）由于缺少相关的临床试验，除外阿司匹林和西洛他唑的抗血小板药物均不被建议用于首次脑卒中的预防。

（4）风湿性心脏瓣膜病心房颤动是使用华法林抗凝的明确指征。非瓣膜病心房颤动患者 CHA2DS2-VASc 评分≥2 分，可予以华法林抗凝治疗，但必须监测国际标准化比值（international normalized ratio，INR）（目标值为 2.0～3.0）。使用新型口服抗凝药（如达比加群酯、利伐沙班、阿哌沙班等）时无须监测 INR，可选择性使用。

（二）二级预防

二级预防措施：①控制危险因素。②短暂性脑缺血发作（transient ischemic attack，TIA）和轻型脑卒中是严重的、须紧急干预的"卒中预警"事件。③对于非心源性缺血性脑卒中患者，可予以口服阿司匹林和 / 或氯吡格雷等抗血小板聚集药物治疗。④对于心源性（心房颤动）缺血性脑卒中患者，首选抗凝治疗，具体用药见"一级预防"。

（三）三级预防

社区康复治疗（如针灸、理疗、功能性恢复训练等）是指对疾病后造成的残疾积极开展功能康复，同时预防原发病的复发。三级预防的主要措施：①肌力训练。对于卒中后肌力差的患者，给予相应的康复训练。②痉挛的防治。痉挛是速度依赖性的紧张性牵张反射过度活跃，是脑卒中后重要的功能障碍之一。痉挛的治疗应为阶梯式，初始采取最小侵入式的疗法，后逐渐过渡至更多侵入式的疗法。③运动功能障碍的康复训练方法。A. 建议根据脑卒中患者具体的功能障碍特点制定个体化的治疗方案，以提高康复治疗的效果；B. 建议采取以具体任务为导向的训练手段，以提高实际的功能和能力；C. 功能电刺激和常规训练相结合；D. 有条件的机构可以在脑卒中早期阶段应用运动再学习方案来促进脑卒中后患者运动功能的恢复。④感觉障碍的康复。A. 感觉障碍患者可以采用特定感觉训练和感觉关联性训练以提高其触觉和肌肉运动知觉等感觉能力；B. 采用经皮电刺激联合常规治疗可以提高感觉障碍患者的感觉能力。⑤认知障碍和情绪障碍的康复。⑥语言和交流障碍的康复。⑦吞咽障碍的康复。⑧尿便障碍的康复。⑨卒中后继发障碍的康复。

上述第 5～9 项康复内容可以根据社区医疗中心的具体情况进行，开展脑卒中治疗性生活方式的健康教育，定期复查，规范随访。

（四）转诊管理

1. 转诊指征

（1）疑诊脑卒中（包括 TIA）患者。

（2）既往已有脑卒中病史，且上述危险因素控制不佳的患者。

（3）服用华法林抗凝，INR<2.0 或 INR>3.0 的患者。

（4）无法抗凝治疗的心房颤动和／或风湿性心脏瓣膜病患者。

2．转诊前处理

（1）脑卒中患者需要立即转诊至有溶栓资质的医院。

（2）尽可能保持患者的生命体征平稳。

（3）做好转诊前患者信息的及时传递。

六、总结

脑卒中患者的社区综合管理是多学科、多维度知识的交汇。建立基层／社区脑卒中早防、早筛、早治及康复规范，有助于指导基层全科医生开展行之有效的脑卒中综合防治，从而降低脑卒中的发病率、住院率和死亡率，减少疾病带来的负担，提高人民的健康水平。

（上海市浦东新区上钢社区卫生服务中心　杜兆辉）

第二节　冠心病基层诊治与管理进展

冠状动脉粥样硬化性心脏病（coronary atherosclerotic heart disease，CHD；简称"冠心病"）是因冠状动脉粥样硬化造成心脏供血动脉狭窄、供血不足而引起的心肌功能障碍及器质性改变的疾病，亦称"缺血性心脏病"。冠心病是动脉粥样硬化导致器官病变的最常见类型，也是严重危害人类健康的常见病。

全球心血管疾病患病人数从 2002 年的 2.93 亿增长至 2022 年的 5.83 亿，几乎翻了 1 倍。《中国卫生健康统计年鉴 2022》的数据显示，2021 年中国城市居民冠心病死亡率为 135.08/10 万，农村为 148.19/10 万。2021 年，冠心病的死亡率继续呈现 2012 年以来的上升趋势。冠心病的高发病率、高死亡率、高致残率给患者、家庭及社区带来了沉重的负担。

针对冠心病高发病率、高死亡率的现状，人们逐渐意识到冠心病的防治不能仅依赖药物、支架和手术，还应该重视冠心病危险因素的防控。研究表明，通过改变生活方式和控制危险因素可以减少后续心血管事件的发生并降低远期死亡率。因此，积极进行相应的防治，做好早防、早筛、早治工作十分关键。医防融合对于降低冠心病的发病率、减少并发症、降低死亡率有重要的作用。全科医生作为居民健康的"守门人"，是社区冠心病预防、筛查、治疗及康复的主力军。

一、冠心病社区三级预防的现状及问题

目前我国对冠心病的防治提倡以三级预防为策略。一级预防即病因预防，一般通过健康体检、健康教育、机会性门诊就诊等方法，在人群中筛检出冠心病高危人群，对其进行危险因素的控制。二级预防主要是强调"三早"，即早发现、早诊断和早治疗。冠心病的二级预防主要是对患者采取药物或非药物措施以预防疾病的复发和加重，治疗原则是改善冠状动脉的供血和减轻心肌耗氧，同时治

疗动脉粥样硬化。三级预防亦称"康复治疗"，是疾病进入后期阶段的预防措施，主要采取对症治疗，降低住院率和死亡率，并实施各种康复工作，力求病而不残、残而不废。目前在实施冠心病三级预防时仍然存在一些问题和不足之处。

（一）传统就医思想根深蒂固

全科医生对疾病预防工作的引导和宣教不足，居民对冠心病的认知依然是将重心落在"治疗"上，往往忽略了冠心病的预防和治疗是先后衔接的过程，只有重视疾病的预防才能从根本上减少疾病的发生，降低发病率和死亡率，减轻疾病负担。

（二）社区卫生资源稀缺

作为冠心病预防工作的主要载体，基层医疗机构全科医生人数紧缺，部分社区卫生服务依然选择以医疗为主体，服务内容和形式单一，以疾病的初步诊断和治疗为主要服务输出，社区冠心病防治工作并不能按预期计划顺利地全面推进。

二、冠心病危险因素的干预

根据世界卫生组织的研究报告，冠心病的危险因素主要是高血脂、高血压、吸烟、肥胖、大量饮酒、糖尿病、不健康饮食、精神紧张、缺乏运动等。根据我国卫生健康委员会最新发布的报告显示，冠心病最主要的危险因素是高血脂、高血压、糖尿病、肥胖、饮酒和吸烟。

（一）血脂

高脂血症是冠心病的重要危险因素之一，而低密度脂蛋白胆固醇（low-density lipoprotein cholesterol，LDL-C）水平升高与心血管不良事件的发生发展密切相关。《2019 年欧洲心脏病学会 / 欧洲动脉粥样硬化学会血脂异常管理指南》推荐将非 ST 段抬高型心肌梗死患者及急性冠脉综合征患者的 LDL-C 降至 1.4 mmol/L 以下水平，且较基线水平降低幅度≥50%，并推荐早期使用他汀类药物进行血脂管理。张亚豪等的研究表明，在他汀类药物治疗的基础上早期联用依洛尤单抗，可显著降低 LDL-C 水平及心血管不良事件的发生风险，其疗效的持续性、安全性良好。患者应每年检测 1 次空腹血脂四项，以评价降脂治疗的效果。

（二）血压

大量研究表明，高血压与冠心病之间有相互协同、密不可分的联系，早期积极有效的控制血压显得尤为重要。推荐血压控制目标为<130/80 mmHg，但收缩压不宜<115 mmHg。血压达标后，应每 4 周随访 1 次诊室血压。家庭血压适合长期监测，推荐每周监测 1～2 天。

（三）血糖

冠心病患者大多数合并糖耐量异常或糖尿病，糖尿病患者合并冠心病的发病率是非糖尿病患者的 4 倍，因此，做好血糖控制极为重要。对于未合并糖耐量异常或糖尿病的冠心病患者，应做好血糖监测并及时干预；对于合并糖耐量异常或糖尿病的患者，应做好家庭空腹、餐后血糖监测，做好自我记录，规律门诊随诊，完善糖化血红蛋白的监测及糖尿病并发症的筛查，糖化血红蛋白目标值须控制在<7%。陈新军等的研究发现，达格列净在糖尿病合并急性心肌梗死患者中的使用安全、有效，可能带来心血管获益，提高患者的运动耐量，降低冠心病的再住院率。

（四）肥胖

肥胖人群存在一定的脂代谢功能障碍，可诱导机体产生炎症反应，促使血液处于高凝状态，诱发、加重其他危险因素对冠心病的危害作用。体重控制的理想目标为体重指数（BMI）$<24\ kg/m^2$，女性腰围$<85\ cm$，男性腰围$<90\ cm$。对于严重肥胖者，在减重的最初 6 个月内，体重减少至原来的 5%～10%，即使不能达到最终目标值也有较大的获益。

（五）生活方式干预

1. 合理膳食 控制总热量，限制油脂摄入，营养均衡。

2. 限盐 《中国居民膳食指南（2022）》推荐成人每天食盐摄入量不超过 6 g，应通过干预措施尽量向该目标靠近。

3. 戒烟、限酒 尽量不饮酒，如饮，则少量。女性酒精摄入量$<15\ g/d$，男性酒精摄入量$<25\ g/d$，每周不超过 2 次。其中 15 g 酒精相当于 50 ml 低度白酒、150 ml 葡萄酒或 300 ml 啤酒。

4. 规律运动 推荐中等强度运动，以有氧运动为主（有氧运动时心率＝170－年龄），至少每周 3 次，每次 30 min 以上。

三、冠心病社区综合管理

（一）用药指导

基层全科医生需要了解冠心病具有循证医学证据的二级预防药物（如抗血小板药物、他汀类药物、β 受体阻滞剂等）的使用原则、用法用量、禁忌证、适应证、不良反应等。从已发表的文献来看，除使用常规冠心病二级预防药物之外，可以考虑将中药、益生菌及 ω-3 多不饱和脂肪酸作为辅助治疗之一。Sun 等的研究发现，阿托伐他汀和乳酸双歧杆菌 ProBio-M8 联合应用可以协同预防冠心病，主要通过靶向调节肠 - 心 / 脑轴为冠心病患者带来额外的好处。Yuan 等的研究表示，补充 ω-3 多不饱和脂肪酸可以改善急性心肌梗死患者的脂代谢和内皮功能。Lyu 等的研究表明，丹参皂苷盐联合阿司匹林治疗 35 岁及以上的成人稳定型心绞痛是一种安全有效的临床干预措施，能显著提高血栓弹力图中血小板抑制率的敏感率和中医症状的视觉模拟评分值。Zhou 等的研究显示，麝香保心丸作为标准治疗的补充，具有减少稳定型冠心病和糖尿病患者主要心血管不良事件的趋势，减少此类人群的全因死亡率和住院率，减少经皮冠脉介入术（percutaneous coronary intervention，PCI）。以上药物的使用仍缺少循证证据及明确的作用机制，需要进一步高级别的证据支持。

（二）营养指导

冠状动脉狭窄的严重程度与营养状态密切相关，周蓓蕾等的研究显示，冠心病患者营养风险的发生率较高，营养不良是冠状动脉狭窄的危险因素。及时进行营养风险筛查，可以提高冠心病患者的生存率并改善患者的长期预后。冠心病患者 PCI 术后应控制饮食，建议低盐、低脂饮食。全科医生要做好患者的营养评估，制订营养计划，做好营养监测。

（三）精神心理指导

冠心病等心血管疾病的发生与社会心理因素之间存在紧密的联系，负性情绪是冠心病的独立危险因素。部分类型的冠心病呈慢性进展性，发病多集中于中老年群体，共病多、病情复杂。急性心肌梗死患者行 PCI 术虽然能快速缓解心肌缺血，但术后长期服用抗血小板药物及他汀类药物、医疗费用高、有多次手术的可能、术后冠状动脉再狭窄等问题都会影响患者的情绪。李昱洁等的研究发现，学历、职业、焦虑、抑郁、睡眠障碍是冠心病患者康复运动的影响因素。思维场疗法属于新型心理干预方法，由罗杰·卡拉汉于 20 世纪 80 年代创立，以中医针灸经络学为依据，常用于心理健康的干预，并被相关研究证实能减轻老年慢性病患者的负性情绪。梁婕等的研究发现，思维场疗法联合早期心脏康复训练可以有效减轻急性心肌梗死患者 PCI 后的焦虑、抑郁情绪，调控其心理弹性，进而有利于其心功能的恢复及生活质量的改善。

（四）行为指导

全科医生在社区疾病指导中，扮演了执行者、教育者及监督者的角色。冠心病属于行为相关性疾病，缺乏运动、吸烟和饮酒及饮食结构不合理等行为均会导致冠心病的发生与复发，而健康行为主要包括日常生活中无意识的有益健康行为及有意识的健康行为，若患者在日常生活中对影响冠心病发生的行为进行控制，并且建立有效的健康行为，可有效防止冠心病事件的发生，达到改善健康状况的目的。大部分冠心病患者若坚信良好的生活方式并戒烟、戒酒，可有效防止病情恶化，促进身体健康，但多数患者未能有效戒烟、戒酒，并且未能做到适宜运动和健康饮食，因此，在社区干预期间，应告知患者不良生活方式对疾病的影响，以提高患者的治疗积极性及配合度。有研究表明，对冠心病患者实施社区综合干预可提升患者对疾病的认知，改善其健康状况，进而有效降低发病率，减轻患者精神与心理方面的负担。社区医生在冠心病干预期间，要为患者制定饮食和运动方面较为科学的行为要求，进而有效避免或减轻便秘、负性情绪、静坐时间长等冠心病的诱发因素，通过加强体育锻炼增强自身体质。孟佳等的研究显示，信息 - 动机 - 行为技巧模型联合动机性访谈有助于提高冠心病患者的自我效能和行为。随着互联网平台的迅速发展，微信平台作为新兴成熟的信息沟通平台，可以作为对患者进行高效健康教育及管理的工具。Kang 等的研究显示，基于微信平台的健康教育对改善冠心病患者的健康结局具有较好的效果，社交媒体具有成为对冠心病患者进行有效健康教育工具的潜力。Li 等的研究显示，使用基于移动 APP 的自我管理可增加患者的服药依从性，将为基于互联网的服务模式在冠心病二级预防管理中的有效性提供新的证据，并可能有助于改善危险因素的控制。陈笑茜等的研究显示，采取微信管理能有效控制冠心病 PCI 术后出院患者的主要心血管危险因素，降低再就诊率和再住院率，减少心血管不良事件的发生，提高患者的生活质量，有利于改善患者的预后。全科医生需要更多的辅助工具来对患者进行行为管理及随访，今后仍需要更多研究来探索如何对患者进行行为干预，以提高患者的依从性。

四、总结

冠心病患者的社区综合管理是多学科、多维度知识的交汇。建立基层 / 社区冠心病早防、早筛、早治、康复等措施的标准和规范，有助于指导基层全科医生开展行之有效的冠心病综合防治措施，从而降低冠心病的发病率、住院率和死亡率，减少疾病带来的负担，提高人民群众的健康水平。

（浙江大学医学院附属邵逸夫医院　方力争　张　艳）

第三节 慢性心力衰竭基层诊治与管理进展

慢性心力衰竭（chronic heart failure，CHF）是各种心血管疾病的终末期，以心脏结构和/或功能发生异常改变为主要特征，是一组可导致心脏收缩和/或舒张功能出现障碍、使静息或负荷时心输出量减少和/或心腔内压力增大的临床综合征，同时也是心血管疾病的主要死亡原因。据报道，全世界有6430万人患有心力衰竭。中国>35岁成年人群中，心力衰竭患者约占1.3%（约1370万），总体患病率在过去15年中增加了44%，带来了较大的社会负担。

目前，按照心力衰竭患者的左心室射血分数（left ventricular ejection fraction，LVEF），可以将心力衰竭分为3种：① LVEF<40%，为射血分数降低的心力衰竭（heart failure with reduced ejection fraction，HFrEF）；② LVEF为40%~49%，为射血分数中间值的心力衰竭（heart failure with mid-range ejection fraction，HFmrEF）；③ LVEF≥50%，为射血分数保留的心力衰竭（heart failure with preserved ejection fraction，HFpEF）。中国成年人左心室功能不全的患病率较高，且合并高血压的心力衰竭患者的治疗率和控制率较低。研究表明，合理的治疗管理可以改善患者的运动耐量及生活质量，降低患者的住院率和死亡率。本文针对慢性心力衰竭的预后评估、共病管理、治疗进展、社区综合管理等方面进行综述，以便为社区全科医生更好地进行慢性心力衰竭的治疗和管理提供借鉴。

一、慢性心力衰竭的预后评估及合并症管理进展

（一）慢性心力衰竭的预后评估

慢性心力衰竭患者的预后较差。由于慢性心力衰竭是一种慢性非传染性疾病，建立合适的模型可以预测心力衰竭患者的死亡风险或再入院风险，可以更好地分配医疗资源，对患者进行出院后照护，为心力衰竭患者带来更多的益处。

有研究开发并验证了一个简单的五变量（包括年龄、性别、纽约心脏病协会心功能Ⅲ级或以上、左心房直径和体重指数）风险评分，可用于评估中国心力衰竭患者1年死亡率的风险，受试者工作曲线面积均为0.79，该五变量对不同危险度人群的死亡率有较好的预测和区分。HFrEF是预后最差的心力衰竭类型，HFrEF患者在1年内再次入院治疗心力衰竭的概率约30%。在预测HFrEF患者出院后1年内再入院的风险模型中，年龄增长、低体重指数、收缩压偏高或偏低、糖尿病、低LVEF是HFrEF患者出院后1年内再次入院的独立危险因素，而使用血管紧张素受体-中性溶酶抑制剂治疗是其保护因素。

（二）慢性心力衰竭常见合并症的管理

1. 高血压合并慢性心力衰竭 《慢性心力衰竭基层诊疗指南（2019年）》建议将高血压合并心力衰竭患者的血压降至130/80 mmHg以下。研究显示，血压控制不佳与HFpEF患者的左心室重塑和左心室舒张功能障碍相关。在HFpEF患者的左心室结构指标中，左室壁厚度和左心室质量指数随收缩压的升高而增加，而反映左心室舒张功能的指标E/A、E/e'、射血分数（ejection fraction，EF）随舒张压的升高而降低，因此，应严格控制合并慢性心力衰竭患者的收缩压和舒张压，以减少心力衰竭患者

左心室重塑和左心室舒张功能障碍的风险。

另一项对 HFpEF 患者的研究显示，血压控制不佳，特别是长期较高的累积收缩压暴露，可以使心力衰竭患者的心血管事件死亡率、心搏骤停或住院等事件的发生率明显增高。较高或较低的累积血压与不良事件的发生风险显著相关，收缩压控制在 120～129 mmHg、舒张压控制在 70～79 mmHg 时，HFpEF 患者的主要终点、全因死亡、心血管死亡及平均住院时间等指标均可呈现最低的发生风险。

因此，社区长期监测高血压合并心力衰竭患者的血压，并对其进行适当的随访管理，对这类患者的预后有重要影响。

2. 糖尿病合并慢性心力衰竭　心力衰竭合并糖尿病的患者应合理控制血糖。研究表明，在 HFpEF 人群中，糖尿病患者的所有不良事件（包括全因死亡、心血管死亡、全因住院、心力衰竭住院、心肌梗死及脑卒中）的发生率均高于无糖尿病患者。然而，糖尿病视网膜病变与不良事件的风险增加无显著相关性，因此，在考虑 HFpEF 患者的预后时，糖尿病视网膜病变并不是 HFpEF 合并糖尿病患者不良心血管预后的独立危险因素。

3. 肥胖合并慢性心力衰竭　近年来关于肥胖合并慢性心力衰竭患者的研究提供了相互矛盾的生存获益证据，被称为"肥胖悖论"。有研究在计算体重指数（BMI）与全因死亡和心血管死亡风险的关系时发现，具有较高 BMI 值的 HFpEF 患者比较低 BMI 值的 HFpEF 患者具有更好的预后，与"肥胖是心血管疾病不良结果的风险因素"的普遍观念相矛盾。

Dong 等的研究认为，对非肥胖 HFpEF 患者未进行亚组分析可能是在 HFpEF 患者中出现"肥胖悖论"的原因。该研究将非肥胖的 HFpEF 患者分为病理性非肥胖组和生理性非肥胖组，结果发现，病理性非肥胖患者的临床表现较生理性非肥胖患者差，他们的合并症更多，心力衰竭症状更严重，生活质量更差，身体活动水平更低。经过 2 年的随访，BMI 在 2 个亚组间的预后意义相反，与肥胖患者相比，生理性非肥胖患者心力衰竭的复合终点风险降低了 47%，而病理性非肥胖患者的全因死亡风险增加了 59%。肥胖和糖尿病在 HFpEF 患者中经常同时存在，并且接受胰岛素治疗患者的血糖管理与体重之间有不可避免的相互作用。Ye 等的研究结果表明，BMI 与死亡风险的相关性在非糖尿病、糖尿病胰岛素治疗、糖尿病非胰岛素治疗的 HFpEF 患者中存在明显差异，在接受胰岛素治疗的 HFpEF 患者中，随着 BMI 的升高，死亡风险呈线性增加趋势。有关心力衰竭患者肥胖与不良预后之间关系的研究仍在进行，"肥胖悖论"需要更多细致的研究来进行合理的解释。

二、慢性心力衰竭的治疗进展

（一）药物治疗

在过去 30 余年中，研究人员对慢性心力衰竭的研究不断深入，人们关注并遵循抑制心肌重塑、正常化神经内分泌等标准治疗理念。近年来，一些新兴药物［如钠 - 葡萄糖共转运蛋白 2 抑制剂（sodium-glucose cotransporter 2 inhibitor，SGLT-2i）、沙库巴曲缬沙坦等］取得了显著的科研成果。伴随研究的进展，基层医疗机构必须及时了解这些新型药物，并掌握其合适的应用情形。

1. 西药治疗

（1）SGLT-2i：一新型口服降糖药，其主要作用是通过抑制肾脏近端小管对葡萄糖的重吸收，从而增加葡萄糖的排泄，以达到控制血糖的目的。近年来多项研究表明，SGLT-2i 具有心血管保护作用，在降低心力衰竭患者的住院率方面效果尤为显著，并且能够提高患者的运动耐量。吴文静等开展的一项研究评估了恩格列净对射血分数轻度降低心力衰竭患者的影响，结果显示，恩格列净能改善患者的峰值摄氧量并提高其运动耐量。另一项研究评估了达格列净在服用盐皮质激素受体拮抗剂患者中的安全性，结果显示，在服用与不服用盐皮质激素受体拮抗剂的患者中，应用达格列净具有相似的疗效及安全性。

（2）沙库巴曲缬沙坦：由脑啡肽酶抑制剂沙库巴曲和血管紧张素Ⅱ受体拮抗剂类药物缬沙坦以1∶1的比例结合而成的盐复合物，具有脑啡肽酶阻断及肾素 - 血管紧张素系统双重抑制作用，成为抗心力衰竭药物研究的热点。一项针对 HFpEF 患者的随机对照研究对治疗组患者在常规药物的基础上加入 50 mg 沙库巴曲缬沙坦片口服，每天 2 次。结果显示，治疗组患者的左心室舒张功能、6 min步行试验、心力衰竭生存质量问卷得分均有明显改善。Du 等开展的一项小样本研究发现，沙库巴曲缬沙坦对伴有高血压的慢性心力衰竭患者也能改善其心功能、LVEF 及心房钠尿肽等指标。Ding 等在评估沙库巴曲缬沙坦联合琥珀酸美托洛尔的研究中发现，与单用琥珀酸美托洛尔组相比，联合治疗组患者的左心室舒张末期及收缩末期的直径下降，LVEF 升高提示沙库巴曲缬沙坦联合琥珀酸美托洛尔治疗可有效改善患者的心功能和血管内皮功能。

（3）其他常用药物：Wang 等的研究发现，辛伐他汀作为一种具有降脂作用的抗氧化剂，可增强联合抗阻训练效果，改善心功能，减少心肌损伤及不良心脏事件的发生率，其作用机制可能与减轻线粒体损伤、抑制炎症反应有关。Deng 等的研究显示，别嘌醇可通过改善缺血心肌的能量利用，改善患者的心功能及生活质量，但其具体作用机制仍有待进一步研究来证实。Wang 等开展的一项多中心、双盲、随机对照研究显示，常用的钙通道阻滞剂可降低 HFpEF 患者的全因死亡率。

2. 中医药治疗　慢性心力衰竭在中医学中属于"心水""喘证""怔忡""水肿""痰饮"等范畴。社区全科医生在慢性心力衰竭的治疗中常会选择中医药治疗，包括中药汤剂、口服中成药等。Liu 等开展的一项关于麝香保心丸的多中心、随机对照研究显示，相较于单独家庭运动训练，辅以口服麝香保心丸可以改善 HFpEF 患者的运动耐量、睡眠质量及生活质量。Zhu 等开展的一项研究显示，芪苈强心胶囊联合运动训练治疗同样能提高患者的心功能和运动耐量，但此研究样本量偏少，其有效性有待进一步确认。此外，参附强心丸、芪苈强心丸等中成药对慢性心力衰竭均有较好的疗效。Xue 等开展的一项小样本随机对照试验研究显示，在标准治疗基础上，辅以加味参附汤可提高患者的 LVEF 和心功能，降低患者的脑钠肽（brain natriuretic peptide，BNP）水平。Yun 等使用利尿药抵抗慢性心力衰竭的研究显示，加用猪苓汤可增加患者的尿量，减轻心脏后负荷，心功能较对照组得到显著改善，BNP 水平也较对照组低。但目前中医药领域的高质量、多中心、随机对照研究仍较少，研究质量也有待进一步提高。

（二）心力衰竭患者的运动训练效果

近年来，国外循证医学证据证明运动训练可减少慢性心力衰竭患者的病死率，提高其运动能力，从而提高生活质量。因此，2022 年美国心脏病学会及美国心脏学会心力衰竭管理指南把运动训练列为ⅠA 类推荐。

张振英等的研究发现，对稳定型慢性心力衰竭患者，根据其运动心肺功能评估并制定个体化运动负荷（自行车功率）的运动处方，经过 12 周运动训练后，可显著改善慢性心力衰竭患者的心肺功能、心脏收缩力、运动耐力及生活质量。抗阻训练是指使用低或中等强度的重复动作以对抗阻力的活动。胡小红等的研究显示，采用弹力带进行抗阻训练可以改善患者的心脏收缩能力和运动耐力。增加其依从性，降低再入院率。尽管运动训练对慢性心力衰竭患者有好处，但由于距离、费用及健康状况不佳等因素的存在，往往使许多患者无法获得医生的训练指导。Peng 等的研究发现，通过文本、音频或视频方式对居家慢性心力衰竭患者制订训练计划并进行监督，同样能改善患者的运动能力及生活质量，且没有不良事件的发生。目前心力衰竭运动训练的参与率和依从性仍较低，因此，基层医疗机构应发挥其便利性，加强对慢性心力衰竭患者的健康教育，多学科协同合作，向患者提供全面的运动指导和监督，确保患者在康复过程中得到持续的支持和指导。

三、慢性心力衰竭患者的社区综合管理

目前，对心力衰竭患者出院后的长期社区随访和用药依从性的监管仍不足。心力衰竭患者的综合管理需要全科医生、专科医生、康复师、护士及患者的积极参与和协作，可以结合远程健康软硬件设备向患者提供持续的健康监测，并协助其定期随访。

（一）医院 - 社区 - 家庭综合管理模式

Guo 等的研究以医院 - 社区 - 家庭综合管理模式开展远程保健管理方案，对慢性心力衰竭患者实施远程风险分层管理。患者离开综合医院回家后，社区全科医生每周拨打互动电话，评估患者的健康状况，在远程监测服务平台上报告心力衰竭患者的风险水平。心内科专家通过即时视频通话为全科医生呈报的高风险患者进行评估，调整心力衰竭管理方案。该项目的远程监测服务平台形成了 294 份电子病历，进行了 89 次远程咨询和 196 次远程查房。医患双方的满意度和参与度相对较高，患者的用药依从性良好，患者的生活方式和自我管理习惯也得到了有效的改善。

慢性心力衰竭急性加重后，患者的再住院率非常高，且部分患者存在抑郁、焦虑等心理问题。有研究采用护士主导的管理方案，在标准护理（如解释疾病状况、药物处方、控制钠摄入量、体重监测等）的基础上，增加了定期远程健康干预，包括每月询问患者的生活方式和医疗状况、向患者提供反馈、健康教育、咨询及与患者进行积极的情感交谈等。结果显示，护士在管理期间改善了急性加重期慢性心力衰竭患者初回社区后的心理健康状况（mental health status，MHS）评分和生活质量，并且减少了患者的再住院风险。

（二）利用远程智能设备进行协同管理

对于社区慢性病患者来说，全面、连续、经济、便捷的健康管理在心力衰竭患者的随访中尤为重要。随着无线互联网、手机和便携式个人健康跟踪设备的普及，通过互联网设备提供医疗信息和服务的智慧医疗已被应用于生命体征监测、药物使用管理、健康信息传播及医患沟通交流等方面。

微信作为功能丰富的社交平台，也是一种新的医疗服务载体，其广泛应用于社区慢性病长期管理中。对于有能力使用智能手机的心力衰竭患者，研究人员可以教会患者关注微信公众号，掌握微信公众号的使用方法，可以组建微信病友群，确保患者出院后能够规律、积极地使用微信参与疾病管理。研究表明，以微信为媒介的延续性护理在慢性心力衰竭患者中的应用效果良好，可以减轻患者的负性情绪，提高患者的自我照护能力和生活质量。

对于学习能力较强的患者，可以在智能手机上使用独立的疾病管理应用程序，其具有功能丰富、信息针对性强、速度快、干扰少等特点。有研究开发了慢性心力衰竭患者院外健康管理应用模块，内容包括日常记录、获取健康知识、闹钟提醒、互动平台及预约挂号。医护人员通过该应用提供在线答疑并接收指标异常提醒。结果显示，在使用应用程序对慢性心力衰竭患者进行干预后，能提高患者的院外自我管理能力和生活质量，降低再入院率，提高应用程序监测预警信息及发现不良事件的能力。

对于没有智能手机或无法学习智能应用的患者，可以采用短信和电话通知的管理方式。研究表明，与常规随访的对照组患者相比，采用短信服务（short message service，SMS）和结构化电话支持（structured telephone support，STS）随访的患者，180天死亡或再入院事件的发生率显著降低，且SMS和STS组患者的自我照护行为比对照组更优。

四、总结

慢性心力衰竭作为慢性非传染性疾病，在65岁及以上人群中存在较高的死亡率。我国慢性心力衰竭的社区管理仍处于相对落后的状况，因此，应共享当今临床和公共卫生研究的相关信息，探索社区全科医生对慢性心力衰竭居民更佳的治疗和管理方案，以降低慢性心力衰竭患者的住院率和死亡率，提高患者的生活质量，降低医疗费用。

（浙江大学医学院附属邵逸夫医院　方力争　祝　悦）

第四节　高血压基层诊治与管理进展

高血压是我国发病率最高的慢性非传染性疾病，其患病率呈持续增长趋势。《中国心血管健康与疾病报告2022》的数据显示，估计我国成人高血压患病人数为2.45亿，血压正常高值人数为4.25亿。然而，我国高血压的知晓率、治疗率和控制率分别为51.6%、45.8%和16.8%，总体仍处于较低水平。高血压同时是导致城乡居民心血管疾病死亡的最重要的危险因素，因此，控制高血压是心血管疾病预防的切入点和关键措施。《国务院办公厅关于推进分级诊疗制度建设的指导意见》和国家卫生健康委员会的相关文件也提出，要逐步建立起基层首诊、双向转诊、急慢分治、上下联动的分级诊疗格局，高血压、糖尿病等常见病首诊在基层医疗机构。《"十四五"国民健康规划》强调医防融合，要求依托国家基本公共卫生项目，针对35岁以上门诊首诊患者，积极推进二级以下医院和基层医疗卫生机构开展血压普查工作，并要求高血压患者的基层规范管理服务率超过65%。以高血压和糖尿病为切入点，实施城乡社区慢性病医防融合能力提升工程，为每一个乡镇卫生院和社区卫生服务中心培养1～2名具备医、防、管等能力的复合型骨干人员。作为居民健康"守门人"的全科医生，在基层这个高血压防治主战场上发挥了举足轻重的作用，社区已经成为高血压防治的重点单元。为规范基层高血压管理，近年来高血压基层诊疗指南不断推出和更新，全科人也在积极探索和创新高血压基层管理模式。

一、高血压基层指南的进展

自 2003 年以来，我国学者相继编写了多版基层高血压指南，目的是指导基层医生对高血压患者进行规范的筛查与管理。基层指南包括 2003 年的《高血压防治基层使用规范》、2009 年的《中国高血压防治指南（2009 年基层版）》、2014 年的《中国高血压基层管理指南（2014 年修订版）》及 2019 年的《高血压基层诊疗指南（2019 年）》。

武阳峰教授在解读 2003 年《高血压防治基层使用规范》时指出，我国长期以来高血压的治疗工作被认为是心内科医生的"专利"，高血压的预防工作更是被认为仅是少数科研人员的研究内容。制定《高血压防治基层实用规范》就是要在《中国高血压防治指南》与基层医疗卫生人员之间架起一座有效的技术桥梁，为我国广大基层医生和基层医疗卫生机构开展高血压防治工作提供技术帮助。为适应我国当时基层卫生发展不平衡的状况（医疗条件发展不平衡、基层医疗卫生人员能力不相同、人群经济条件和支付能力不平衡），《高血压防治基层使用规范》按照必要性、难易程度、所需客观条件等分解为初、中、高级。然而，制定该版指南的专家和学者均来自专科，没有全科医生的参与。这种情况在 2019 年制定基层指南时发生了改变。《高血压基层诊疗指南（2019 年）》是由心血管专家、全科专家及来自基层一线的全科医生在进行充分沟通、反复论证及审修后制定而成的。从内容上来看，与以往的指南相比，2019 年版指南对高血压的病因学和病理生理机制做了详尽的介绍。在病因学中，该版指南指出高钠和低钾膳食、超重与肥胖、过量饮酒和长期精神紧张是我国人群重要的高血压危险因素，其中高钠和低钾膳食及超重与高血压的关系最密切。另外，其他危险因素还包括年龄、高血压家族史、缺乏体力活动，以及糖尿病、血脂异常等。高血压的病理生理机制包括遗传、心输出量、钠摄入的影响、水钠潴留、肾素 - 血管紧张素系统、交感神经系统和动脉血管重构。学习以上内容有助于全科医生对高血压的深入理解，并为更好地理解指南中的防治内容打下良好的基础。此外，2019 年版指南还增加了基层医疗卫生机构对高血压急症和亚急症的急诊处置内容，包括高血压急症和亚急症的定义及高血压急症的治疗。该指南强调对于高血压急症患者应尽快静脉应用合适的降压药物以控制血压，并指出避免舌下含服短效硝苯地平等短效降压药物。与此对应的 2014 版基层指南的相关内容仅有一句话："高血压急症时应立即呼叫急救电话 120，转送上级医院诊治；有条件的单位可做简单的急救后转诊。"笔者认为，2019 年版指南增加了以上 2 项内容，是对基层全科医生高血压诊疗能力的肯定，也是基层医疗机构高血压诊治条件提升的有力表现。近年来，国家大力推动基层高血压防治规范管理的举措，不仅体现在基层指南的编撰和修订上，还体现在面向基层全科医生普及高血压防控知识的力度上。专家解读基层指南、专家下社区指导基层全科医生、全 - 专结合共同管理高血压患者等措施都是提升基层全科医生高血压诊疗能力的有效方法。

在双向转诊内容方面，关于社区初诊高血压的转出条件，2014 年版指南内容：①合并严重的临床疾病或靶器官损害；②患者年轻且血压水平高达 3 级；③怀疑继发性高血压；④妊娠和哺乳期女性；⑤怀疑白大衣性高血压的可能且需明确诊断者；⑥因诊断需要到上级医院进一步检查。2019 年版指南内容：①合并严重的临床情况或靶器官损害，需进一步评估治疗；②怀疑继发性高血压患者；③妊娠和哺乳期女性；④高血压急症及亚急症。关于社区随诊高血压的转出条件，2014 年版指南内容：①按治疗方案用药 2～3 个月且血压不达标者；②血压控制平稳的患者，再度出现血压升高并难以控制者；③血压波动较大，临床处理有困难者；④随访过程中出现新的严重临床疾病；⑤患者服降压药后出现不能解释或难以处理的不良反应；⑥高血压伴发多重危险因素或靶器官损害而处理困难者。2019 年版指南内容：①难治性高血压；②随访过程中出现新的严重临床疾病或原有疾病加重；③患者服用降压药后出现不能解释或难以处理的不良反应；④高血压伴发多重危险因素或靶器官损害而处理困难者。2014 年版基层指南提出了上级医院转回基层社区的条件：①高血压诊断已明确；②治疗方案已确定；③血压及伴随临床疾病已控制稳定。2019 年版基层指南则没有包含这部分内容。

在疾病管理部分内容中，2019 年版基层指南详细介绍了健康档案的内容和规范书写形式、随访评估内容、随访频次及健康教育手段和内容，不仅规范了基层全科医生对高血压患者的管理行为，而且能帮助专科医生了解全科医生的工作，有力地使专科和全科更好地配合，完成高血压患者的管理。

综上所述，近年来由于国家大力发展基层公共卫生事业，强调高血压的基层防控与管理，不断出版和更新基层高血压诊疗指南，加之专家们对于指南的解读和基层全科医生的指导，使高血压的社区防控在基层有了长足的进展。此外，2019 年版基层指南是由心血管专科专家和全科医学专家共同制定完成的，更贴近基层工作实际。

二、高血压基层管理模式研究进展

"首钢人群心血管病干预研究"是吴英恺教授、刘力生教授等于 1969 年建立的我国第一个慢性病防治网络，采取专家帮扶、基层管理、职工自防的管理模式持续监测、指导和管理，从 1974 年延续至 1998 年。研究纳入首钢厂区和阜外医院的 6 万多名职工，主要干预措施：根据危险因素调查的特点，在厂区人群中开展卫生宣教和健康促进；重点加强对高血压患者的管理；在高危人群中推广以减盐为重点的合理膳食结构，指导减重、戒烟和限酒。研究结果显示，24 年来首钢人群脑卒中发病率和死亡率分别下降 54.7% 和 74.3%。

1988—1992 年开展的"北京安贞心血管病人群防治研究"是一项高血压群体社区干预防治研究。干预组为 56 个居委会共 52 523 例，对照组为 39 903 例。干预的主要措施是健康教育，包括建立慢性病资料收集系统和监测防治网，利用现有的医疗卫生保健组织对慢性病开展预防和治疗，通过电视广播、宣传品等方式对群众开展广泛的宣传教育，改变环境（包括食品改革、环境卫生改革等），以及对基层医疗卫生人员和广大群众开展培训（如普及现场抢救知识等）。经过 5 年的干预，干预社区确诊高血压和临界高血压的患病率比对照社区明显下降。干预社区高血压的治疗率为 61.5%，控制率为 66.6%，而对照社区分别为 38.8% 和 22.7%。干预社区疾病总死亡率、心血管疾病病死率、脑卒中发病率及冠心病事件均降低。上述我国早期高血压防治研究表明，以社区为单位对高血压患者进行管理是有效可行的方法。

在农村社区探索方面，CHEAPS 研究纳入了北方地区 5292 例原发高血压患者，将其分为健康教育对照组和药物干预组，干预 15 个月后，4984 例患者完成了随访。结果显示，干预组平均血压下降 16.1/9.4 mmHg，对照组平均血压下降 6.7/3.5 mmHg，干预组血压下降控制率高于对照组。药物干预组与健康教育组相比，非致死性脑卒中发病风险下降 57.3%，总脑卒中发病风险下降 9.4%。研究提示，农村高血压防治模式的基础是选择价廉的药物，以低成本策略为基础，联合政府和社区卫生中心协助管理，对村民进行健康教育、及时给药和随访。

在功能社区探索方面，以工作场所为基础的干预是降低高血压发病率的有效途径。我国学者在中国 20 个城市地区的 60 个工作场所进行了一项随机对照研究，以观察通过鼓励员工采取健康的生活方式来减少高血压发生的效果。干预措施包括心血管健康教育、合理饮食、戒烟、促进自然环境、体育活动、压力管理和健康筛查。研究结果表明，以工作场所为基础的心血管疾病一级预防干预方案在促进员工健康生活方式和降低高血压发生率方面是有效的。

近年来，随着科学技术的进步及人工智能领域的进展，移动医疗技术在高血压领域的应用日渐增多，主要体现在传统血压监测设备与"大数据""云计算""物联网"等移动互联网技术的创新融合上。"互联网＋高血压"是传统高血压管理方法的补充和发展，其在提升高血压管理效率，提高患者的知晓率、依从性及控制率，降低再就诊率，以及缩短就诊时间等方面有着巨大的潜力。

我国学者开展的基于网络远程医疗平台、以中国高血压管理指南为导向的包括心血管疾病在内的一级预防计划和高血压标准化管理的多组分干预研究表明，在基于网络的平台上进行多组分干预比单独进行常规护理更能提高血压的控制率并降低血压。这样的远程医疗项目可能为治疗社区高血压患者提供一种新的有效方法，并可能在不同人群中产生公共卫生效益。

全科 - 专科结合模式或全科医生 - 专科医生 - 患者（"1＋1＋1"）结合也是近年来高血压管理的有效模式。上海市一项"1＋1＋1"结合模式对社区顽固性高血压患者干预的疗效研究显示，由三级医院高血压治疗专家每月下沉社区，对社区卫生服务中心的全科医生进行手把手的带教，在门诊中对顽固性高血压患者进行规范化诊治（包括建立健康档案、诊疗流程及血压的标准测量，以及动态血压监测系统的临床应用等），可以提高社区全科医生对顽固性高血压的诊治水平。在社区形成"1＋1＋1"结合模式对顽固性高血压患者规范化管理的降压效果更明显，达标率更高，安全性更高，疗效更确切。四川省评估了基于互联网的高血压患者 - 全科医生 - 心血管专科医生综合管理模式对高血压患者的疗效分析。全科医生和专科医生共享患者数据并共同管理患者。患者可以上传他们的血压值，并使用互联网系统与医生沟通。主要结果是 12 个月期间患者收缩压的变化，次要结果为舒张压变化值、血压控制率、24 h 动态血压监测值、组间成本 - 效果差异、患者满意度、药物依从性及家庭血压监测依从性。

上海市浦东新区洋泾社区卫生服务中心开展智慧医疗联合家庭医生签约服务模式干预中青年高血压患者，取得了比传统干预方法更好的效果和更积极的影响。成都市开展的慢性病主动预约健康管理模式提高了血压控制率、患者满意度及医务人员的工作效率，缩短了门诊接诊的平均耗时。

三、总结

高血压防治的主战场在基层，主力军是广大的基层全科医生。高血压基层防治指南的出版和更新，以及全科医学专家的助力解读，极大提升了基层高血压管理能力。随着基层高血压管理模式的不断创新与探索，我国高血压的防治管理将取得长足的进步。

（中国医科大学附属第一医院　于　凯　王　爽）

第五节　2 型糖尿病基层诊治与管理进展

糖尿病是当前威胁全人类健康的慢性非传染性疾病之一，中国糖尿病患病人数已跃居世界第一，糖尿病防控形势严峻。根据 2021 国际糖尿病联盟（International Diabetes Federation，IDF）发布的糖尿病地图，中国是成人糖尿病患者最多的国家，2011—2021 年，我国的糖尿病患者由 9000 万例增加至 1.4 亿例，增幅达 56%，其中约 7283 万例患者未被确诊，比例高达 51.7%。另外，约有 1.7 亿成年人伴有糖耐量受损，约 2700 万成年人伴有空腹血糖受损。提高糖尿病的诊疗水平，做到早预防、早诊治、早达标，已成为患者个人、医疗卫生机构及政府和社会共同努力、积极探索的方向。本文综述近年来 2 型糖尿病的诊治与管理进展，以期为基层全科医生提供科学参考，对 2 型糖尿病的诊疗与管理工作提供帮助。

一、病理机制新见解

既往的观点认为，胰岛 B 细胞功能障碍是中国人群 2 型糖尿病的主要发病机制，但这种机制很难解释近几十年来中国 2 型糖尿病患病率的激增。一项中国多中心、大样本（纳入约 9.5 万例受试者）的前瞻性队列研究（中国心脏代谢疾病和癌症队列研究），对中国糖尿病患者的病理生理学机制进行了再探讨。该研究创新性地证实，相比 B 细胞功能障碍，肥胖所致的胰岛素抵抗是中国糖尿病更重要的危险因素。这也提示中国的糖尿病防治形势更为严峻，中国人同时具备了较弱的 B 细胞功能，以及目前较高的肥胖患病率和伴随肥胖而来的胰岛素抵抗，这给本来脆弱的 B 细胞功能增加了额外的负担，导致中国糖尿病的大流行，糖尿病患病率持续攀升。

二、筛查、诊断与血糖监测

50% 以上的 2 型糖尿病患者在疾病早期无明显临床表现，糖尿病筛查可使这些患者得以早期发现、早期治疗，有助于提高糖尿病及其并发症的防治效率。筛查方法为两点法，即空腹血糖＋75 g 口服葡萄糖耐量试验（oral glucose tolerance test，OGTT）2 h 血糖。对筛查结果正常者，建议每 3 年筛查 1 次；对筛查结果为糖尿病前期者，建议每年筛查 1 次。同时推荐采用中国糖尿病风险评分表对 20～74 岁普通人群进行糖尿病风险评估，对于总分≥25 分者，应进行 OGTT。

既往糖尿病的诊断主要依据症状、空腹或随机血糖及 OGTT，2011 年世界卫生组织（WHO）建议在具备条件的国家和地区采用糖化血红蛋白（glycosylated hemoglobin，HbA1c）诊断糖尿病，诊断切点为 HbA1c≥6.5%。我国从 2010 年开始进行"中国 HbA1c 教育计划"，HbA1c 检测标准化程度逐步提高。国内一些横断面研究结果显示，在中国成年人中，HbA1c 诊断糖尿病的最佳切点为 6.2%～6.5%，根据《中国 2 型糖尿病防治指南（2020 版）》推荐可以将 HbA1c≥6.5% 作为糖尿病的补充诊断标准。

血糖监测是糖尿病管理的重要内容，可以反映糖尿病患者的疾病状态和治疗反应，并指导治疗方案的制定和调整。新技术的发展使血糖监测的方法不断向便捷、准确、微创及无创的方向发展，尤其是持续葡萄糖监测（continuous glucose monitoring，CGM）和扫描式持续葡萄糖监测（flash glucose monitoring，FGM）得到更广泛的应用，已经成为指导并改善糖尿病患者综合管理的有力的新工具。扫描式 CGM 能全面展现血糖波动的规律和趋势，使患者更直观地了解药物、饮食、运动对血糖的影响，为患者个性化的饮食、运动、药物管理策略提供参考，促进患者生活方式和行为的改变。中华医学会糖尿病学分会组织专家于 2021 年制定了《中国血糖监测临床应用指南（2021 年版）》，以期进一步推动我国临床血糖监测技术的合理化和规范化应用。

三、治疗与管理

1. 治疗理念的革新　近年来，国内外有关 2 型糖尿病的研究取得了诸多重大进展，特别是发现了一些既能降低血糖又具有心血管和肾脏保护作用的降糖药物。许多大型临床试验的良好结果使人们对糖尿病及其相关并发症的治疗理念和行为发生了重大转变，治疗目标由单纯关注血糖控制转向改善糖尿病患者的结局。2021 年 4 月，由中华医学会糖尿病学分会编写的《中国 2 型糖尿病防治指南（2020 年版）》正式发布，新版指南对糖尿病相关预防、诊断、监测、治疗及并发症管理等都做出了重大更新，其中在降糖药物治疗路径上的更新充分体现了以患者为中心、以改善结局为导向的理念，对中国 2 型糖尿病患者的规范化诊疗起到了重要的推动作用。

2. 药物治疗进展　药物治疗包括口服降糖药物和胰岛素治疗。已有的或传统的口服降糖药物主要有促胰岛素分泌素类（包括磺酰脲类和非磺酰脲类）、双胍类、葡萄糖苷酶抑制剂、噻唑烷二酮类等。通过传统口服药物加胰岛素治疗，仍有部分患者的血糖控制不佳，且各类口服药物或多或少都具有不可避免的不良反应，如低血糖、过敏反应、乳酸酸中毒、水肿、体重增加等。近年来，二肽基肽酶 4（dipeptidyl peptidase 4，DPP-4）抑制剂、钠 - 葡萄糖共转运蛋白 2（sodium-glucose cotransporter 2，SGLT-2）抑制剂及胰高血糖素样肽 -1（glucagon-like peptide-1，GLP-1）受体激动剂等新型降糖药物已在临床被广泛应用，给糖尿病患者带来了新的希望。

DPP-4 抑制剂主要用于改善饮食和运动不能控制的 2 型糖尿病患者的血糖，可单独应用于 2 型糖尿病，也可与其他降糖药联合治疗 2 型糖尿病。对于合并有动脉粥样硬化性心血管疾病或其他高危因素、心力衰竭及慢性肾脏病的 2 型糖尿病患者，应优先选用有相应结局获益证据的 GLP-1 受体激动剂或 SGLT-2 抑制剂作为初始治疗药物（可根据控糖需求添加或不添加二甲双胍）。

自 1921 年胰岛素被首次发现，胰岛素也在不断地发展创新中，从动物胰岛素到人胰岛素，再到胰岛素类似物，其有效性、安全性和便利性在不断提升。基础胰岛素也随之更新迭代，从传统的中性鱼精蛋白锌胰岛素到甘精胰岛素，再到新一代的德谷胰岛素，逐步通过独特的分子设计创新实现优效、平稳、安全控糖，并以完整的循证医学证据链坚实扎根于临床。作为新一代长效胰岛素，德谷胰岛素常被用于 2 型糖尿病患者的治疗。与甘精胰岛素 U100/U300 相比，德谷胰岛素的作用更持久、更平稳，改善血糖的效果更优，且降糖疗效变异性更小，患者出现低血糖的风险更低，更满足理想基础胰岛素的需求，受到临床医生及患者的广泛青睐，同时也为糖尿病患者的治疗提供了一种新的选择。

随着新型降糖药物的广泛应用，全科医生应重视新型降糖药物的多效性，同时也应重视其不良反应，充分考虑患者的实际情况及合理偏好，共同制定符合患者的个性化治疗方案，以防治糖尿病并发症，改善患者的临床预后。

3. 非药物治疗进展　糖尿病的非药物治疗主要包括健康教育、医学营养治疗和运动治疗。近些年来非药物疗法越来越受到人们的关注。医学营养治疗是糖尿病综合治疗的基础，是在糖尿病病程的任何阶段必不可少的预防和控制措施。2022 年中国医疗保健国际交流促进会营养与代谢管理分会发布《中国糖尿病医学营养治疗指南（2022 版）》，对糖尿病医学营养治疗流程、膳食结构及糖尿病营养教育与管理等方面做了详细的介绍，旨在指导和规范糖尿病的医学营养治疗。此外，2022 年中国微循环学会糖尿病与微循环专业委员会发布《体医融合糖尿病运动干预专家共识》，阐述了糖尿病运动干预的理论基础、运动干预的现状与问题、运动方案的制定与干预，以及实施流程和管理模式，为基层全科医生开展糖尿病运动干预提供了参考。

白彩琴等为探讨团体互动营养治疗专项健康教育对 2 型糖尿病患者营养治疗知识认知水平及饮食行为的影响，纳入 2 型糖尿病患者 125 例，并随机分为观察组（62 例）和对照组（63 例）。对照组患者在常规护理干预的基础上，给予 2 型糖尿病患者一般性营养治疗专项教育，观察组患者联合应用团体互动营养治疗专项健康教育。结果显示，观察组患者对于糖尿病饮食的选择知晓率明显高于对照组（$P<0.05$），血糖控制水平也明显优于对照组（$P<0.05$）。因此，在基层 2 型糖尿病诊治中，全科医生要重视医学营养治疗。

Pan 等为探究有氧、阻力和综合运动对 2 型糖尿病患者血糖控制的效果，纳入 37 项研究（2208 例 2 型糖尿病患者）进行荟萃分析。结果显示，与不运动相比，有氧运动和阻力运动均可使 HbA1c 显著降低，但与综合运动相比，降低幅度较小。研究提示，与单独的有氧运动或阻力运动相比，综合运动对 HbA1c 水平有更显著的改善。

全科医学提倡综合性、连续性的健康照顾，非药物治疗则是这一理念不可或缺的一部分。因此，对于基层全科医生而言，要积极探索非药物治疗在 2 型糖尿病中的应用，以患者为中心，提升患者生存质量，改善患者结局。

4. 基层管理进展　《"健康中国 2030"规划纲要》提出，国家实施慢性病综合防控策略，到 2030 年实现全人群、全生命周期的慢性病健康管理，基本实现糖尿病患者管理干预全覆盖。实施"健康中国战略"要以问题为导向，针对慢性病患者优先落实家庭医生签约服务，提高糖尿病等重点慢性病的规范管理和健康服务。

2022 年中华医学会糖尿病学分会联合国家基层糖尿病防治管理办公室发布了《国家基层糖尿病防治管理指南（2022）》，对基层糖尿病管理的基本要求、管理流程及治疗等方面做了详尽的阐述，为基层医务人员提供综合性、连续性的糖尿病健康管理服务提供了参考。2023 年国家卫生健康委员会能力建设和继续教育中心联合专家制定了《基层医疗卫生机构糖尿病规范化管理中心建设标准（试行）》，针对基层糖尿病规范化管理中心建设所需的人员、设备、药品等配备情况做了详细说明，以期进一步提高基层医疗卫生机构基本公共卫生服务 2 型糖尿病健康管理服务项目质量，为建立高水平的基层糖尿病防治队伍、提升全科医生糖尿病综合防治能力提供支撑。

黄荟森等为探讨家庭医生签约服务模式对社区糖尿病患者健康管理的效果，纳入社区 2 型糖尿病患者 300 例，随机分为 2 组，每组各 150 例。对对照组患者实施常规管理，对试验组患者实施家庭医生签约服务管理。管理 1 年后，试验组患者的血压、空腹血糖、血脂等指标水平均显著低于对照组（$P<0.05$），且糖尿病知识知晓评分及健康管理行为评分均显著高于对照组（$P<0.05$）。研究

提示,家庭医生签约服务模式可以有效改善糖尿病患者的血压、空腹血糖及血脂水平,并提高健康管理能力。

除基本家庭医生签约服务外,上海地区还开展了以家庭为单位的"专家 - 家医双签约"模式,通过家庭医生与结对专家共同为签约家庭服务,促使优质医疗资源下沉社区,落实全人群、全生命周期的全科医疗服务。宋建玲等为探讨家庭医生双签约服务模式管理社区 2 型糖尿病患者的效果,纳入 200 例社区糖尿病患者,将其随机分为对照组和观察组,对照组采用常规家庭医生签约模式,观察组采用家庭医生双签约服务模式,随访 1 年后发现,观察组患者的空腹血糖、餐后 2 h 血糖、HbA1c 水平均明显低于对照组($P<0.05$),且饮食、运动、血糖监测、遵医嘱用药等健康相关行为得分均明显高于对照组($P<0.05$)。研究提示,相比于普通的家庭签约模式,采用家庭医生双签约服务模式管理社区 2 型糖尿病患者更有助于改善患者的血糖水平,提高其自我管理水平,改善预后。

基层医疗机构是糖尿病防治的重要关口,随着基层医疗卫生机构糖尿病管理模式逐步成熟,全科医生作为居民健康的"守门人",不仅要提升糖尿病诊疗能力,还要尝试与专科医生、健康管理师等开展团队共管,切实提高糖尿病规范管理的能力。

5. 数字医疗助力糖尿病管理　近年来随着数字医疗的蓬勃发展,各种数字技术产品被不断开发出来,如手机 APP、监测血糖的可穿戴传感器、速算胰岛素剂量和饮食营养摄入量的数字疗法等。数字疗法有望成为 2 型糖尿病治疗的新手段,帮助患者实现自动化、智能化和精准化血糖管理。

Yin 等在新型冠状病毒感染大流行期间评估了远程医疗管理对 2 型糖尿病患者血糖管理的效果,研究共纳入 120 例 2 型糖尿病中青年患者,并将其随机分配到远程医疗干预组和常规门诊对照组。干预组接受饮食和运动指导及血糖监测,随访 6 个月之后发现,与对照组患者相比,干预组患者的餐后血糖、甘油三酯、低密度脂蛋白胆固醇及腰臀比显著降低($P<0.05$)。研究提示,远程医疗是实现 2 型糖尿病患者远程监测血糖调节、减肥及缓解抑郁的有益策略。

王桢等为探析医学人工智能辅助开展糖尿病患者远程管理的效果,纳入内分泌科经治疗后出院的 2 型糖尿病患者 156 例,将其随机分为常规干预组(78 例)和智能干预组(78 例)。对常规干预组,给予常规糖尿病门诊干预;对智能干预组,在常规门诊干预的基础上,基于医学人工智能搭建院外管理平台,通过个体化处方管理、智能教育、智能饮食及智能运动等功能进行全线上干预。干预 3 个月后发现,2 组患者在饮食、运动、血糖控制、用药 4 个维度上的评分及总分均较干预前升高,且智能干预组高于常规干预组($P<0.05$)。因此,医学人工智能辅助开展糖尿病患者远程管理可以改善患者的血糖控制情况,减少血糖波动,提高患者的治疗依从性,较传统院外管理方式效果更显著。

谭颖等为探讨智能运动手环在社区 2 型糖尿病患者中的长期应用效果,纳入 236 例社区糖尿病患者,将其分为干预组和对照组。2 组患者均接受家庭医生团队提供的规范化健康管理服务,并由运动处方师开具运动处方,干预组患者在此基础上佩戴智能运动手环,依托运动手环进行健康监测和管理,并在运动处方师的指导下制定个性化运动挑战目标。研究结果显示,干预组患者的 HbA1c 达标率高于干预前,且高于对照组($P<0.05$)。研究提示,智能运动手环有助于糖尿病患者长期维持自我管理行为并保持血糖控制达标。

慢性病管理是数字医疗应用的主要领域,随着人工智能和可穿戴设备的高速发展,数字医疗作为一种智能的辅助治疗与管理工具，正逐渐进入糖尿病治疗领域。这在一定程度上缓解了紧张的医疗压力，使患者在基层医疗机构甚至在家中就可以接触到相对可靠、优质的医疗资源。但是，也必须警惕对人工智能的过度依赖，只有规范合理的选择数字医疗技术作为辅助工具，才能提高平均医疗水平、节约医疗成本、优化医疗资源分配。

四、小结

近年来我国糖尿病患病率不断攀升，其中既有糖尿病筛查更为普遍、诊断标准更加科学和严谨的因素，也有我国经济社会快速发展带来的生活方式变化及老龄化影响的因素。长病程及低治疗达标率使糖尿病患者并发症的发生率显著增高，成为需要面对的重大问题。随着人类对糖尿病及其并发症发生机制理解的不断深入，随着药物研发、监测技术和治疗理念的不断进步，不断涌现出的新药物、新治疗手段能够在良好的血糖控制的基础上给患者带来多重获益，减少或延缓并发症的发生发展，改善患者的生活质量和临床结局。基层医疗机构作为糖尿病防控的重要关口，全科医生要不断提升临床能力，规范糖尿病全程管理，当好居民健康的"守门人"。

（复旦大学附属中山医院 许雅鑫 江孙芳）

第六节 血脂异常基层诊治与管理进展

血脂异常（dyslipidemia）通常是指血清中总胆固醇（total cholesterol，TC）、甘油三酯（triglyceride，TG）、低密度脂蛋白胆固醇（low-density lipoprotein cholesterol，LDL-C）水平升高和 / 或高密度脂蛋白胆固醇（high-density lipoprotein cholesterol，HDL-C）水平降低。由于脂质在血浆中与蛋白质的结合是以脂蛋白的形式存在的，因此，血脂异常表现为脂蛋白异常血症（dyslipoproteinemia）。血脂异常是动脉粥样硬化性心血管疾病（atherosclerotic cardiovascular disease，ASCVD）的证据充分的可干预危险因素，贯彻"以基层为重点、以预防为主"的国家方针，预防血脂异常的发生及有效提高血脂异常的知晓率、治疗率和控制率，可降低冠心病、脑卒中等心血管疾病的发病率和死亡率，也能降低肿瘤的发生风险，对提高人民群众的生活质量、延长其寿命具有重要意义。

一、血脂异常的流行病学研究进展

近 30 多年来，我国人群血脂水平逐步升高，血脂异常的患病率明显增加。2015 年中国成人营养与慢性病监测项目对 18 岁以上居民的调查结果显示，TC、LDL-C、非 HDL-C、TG 水平较 2002 年分别升高 0.70 mmol/L、0.75 mmol/L、0.74 mmol/L 和 0.35 mmol/L。根据非传染性疾病危险因素协作组的调查结果，1980—2018 年，我国居民的非 HDL-C 平均水平已从全球最低水平国家之一达到或超过了许多高收入的西方国家。目前，我国成人血脂异常总体患病率高达 40.4%。不同类型血脂异常的患病率有所不同（表 3-6-1），其中主要类型是低 HDL-C 血症和高 TG 血症。

表 3-6-1　我国成人不同类型血脂异常患病率 /%

调查项目	TC≥6.2 mmol/L	LDL-C≥4.1 mmol/L	HDL-C＜1.04 mmol/L	TG≥2.3 mmol/L
CCDRFS[①]	6.9	8.1	20.4	13.8
CANCDS[②]	5.8	7.2	24.9	15.0
China-PEACE MPP[③]	7.1	4.0	15.6	16.9
CNSSPP[④]	11.3	8.1	19.9	22.4

注：TC. 总胆固醇；LDL-C. 低密度脂蛋白胆固醇；HDL-C. 高密度脂蛋白胆固醇；TG. 甘油三酯；①.2013—2014 年中国慢性病及危险因素监测项目（调查对象年龄≥18 岁）；②.2015 年中国成人营养与慢性病监测（调查对象年龄≥18 岁）；③.2014—2019 年中国心血管病高危人群早期筛查与综合干预百万人群项目（调查对象年龄为 35～75 岁）；④.2014 年中国脑卒中筛查与预防项目（调查对象年龄≥40 岁）。

二、血脂异常相关基层指南的进展

预防措施不到位及血脂异常等危险因素的控制状况不佳是心血管疾病流行的主要原因。来自我国人群的多项调查结果显示，血脂异常达标率不高，提升空间较大。China-PEACE MPP 项目的调查结果显示，在 ASCVD 高危人群中，仅有 42.9% 的人群达到 LDL-C＜2.6 mmol/L 的水平，未达标者的治疗率仅为 4.5%。在 ASCVD 极高危人群（ASCVD 患者）中，LDL-C＜1.8 mmol/L 的达标率为 26.6%，LDL-C 的治疗达标率为 44.8%。中国心血管病医疗质量改善项目 2014—2019 年的调查结果显示，在 104 516 例急性冠脉综合征住院患者中，入院时 LDL-C＜1.4 mmol/L 的达标率仅为 6.6%；在 6523 例再发急性冠脉综合征患者中，入院时他汀类药物的治疗率为 50.6%，LDL-C＜1.8 mmol/L 的达标率为 36.1%。另一项研究显示，在对接受调脂治疗的急性冠脉综合征患者随访 6 个月后，LDL-C 水平未达标者占 58.8%，他汀类药物单药治疗者占 91.4%。因此，需要将血脂异常诊疗与管理的主战场由医院转向社区，积极推进"以治病为中心"向"以人民健康为中心"的转变，围绕疾病预防和健康促进两大核心，一方面预防血脂异常的发生，另一方面提升血脂异常的控制达标率。

在此背景下，2019—2021 年，中华医学会、中华医学会杂志社、中华医学会全科医学分会、中华医学会《中华全科医师杂志》编辑委员会等组织心血管病学、全科医学、药学等多学科专家撰写并发布了《血脂异常基层诊疗指南（2019 年）》《血脂异常基层合理用药指南》《心血管疾病一级预防基层指南（2019 年）》。2023 年中华医学会心血管病学分会 中国康复医学会心脏预防与康复专业委员会、中国老年学和老年医学会心脏专业委员会等为推进《中国心血管病一级预防指南》的推荐建议在基层落地，发布了《中国心血管病一级预防指南基层版》。血脂异常相关基层指南的发布和推广，可以提高基层医生对血脂异常的认识、防治及连续性管理水平，对我国心血管疾病的防控具有重要意义。

三、血脂异常基层防治管理最新推荐意见

（一）筛查与诊断

1. 筛查

（1）推荐 20～40 岁以上的成年人至少每 5 年采空腹状态下静脉血，测量 1 次血脂，检测指标包括 TC、LDL-C、HDL-C 和 TG。

（2）推荐 40 岁以上男性和绝经期后女性每年进行血脂检测。

（3）对于 ASCVD 患者及高危人群，应每 3～6 个月检测 1 次血脂。

（4）对于因 ASCVD 住院治疗的患者，应在入院时或入院 24 h 内检测血脂。

（5）需要进行血脂异常筛查的重点人群：① ASCVD 患者；②存在多个 ASCVD 危险因素（如高血压、糖尿病、肥胖、吸烟）者；③有早发性心血管病家族史者（指男性一级直系亲属在 55 岁前或女性一级直系亲属在 65 岁前患缺血性心血管病），或者有家族性高脂血症者；④皮肤或肌腱黄色瘤及跟腱增厚者。

（6）载脂蛋白 B100（ApoB100）作为致动脉粥样硬化脂蛋白颗粒的可靠检测指标，在合并高 TG、糖尿病、肥胖及 LDL-C 极低患者中作为 ASCVD 风险预测和干预的指标优于非 HDL-C，而且可替代 LDL-C。

（7）成人一生中应考虑至少测定 1 次脂蛋白 a［lipoprotein（a），Lp（a）］以筛查极高水平人群。对于 Lp（a）＞430 nmol/L 的患者，ASCVD 的发生风险相当于家族性高胆固醇血症杂合子。

（8）有早发冠心病家族史的人群，应检测 Lp（a）。

（9）对 ASCVD 中危人群应检测 Lp（a），以作为风险增强因素。

2. 诊断与鉴别诊断　我国血脂异常的诊断标准依然采用《中国成人血脂异常防治指南（2016 年修订版）》的诊断和分层标准（表 3-6-2），适用于 ASCVD 一级预防目标人群。

表 3-6-2　血脂异常的诊断及分层标准 /mmol/L（mg/dl）

分层	TC	LDL-C	HDL-C	TG
理想水平	—	＜2.6（100）	—	—
合适水平	＜5.2（200）	＜3.4（130）	—	＜1.7（150）
边缘水平	≥5.2（200）且＜6.2（240）	≥3.4（130）且＜4.1（160）	—	≥1.7（150）且＜2.3（200）
升高	≥6.2（240）	≥4.1（160）	—	≥2.3（200）
降低	—	—	＜1.0（40）	—

注：TC. 总胆固醇；LDL-C. 低密度脂蛋白胆固醇；HDL-C. 高密度脂蛋白胆固醇；TG. 甘油三酯；—. 无项目。

临床上，诊断血脂异常首先要进行详细的问诊，包括饮食等行为生活方式、家族史、用药史及继发性血脂异常相关疾病史等。体格检查要注意患者有无黄色瘤、角膜环和严重高 TG 血症导致的眼底改变等。原发性血脂异常要与以下疾病引起的继发性血脂异常进行鉴别，包括甲状腺功能减退症、库欣综合征、肾病综合征、系统性红斑狼疮等。另外，对家族性脂蛋白异常血症者，可进行基因诊断。

（二）ASCVD 风险评估与调脂治疗的目标值

预防、诊治及管理血脂异常的主要目的是预防 ASCVD。不同个体 ASCVD 的发病风险不同，调脂治疗的目标值也有所不同。全面评价 ASCVD 发生的总体危险是防治血脂异常的必要前提。理论上，所有个体只要降低 LDL-C 均可降低 ASCVD 的发生风险。但考虑到药物治疗的成本及潜在的不良反应，临床上需要根据 ASCVD 的基线风险确定个体的调脂治疗目标值，要点如下。

1. 降低 LDL-C 是治疗血脂异常和防控 ASCVD 的首要靶点，非 HDL 是次要干预靶点。

2. 根据 ASCVD 的总体风险分层，极高危者、高危者、中危和低危者的 LDL-C 控制目标值分别为＜1.8 mmol/L、＜2.6 mmol/L 和＜3.4 mmol/L。

3. 如果 LDL-C 基线值较高不能达目标值者，LDL-C 应至少降低 50%。

4. 对于极高危者，即使 LDL-C 的基线水平在达标值以内，也应将 LDL-C 进一步降低 30%。

5. 对于基线 TG 升高的患者（如肥胖、代谢综合征及糖尿病患者），优先推荐将非 HDL-C 作为降脂目标。

6. 非 HDL-C 目标值为 LDL-C 目标值＋0.8 mmol/L（0.8 mmol 代表极低密度脂蛋白颗粒携带的胆固醇）。

（三）非药物治疗

坚持低脂饮食等健康的生活方式是预防和控制血脂异常的主要非药物治疗方法，也是降低 ASCVD 发生风险的最基本措施。根据最新循证证据和血脂异常诊治与管理相关指南，血脂异常的非药物治疗要点如下。

1. 推荐限制饱和脂肪酸及反式脂肪的摄入，以及增加果蔬、谷薯类及鱼类摄入的饮食模式。

2. 根据目前研究证据，饮食中的胆固醇摄入与血胆固醇水平升高之间的关系是明确的，但饮食中的胆固醇摄入与 ASCVD 发病风险之间的关系目前仍缺乏一致性结果。

3. 根据我国实际情况，推荐 ASCVD 中低危人群每天胆固醇摄入量＜300 mg。对于高危或血胆固醇水平升高的人群，每天胆固醇摄入量应更低（＜200 mg）。

4. TG 升高与不良生活方式及饮食习惯密切相关，运动和控制饮食可有效降低 TG 的水平。此外，对于高 TG 者需要严格限制酒精的摄入。

5. 控制饮食和改善生活方式仍然是针对低 HDL-C 患者的主要干预方法。

（四）药物治疗

1. 降低胆固醇的药物治疗　目前临床常用的降胆固醇药物可分为 3 类，分别是抑制胆固醇合成的他汀类药物、抑制胆固醇吸收的依折麦布和胆酸螯合剂、抑制 LDL 受体降解的前蛋白转化酶枯草杆菌蛋白酶/kexin 9（proprotein convertase subtilisin/kexin type 9，PCSK9）抑制剂。关于应用调脂药物的推荐意见如下。

（1）降低胆固醇的治疗药物首选他汀类药物，起始治疗应选择中等强度他汀类药物。

（2）常用的中等强度他汀类药物包括阿托伐他汀（10～20 mg/d）、瑞舒伐他汀（5～10 mg/d）、氟伐他汀（80 mg/d）、洛伐他汀（40 mg/d）、匹伐他汀（2～4 mg/d）、普伐他汀（40 mg/d）、辛伐他汀（20～40 mg/d）及血脂康（1.2 g/d）。

（3）对于中等强度他汀类药物治疗 LDL-C 不能达标者，可联合依折麦布等胆固醇吸收抑制剂治疗。

（4）对于 LDL-C＞4.9 mmol/L 且合并其他心血管疾病危险因素的患者，若使用中等强度他汀类药物联合胆固醇吸收抑制剂治疗不能达标，应考虑联合 PCSK9 抑制剂治疗。

（5）不能耐受他汀类药物的 ASCVD 中高危患者应考虑使用胆固醇吸收抑制剂进行治疗。

（6）不能耐受他汀类药物的 ASCVD 高危患者，可以考虑使用 PCSK9 抑制剂进行治疗。

（7）非透析慢性肾脏病患者应考虑使用中等强度他汀类药物或他汀类药物联合胆固醇吸收抑制剂进行治疗。

（8）不建议持续透析的慢性肾脏病患者使用他汀类药物来预防 ASCVD。

（9）血脂康具有较好的安全性，可作为中等强度的降胆固醇药物，也可作为对他汀类药物不耐受者的替代药物。

（10）对 75 岁以上老年人群 ASCVD 一级预防降脂治疗的证据仍不充分，可根据其 ASCVD 风险和患者意愿决定是否进行降脂治疗。

2. **降低 TG 的药物治疗**　目前的研究证据提示 TG 升高与 ASCVD 的发病风险增加有关。在 LDL-C 达标的情况下，对于高 TG 血症的 ASCVD 高危和极高危患者应积极控制 TG 水平。可降低 TG 水平的常用药物包括贝特类药物、ω-3 不饱和脂肪酸（鱼油）和烟酸。

（1）需启动贝特类药物治疗的临床情况：TG≥5.6 mmol/L 时，急性胰腺炎的发生风险明显增高，须立即启动贝特类药物治疗；对于 LDL-C 已达标，但 TG 仍≥2.3 mmol/L 的 ASCVD 高风险患者，可作为一级预防药物；对于 LDL-C 已达标，但 TG 仍≥2.3 mmol/L 的 ASCVD 患者，可作为二级预防药物。

（2）高纯度鱼油制剂 ω-3 脂肪酸的主要活性成分是二十碳五烯酸（eicosapentaenoic acid，EPA）和二十二碳己烯酸（docosahexaenoic acid，DHA），单用或与贝特类或他汀类药物联合使用，能降低 TG 水平（30%～40%）。降低 TG 的剂量为每次 1.0 g，3 次 / 天，口服。有研究显示，EPA 与 ASCVD 的关系更为密切。

（3）烟酸的获益 / 风险比不佳，尤其对于 2 型糖尿病患者，会影响其血糖的控制，因此，不推荐烟酸与他汀类药物联合使用，欧美多个国家已较少使用。

（五）随访与转诊建议

1. 药物治疗开始后 4～8 周复查血脂、肝功能和肌酸激酶。

2. 对于无特殊情况的血脂达标者，可每 6～12 个月复查 1 次血脂、肝功能和肌酸激酶。

3. 对于血脂未达标者，应调整降脂药的剂量或种类，或者联合应用不同作用机制的降脂药进行治疗。调整降脂药的种类或剂量时，都应在治疗 6 周内复查血脂、肝功能和肌酸激酶。

4. 应反复调整降脂治疗方案。对于效果不佳者，建议向综合医院心内科转诊。

四、总结

近年来，我国血脂异常的患病率不断上升，成为心血管疾病患病率和死亡率居高不下的重要原因之一。血脂异常往往与高血压、高血糖等其他心血管疾病的危险因素并存，因而综合防控血脂异常等心血管疾病危险因素、遏制我国心血管疾病的上升趋势刻不容缓。今后还需要进一步研究和制定更有效地提高有关高血压、血脂异常和糖尿病的知晓率、治疗率及控制率的策略，构建以提升"三高"控制率及加强烟草控制为核心目标的危险因素控制一级预防体系。随着健康中国建设的不断推进及全科医学学科的不断发展，我国为基层培养了大量合格的全科医生，其采用以人为中心的临床方法，在血脂异常等慢性病基层综合防治管理方面发挥着独特的优势和作用。

（中国医科大学附属第一医院　王　爽）

第七节　慢性肾脏病基层诊治与管理进展

慢性肾脏病（chronic kidney disease，CKD）是指各种原因引起的肾脏结构或功能异常≥3 个月，其已成为全球性的公共卫生问题，严重危害人类健康。2023 年 4 月 1 日，*JAMA intern Med* 发布了我国第六次 CKD 流调报告，显示目前我国 CKD 的患病率为 8.2%，约有 8200 万 CKD 成年患者，其数量庞大。然而，CKD 起病隐匿、知晓率低、诊治率低、医疗费用高、疾病负担沉重，为我国的重大慢性病之一。

一、危险因素及筛查

2023 年 Wang 等采用多阶段、分层抽样方法，在全国 31 个省份设立 298 个监测点，随机筛选 45 户组成一个小组。在每组中，所有符合标准的人群均被纳入调查，研究共纳入 176 874 例成年人。采用逻辑回归分析社会人口学特征、行为和饮食习惯、体力活动及合并症与 CKD 的关系。该研究由中国疾病预防控制中心牵头，旨在监测慢性非传染性疾病及危险因素。结果显示，我国 CKD 的患病率、估算肾小球滤过率（estimated glomerular filtration rate，eGFR）<60 ml/（min·1.73 m²）和尿白蛋白肌酐比（urine albumin-to-creatinine ratio，UACR）≥30 mg/g 的比例分别为 8.2%、2.2% 和 6.7%，目前我国 CKD 患病率相比 10 年前下降约 30%。年龄较大、女性、非汉族、居住于农村或中国中北部地区、受教育程度较低或收入较低、既往吸烟史、不饮酒、缺乏体力活动及存在 CKD 风险因素（如腹型肥胖、高血压、糖尿病、血脂异常及自报心血管疾病等）的人群更易罹患 CKD。值得注意的是，我国 CKD 患者的知晓率较低，仅为 10%。在 CKD 合并症方面，高血压最为常见（60.5%），其次为血脂异常（50.5%）、糖尿病（31.3%）和高尿酸血症（21.5%）。加强环境保护，将 CKD 纳入国家公共卫生监测，控制常见的 CKD 风险因素，可能有助于降低 CKD 的负担。

2020 年赵璐等采用回顾性分析方法，分析上海市静安区 25 199 例参加社区筛查的 CKD 高危人群的患病情况，对研究对象进行间隔时间>3 个月的 2 次实验室检查。研究将筛查人群分别按照性别、年龄、病史分组，比较各组 CKD 检出率的差异。结果显示：该筛查人群中既往已知的 CKD 患者有 788 例，而经区级医院确诊的 CKD 患者有 3713 例，检出率为 14.73%，筛查前未知的 CKD 患者是已知患者的 4.71 倍；女性高危人群 CKD 的检出率高于男性；≥65 岁老年组的 CKD 检出率高于非老年组；有慢性肾炎家族史及患高血压、高尿酸血症的高危人群组的 CKD 检出率均明显高于无上述疾病人群；女性、高龄、高血压、高尿酸血症、慢性肾炎家族史是 CKD 的独立危险因素。因此，在社区高危人群中开展 CKD 筛查十分必要。研究亦发现了社区筛查的优势，通过对高危人群进行 2 次实验室检测，疾病的检出率可靠，且检出方法简便易行，适合在社区推广。

2020 年李穗芳等把 2018 年 1 月至 12 月在松江区各社区卫生服务中心接受免费健康体检且年龄≥60 岁的人群作为研究对象，共纳入 26 328 例老年人，收集受检者的生活方式、体格检查和生化检测结果，利用 Logistic 回归和多重对应分析方法，分析影响社区体检人群 CKD 的相关因素。结果显示，人群中 CKD 的检出率为 17.02%。多因素 Logistic 回归分析结果表明，年龄增长、女性、缺乏锻炼、糖尿病和高尿酸血症可能会增加 CKD 的发病风险。多重对应分析结果显示，75 岁及以上、缺乏锻炼及患有高血压、糖尿病和高血脂可能与 CKD 有关。因此，可以把 75 岁以上、缺乏锻炼及患有高血压、糖尿病、高血脂和高尿酸血症的人群作为当地进行 CKD 筛查的重点人群。

2022 年徐玲玲等纳入 2018 年参与滨海县政府开展的免费全民健康体检项目且年龄≥18 周岁的人群，分析慢性肾功能不全的流行病学特征和相关影响因素，395 541 例居民最终完成人口学登记、体格检查及实验室检测。结果显示，该地区年龄和性别标准化慢性肾功能不全的患病率为 1.22%，女性年龄标准化患病率高于男性。女性、收缩压增加、心率增加、甘油三酯增加、空腹血糖升高及中心性肥胖均是慢性肾功能不全的独立影响因素。慢性肾功能不全的患病风险与年龄呈强烈的正相关（每增加 10 岁，*OR* 2.449，95%*CI* 2.402～2.497）。与<30 岁人群相比，60～69 岁、70～79 岁和≥80 岁人群发生慢性肾功能不全的 *OR* 分别为 3.827（95%*CI* 3.010～4.864）、12.004（95%*CI* 9.457～15.239）和44.636（95%*CI* 35.187～56.622）。由此可见，迫切需要制定以老年人群慢性肾功能不全及其危险因素筛查为重点的政策，加强对老年人群代谢性疾病的管理，以满足我国人口老龄化的需求。

2022 年徐菱忆等基于北京西城区卫生健康委员会下辖的 79 家社区卫生服务站的全部医疗信息数据，建立了西城区社区 CKD 一体化大数据平台。基于该数据平台共纳入 374 498 例社区患者，分析其肾脏损伤相关指标的检测情况、肾脏病危险因素控制达标率及用药情况，并对社区卫生服务站的肾脏病检验能力进行评估。结果显示，CKD 高危人群占 70.6%，最常见的危险因素为高血压（62.3%）、冠心病（43.3%）和糖尿病（30.4%），仅 17.2% 的 CKD 高危人群进行过肾脏病筛查，总体 CKD 检出率为 5.2%，CKD 的总体漏诊率为 38.1%。表明 CKD 高危人群在社区人群中所占比例较大，在社区开展有效的 CKD 早期筛查和防治对改善其预后、减少疾病负担具有重要意义，同时需要健全 CKD 筛查和监测系统，加强对社区医生肾脏疾病相关知识的培训和 CKD 的规范化管理。

二、管理模式的探索

2023 年 Qu 等纳入中国 8 家医院的 492 例糖尿病肾病（diabetic kidney disease，DKD）患者，根据改善全球肾脏病预后组织（Kidney Disease Improving Global Outcomes，KDIGO）分期指南，把患者分为 CKD1～3 组和 CKD4～5 组，采用 Logistic 回归分析 DKD 患者不同 CKD 分期的相关因素，并从中西医结合的角度探讨 DKD 患者肾功能损害的相关因素。结果显示，在人口统计学上，男性是 DKD 患者 CKD 分期增加的相关因素（*OR* 3.100，*P*=0.002）。在临床特征中，糖尿病病程＞60 个月（*OR* 3.562，*P*=0.010）、贫血（*OR* 4.176，*P*<0.001）、高尿酸血症（*OR* 3.352，*P*<0.001）、大量蛋白尿（*OR* 4.058，*P*=0.002）、动脉粥样硬化（*OR* 2.153，*P*=0.007）和血虚证（*OR* 1.945，*P*=0.020）是增加 DKD 患者 CKD 分期的相关因素。中药在预防 DKD 的发展和延缓肾功能进行性恶化方面具有很大的优势，因此，可以从中西医结合的角度对 CKD 患者进行综合管理。

2018 年黄肖容等在成都市武侯区的 3 个卫生服务中心选择了 116 例 CKD 患者，应用 CKD 患者自我管理行为量表对其自我管理行为进行调查。结果显示，患者的自我管理总均分为（2.63±0.58）分（满分为 4 分），其中解决问题维度（2.49±0.82）分，自我调节维度（2.87±0.76）分，遵医行为维度（2.83±0.94）分，寻求社会支持维度（2.21±0.87）分，提示社区 CKD 患者的自我管理能力亟待提高，同时，需要提高社区医务工作者的相关专业知识和技能水平。多元线性回归分析显示，患者是否曾接受过 CKD 健康教育对其自我管理行为有影响，因此，加强对患者的健康教育可以有效改善其自我管理行为。

2020 年陈亮等选取 400 例老年 CKD 患者，将其随机分为干预组和对照组。干预组采用以家庭医生为核心的早期肾脏疾病管理模式进行管理，主要包括开展健康宣教、健康管理、个体化的药物治疗及定期检查；对照组进行常规检查。干预 18 个月后，比较 2 组患者干预前后的人体测量学指标，并记录终点事件。结果显示，干预组患者在干预后的体重指数、收缩压、舒张压、空腹血糖、糖化血红蛋白、血肌酐、血尿素氮、血尿酸、尿微量白蛋白、尿肌酐、总胆固醇、甘油三酯及低密度脂蛋白水平均低于对照组，肾小球滤过率和高密度脂蛋白水平均高于对照组。干预组的全因住院率高于对照组，全因死亡率、透析率低于对照组。因此，以家庭医生为核心的早期肾脏疾病管理模式对老年CKD患者的管理效果较佳，社区-家庭-自我管理模式能提高患者的自我效能，调动其参与管理的积极性，有效改善患者的血生化指标，降低全因死亡率和透析率，提高其生活质量。

2022年顾静选取闵行区中心医院收治的95例CKD患者作为研究对象，将其随机分为观察组和对照组。观察组由慢性病管理小组采用手机APP的医院-社区一体化慢性病管理模式管理，对照组采用常规慢性肾脏病管理。研究比较干预前后2组患者的CKD管理指标达标率和自我管理能力评分。结果显示，在干预后，观察组的管理指标达标率、自我管理能力总分，以及饮食维度、治疗维度、躯体活动维度和社会心理维度的评分均高于对照组。基于手机APP的医院-社区一体化慢性病管理模式能明显提高CKD管理指标达标率，有助于CKD患者增强自我管理能力，使其更方便、快捷地获取与疾病相关的知识，改善不良的用药和饮食习惯，获得更多来自社会、家庭、朋友甚至陌生人的关怀与支持。同时，医护人员能及时得到患者的反馈，从而实现对CKD患者的精准诊治，节约工作时间。

2020年张华等选取90例四川大学华西医院收治的慢性肾衰竭患者，将其随机分为对照组和观察组，分别采用常规护理干预和医院-社区一体化管理模式。研究干预3个月，分别检测2组者干预前后的肾功能指标，评价2组患者的生活质量、自我管理能力和抑郁焦虑情绪。结果显示，干预3个月后，2组患者的血肌酐和血尿素氮水平明显低于干预前，观察组患者血肌酐和血尿素氮水平均明显低于对照组。2组患者的生活质量评分和自我管理能力评分也明显高于干预前，观察组患者明显高于对照组。2组患者的抑郁自评量表和焦虑自评量表评分明显低于干预前，且观察组患者低于对照组。研究提示，采用医院-社区一体化管理模式护理慢性肾衰竭患者，能明显改善患者的肾功能，提高其自我管理能力和生活质量，改善其不良情绪。

2019年方晓霞等选取105例CKD3～4期患者，给予为期6个月的PRECEDE-PROCEED模式管理，采用四川大学华西医院肾内科疾病知识调查问卷，于入组时、干预1个月、干预3个月及干预6个月时分别评估者对疾病的认知情况，并检查同时间点相关的临床和生化指标的变化情况。结果显示，PRECEDE-PROCEED模式能有效提高社区CKD患者对疾病的认知，并延缓CKD的进展，健康管理效果显著。PRECEDE-PROCEED模式简称"PP模式"，是一种系统化的干预模式，由评估（社会学、流行病学、行为和环境、教育组织、管理政策）、实施和评价（经过、影响及结果）3个步骤共9个阶段组成，核心在于找出促使人们行为改变的3个因素（倾向、促成、强化），干预过程中在注重知识补充的同时，更强调信念和行为的加强，被评价为能综合应用各种行为改变理论来取得最大干预效果的组织框架。PRECEDE-PROCEED模式是慢性病预防和健康促进的有效模式，具有全面、系统、持续动态、科学有效的特点，为社区慢性病干预提供了新的视角。

三、分级诊疗的实践

2018年齐郑等在家庭医生制度下，依托分级诊疗，建立了一体化的CKD健康管理模式。确立家庭医生团队与各级 CKD 诊治中心及其他部门的相互关系，建立了管理制度、培训模式及绩效方案，完善了 CKD 健康管理路径。2016 年 9 月至 2017 年 8 月，家庭医生团队共完成筛查 4084 例。筛查发现疑似患者 975 例，疑似患者发现率为 23.87%；在疑似患者中通过家庭医生向区级 CKD 诊治中心转诊共 202 例，转诊率为 20.72%；转诊后经区级 CKD 诊治中心确诊的共 197 例，确诊率为 97.52%，高血压、糖尿病患病人群筛查途径的疑似患者的发现率最高，高于门诊就诊患者检测、健康体检人群筛查这 2 种筛查途径。研究提示，可实施一体化 CKD 健康管理以应对当前严峻的 CKD 防治形势，重点加强对高血压、糖尿病患病人群的 CKD 筛查和管理，需加强培训以提高家庭医生的 CKD 诊治能力，加强宣传，改善居民的诊疗依从性，从而切实提高 CKD 的知晓率和防治率，降低 CKD 的患病率和死亡率，延缓病情进展，改善患者的生存质量。

2023 年朱海燕等以 CKD 病种为例，基于指南梳理了 CKD 患者的疾病管理规律，建立医疗信息联通共享、转诊规则标准的 CKD 专病分级诊疗知识库，设计区域 CKD 专病分级诊疗系统，构建了基于医院 - 社区联动管理的专病分级诊疗一体化管理模型，明确了以信息化为支撑的医联体慢性肾脏病专病精准分级诊疗管理方案。分级诊疗是优化区域医疗配置、提升基层医疗服务能级的重要突破点，也是居民慢性病全周期防控的重要环节。对于该模型的实证应用评价显示，基于 CKD 知识库的专病分级诊疗模式可以精准定位易发和高危人群，及时筛查和评估 CKD 早期患者，提升 CKD 患者的健康管理和诊疗效率。

目前，我国 CKD 患者的管理主要集中于医院，然而随着社会老龄化的进展，CKD 将会成为严峻的医疗问题，而立足社区的 CKD 早期筛查、早期转诊、分层管理及多学科合作，有助于及时诊治疾病、延缓疾病进展、降低终末期肾病的发病率。另外，需要提高基层医生对 CKD 的诊治能力，建立以家庭医生为核心的 CKD 管理模式，构建规范化的健康管理信息体系，探索分级诊疗模式，建立集预防、诊断、治疗、康复、护理于一体的"社区与医院"紧密型医联体。逐步实现"基层首诊、双向转诊、急慢分治、上下联动"的分级诊疗模式，持续推进 CKD 的全面管理，从而减轻社会、个人及家庭的经济负担，充分实现医疗卫生资源利用的最优化及资源节约的最大化，契合"健康中国 2030"战略。

（苏州市立医院　黄　敏　方林燕）

第八节　慢性阻塞性肺疾病基层诊治与管理进展

慢性阻塞性肺疾病（chronic obstructive pulmonary disease，COPD；简称"慢阻肺"）是常见的慢性呼吸系统疾病之一，具有高患病率、高致残率、高病死率和高疾病负担的"四高"特点，是威胁公众健康的重要公共卫生问题。中国一项大规模人群研究——中国成人肺部健康研究显示，40 岁及以上人群慢阻肺的患病率已达 13.7%，60 岁以上人群的患病率超过 27%，整体疾病负担位居我国疾病负担的第二位。国外相关报道显示，全球 30 岁以上人群慢阻肺的患病率约 11.7%。在我国老龄化日益严重的背景下，慢阻肺的患病率会急剧上升，其带来的经济和社会负担会进一步加重。相关研究显示，与"四高"特点不相称的是，目前慢阻肺的知晓率及肺功能检查率分别只有 10.04% 和 21.33%，慢阻肺的防治形势非常严峻。随着我国分级诊疗制度的逐步推进和完善，社区对慢阻肺的管理也在不断探索和发展。本文通过对目前慢阻肺的基层诊疗和管理现状进行综述，以期为社区全科医生的慢阻肺诊疗和管理提供循证参考依据，提高慢阻肺管理的效率和质量。

一、概述

慢性阻塞性肺疾病全球创议（Global Initiative for Chronic Obstructive Lung Disease，GOLD）2023 年修订版（下文简称 GOLD 2023）对慢阻肺的定义：慢阻肺是一种异质性肺部状态，以慢性呼吸道症状（呼吸困难、咳嗽、咳痰）为特征，是由于气道异常（支气管炎、细支气管炎）和 / 或肺泡异常（肺气肿）导致的持续性（常为进展性）气流阻塞。

新修订的定义与既往定义的不同之处：①删除了"常见的、可预防、可治疗"的表述，重点突出了临床与病理生理学特点。②增加了"异质性"，从而凸显慢阻肺的病因学、病理学、病理生理学及临床表现存在显著的多样性及个体差异。③把慢阻肺从"疾病（disease）"修订为"肺部状态（lung condition）"。慢阻肺的早期肺部异常（如高分辨率 CT 显示的肺气肿、肺大疱、气体陷闭等）在肺功能上的表现为"保留比率的肺功能减损（preserved ratio impaired spirometry，PRISm）"，这些状态并不符合目前的疾病诊断标准，但可能是慢阻肺的前期改变。④将"持续性呼吸道症状"修订为"慢性呼吸道症状"，表明慢阻肺的呼吸道症状是慢性状态（持续性、间断性、不典型或较为隐匿），而不一定均为"持续性"。⑤更准确地表述了慢阻肺的主要病理改变，即"气道异常（支气管炎、细支气管炎）和 / 或肺泡异常（肺气肿）"。⑥删除了此前关于慢阻肺病因学的表述。慢阻肺的病因复杂，之前的相关表述不够全面且过于简化。⑦在病理生理方面，GOLD 2023 使用的是"持续性（常为进展性）气流阻塞"，体现了多数慢阻肺患者的"气流阻塞"会逐渐加重的演变规律。

二、危险因素及分型

慢阻肺是基因 - 环境因素在个体一生中发生相互作用的结果，这种相互作用可能损害肺部和 / 或改变其正常的发育 / 衰老过程。导致慢阻肺的主要环境暴露是吸烟和吸入来自家庭、室外空气污染的有毒颗粒和气体，但其他环境和宿主因素（包括肺发育异常和肺老化加速）也可能会起作用。一项 meta 分析纳入 13 项有关慢阻肺的研究，合计样本量 37 230 例，慢阻肺患者 3697 例。结果显示：吸烟是慢阻肺的独立危险因素；室内空气污染是慢阻肺发病的主要因素之一；生物燃料废气可能会导致气道氧化应激反应及肺部炎性反应；教育程度与慢阻肺的患病率呈负相关；低体重人群慢阻肺的患病率明显高于超重和肥胖人群。

GOLD 2023 根据最新的研究更新了背景信息，提出了不同发病危险因素的慢阻肺分型及相应的新术语。慢阻肺的新分类：①遗传决定的慢阻肺（慢阻肺 -G）；②肺发育异常导致的慢阻肺（慢阻肺 -D）；③环境性慢阻肺，包括吸烟相关慢阻肺（慢阻肺 -C）和生物燃料与污染暴露相关慢阻肺（慢阻肺 -P）；④感染导致的慢阻肺（慢阻肺 -I）；⑤慢阻肺合并哮喘（慢阻肺 -A）；⑥不明原因的慢阻肺（慢阻肺 -U）。

三、筛查方法及诊断评估

（一）筛查方法

肺功能检查是诊断慢阻肺的"金标准"，与第1秒用力呼气容积（forced expiratory volume in one second，FEV_1）/用力肺活量（forced vital capacity，FVC）相比，FEV_1/FEV_6、呼气流量峰值（peak expiratory flow，PEF）斜率和50%FVC斜率具有相似的诊断性能。由于设备价格昂贵、操作技术要求高等原因，肺功能检查在我国大部分基层地区的普及程度较低，导致慢阻肺的漏诊率较高。目前可以支持人群肺功能筛查（在出现显著症状前能识别慢阻肺）指导管理决策或改善疾病预后的数据仍较薄弱。对于无症状也无危险因素的人群，不推荐做肺功能筛查，而对有症状或危险因素者做肺功能筛查有助于早期发现病例。

田佳等的研究显示，利用呼吸峰流速仪计算出的PEF与身高平方的比值（PEF/H^2）<130 L/（$min \cdot m^2$）可有效筛查慢阻肺患者，其敏感度为74.8%，特异度为80.5%。$PEF/H^2 > 100$ L/（$min \cdot m^2$）可排除重度、极重度慢阻肺患者，有效筛查并发现慢阻肺高风险病例。COPD-6肺功能仪是一种用于检测FEV_1和FEV_6的简便肺功能仪，部分研究证实了COPD-6肺功能仪的筛查效果，但关于FEV_1/FEV_6诊断气流受限的节点仍存在差异。目前COPD-6肺功能仪在国内的应用较少，其能否用于我国慢阻肺的早期筛查还需要进一步的研究和评价。

大量研究显示，各类筛查问卷（如基于症状的慢阻肺筛查问卷、慢阻肺自我筛查问卷、慢阻肺筛查问卷、慢阻肺风险七项评分量表等）有各自的优缺点，医务人员应根据患者的年龄及其配合情况等因素进行综合考虑，选择合适的筛查问卷进行个体化筛查，以减少漏诊和误诊及医疗资源的浪费。

（二）诊断评估

根据慢阻肺的定义，肺量计检查吸入支气管舒张剂后的一秒率（FEV_1/FVC）<0.7提示存在不完全可逆的气流受限，即可确诊慢阻肺。慢性疾病的发生、发展是一个漫长的过程，一般会经历一个过渡阶段，即从正常状态到疾病状态的特殊阶段，正确认识这一阶段，及早预防和早期干预能显著改善疾病的预后。有些患者有肺结构破坏（肺气肿）和/或生理异常（如过度充气、弥散功能下降、FEV_1快速下降等），但不存在气流受限（吸入支气管舒张剂后$FEV_1/FVC \geq 0.7$）。肺量计正常的慢阻肺前期患者，或者保留比值的肺量计异常PRISm患者，是发生气流受限的高危人群，但并不是所有的患者都会发生气流受限。

GOLD 2022首次提出了慢阻肺前期的概念：①有呼吸道症状（任何年龄段）；②有或没有可检测到的结构和/或功能异常；③当前无气流受限；④随着时间的推移，可能发展或不发展为持续性气流受限。慢阻肺前期和慢阻肺的临床特征、结构异常及病因是相似的，是否存在肺功能定义中的气流受限（即吸入支气管扩张剂后$FEV_1/FVC < 0.7$）是区分两者的关键。基于以上诊断标准，可能会使很多人被诊断为慢阻肺前期，但并不是所有人都会发展成慢阻肺，因此，还需要进一步开发具有良好灵敏度和特异度并且能在临床上实施的诊断方法。活动记录仪、基于危险因素和症状的筛查问卷、胸部CT、肺部磁共振成像（magnetic resonance imaging，MRI）、一氧化碳弥散量（carbon monoxide diffusing capacity，DLCO）及基于探针的共聚焦激光显微内镜等检查或许可以用来提高临床医生对慢阻肺前期的认识，帮助其诊断慢阻肺前期。以上这些诊断方法和思路仍需要大规模临床试验来证实。早期诊断

和干预以减少肺功能快速下降的"高危"个体，对于降低慢阻肺的发病率和死亡率至关重要。慢阻肺前期这一概念为预防和早期干预打开了新的机会之窗，可以更大范围地发现慢阻肺患者，并对他们进行积极的引导及干预。越早干预，慢阻肺患者的肺功能恢复程度就越大。

四、基层管理现状

（一）慢阻肺基层规范化治疗现状

目前高血压及糖尿病的慢性病规范化治疗已逐渐在基层社区医院中开展并普及。一项针对稳定期慢阻肺社区规范化治疗的相关研究结果显示，规范化治疗体系（主要以健康宣教、康复锻炼、综合药物治疗、疫苗接种、长期家庭氧疗等手段为主）可以明显改善患者的咳、喘症状，患者的通气指数也有一定程度的改善，另外，其对于社区中度慢阻肺患者的维持性治疗也具有辅助和促进作用，因其具备操作简便、价格低廉及作用可控等优点，可以作为社区医疗工作者的有效辅助手段，以提高临床药物疗效、改善患者生活质量。该研究同时发现了社区慢阻肺管理中存在的一些问题：①部分社区患者提供原就诊医疗机构的诊疗数据不全，下级医院无法调阅相关的诊疗数据；②部分医生对患者的病情变化判断不及时，影响了对患者进一步干预的时机；③部分老年患者的随访效率不高，通过亲属转述的病情与实际随访效果之间存在偏差；④实施过程中采用的新媒体端（如公众号）推送及部分短视频宣教方式对老年人群的覆盖面有限。

（二）传统管理方法与模式

1. 医院、社区、患者共同参与的环状管理模式　由于慢阻肺患者无法在医院接受长期的治疗和护理，因此，社区和家庭成为防治的主要场所。制订并实施有效的医院 - 社区 - 自我长期管理模式，可以提升社区医护人员对疾病的认识，改善慢阻肺患者的肺功能，提高其生活质量，减少急性加重事件的发生。在医院 - 社区 - 自我管理模式下，呼吸专科医护人员、卫生院社区医生可以更好地实现三级医院与基层医疗机构相关协作的慢阻肺管理模式，对建设慢阻肺的三级防控网络具有重要意义。通过此管理模式可以提高患者对慢阻肺的认识，形成良好的自我管理，提高治疗依从性，减少急性加重，减轻症状，提高生活质量，减少经济支出。

2. 自我效能理论指导下的健康教育　常规的健康管理往往忽视患者的主体地位，大多数患者被动接受干预服务，易对护理人员产生较强的依赖性，而忽视自身的主观能动性，效果不佳。自我效能理论指导下的健康教育以患者为中心和主体，注重患者的自身潜能与内在动力，以患者实际需求、心理特征等为依据，制定个体化宣教及健康管理方案，采用多元化方式（如视频宣教、健康讲座、座谈会等）对患者进行健康教育。在干预过程中，采用正向、激励性语言对患者进行心理暗示，促使其主观能动性、积极性被激发，自觉进行健康管理。另外，该干预措施能在护理人员、患者、家属之间建立良好的关系，有助于护理过程的顺利进行，促进健康教育效果的提升及患者满意度的提高。

3. 表达性艺术疗法　表达性艺术疗法（expressive art therapy，EAT）包括动作、绘画、绘画、雕刻、音乐、写作、声音及即兴创作，可以为所有年龄段的参与者提供一个释放情感的平台，在支持性环境（学校、门诊部、日间治疗中心、其他治疗中心、医院及非临床环境）中增强自我意识并探索隐藏的感受。一项涵盖 16 个中国社区的随机对照试验结果显示，在实施干预后的第 2 个月和第 6 个月，EAT 组的慢性阻塞性肺疾病评估测试（COPD assessment test，CAT）和 mMRC 改良呼吸困难指数

（modified medical research council，mMRC）评分显著低于常规护理组。EAT组的FEV_1占预计值的百分比（FEV_1%pred）在6个月后显著高于常规护理组，提示EAT能有效减轻慢阻肺患者的焦虑、抑郁及呼吸困难症状，提高患者的生活质量，改善其肺功能。

此外，还有日记疗法、"家庭病床"管理模式、进阶式全程康复管理模式等多种管理方法或模式，在实践中，这些管理方法或模式为慢阻肺的社区基层管理提供了丰富的科学参考依据。

（三）基于互联网的新型管理方法与模式

1. "互联网＋"慢阻肺全程管理模式　"互联网＋"慢阻肺全程管理模式是一种长期的、全面的、持续的管理体系，主要通过电脑网站、手机APP、微信平台等多种形式对慢阻肺患者进行全方位、一体化的指导，以闭环管理并覆盖患者诊前、诊中、诊后的各个环节，涉及疾病早期诊断、规范治疗、院外随访甚至临终关怀的全过程，旨在提升患者对疾病的认知、提高生活质量、延缓疾病进展、降低恶化风险。其具有3个方面的优越性：①延续性，推动医疗服务由院内过渡至院外，避免治疗的中断；②广泛性，适用于包括慢阻肺、高血压、糖尿病、癌症等在内的各种慢性病患病人群；③经济性，有效避免了因病情急性加重而导致频繁再入院所形成的额外医疗费用，从而减轻患者的经济负担。

2. 远程康复　传统的线下康复治疗的实施存在诸多挑战，如医保支付问题、频繁的交通往来等。远程康复可以作为传统康复的替代方法，特别是在新型冠状病毒感染大流行期间更贴合时代需求。在具有多种远程康复交互平台（视频会议、电话、网站同时支持电话、提供反馈的移动小程序、公众号）的团体和个人中进行的多项试验表明，远程康复是安全的，然而其证据基础仍在不断发展中，目前尚未建立最佳的实践方法。导致这种现状的主要原因：①缺乏标准化远程康复平台；②缺乏远程指导的测试方法来指导康复处方；③缺乏个体化远程康复内容和康复时间的指导；④缺乏远程康复获益的持续时间。

3. 数字疗法　数字疗法应用于慢阻肺患者的主要功能包括症状与生理指标的监测和反馈、协助患者进行自我管理、肺功能训练的健康指导等。传统疾病管理方式难以及时跟踪患者的症状和服药情况。My COPD是英国食品卫生监管局批准的首款用于慢阻肺患者自我管理的数字疗法。患者佩戴可穿戴设备，对血氧饱和度、呼吸频率、脉搏等生理指标进行监测，并通过症状日记记录每天呼吸困难、咳嗽、咳痰等症状的情况，通过蓝牙装置传输至手机，医生基于算法分析为患者提供健康指导，包括症状日记、日常监测、自我管理和肺康复4个模块。数字疗法通过呼吸功能监测并追踪慢阻肺患者的病情变化，为患者提供个性化的健康指导，帮助其缓解呼吸困难的症状。

信息技术的飞速发展催生了数字化医疗新业态，不仅为慢性病的健康管理提供了新思路，而且打破了传统医疗模式受限于时空的局面，极大提高了医疗服务的可及性和有效性。

五、总结

我国慢阻肺的管理形势不容乐观，管理重心仍然落在三级医院，然而大多数慢阻肺患者往往首诊于基层医疗卫生机构，因此，基层医生的疾病认知水平对慢阻肺的防治至关重要。加强对基层医生专业技能和应对能力的培训，让基层医生更多承担呼吸系统疾病的治疗，通过日常情况下在基层卫生机构首诊、筛查及诊治，完成后期长期管理及疫苗接种任务，让基层卫生机构能在"战时"起到防治呼吸道传染病的网底作用。另外，要让基层医生成为优秀的家庭医生，将优质资源下沉，解决大部分老百姓的慢性病防治需求，取得百姓的信任。在基层开展慢阻肺健康管理能够有效推动并建立基层呼吸系统疾病照护体系，各地可借助城市医疗集团、县域医共体、专科联盟、远程医疗等多种形式，建立不同医疗机构之间定位明确、分工协作、上下联动的康复医疗服务网络。鼓励有条件的医疗机构通过"互联网＋"、家庭病床、上门巡诊等方式将机构内的康复医疗服务延伸至社区和家庭。在落实慢阻肺分级管理的过程中，要注意加强社区卫生服务机构与二三级医疗机构的四个"同质化"，即在慢阻肺诊治指南、慢阻肺转诊指征、常用检查检验项目和常用治疗药物 4 个方面实现上下级的同质化。要把基层医生变成居民家门口的"靠山"，让呼吸系统疾病的救治走出三甲医院的围墙，扎根于基层医院，让慢阻肺患者在家门口就行实现早诊、早治。

（上海市浦东新区上钢社区卫生服务中心　杜兆辉）

第九节　骨质疏松症基层诊治与管理进展

骨质疏松症（osteoporosis）是一种以骨量低下、骨组织微结构损坏，导致骨脆性增加、易发生骨折为特征的全身性骨病。骨质疏松症的患病率随着年龄的增长而增高，女性明显高于男性。2021 年发布的流行病学调查研究结果显示，我国 40 岁以上女性骨质疏松症的总体患病率为 20.6%，男性为 5.0%，而绝经后女性的患病率为 32.1%，50 岁以上男性的患病率为 6.9%。此外，骨质疏松症导致的骨折所造成的经济负担逐年增加，随着我国人口老龄化的加剧，骨质疏松症的疾病负担将逐渐加重。《"健康中国 2030"规划纲要》提到了健康骨骼专项行动，基层医疗机构是骨质疏松症早发现、早干预的前线阵地。近年来我国多地的基层医疗机构也在积极开展骨质疏松症的筛查和治疗，同时与二、三级医院密切合作，不断探索骨质疏松症综合管理模式。本文对骨质疏松症的基层诊治与管理进展进行综述，以期更好地开展基层医疗机构骨质疏松症的诊疗与管理工作。

一、基层骨质疏松症的筛查方法进展

骨质疏松症与种族、高龄、女性绝经、不健康生活方式、影响骨代谢的疾病和药物等多种危险因素相关。患者通常在疾病初期没有明显的临床症状，但随着病情的进展，可出现腰背疼痛、活动受限等不适，患者往往在检测骨密度时甚至发生骨折后才发现骨质疏松并引起重视，严重影响患者的生活质量，带来沉重的医疗、经济负担。因此，早期识别风险因素、加强高危人群筛查在防治骨质疏松症中尤为重要。

双能 X 射线吸收法（dual energy X-ray absorptiometry，DXA）测得的骨密度 T 值为诊断骨质疏松症的"金标准"，我国部分基层医疗机构已经引进并将其用于骨质疏松症的筛查与诊断。但由于仪器体积较大、成本较高、操作要求较高，DXA 在基层医疗机构的大范围推广受到限制，无法用于骨质疏松症的广泛筛查。目前基层医疗机构的全科医生通常使用亚洲人骨质疏松自我筛查工具（osteoporosis self-assessment tool for Asians，OSTA）和国际骨质疏松基金会（International Osteoporosis Foundation，IOF）骨质疏松风险一分钟测试题作为骨质疏松症风险评估的初筛工具。通过世界卫生组织推荐的骨折风险评估工具（fracture risk assessment tool，FRAX）来评估患者未来10年髋部骨折及主要骨质疏松性骨折（椎体、前臂、髋部或肱骨近端骨折）的发生率。张静等选取152例绝经后女性作为研究对象，分析FRAX及OSTA指数在绝经后女性骨质疏松风险评估中的效果，绘制受试者工作特征（receiver operating characteristic curve，ROC）曲线。结果显示，OSTA指数、FRAX-HF（髋部骨折风险）和FRAX-MO（主要骨质疏松性骨折风险）评估绝经后女性发生骨质疏松和骨折风险的曲线下面积（area under curve，AUC）分别为0.729、0.847和0.804，评估价值均较好，提示可以通过动态监测FRAX和OSTA指数来评估骨质疏松的发生风险，以便及早采取预防骨质疏松的措施。

定量超声（quantitative ultrasound，QUS）检测设备便携、无辐射，已被应用于骨质疏松症高危人群的筛查和骨质疏松症骨折风险的评估。韩学明等对跟骨定量超声和DXA检查骨质疏松症进行了对比研究。研究纳入234例绝经后未进行过治疗的40～80岁女性，同时测量DXA参数和左右跟骨的QUS参数。结果显示，QUS测得的T值与DXA的T值呈正相关。研究进一步通过ROC曲线确定QUS T值的最佳截断值，左、右跟骨QUS T值最佳截断值的敏感度分别为62.5%和54.2%，特异度分别为83.1%和86.0%。此研究表明，QUS的灵敏度低，不建议将其用于骨质疏松症的诊断，但QUS具有较高的特异度，可以作为预筛工具来决定是否应进行DXA检测。符桑等的研究也证实了跟骨QUS参数与DXA测量的各部位骨密度均呈正相关，可用于预测诊断女性腰椎骨质疏松症及男性和女性髋部骨质疏松症，但无法用于预测诊断男性腰椎骨质疏松症。上述2项研究均表明，QUS具有一定的局限性，但鉴于其具备操作简单、便携、低成本等优点，可以满足基层医疗机构针对社区居民进行骨质疏松筛查的需求。

X线检查方便经济，可显示椎体压缩性骨折的程度，但其对骨质疏松的敏感度和准确性较低。近年来，随着人工智能的发展，人工智能的深度学习算法联合X线检查为骨质疏松症的筛查提供了新思路。Jiang等利用深度学习模型对13 026张胸部X线片和DXA结果的配对数据进行了分析，构建了OsPor-Screen模型，在内部和外部验证中，使用OsPor-Screen模型进行骨质疏松症筛查的AUC分别为0.91和0.88。Wang等也通过深度学习模型利用胸部X线片图像中的信息进行骨密度估计，模型预测的骨密度与实际值之间有很强的相关性（r 0.894），其应用于骨质疏松症筛查时，具有较高的诊断性能（平均AUC 0.968）。上述研究表明，基于人工智能深度学习的预测模型在应用于临床骨质疏松症的机会性筛查中是有潜力的，通过社区体检大数据与人工智能深度学习相结合也可以作为将来基层开展课题研究的方向。

近年来部分研究发现，臂踝脉搏波传导速度也可用于预测骨质疏松症的风险。研究表明，骨质疏松症或低骨密度与动脉硬化具有一定的相关性。Tang等通过OSTA指数评估了1407例40岁及以上参与者骨质疏松症的发生风险，并测量他们的臂踝脉搏波传导速度。结果表明，OSTA指数与臂踝脉搏波传导速度呈负相关（r -0.296），臂踝脉搏波传导速度是骨质疏松症高风险的独立预测因子。吴秀琴等以DXA作为"金标准"，评估臂踝脉搏波传导速度联合OSTA对骨质疏松症风险的预测价值，结果显示，臂踝脉搏波传导速度与OSTA界值联合筛查骨质疏松症发生风险的敏感度可达91.7%，特异度达81.3%。方楚文等的研究也证实臂踝脉搏波传导速度>1400 cm/s与绝经后女性脆性骨折风险独立相关。臂踝脉搏波传导速度是血管早期病变动脉硬度检测的"金标准"，其操作简便、无创。基于动脉硬化与骨质疏松的相关性，基层医疗机构可以开展相关检测进行骨质疏松症的筛查，但仍需要多中心、大样本的研究进一步证实。后续研究可以选择其他与骨质疏松症相关的指标进行分析，选择最佳的风险指标及阈值进行评估系统的构建，以推动骨质疏松症的高质量、精准化、便捷化筛查。

二、基层骨质疏松症的治疗进展

目前我国各地基层医疗机构发展不均衡，不同医疗机构的诊疗设施配备及药物采购与储备不同，因此，对于骨质疏松症的治疗主要集中于指导患者调整生活方式、运动训练、服用骨健康补充剂等最基本的手段，通常需要通过转诊至上级医疗机构才能完成进一步的治疗。

1. 非药物治疗进展 主要包括加强营养和科学膳食。应多吃钙和维生素 D 含量高的食物，如牛奶、蔬菜、鱼类、蛋类、豆腐等。注意戒烟、限酒，避免过量饮用碳酸饮料。于忱忱等通过问卷调查了 1642 例北京社区中老年人的饮品摄入情况，结合骨密度检测结果，发现经常饮用奶制品是预防骨质疏松症的保护因素（$OR\ 0.64$），女性人群中经常饮用咖啡可能是预防骨质疏松的保护因素（$OR\ 0.23$）。另外，要接受充足的日照，以满足皮肤合成维生素 D 的需要。

规律的运动可以增强骨骼强度和肌肉功能。王金玲等通过自然衰老构建老年骨质疏松大鼠模型，将骨质疏松大鼠分为老年模型组和运动训练组，青年大鼠作为对照组。结果显示，老年模型组大鼠股骨的骨密度水平低于青年对照组。经运动训练后，运动训练组大鼠的股骨骨密度提高（$P<0.05$），股骨骨髓中骨形成蛋白 2、Runt 相关转录因子 2、Osterix mRNA 及其蛋白表达升高（P 均 <0.05），表明运动训练可显著改善老年骨质疏松大鼠的骨量及骨微结构，促进成骨分化。梁志昊等为分析太极拳联合运动管理的应用效果，将 114 例老年骨质疏松症患者分为对照组和联合组。对照组予以常规药物治疗联合运动管理干预，包括健康宣教、有氧运动及腰背肌功能训练；联合组在对照组的基础上加入太极拳运动训练。连续干预 6 个月后，观察 2 组患者的疼痛程度、日常生活能力、平衡能力、骨密度及骨强度。结果发现，联合组的各项指标均优于对照组（P 均 <0.05），提示太极拳训练联合运动管理可促进老年骨质疏松症患者平衡能力的恢复，提高其骨骼代谢水平和生活自理能力。赵静等的研究也认为长期太极拳、快走和广场舞运动对老年女性大转子和腰椎骨密度有积极的影响，太极拳运动对于预防老年女性股骨颈骨密度减小有更好的效果。太极拳历史悠久，居民接受度高，可以进行临床推广。

2. 药物治疗进展 补充钙剂和维生素 D 是骨质疏松症预防和治疗的基本需要，有效的抗骨质疏松药物可以增加骨密度、改善骨质量、降低骨折发生风险。按作用机制可将抗骨质疏松药物分为骨吸收抑制剂（双膦酸盐，如阿仑膦酸钠、唑来膦酸和利塞膦酸钠；选择性雌激素受体调节药，如雷洛昔芬；降钙素，如鲑降钙素和依降钙素、RANKL 单克隆抗体地舒单抗）、骨形成促进剂（甲状旁腺素类似物特立帕肽）及其他机制类药物（活性维生素 D 及其类似物、维生素 K_2 类、锶盐）等，还有中成药，如骨碎补总黄酮制剂、淫羊藿总黄酮制剂、人工虎骨粉制剂等。抗骨质疏松药物的使用目前已逐步转变为依据骨折风险分层的治疗策略，抗骨质疏松药物的选择及疗程应遵循个体化原则。

三、基层骨质疏松症的管理进展

骨质疏松症的治疗与管理是一个系统性工程，通常需要通过基层医疗机构的双向转诊，与上级医疗机构的专科医生配合，共同完成疾病的治疗与管理。全科医生是初级卫生保健的"守门人"，全科医生的服务以人为中心、以社区为范围，在进行慢性病防治及慢性病管理过程中具有显著的优越性，担负着居民全生命全周期健康管理的重任。

1. 家庭医生签约与骨质疏松症　周建的研究纳入 87 例骨质疏松症患者。对所有研究对象均采用家庭医生团队服务的方式进行干预，服务的具体内容包括签订服务协议、建立健康档案、普及健康知识、定期随访等。研究对比了干预前后相关指标的变化情况，结果发现，干预后患者的治疗依从性、疾病知识知晓度评分、自我效能评分及自我管理行为得分均高于干预前（$P < 0.05$），表明利用家庭医生团队服务方式能够对社区中老年居民骨质疏松症患者的治疗依从性产生更积极的影响。

杨菁等也对家庭医生制度下的社区骨质疏松症管理进行了探索。与周建的研究不同的是，此研究采取"1＋1＋1"签约，签约组管理的内容包括建立健康档案、健康宣教、医患微信互动、门诊随访及联系转诊等，实施形式是全 - 专联合门诊的二、三级医院专家每月定期帮助家庭医生解决诊疗上的疑难问题，而对非签约组，仅建立健康档案，采取传统的门诊随访。随访 1 年后发现，通过家庭医生签约管理，签约组患者的骨转换标志物，特别是羟基维生素 D 的升高更明显，患者的骨密度 T 值提高（P 均 < 0.05），表明家庭医生签约服务改善了骨质疏松症患者的综合管理效果。

《"健康中国 2030"规划纲要》明确提出让家庭医生为人民群众提供全方位、全生命周期的健康服务，实施慢性病综合防治战略，切实成为居民健康和医疗费用的"守门人"。家庭医生签约服务模式在基层卫生保健中发挥了重要作用，拉近了医患距离，改善了医患关系，通过灵活多样的医患互动，促进患者更加主动、积极地参与骨质疏松症的疾病管理，提高患者的依从性，从而改善患者的治疗效果及预后。

2. 分级诊疗、双向转诊与骨质疏松症　付海英等的研究旨在探讨分级诊疗模式下三级综合医院与社区医院联合管理老年骨质疏松症患者的效果。研究纳入 90 例老年骨质疏松症初诊患者，将其平均分为研究组和对照组。研究组由三级医院专科 - 全科 - 社区医院分层进行综合管理，对照组采取专科或社区随访。结果显示，1 年后研究组患者的腰椎骨密度水平、骨代谢生化指标、生活质量评分明显高于对照组（P 均 < 0.05），表明通过三级综合医院 - 社区医院的分层管理，患者可以得到持续性、综合性、个体化的全程照顾，明显改善了患者的治疗效果及健康状况，提高了患者的生活质量。

姚翡等分析了基于双向转诊模式下骨质疏松症患者的骨密度动态变化的情况。对照组（329 例）仅经上级医院诊断及治疗，双向转诊组（327 例）在经过上级医院诊断和治疗后再返回基层进行长期随访管理。随访 2 年后发现，双向转诊组患者在各时间点的骨密度水平均较对照组高（P 均 < 0.05）。双向转诊可动态监测患者的病情变化，及时对患者进行干预对延缓骨质疏松具有重要意义。

一级医院负责骨质疏松症高危人群的初筛、建档、健教、随访、基础治疗及转诊。二级医院负责明确诊断及规范治疗，病情稳定者可下转一级医院。三级医院负责疑难病例的诊治，待病情稳定后可转诊至一、二级医疗机构进行后续的治疗、康复及随访。分级诊疗可以合理配置医疗资源，提高医疗资源的使用率，双向转诊可以动态监测患者的病情变化，及时处理相关问题，从而降低骨质疏松症及相关骨折的发病率和死亡率。

四、总结

随着我国老龄化进程的加剧，骨质疏松症的发病率逐年增高。近年来我国对骨质疏松症的防治力度逐渐加大，维护骨骼健康作为"健康中国 2030"专项行动之一，基层医疗机构及全科医生责无旁贷。基层医疗机构应持续开展骨质疏松症的筛查工作，继续实行家庭医生签约服务制度，加强与二、三级医院的医疗合作，推进实施分级诊疗，打通双向转诊通道，做到骨质疏松症早发现、早诊断、早治疗，加强社区综合管理，最大限度地降低骨质疏松症的不良后果，提高患者的生活质量，减轻其疾病负担，助力健康中国发展。

（复旦大学附属中山医院　王启哲　江孙芳）

第十节　骨关节炎基层诊治与管理进展

骨关节炎（osteoarthritis，OA）是一种严重影响患者生活质量的关节退行性疾病，可导致关节疼痛、畸形及功能障碍，进而增加心血管事件的发生率及全因死亡率。骨关节炎病变的关节腔内可发生一系列生化及形态学改变。根据世界卫生组织的统计数据，世界范围内 60 岁以上人群中有 35% 患有症状性骨关节炎，女性发病率高于男性。随着人口老龄化及肥胖人数的增长，骨关节炎的患病率迅速增高，在给患者带来痛苦的同时也给家庭和社会带来了巨大的经济负担。

一、发病机制

目前骨关节炎的发病机制尚不明确，传统观点认为骨关节炎是生物力学改变与机体衰老导致的一种退行性病变，但越来越多的研究发现，免疫因素、炎症、代谢等因素也与骨关节炎的发生发展密切相关。细胞因子可能参与调节软骨代谢和软骨细胞凋亡，炎症细胞因子在软骨、滑膜、软骨下骨表达的增加与骨关节炎关节结构的改变及进展有关。近年来多项荟萃分析对骨关节炎发病机制的研究发现，软骨细胞在维持细胞外基质的合成和分解代谢活动中起重要作用，细胞外基质动态平衡失调会导致软骨退变及软骨下骨重塑。关节软骨在过度活动或创伤后，软骨内胶原分子及蛋白聚糖含量下降，使软骨代偿性增加合成功能，参与修复关节软骨。当关节超负荷损伤时，分解代谢功能占据优势，分泌过多的基质金属蛋白酶（matrix metalloproteinase，MMP）以促进细胞外基质的降解，进而破坏软骨组织。其中，MMP-13 还可降解蛋白聚糖分子聚集蛋白聚糖，使其在基质破坏中发挥双重作用。其他 MMP（如 MMP-2、MMP-3 和 MMP-9）和单核细胞趋化蛋白 -1（monocyte chemoattractant protein-1，MCP-1）在骨关节炎患者中的表达也是升高的，随之引起滑膜组织细胞释放促炎因子［白细胞介素（interleukin，IL）-1 和肿瘤坏死因子（tumor necrosis factor，TNF）］，进一步加重关节软骨组织的损伤。随着骨关节炎的发病机制不断被揭示，针对各种免疫细胞、免疫分子、细胞因子的新的治疗靶点药物亦会纷至沓来，将为骨关节炎的早预防、早发现、早治疗奠定坚实的理论基础。

二、临床表现

骨关节炎分为原发性和继发性。原发性骨关节炎多发生于中老年人群，一般无明确的全身或局部诱因，与遗传和体质因素有一定的关系，一般累及指间关节和膝、髋大关节，颈、腰椎也可累及。继发性骨关节炎可发生于青壮年，继发于创伤、炎症、关节不稳定、积累性劳损或先天性疾病等。骨关节炎的危险因素较多：女性、肥胖和关节损伤是膝关节骨关节炎发病的危险因素；年龄、性别及某些特殊职业是手部小关节骨关节炎发病的危险因素；年龄、性别是髋关节骨关节炎发病的相关因素；髋、膝关节骨关节炎的发病率均随年龄增长而增高，且女性发病率高于男性。

骨关节炎的标志性特征是关节疼痛和功能障碍。关节疼痛及压痛是骨关节炎出现最早和最常见的临床表现。疼痛会随病程进行性加重，休息后好转，活动后加重，晚期可出现持续性疼痛或夜间痛，关节局部可有压痛，尤其是伴有关节肿胀时。早期关节活动受限表现为晨僵，中期可出现关节绞锁，晚期关节活动受限加重，最终会导致残疾。关节增生肿大以指间关节骨关节炎最为常见，可出现Heberden结节和Bouchard结节，其次是膝关节，可因骨赘形成或滑膜炎症积液造成关节肿大，也可表现为内外翻畸形。膝关节骨关节炎常合并肌肉萎缩，尤其是股四头肌。骨关节炎的症状表现存在显著的个体差异。尽管大部分患者都有关节疼痛和功能受限，但是发病年龄、关节受累顺序及疾病进展情况都因人而异。

三、实验室检查和影像学表现

骨关节炎无特异性实验室指标，红细胞沉降率和C反应蛋白正常或轻度升高，伴有滑膜炎的患者可有关节积液，一般关节积液透明、淡黄色、黏稠度正常或略降低，但黏蛋白凝固良好，可显示轻度白细胞增多，以单个核细胞为主。

X线是常规检查，特征性表现为关节间隙变窄、骨赘形成，软骨下硬化和/或囊性变等。彩色多普勒超声也可显示骨关节炎相关结构的改变，有助于检测特定病理特征，如滑膜炎症、积液和骨赘。磁共振成像（magnetic resonance imaging，MRI）不常用，若需要评估X线检查无法显示的其他关节结构病变（如积液、滑膜、半月板及韧带等），或者需要排除可引起症状的非骨关节炎病变，需行MRI。需要注意的是，骨关节炎的关节症状与影像学所示疾病程度之间存在很大的差异。

四、诊断与鉴别诊断

（一）诊断

骨关节炎属于临床诊断，其依据是病史、症状和体征。诊断不明确或需要考虑重要的鉴别诊断时，可采用几种影像学手段来评估患者有无骨关节炎及其严重程度。目前采用美国风湿病学会1995年修订的诊断标准，指间关节骨关节炎、膝关节骨关节炎和髋关节骨关节炎的诊断标准如下。

1. 指间关节骨关节炎　诊断标准：①指间关节疼痛、发酸、发僵；②10个指间关节中有骨性膨大的关节≥2个；③远端指间关节骨性膨大≥2个；④掌指关节肿胀<3个；⑤10个指间关节中有畸形的关节≥1个。其中10个指间关节为双侧示指、中指远端及近端指间关节，以及双侧第一腕掌关节。

满足以上诊断标准第1条＋第2、3、4、5条中的任意3条，可诊断为指间关节骨关节炎。

2. 膝关节骨关节炎　诊断标准：①近1个月内反复出现膝关节疼痛；②X线片（站立位或负重位）示关节间隙变窄、软骨下骨硬化和/或囊性变、关节边缘骨赘形成；③年龄≥50岁；④晨僵时间≤30 min；⑤活动时有骨摩擦音（感）。

满足以上诊断标准第1条＋第2、3、4、5条中的任意2条，可诊断为膝关节骨关节炎。

3. 髋关节骨关节炎　诊断标准：①近1个月内反复出现髋关节疼痛；②红细胞沉降率≤20 mm/h；③X线片示骨赘形成，髋臼边缘增生；④X线片示髋关节间隙变窄。

满足以上诊断标准第1、2、3条或第1、3、4条，可诊断为髋关节骨关节炎。

（二）鉴别诊断

骨关节炎的鉴别诊断主要依据受累部位及有无其他全身性症状。需要鉴别的疾病包括类风湿关节炎、银屑病关节炎、痛风性关节炎、感染性关节炎等。

五、治疗及进展

治疗骨关节炎的目的在于缓解疼痛、阻止和延缓疾病进展、保护关节功能、提高生活质量。治疗应个体化，应处理可改变的危险因素，结合患者的自身情况、病变部位及程度、合并症等选择合适的治疗方案。治疗原则应以非药物治疗联合药物治疗为主，必要时进行手术治疗。

（一）非药物治疗

非药物治疗包括患者教育、生活指导、运动锻炼、减轻体重、心理辅导及家庭社会支持等，是治疗骨关节炎的基础。

1. 患者教育及自我管理

（1）患者教育：对患者进行疾病相关知识的教育，指导患者建立合理的生活方式及运动锻炼的方法，避免对治疗本病不利的各种因素，保护关节，预防关节损伤。

（2）用药指导：使患者了解本病的治疗原则、药物用法及不良反应，在医生指导下规范用药。

（3）心理辅导：使患者了解本病绝大多数预后良好，消除其思想负担，保持乐观情绪。针对患者存在的抑郁、焦虑情绪进行心理辅导，促使其心理状况改善，以减轻疼痛。

（4）家庭社会支持：家庭社会支持对患者的治疗也会起到积极的作用。

2. 减轻关节负荷、保护关节功能

（1）受累关节应避免过度负荷，膝或髋关节受累者应避免长久站立、跪位和蹲位，减少爬楼梯。必要时可利用手杖、步行器等协助活动。肥胖者应减轻体重。

（2）对不同受累关节进行不同的锻炼，如手关节可做抓、握锻炼，膝关节在非负重情况下做屈曲活动，颈椎和腰椎关节进行轻柔的不同方向的活动。

（3）有氧运动（如步行、游泳、骑自行车等）有助于保持关节功能。

3. 疼痛关节周围的肌肉锻炼　肌肉的协调运动和肌肉力量的增强可减轻关节疼痛的症状，因此，患者应注意加强关节周围肌肉的力量性锻炼。可请康复科医生会诊并设计锻炼项目，以维持关节活动范围。

4. 物理治疗　包括热疗、水疗、针灸、推拿按摩、中药熏洗等，主要是通过促进局部血液循环、减轻炎症反应，达到减轻关节疼痛、提高患者满意度的目的。目前物理治疗的疗效尚不确切，效果因人而异，缺乏循证医学证据。不同治疗方法的适用人群不同，临床医生应根据患者的具体情况选择合适的治疗方法。

（二）药物治疗

药物治疗包括控制症状的药物、改善病情的药物及软骨保护剂，可单独使用，也可合并使用。

1．控制症状的药物

（1）非甾体抗炎药（nonsteroidal anti-inflammatory drugs，NSAIDs）：最常用的一类骨关节炎治疗药物，作用在于减轻疼痛和炎症反应，如布洛芬、双氯芬酸等。NSAIDs 应使用最低有效剂量和短疗程，长期使用可能会造成肝、肾功能损害，以及严重的胃肠道及心血管不良反应，如消化道溃疡、心肌缺血等，因此，应密切关注合并其他系统疾病的老年患者。对于有胃肠道危险因素及需要应用 NSAIDs 的患者，可考虑使用选择性环氧合酶 -2 抑制剂，或者联合应用非选择性 NSAIDs 和质子泵抑制剂或米索前列醇。

（2）其他口服镇痛药：由于老年人对 NSAIDs 易发生不良反应，且骨关节炎的滑膜炎在发病初期并非主要因素，因此，轻症患者可短期使用一般镇痛药（如对乙酰氨基酚）并将其作为首选药物。对于急性疼痛发作的患者，当对乙酰氨基酚及 NSAIDs 不能充分缓解疼痛，患者出现药物不耐受或有用药禁忌时，可考虑弱阿片类药物，如口服曲马多等，但应注意药物不良反应。

（3）局部外用药物：可使用 NSAIDs 的乳胶剂、膏剂、贴剂等，这是治疗骨关节炎有效、安全的药物，可用于骨关节炎的辅助治疗和口服镇痛 / 抗炎药物的替代治疗。由于其安全性和耐受性较口服 NSAIDs 更好，75 岁以上的手 / 膝关节骨关节炎患者可优先选择局部 NSAIDs 治疗。

（4）关节腔内注射：糖皮质激素可缓解疼痛、减少渗出且起效迅速，其短期缓解疼痛的效果显著，可持续数周至数月，但反复多次应用会对关节软骨产生不良影响，因此，建议每年应用最多不超过 3 次，注射间隔时间不应短于 3 个月。关节腔内还可以注射透明质酸，可以改善关节功能、缓解疼痛，其安全性较高，可减少镇痛药物的用量，对早、中期骨关节炎患者的效果更为明显，但是目前尚无证据证实关节内注射透明质酸较关节内注射安慰剂有更多的临床相关益处。关节腔内注射生长因子和富血小板血浆，可以改善局部炎症反应，并可参与关节内组织修复及再生，但目前对于其作用机制及长期疗效尚需进一步研究来证实，临床上对有症状的骨关节炎患者可选择性使用。

（5）全身性糖皮质激素：近年来，多项系统评价和荟萃分析均表明，治疗手部骨关节炎的皮质类固醇可能会改善患者的局部疼痛并促进机体功能的恢复。但是这些发现需要通过未来对更多患者进行的临床试验来证实。

2．改善病情的药物及软骨保护剂　氨基葡萄糖和软骨素、双醋瑞因等有保护关节软骨、延缓骨关节病发展的作用，但其抗炎镇痛作用较弱。该类药物起效慢、疗程长，治疗初期可联用控制症状的药物。据相关研究（对氨基葡萄糖和软骨素联合治疗膝关节骨关节炎的疗效和安全性的系统评价和荟萃分析），联合治疗在一定程度上优于其他治疗膝关节骨关节炎的方法。

3．药物治疗前景

（1）外泌体：是一种细胞释放的小囊泡，其中含有多种生物活性分子，如蛋白质、RNA、细胞因子等。最新研究表明，外泌体可以通过调节免疫反应和促进组织修复来治疗骨关节病。外泌体可以促进软骨细胞增殖和分化，从而有望用于软骨损伤的治疗。此外，外泌体还可以减轻炎症反应，从而缓解疼痛和关节肿胀等症状。因此，外泌体有望成为一种替代糖皮质激素的治疗方法，其具有广阔的应用前景。但是，目前的研究还处于初步阶段，需要进一步的研究来证实其安全性和有效性。

（2）肠道菌群：人体内的一种微生物群落，与人体的健康密切相关。近年来的研究表明，肠道菌群与骨关节炎的发展存在一定的因果作用。首先，肠道菌群的失调可能导致骨关节炎的发生。肠道菌群中的一些细菌可以分解食物中的葡萄糖胺和软骨素等物质，并将其转化为有益的营养物质。如果肠道菌群失调，这些细菌的数量和功能可能会受到影响，导致这些有益的营养物质无法得到充分利用，从而影响骨关节的健康。其次，肠道菌群的失调可能会加剧骨关节炎的症状。肠道菌群失调可能导致肠道黏膜屏障受损，使有害细菌和毒素进入血液循环，从而引发炎症反应。这种炎症反应可能会加剧骨关节炎的症状，如疼痛、肿胀、关节僵硬等。因此，通过调整肠道菌群，有助于预防和治疗骨关节炎。例如，通过饮食调整和补充益生菌等方法可以改善肠道菌群的失调，从而减少骨关节炎的发生及其症状。

（3）关节腔内注射间充质干细胞及透明质酸　有研究纳入 108 例膝关节骨关节炎患者，将其随机分为观察组和对照组。结果显示，治疗后观察组的视觉模拟评分（visual analogue scale，VAS）和骨关节炎指数（WOMAC）评分均低于对照组，可见关节腔内注射间充质干细胞及透明质酸能有效提高治疗效果，并达到促进患者关节功能恢复的效果。

（4）羟氯喹：具有抗炎、抗免疫的特性，可用于有炎症表现的手部骨关节炎患者（超适应证使用），类似于其他炎症性风湿病的治疗。虽然以前的小型（多为开放性）研究表明该治疗可能有益，但随机试验的数据并不支持这些发现。与安慰剂相比，使用羟氯喹似乎并没有使患者的症状缓解或影响影像学检查结果的进展，因此，不推荐使用羟氯喹治疗手部骨关节炎。

（5）生物制剂：如肿瘤坏死因子 -α（tumor necrosis factor-α，TNF-α）抑制剂（如阿达木单抗），能有效治疗类风湿关节炎和银屑病关节炎，也可用于骨关节炎的治疗，但目前相关研究的结果不一致，有待后续循证医学证据来证实。

（三）手术治疗

对于症状严重而内科治疗无效者，以及有消化系统疾病、心血管疾病难以长期接受药物治疗者，可以考虑手术治疗。骨关节炎的手术治疗包括关节软骨修复术、关节镜下清理手术、截骨术、关节融合术及人工关节置换术，适用于非手术治疗无效且影响正常生活的患者。手术的目的是减轻或消除患者的疼痛症状、改善关节功能、矫正畸形。

（北京协和医院　沙　悦　谢代旗　常　晓）

第十一节　常见恶性肿瘤基层诊治与管理进展

《"健康中国 2030"规划纲要》将癌症列为慢性疾病，强调癌症的筛查和早诊早治，提出至 2030 年，癌症 5 年生存率提高 15%。基层医疗机构是居民接触最密切的医疗单位，可以做好人群的随访和管理工作，因此，需提高社区医生对癌症患者全方位、全周期的健康管理理念和能力水平。

一、肺癌

2021 年韩胜昔等选取 520 例上海市胸科医院与徐汇区共建的肺癌医联体内的社区居民进行问卷调查。结果显示，居民对社区首诊的认可度较高，对肺癌医联体的知晓度为 51.9%，总体满意度为

82.6%，能积极参加医联体内的健康讲座和高危人群筛查。肺癌医联体的专病管理模式得到居民的认可，提示应进一步扩大社区宣传、促进资源下沉、加强政策支持，为社区居民提供肺癌早期筛查及防治一体化的闭环式健康管理，促进慢性病防、治、管整体融合发展。

2021年汤钦华等在肺癌医联体成员单位中随机抽取520例患者进行就医满意度的问卷调查。结果显示，社区居民对于基于医联体信息平台所开展的服务的满意度评价较高，其中社区高危人群筛查、社区预约胸科CT检查、社区肺癌术后随访指导3项服务对医联体内居民的就医满意度存在影响，提示应加强面向社区的信息化应用，建立全面、动态、可持续的信息共享途径，以提升医联体服务的可及性和就医满意度。

2021年韩胜昔等对上海市胸科医院与徐汇区共建的肺癌医联体内的191例家庭医生进行问卷调查与访谈。结果显示，家庭医生对肺癌医联体的知晓度为88.5%，总体满意度为60.9%，其中对"社区肺癌高危人群筛查"工作的满意度和参与度最高，医联体的最大成效是"优化医疗资源配置、促进分级诊疗"，但是上转比例明显高于下转。研究提示需进一步提高医联体内基层医疗人员的服务水平和工作积极性，从制度落实、流程优化、资源共享等方面完善并改进，推动医联体的可持续发展。

2021年韩胜昔等以Donabedian模型为理论框架，从结构、过程、结果3个维度对上海市胸科医院与徐汇区共建的肺癌医联体的实践效果进行综合分析。结果显示，肺癌医联体的组织架构清晰合理、分工明确、区域全覆盖，建成了肺癌专病防治信息系统，制定了具有可操作性的双向转诊、分级诊疗流程，优化了患者的就诊体验，形成了肺癌高危人群的防治一体化闭环式管理，节省了就医费用，但是其考核激励机制尚未健全，医联体内上下帮扶不密切，基层医疗服务水平仍需提高。

二、胃癌

2022年赵淑萍等选取年龄＞18岁的1490例常住居民进行面对面的问卷调查，以了解其对胃癌风险因素的认知情况。结果显示，居民的胃癌风险因素知识得分为5.0（1.0，11.0）分，57.0%的居民在胃癌风险因素知识上的得分处于低水平。居民知晓率较高的风险因素包括不规律饮食、经常吃腌制食物、经常吃烟熏食物，知晓率较低的风险因素包括缺乏运动、男性、老年。居民对幽门螺杆菌感染是胃癌风险因素的知晓率仅为26.8%。社区居民的胃癌风险因素认知严重不足，提示应积极开展健康教育活动以提高居民对胃癌风险因素的认知，采取有针对性的干预措施改变居民的不良生活方式。

2023年Wang等为了探讨5Ts反馈法对提高胃癌术后出院患者口服营养补充剂（oral nutritional supplements，ONS）依从性的作用，选取来自吉林大学第一医院的108例患者，随机分为5Ts组（$n=54$）和常规健康教育组（$n=54$）。在基线和出院后5周收集ONS知识、健康素养和健康教育满意度。结果显示，干预结束时，5Ts组患者的ONS依从性、ONS知识水平、健康素养水平、健康教育满意度明显提高。因此，5Ts能显著提高患者的ONS依从性和健康教育效果。研究提示好的健康教育可以改善患者的短期和长期ONS依从性、ONS知识水平及健康教育满意度。

三、大肠癌

2018年鲍玉新等选取120例直肠癌造口术后患者，采用自制量表调查患者的排便规律及排便感知情况，采用造口自我效能量表调查患者的自我护理效能。多元线性回归分析结果显示，直肠癌造口术后患者的排便相对不规律、排便感知情况相对较差、自我护理效能相对较低，造口时间、文化程度、年龄及排便感知是患者自我护理效能的独立影响因素。因此，社区康复应重点关注早期造口、高龄、文化程度较低及排便感知较差的患者，建立个体化干预模式与社区康复模式，促进其对造口的适应，提高其生活质量。

2022年强锋等选取湖州第一人民医院医共体所属11个社区卫生服务站大肠癌筛查阳性的744例患者为观察对象，患者均行结肠镜检查并与活检病理检查对照。结果显示，经结肠镜诊断为大肠癌的患者有27例，检出率为3.62%；检出结肠息肉患者398例，结肠息肉检出率为53.49%。大肠癌中直肠癌的发病率为29.6%，病理类型中腺癌占比最高。大肠息肉患者中检测出腺瘤患者278例，腺瘤性息肉检出率为37.37%。因此，基层医院进行大肠癌早期筛查并结合结肠镜检查是发现大肠肿瘤最有效的方法，能尽早发现、尽早治疗。

2022年尤菊萍等选取近6万份临床病历作为研究对象，分析不同疾病组病变的大小数目位置及年龄性别的差异，并分析粪便隐血试验、危险度评估及两者并联筛查的效益。结果显示，初筛阳性人数为7155人，阳性率为11.87%。粪便隐血试验的阳性比例为2.54%，且年龄与阳性率之间呈正相关。对其中的1320例进行肠镜检查，45～50岁受试者初筛检查阳性率为18.05%，而50岁以上受试者初筛检查阳性率＜14%。男性大肠癌阳性比例为58.40%，女性大肠癌阳性比例为48.55%，男性大肠癌检出率显著高于女性。相较于45～50岁的受试者，70岁以上的受试者大肠癌检出率增加了40%。年龄、性别、饮酒情况是结直肠癌的危险因素。把问卷筛查、粪便隐血试验、肠镜三者相结合的筛查方法不仅弥补了单一粪便隐血试验检测的不足，而且筛查人群大肠癌疾病的诊疗费用低于非筛查人群，符合我国社区人群筛查的基本要求。

四、肝癌

2021年宋舒娟等选取濮阳市油田总医院收治的82例肝癌介入术患者作为研究对象。根据护理方式分组，41例患者接受常规护理模式（对照组），41例患接受医院-社区-家庭一体化护理模式（观察组），同时展开为期1年的随访。采用生活质量评估量表和抑郁自评量表进行评估，对比2组患者的并发症发生率和护理满意度。结果显示，2组患者的护理满意度评分均升高，且观察组显著高于对照组；2组患者的抑郁自评量表评分均降低，且观察组显著低于对照组；观察组患者并发症的发生率为7.2%，低于对照组（24.4%）；观察组患者的满意度为97.6%，高于对照组（82.9%），差异有统计学意义。由此来看，医院-社区-家庭一体化护理模式能有效改善肝癌介入患者的生活质量和抑郁情况，降低并发症的发生率，且患者的护理满意度较高。

2021年王悠清等选取40～74岁的常住居民共166 293例为研究对象，共筛选出23 765例肝癌高危人群（高危率为14.29%），其中有12 375例对象参加了肝癌临床筛查，筛查率为52.07%，共检出297例阳性病变，检出率为2.40%，其中检出8例疑似肝癌患者，检出率为0.06%。多因素Poisson回归模型分析显示，女性、正在吸烟/曾经吸烟、有时食用腌晒食品、食用油脂含量较高及有肝胆系统疾病史人群的阳性病变检出率更高，70～74岁、乙型肝炎表面抗原（hepatitis B surface antigen，HBsAg）阳性人群的疑似肝癌检出率更高。研究提示，浙江省城市癌症早诊早治项目肝癌临床筛查的依从性较好，在肝癌高危人群中进行腹部超声检查和血清甲胎蛋白检测有助于发现肝癌及癌前病变。

五、乳腺癌

2020 年张驰等选取 1677 例在社区卫生服务中心进行乳腺检查的女性，对其进行超声 BI-RADS 分级，经手术病理证实乳腺癌患者为 240 例，研究分析超声 BI-RADS 分级与患者病理结果的相关性。结果显示，在病灶血流阻力指数（resistance index，RI）、钙化、方位等指标上，不同 BI-RADS 分级患者之间的差异均有统计学意义。筛选 BI-RADS 分级 3～5 级患者 195 例（250 个病灶），其中良性病变 58 例、恶性病变 137 例。在社区乳腺癌超声 BI-RADS 分级诊断中，敏感度为 92.70%，特异度为 86.21%，具有较高的特异度和敏感度。在 137 例恶性病变患者中，BI-RADS 3 级患者的恶性率为 16.67%，4 级患者的恶性率为 88.89%，5 级患者的恶性率为 100.00%，乳腺癌恶性率与超声 BI-RADS 分级呈正相关。研究建议将 BI-RADS 分级诊断用于社区女性乳腺癌筛查中。

2021 年陈玥等选择 104 例乳腺癌术后患者作为研究对象，将其随机分为对照组和干预组，每组各 52 例。对对照组实施出院时常规健康教育，对干预组实施医院 - 社区合作健康教育模式，比较 2 组患者术后 1 个月和术后 3 个月的生命质量评分及肩关节活动度改善情况。结果显示，术后 3 个月，在干预组患者的生命质量评分中，生理状况、社会 / 家庭状况、情感状况、功能状况、附加关注评分及总分均高于对照组；在干预组患者肩关节活动度测量中，肩关节屈、后伸、外展、内收的活动度均高于对照组。因此，开展医院 - 社区合作健康教育有利于提高乳腺癌患者的生活质量，促进其术后康复。

2022 年马佳慧等采用问卷调查的方式选取 1355 例社区女性为调查对象，共回收有效问卷 1327 份。研究对社区女性乳腺癌防治行为进行潜在类别分析，并采用 Logistic 回归分析研究影响社区女性乳腺癌防治行为类别的因素。潜在类别分析结果显示，根据乳腺癌防治行为可分为防治行为积极组（522 例，39.34%）、高危行为 - 就医积极组（449 例，33.83%）、高危行为 - 就医消极组（229 例，17.26%）和防治行为一般组（127 例，9.57%）4 个类别。多项 Logistic 回归分析结果显示，防治行为积极组与防治行为一般组相比，所在市为中卫市、已生育者更容易归为防治行为积极组，医保类型为城乡居民基本医疗保险、商业保险、自费及其他、已接受过激素替代治疗者更容易归为防治行为一般组。因此，社区女性乳腺癌防治行为具有明显的分类特征，其防治行为处于中等水平，社区应重点关注高危行为 - 就医消极组人群，对防治行为积极组、高危行为 - 就医积极组及防治行为一般组也应针对患者存在的问题进行相应的干预，以提高社区女性乳腺癌的防治行为。

六、宫颈癌

2020 年 Han 等在北京 9 个区的初级保健机构招募了 182 119 例年龄为 35～64 岁的女性，评估并比较 3 种不同的宫颈癌筛查策略，包括细胞学筛查、以高危型人乳头瘤病毒（HR-HPV）检测为主要方式的 HR-HPV 筛查和同时进行这 2 种检测的联合检测，终点事件为宫颈上皮内瘤样病变 2 级或更严重（CIN 2＋）。研究分析了这 3 种策略的筛查结果和检测病例的成本。结果显示，联合检测的阳性率、阴道镜转诊率和活检转诊率分别为 8.46%、6.36% 和 4.65%，均显著高于其他 2 种筛查策略。联合检测 CIN 2＋的检出率为 5.06‰，远高于其他 2 种筛查策略。因此，为了尽早发现更多的宫颈癌早期病变，使用联合检测效果更好，初级卫生保健在宫颈癌筛查中发挥着重要的实际作用。

2020 年佘茜等以高桥镇所辖区各居民委员会工作人员和 2 所社区卫生服务中心医务人员为研究对象，以填写调查问卷的形式进行调查。结果显示，在是否愿意自己或配偶接种疫苗和是否愿意让女儿接种疫苗的问题上，社区工作人员比医务人员更愿意自己或配偶接种疫苗，而让女儿接种的意愿低于医务人员。在人乳头瘤病毒（human papilloma virus，HPV）疫苗可接受的来源、付费途径、价格、选择种类及接种地点的选择上，社区工作人员更倾向于接受由政府提供的疫苗，更青睐用较少的花费得到较多的效益。直系及三代以内旁系亲属中有癌症患者是社区工作人员和医务人员 HPV 疫苗接种意愿的影响因素。研究提示，应加强社区工作人员和医务人员对于 HPV 预防措施和感染高危因素等知识的学习，对于 HPV 疫苗的宣传，应将重点放在疫苗的安全性和功效性上，并根据人群的健康状况采取有针对性的宣教。

2021 年刘小琴等选取南通大学附属医院收治的 192 例宫颈癌患者，随机分为对照组和观察组。随机组患者（96 例）采用常规管理，观察组患者（96 例）采用医院社区一体化健康管理，对比 2 组患者治疗后的情况。结果显示，观察组患者的总体健康状况为（75.39±19.68）分，对照组患者的总体健康状况为（68.49±17.35）分，观察组患者的生活质量优于对照组。因此，对宫颈癌患者运用医院社区一体化健康管理，可明显改善其生活质量，对临床治疗有重要作用，值得在临床推广和应用。

2019 年高菲等选取 560 例肿瘤患者，采用随机发放问卷自愿作答的方法了解患者出院后对 13 项康复指导的需求情况。结果显示，肿瘤患者出院后对康复指导的需求排前 5 位的分别是营养指导（399 例，71.3%）、康复知识手册（378 例，67.5%）、用药指导（348 例，62.1%）、康复热线（333 例，59.5%）和健康大讲堂（296 例，52.9%）。根据患病部位不同，肿瘤患者的康复需求有明显的区别，妇科肿瘤患者对疼痛咨询的需求最高，乳腺癌患者对以上其他 5 项康复指导的需求均高于其他肿瘤患者。肿瘤患者出院后的康复指导需求呈专业性、多样化特点，提示需逐步完善"医院 - 社区 - 家庭"的康复网络建设，不断提高肿瘤患者的满意度和获得感。

随着人口老龄化的发展，恶性肿瘤给家庭、社会带来了沉重的医疗、经济负担，构建全面系统的肿瘤防控体系迫在眉睫。从筛查策略、健康教育、分级联动管理、防癌信息化管理平台的开发等方面入手，增强居民的肿瘤防治意识，对高危人群进行健康干预、健康管理，做到早发现、早治疗及有效随访和精细化管理，可延长患者的生存时间，提高患者的生存质量。建议加强基层医生能力建设，加快家庭医生制度建设和社区卫生服务发展，整合中医"治未病"的优势，发展适合我国的肿瘤管理模式，为"健康中国"战略提供保障。

（苏州市立医院 黄 敏 方林燕）

第十二节　精神心理障碍基层诊治与管理进展

本文主要从抑郁障碍、焦虑障碍、躯体症状障碍、睡眠障碍、进食障碍等几个方面综述近年来基层医疗工作中常见的精神心理障碍的基本知识及研究进展。

一、抑郁障碍

抑郁障碍是一类以心境低落为主要表现的疾病的总称，此外还可表现为思维障碍、意志活动减退、认知功能损害、睡眠障碍、乏力、食欲减退、体重下降、便秘、疼痛等躯体症状。患病后，患者的情绪、社会功能、人际交往等方面均会受到不同程度的影响，且对生活存在破坏性。

（一）抑郁障碍的流行病学研究进展

抑郁障碍是导致人们发生精神残疾的主要原因，但临床治疗率相对较低。一项研究纳入2000—2021年84个国家149项有关抑郁障碍治疗率的调查，结果发现，抑郁障碍的治疗覆盖率在高收入国家为51%左右，在中低收入国家约20%，而心理健康服务的覆盖率在高收入国家为33%，在中低收入国家为8%左右。

（二）抑郁障碍的发病机制研究进展

1. 神经递质与抑郁障碍　现代医学认为，引起抑郁障碍的原因与大脑神经递质有密切的关系。当神经递质在神经突触间的浓度分泌不足时，有可能导致人体表现出整体精神活动和心理功能低下的状态。大脑中单胺递质去甲肾上腺素和5-羟色胺功能不足参与了抑郁障碍的发病过程。

2. 内分泌系统与抑郁障碍　内分泌系统可以调节人的食欲、睡眠及应激反应，其与抑郁障碍的发生存在关联。抑郁障碍患者的下丘脑下部-垂体-肾上腺轴会发生改变，其促肾上腺皮质激素分泌增强、皮质醇水平增高。有研究认为，当人体的下丘脑下部-垂体-肾上腺轴处于功能亢进状态时，会对海马造成损伤，从而进一步引发抑郁障碍。

（三）抑郁障碍的治疗进展

关于抑郁障碍的药物治疗，Zhou等的研究发现，在中缝背核区5-羟色胺转运体（serotonin transporter，SERT）与神经元型一氧化氮合酶（neuronal nitric oxide synthase，nNOS）高度共定位，而在突触后部位基本不存在SERT-nNOS共定位。该团队合成了选择性的SERT-nNOS解偶联先导化合物ZZL-7，发现ZZL-7在注射后2 h即开始发挥抗抑郁作用，因而其是一种能快速起效的新型候选抗抑郁药物。该项研究打破了选择性5-羟色胺再摄取抑制剂临床治疗抑郁障碍起效慢的瓶颈问题，带来了基于单胺系统能够实现快速抗抑郁的新认识，是"单胺假说"的重要突破，对未来抑郁障碍的治疗将产生深远的影响。

二、焦虑障碍

（一）焦虑障碍的发病机制研究进展

焦虑的发生存在家族聚集性。人体的多巴胺转运体基因、5-羟色胺转运体基因与焦虑的发生密切相关，主要原因是多巴胺转运体基因、5-羟色胺转运体基因会影响人们的行为和情绪的表达。

遗传因素在焦虑障碍的发病中起重要作用。双生子的研究表明，同卵双生子相比于异卵双生子，惊恐障碍和强迫症患病情况的一致性更高。此外，女性患焦虑障碍的风险较高，但原因尚不清楚。

负性生活事件容易引发焦虑。新型冠状病毒感染大流行期间，胥刘秀等调查了四川雅安地区新型冠状病毒感染密切接触者在隔离医学观察期间的心理状况，发现密切接触者在集中隔离医学观察期间焦虑、失眠的检出率较高，焦虑和失眠情况在隔离的第一周更严重。

应激反应并不是引发焦虑的必然因素，行为抑制气质（指人们在面对不熟悉的环境时所表现出来的退缩、害怕等倾向）的个体比行为非抑制气质的个体更容易产生焦虑。

（二）焦虑障碍的常见类型

1. 惊恐发作　惊恐发作的特征是发作性的强烈恐惧体验，伴随突发的认知和躯体症状。认知症状包括（但不限于）思绪翻腾、为健康状况困扰、对躯体症状产生灾难性的误解，甚至有濒死感。躯体症状可能包括窒息感、心跳加速、大汗、腿软、恶心、颤抖、胸痛、麻木、感到疏离和不真实。骇人的躯体症状往往很明显，致使许多患者寻求紧急医疗救助。

2. 惊恐障碍　当一个人经历了无缘无故的反复的惊恐发作，并且在一个月或更长时间内持续害怕再次发作，或者因为害怕再次发作而回避相关情境时，就可以诊断为惊恐障碍。

3. 恐惧症　特定恐惧症的特点是针对特定诱因产生偶发性焦虑。特定恐惧症的刺激物包括地点、事物或事件，如搭乘飞机、高空、昆虫、蛇、啮齿动物等。虽然患者能够意识到他们的恐惧是夸张的且不合理的，但面对刺激物时，还是会紧张、过度恐惧，进而产生回避行为。

4. 广泛性焦虑　广泛性焦虑是一种慢性、持续性担忧，影响患者至少 6 个月，干扰患者的正常功能。这种担忧和焦虑难以控制，患者会出现急躁不安、易疲劳、注意力不集中、易怒、肌肉紧张或睡眠障碍。这种担忧通常涉及多个领域，可能包括对日常生活环境的担忧，担忧的程度与情况的严重程度不成比例。

（三）焦虑障碍的治疗进展

1. 药物治疗　目前，选择性 5- 羟色胺再摄取抑制剂是治疗焦虑的有效药物，三环类抗抑郁药是治疗焦虑的二线药物。

2. 非药物治疗　除专业的心理治疗外，焦虑障碍患者的家庭支持在治疗中具有非常重要的地位。家人潜在的害怕、恐惧等心理可能通过隐匿的表达方式传递给患者，因此，需要关注患者家属与患者交流时的行为表现。

三、躯体症状障碍

躯体症状障碍患者的临床症状往往多样化，常见疼痛、胃肠道症状、女性月经不调等，甚至出现意识改变、抽搐等，患者常伴随抑郁、焦虑等情感障碍。

（一）躯体症状障碍的发病机制研究进展

1. 认知因素　患者的感觉神经通路敏感性明显增强，冲动易传递到大脑的感觉皮质，从而影响患者的认知。不良心境和人格特征也会对患者的认知造成影响，使患者对躯体信息的感觉能力增强，患者过度关注其自身的躯体感觉，往往出现多种躯体化症状。

2. 神经心理因素　患者存在脑干网状结构注意和唤醒机制的变化，边缘系统功能发生改变，在感知外界事物时不能将体内脏器正常生理活动的信息过滤掉，因此，患者对生理变化的信息过于敏感，易表现出躯体症状。

（二）躯体症状障碍治疗研究进展

心理治疗是治疗躯体症状障碍患者的有效措施。心理治疗包括支持性心理疗法、认知行为干预等。支持性心理疗法主要是通过与患者建立良好的关系，使患者感受到被尊重、被理解，引导患者将内心的想法表达出来，进而给予患者鼓励和支持。认知行为干预是使患者意识到病症为自身的真实感受，但不会对健康和生命造成威胁，从而帮助患者正确面对疾病、纠正错误认知。药物治疗主要以抗抑郁药物为主，小剂量抗焦虑药物也可以在一定程度上改善症状。电休克治疗对躯体症状障碍患者的作用尚待进一步研究来证实。

（三）躯体症状障碍患者的管理建议

躯体症状障碍患者的管理建议：①详细记录病史，进行体格检查，进行适当的诊断探究。②对有多种躯体症状主诉的个体进行精神障碍方面的筛查。③不仅询问患者的躯体症状，还要询问患者生活中的其他事件，从而整合患者的身体和心理社会因素。④建立共情关系。⑤认可患者躯体症状的合理性。⑥避免对患者的症状进行心理归因。⑦安排患者定期预约就诊。⑧建立可实现的治疗目标。⑨照顾好自身。

四、睡眠障碍

睡眠是人体重要的生理过程，约占人生 1/3 的时间。睡眠具有脑部温度调节、神经元解毒、能量保存、组织修复、免疫防御及巩固学习记忆的功能，在机体代谢及内分泌调节中发挥着重要的作用。

（一）睡眠障碍的概念

睡眠障碍是指睡眠的量、质或定时异常，或者在睡眠中及睡眠 - 觉醒时发生的异常行为或生理事件。睡眠障碍可由调节睡眠觉醒的内部机制异常引起，也可由其他疾病引起。其既可独立存在，也可伴随其他身体及精神疾病。病程＞3 个月的失眠通常被界定为慢性失眠。

（二）睡眠障碍的分类

1. 失眠 临床较常见，包括入睡困难、早醒、睡眠较浅、多梦，且可造成第二天白天头痛、头晕、疲倦、易冲动或抑郁、焦虑等问题。

2. 睡眠呼吸障碍 主要表现为打鼾、睡眠呼吸暂停。

3. 中枢性嗜睡性疾病 如发作性睡病，主要特点为不分场合的突发性睡眠障碍。

4. 昼夜节律障碍 好发于倒夜班或有时差的人群。

5. 异态睡眠 如梦游。

6. 睡眠相关运动障碍 如不安腿综合征、快速眼动时相睡眠行为障碍。

7. 其他睡眠障碍 如情绪和焦虑障碍、酒精和毒品、咖啡因和兴奋剂、药物、疼痛及影响睡眠的躯体疾病合并睡眠障碍等。

（三）睡眠障碍的药物影响因素

抗帕金森药物、β 受体阻滞剂、组胺受体阻滞剂、皮质激素、干扰素、利尿药、苯妥英钠、选择性 5- 羟色胺再摄取抑制剂、茶碱、甲状腺素片等药物，以及酒精、咖啡因、尼古丁等因素都会影响睡眠。

（四）睡眠障碍的治疗进展

1. 非药物治疗 美国睡眠医学会发布的临床实践指南为成人慢性失眠症患者提供了一线治疗（包括认知行为疗法等心理疗法）的最新建议和临床标准。该指南提出慢性失眠症患者的治疗优先推荐认知行为疗法，出现以下任何一种情况时须考虑药物治疗，即患者无法参与认知行为疗法、使用认知行为疗法后仍有症状、在应用其他疗法的过程中临时需要认知行为疗法来辅助治疗。刺激控制治疗、睡眠限制治疗、放松治疗等方法也得到了相关研究的推荐。据报道，经颅磁刺激治疗抑郁合并失眠、焦虑合并失眠及噩梦的患者也有较好的效果。

2. 药物治疗

（1）治疗目标：在心理治疗的基础上，酌情给予催眠药物［参见《中国成人失眠诊断与治疗指南（2017 版）》］，可以缓解症状、改善睡眠质量、延长有效睡眠时间、提高生活质量。

（2）治疗原则：个体化（小剂量开始）、按需（睡前服）、间断（每周服药 3～5 天）、足量用药。

（3）疗程：短于 4 周的药物干预可持续进行；药物干预超过 4 周须每月评估，必要时更改治疗方案。

（4）换药原则：推荐在治疗剂量无效、对药物产生耐受性或发生严重不良反应时，逐渐减少原有的药物剂量，同时开始给予另一种药物并逐渐加量，在 2 周左右完成换药过程。

（5）减量、停药原则：当症状好转或祛除病因后，逐步减量、停药以减少失眠反弹。

五、进食障碍

（一）进食障碍的概念

进食障碍是一种复杂的精神疾病，其特征是病态饮食及相关行为、体象障碍，导致严重的痛苦和 / 或损害。进食障碍可能合并严重的并发症，在所有精神疾病中死亡率最高，不仅因为其自杀率高（尤其是在神经性厌食患者身上），而且源于合并心血管、肺和胃肠道严重疾病及需要治疗的电解质紊乱等因素。预防和早期识别至关重要，因为这些异常可能发展成为慢性病，并在精神、社会、心理、身体方面产生严重的后果。

（二）进食障碍的常见类型

进食障碍主要包括神经性厌食、神经性贪食、暴食症等。

1. 神经性厌食　神经性厌食的特点是持续的饮食限制导致显著的低体重（基于年龄、性别、发育轨迹和身体健康方面的最低预期）和对增重或变胖的强烈恐惧。患者在食物、进食、节食、体重及体型方面有强迫症，经常表现出选择、准备和消化食物的仪式化行为（如把食物切成非常小的小块或每一口咀嚼特定的次数）。这种刻板性行为使患者很难在能受其自身高度控制以外的环境下吃饭（如他人做的饭或餐馆的饭）。患有神经性厌食的人经常驱使或强迫自己运动。

神经性厌食最常见的医学后果就是停经。其他症状还包括皮肤干燥、头发或指甲易断裂、对低温敏感且无法忍受、肢体和面颊上长出类似胎毛的绒毛及心血管问题（如长期低血压和心动过缓）。经常性呕吐会导致体内电解质紊乱，从而导致心脏和肾出现问题。

2. 神经性贪食　神经性贪食的特点是反复暴食（即间断大量进食并伴有进食失控的感觉）。暴饮暴食之后会反复出现不恰当的补偿行为以防止体重增加。这 2 种情况每周至少发生 1 次，可持续 3 个月左右。代偿行为包括自我催吐，错误地使用泻药、利尿药或其他药物，禁食和 / 或过度运动等。神经性贪食的关键性特征是以对身体形象的自我评价为核心，对体重 / 体型极度不满意。饮食限制很常见，然而饮食限制水平加上暴饮暴食的情况并不能显著减轻体重。

3. 暴食症　暴食症的特征是反复发作地暴食，平均每周至少发生 1 次，持续 3 个月左右，并与显著的抑郁相关。暴食发作的特点包括吃得比平时快得多、会撑到不舒服为止、在不饿的时候也会大量进食、为吃得太多而尴尬因此选择独自进食，以及事后感到厌恶自己、沮丧或内疚等。与神经性贪食不同的是，患者在暴食后没有复发性的补偿行为。伴随过度进食的失控感，会令人非常痛苦，而且会合并其他心理问题。暴食症常见于肥胖症患者中。

（三）进食障碍的干预及预防

进食障碍代表了一组广泛的精神病理特征谱，其发生发展受到多种致病因素相互作用的影响。专业的心理治疗适用于各种不同诊断，初始治疗应聚焦于使饮食行为正常化和临床不良后果最小化。严重而持久的神经性厌食可能是一个例外，需要先致力于建立合作关系来鼓励患者投入治疗。医疗管理也至关重要，因为患者可能存在严重的医疗风险，需要住院稳定病情。药物可能会增强治疗作用，打断进食障碍行为，改善伴发症状。照护者的参与对儿童和青少年的治疗至关重要，而且在年轻人的治疗中也常发挥着重要的作用。各科医生大多数都没有接受过足够的培训，不足以胜任进食障碍患者的心理或生理专业治疗。考虑到高自杀风险、致命性的并发症及潜在的慢性化可能，对这些复杂的精神疾病的治疗最好在专业的环境中进行。

进食障碍的患者一旦患病，将很难获得满意的治疗效果。大多数不接受治疗的人则多年遭受病痛，有些人甚至一生都如此。因此，进食障碍的三级预防系统非常重要，即应该在不同阶段对不同人群有针对性地进行教育：初级预防是针对易感人群进行广泛的宣传教育，以减少进食障碍的发生；二级预防主要是对处于进食障碍初期的人群进行早期诊断和早期治疗；三级预防主要是对患者进行系统的治疗，以减少复发，尽量减轻进食障碍对患者社会功能的影响。社会机构和社会组织特别是心理学、生理学及全科领域应更加紧迫地建立预警机制和应对措施（预防的重点应在11～13岁容易患进食障碍的女童身上），以便更好地适应我国社会的发展，更好地为青年女性的发展创造基础条件。社会工作者要积极倡导社会性别公正，大力弘扬女性健康美，解放女性生产力，从而促进整个社会整体和谐地向前发展。

（北京协和医院　沙　悦　宋　婷　白雪霏）

参 考 文 献

[1] 赖新星，田紫煜，李婷婷，等. 脑卒中"病证结合"中医药防治策略与临床研究进展 [J]. 生物医学转化，2022，3（3）：22-30.

[2] 国家卫生健康委员会. 中国卫生健康统计年鉴（2022）[M]. 北京：中国协和医科大学出版社，2022.

[3] 王萧逸，闫妍，王宁，等. 2019—2020年洛阳市急性缺血性脑卒中病人院前就医延迟情况及影响因素 [J]. 中西医结合心脑血管病杂志，2023，21（5）：913-917.

[4] 唐宝丽，吕玉华，王线妮，等. 首发缺血性脑卒中患者感知复发风险现况及影响因素研究 [J]. 中华护理杂志，2023，58（3）：289-295.

[5] 刘佩佩，赵清，苑士龙. 缺血性脑卒中复发的危险因素分析及预测模型构建 [J]. 中国医刊，2023，58（5）：545-548.

[6] 秦静，周亚霖，朱书平，等. 城市社区老年人脑卒中患病状况及健康管理 [J]. 中国老年学杂志，2021，41（8）：1730-1732.

[7] 李沛鸿，何业虎，邢维祖，等. 脑卒中二级预防

社区管理的模式及其应用效果研究进展［J］. 海南医学，2021，32（20）：2685-2687.

［8］张蓬川，宋炜，王海英，等. 医联体模式下脑卒中高危人群筛查和干预的社区管理及效果评价［J］. 中国医药导报，2017，14（30）：180-184.

［9］方玲，刘汝茜. 脑卒中合并高血压患者应用医院 - 社区 - 家庭联动管理方案的效果［J］. 重庆医学，2022，51（1）：169-173.

［10］温佳慧，汪敏，卢岳青. 社区居民对缺血性脑卒中的早期识别现况、影响因素及干预研究进展［J］. 当代护士（上旬刊），2021，28（2）：27-30.

［11］中华人民共和国国家卫生健康委员会. 国家卫生健康委、财政部、人力资源社会保障部、国家医保局、国家中医药局、国家疾控局关于推进家庭医生签约服务高质量发展的指导意见［J］. 中国实用乡村医生杂志，2022，29（4）：7-9.

［12］徐佳玙，颜骅，方军波，等. 基于标化工作量的社区卫生服务机构家庭医生团队工作开展现状研究［J］. 中国全科医学，2023，26（13）：1641-1647.

［13］徐州，董雷，高丽娜. 新时期社区卫生服务机构可持续发展研究——以南京市 6 家社区卫生服务中心为例［J］. 卫生经济研究，2023，40（5）：68-71.

［14］杨大威. 后疫情时代社区卫生服务体系建设研究［J］. 北方论丛，2022，4：95-102.

［15］张小艳，王元红，柴晶晶，等. 脑卒中吞咽困难识别与管理社区循证实践方案初步构建［J］. 护理学杂志，2020，35（1）：14-17，28.

［16］赵洁，常红，王佳妹，等. 社区人群对缺血性脑卒中早期症状识别及溶栓治疗决策的现状调查［J］. 中国急救复苏与灾害医学杂志，2017，12（11）：1069-1072.

［17］侯晓红，陈霞，崔新，等. 急性脑卒中患者吞咽障碍识别的循证护理实践［J］. 中国实用护理杂志，2020，36（16）：1245-1251.

［18］辜蕊，李蓉，李立，等. 不同脑卒中评估工具对急性大血管闭塞性脑梗死的预测价值［J］. 中华老年心脑血管病杂志，2021，23（1）：51-54.

［19］姜丽娟，张学梅，周水鑫，等. 辛辛那提院前卒中量表在急性脑卒中急诊分诊中的应用［J］. 解放军护理杂志，2017，34（24）：55-58.

［20］GBD 2016 CAUSES OF DEATH COLLABORATORS. Global, regional, and national a ge - sex specific mortality for 264 caus es of death, 1980-2016: a systematic analysis for the global burden of dise ase study 2016. [J]. Lancet, 2017, 390 (10100): 1151-1210.

［21］INSTITUTE FOR HEALTH METRICS AND EVALUATION. Global health data exchange, GBD results tool [DB/OL] (2018-08-13) [2023-05-23]. http://ghdx.healthdata.org/gbd-results-tool.

［22］郭立新. 2021 年糖尿病领域年度重大进展回顾［J］. 中华糖尿病杂志，2022，14（1）：1-8.

［23］渠井泉，孙延宾，俞杨. 上海某镇脑卒中高危人群颈动脉斑块检出率及相关危险因素分析［J］. 河北医药，2022，44（10）：1575-1577，1582.

［24］黄孟云，朱丽君，陈燕，等. 某城市社区高血压患者脑卒中高危人群生命质量现状及影响因素研究［J］. 皖南医学院学报，2022，41（1）：78-81.

［25］李梅，刘传玉. 2015～2019 年烟台市脑卒中高危人群危险因素暴露情况对比分析［J］. 卒中与神经疾病，2022，29（1）：33-37.

［26］王晓玲. 新疆某团场脑卒中高危因素筛查及分析［D］. 石河子：石河子大学，2022.

［27］黄学，褚爱群，杨智鹏，等. 老年脑卒中高危人群多重危险因素共患情况分析［J］. 中西医结合心脑血管病杂志，2022，20（20）：3794-3796.

［28］汤龙，郑拯，饶阿敏，等. 脑卒中社区康复管理模式与技术探讨［J］. 中国全科医学，2021，24（15）：1932-1937.

［29］朱帅，张一英，向芳，等. 脑卒中高危人群缺

血性脑卒中3年发病影响因素COX回归分析［J］. 中国慢性病预防与控制，2022，30（2）：134-137.

［30］叶仁静，孙继权，俞红丽，等. 三级康复网络体系在社区脑卒中患者健康管理中的应用［J］. 山西医药杂志，2022，51（9）：1049-1051.

［31］国家卫生健康委员会. 中国脑卒中防治指导规范（2021年版）［DB/OL］（2021-08-27）［2023-05-20］. https://www.doc88.com/p-34161794458192.html

［32］YATABE M S, YATABE J, ASAYAMA K, et al. The rationale and design of reduction of uncontrolled hypertension by Remote Monitoring and Telemedicine (REMOTE) study [J]. Blood press, 2018, 27 (2): 99-105.

［33］胡盛寿，高润霖，刘力生，等.《中国心血管病报告2018》概要［J］. 中国循环志，2019，34（3）：209-220.

［34］WONG E M, LEUNG D Y P, CHAIR S Y, et al. Effects of a web-based educational support intervention on total exercise and cardiovascular risk markers in adults with coronary heart disease [J]. Worldviews Evid Based Nurs, 2020, 17 (4): 283-292.

［35］陈新军，郑若龙，杨增芯，等. 达格列净对急性心肌梗死合并糖尿病病人心功能的影响［J］. 中西医结合心脑血管病杂志，2022，20（8）：1493-1496.

［36］房凤凤，边红艳，高莹卉，等. 老年男性阻塞性睡眠呼吸暂停与失眠共病患者发生不良心血管事件的风险［J］. 中华老年心脑血管病杂志，2023，25（4）：390-393.

［37］SUN B Q, MA T, LI Y L, et al. Bifidobacterium lactis probio-m8 adjuvant treatment confers added benefits to patients with coronary artery disease via target modulation of the gut-heart/-brain axes [J]. mSystems, 2022, 7 (2): e0010022.

［38］YUAN M, ZHANG Y, HUA T, et al. Omega-3 polyunsaturated fatty acid supplementation improves lipid metabolism and endothelial function by providing a beneficial eicosanoid-pattern in patients with acute myocardial infarction: A randomized, controlled trial [J]. Clin Nutr, 2021, 40 (2): 445-459.

［39］LIANG Y, ZHU J, LIU L S, et al. Efficacy and safety of rivaroxaban plus aspirin in women and men with chronic coronary or peripheral artery disease [J]. Cardiovasc Res, 2021, 117 (3): 942-949.

［40］LYU J, XUE M, LI J, et al. Clinical effectiveness and safety of salvia miltiorrhiza depside salt combined with aspirin in patients with stable angina pectoris: a multicenter, pragmatic, randomized controlled trial [J]. Phytomedicine, 2021, 81: 153419.

［41］ZHOU J M, SHI H M, JI F S, et al. Effectiveness and safety of Shexiang Baoxin Pill (MUSKARDIA) in patients with stable coronary artery disease and concomitant diabetes mellitus: a subgroup analysis of a randomized clinical trial [J]. Chin Med J (Engl), 2023, 136 (1): 82-87.

［42］LI Y Z, TAO T Q, SONG D D, et al. Effects of xuefu zhuyu granules on patients with stable coronary heart disease: a double-blind, randomized, and placebo-controlled study [J]. Oxid Med Cell Longev, 2021, 2021: 8877296.

［43］LIU Z, WANG Q, LI N, et al. Cardiovascular benefits of air purifier in patients with stable coronary artery disease: a randomized single-blind crossover study [J]. Front Public Health, 2023, 10: 1082327.

［44］LIU T, CHAN A W K, CHAIR S Y. Group- plus home-based Tai Chi program improves functional health among patients with coronary heart disease: a randomized controlled trial [J]. Eur J Cardiovasc Nurs, 2022, 21 (6): 597-611.

［45］LI B, LUO Y R, TIAN F, et al. Sitagliptin attenuates

the progression of coronary atherosclerosis in patients with coronary disease and type 2 diabetes [J]. Atherosclerosis, 2020, 300: 10-18.

［46］XU J, ZHU L Y, XIE Y Y, et al. Effects of xuezhikang versus pravastatin on triglyceride level in patients with T2DM and dyslipidemia: study protocol for a multicenter randomized controlled trial [J]. Curr Vasc Pharmacol, 2023. doi: 10. 2174/15701611216662303 28110215.

［47］周蓓蕾，沈姣姣，单晶，等. 营养不良风险与冠心病患者冠状动脉狭窄程度的相关性研究［J］. 空军医学杂志，2022，38（2）：146-149.

［48］ZANG J B, LIANG J W, ZHUANG X D, et al. Intensive blood pressure treatment in coronary artery disease: implications from the systolic blood pressure intervention Trial (SPRINT) [J]. J Hum Hypertens, 2022, 36 (1): 86-94.

［49］WANG D Y, LI C Y, XU X Q, et al. Effect of yugengtongyu granules in patients with stable coronary artery disease on reducing adverse cardiovascular events: a double-blind controlled trial [J]. J Altern Complement Med, 2021, 27 (2): 142-149.

［50］LIU Y B, MA H K, ZHU Q, et al. A genome-wide association study on lipoprotein (a) levels and coronary artery disease severity in a Chinese population [J]. J Lipid Res, 2019, 60 (8): 1440-1448.

［51］KANG G Y, ZHANG H Q, ZHOU J, et al. The WeChat platform-based health education improves health outcomes among patients with stable coronary artery disease [J]. Patient Educ Couns, 2023, 111: 107704.

［52］LI Y X, GONG Y J, ZHENG B, et al. Effects on adherence to a mobile app-based self-management digital therapeutics among patients with coronary heart disease: pilot randomized controlled trial [J]. JMIR Mhealth Uhealth, 2022, 10 (2): e32251.

［53］葛秀芳，胡立群. 职业人群高危高血压患者规范化管理效果评价［J］. 中西医结合心血管病电子杂志，2019，7（8）：5-7.

［54］XU L, WEI J F, LIU J N, et al. Inspiratory muscle training improves cardiopulmonary function in patients after transcatheter aortic valve replacement: a randomized clinical trial [J]. Eur J Prev Cardiol, 2023, 30 (2): 191-202.

［55］LI J N, ZENG C, ZHU S, et al. Effectiveness of micro-lecture based cardiac rehabilitation education on health status in individuals with coronary artery disease: a randomized clinical trial [J]. Clin Rehabil, 2022, 36 (6): 801-812.

［56］MA C H, ZHOU W, JIA Y T, et al. Effects of home-based Baduanjin combined with elastic band exercise in patients with chronic heart failure [J]. Eur J Cardiovasc Nurs, 2022, 21 (6): 587-596.

［57］LI W G, WU Y X, LIU P L. High-intensity interval training: a simplified exercise programme in Phase 2 cardiac rehabilitation [J]. Eur J Prev Cardiol, 2022, 29 (4): e170-e171.

［58］GONG X, ZHANG W, RIPLEY-GONZALEZ J W, et al. Successful implementation and development of a phase ii cardiac rehabilitation program: a china-wide cross-sectional study tracking in-service training clinical staff [J]. Front Public Health, 2021, 9: 639273.

［59］CAO R Y, ZHENG H, HONG Y, et al. Cardiac rehabilitation with targeted intensity improves cardiopulmonary functions accompanying with reduced copeptin level in patients with coronary artery disease [J]. J Cardiovasc Transl Res, 2021, 14 (2): 317-326.

［60］HAO G, WANG X, CHEN Z, et al. Prevalence of heart failure and left ventricular dysfunction in China: the China hypertension survey, 2012-2015 [J]. Eur J Heart Fail, 2019, 21 (11): 1329-1337.

［61］WANG L, WANG L Q, GU M L, et al. A simple clinical risk score to predict post-discharge mortality in chinese patients hospitalized with heart failure [J]. Arq Bras Cardiol, 2021, 117 (4): 615-623.

［62］HU Y, WANG X T, XIAO S J, et al. Development and validation of a nomogram model for predicting the risk of readmission in patients with heart failure with reduced ejection fraction within 1 year [J]. Cardiovasc Ther, 2022, 2022: 4143173.

［63］WEI F F, XUE R C, THIJS L, et al. Associations of left ventricular structure and function with blood pressure in heart failure with preserved ejection fraction: analysis of the topcat trial [J]. J Am Heart Assoc, 2020, 9 (15): e016009.

［64］WEI F F, ZHOU Y Y, WU Y Z, et al. Clinical information from repeated blood pressure measurements in the management of heart failure with preserved ejection fraction [J]. Hypertens Res, 2023, 46 (2): 475-484.

［65］HUANG R R, WU R X, LIN Y F, et al. Time-averaged cumulative blood pressure and cardiovascular outcomes in heart failure with preserved ejection fraction: analysis from the treatment of preserved cardiac function heart failure with an aldosterone antagonist trial [J]. J Hypertens, 2022, 40 (10): 1918-1926.

［66］YANG Y, ZHOU Y, CAO Y, et al. Impact of diabetic retinopathy on prognosis of patients with heart failure with preserved ejection fraction [J]. Nutr Metab Cardiovasc Dis, 2022, 32 (7): 1711-1718.

［67］DONG B, YAO Y L, XUE R C, et al. Distinct implications of body mass index in different subgroups of nonobese patients with heart failure with preserved ejection fraction: a latent class analysis of data from the TOPCAT trial [J]. BMC Med, 2022, 20 (1): 423.

［68］YE M, CHOY M, LIU X, et al. Associations of BMI with mortality in HFpEF patients with concomitant diabetes with insulin versus non-insulin treatment [J]. Diabetes Res Clin Pract, 2022, 185: 109805.

［69］吴文静，张仕宇，刘翠，等. 恩格列净对 HFmrEF 患者峰值摄氧量影响的随机对照试验［J］. 中华心血管病杂志，2022，50（7）：676-683.

［70］SHEN L, KRISTENSEN S L, BENGTSSON O, et al. Dapagliflozin in HFrEF patients treated with mineralocorticoid receptor antagonists: an analysis of DAPA-HF [J]. Heart Failure, 2021, 9 (4): 254-264.

［71］FENG M J, HE B, WANG B H, et al. Clinical study of heart failure with left ventricular ejection fraction regimen treated with entresto [J]. Contrast Media Mol Imaging, 2022, 2022: 4164089.

［72］DU H P, LI X, ZHAO W F, et al. The difference between sacubitril valsartan and valsartan on vascular endothelial function, APN, MMP-9, and BNP levels in patients with hypertension and chronic heart failure [J]. J Healthc Eng, 2022, 2022: 9494981.

［73］DING Y Y, WEI Z F, LI J, et al. Effects of metoprolol succinate combined with entresto on cardiac function indexes and coagulation function in patients with congestive heart failure [J]. Comput Math Methods Med, 2022, 2022: 9765884.

［74］WANG X W, YAN K Y, WEN C F, et al. Simvastatin combined with resistance training improves outcomes in patients with chronic heart failure by modulating mitochondrial membrane potential and the janus kinase/signal transducer and activator of transcription 3 signaling pathways [J]. Cardiovasc Ther, 2022, 2022: 8430733.

［75］DENG H, LI Q L, ZHU D. Therapeutic effects of allopurinol on the function of left ventricular and activity of matrix metalloproteinase enzymes (MMPs) in patients with chronic heart failure [J]. Cell Mol Biol (Noisy-le-grand), 2022, 68 (5): 96-102.

［76］WANG X Y, JU J Q, CHEN Z, et al. Associations

between calcium channel blocker therapy and mortality in heart failure with preserved ejection fraction [J]. Eur J Prev Cardiol, 2022, 29 (9): 1343-1351.

[77] LIU S P, ZHOU J G, JIN Y, et al. Therapeutic efficacy of shexiang baoxin pill combined with exercise in patients with heart failure with preserved ejection fraction: a single-center, double-blind, randomized controlled trial [J]. Chin J Integr Med, 2023, 29 (2): 99-107.

[78] ZHU M P, CHEN L H, XU Z T, et al. Clinical efficacy of Qili Qiangxin Capsule combined with exercise rehabilitation in the treatment of chronic heart failure [J]. Explore (NY), 2023, 19 (3): 445-449.

[79] XUE J G, XU Y, DENG Y, et al. The efficacy and safety of xinmailong injection in patients with chronic heart failure: a multicenter randomized double-blind placebo-controlled trial [J]. J Altern Complement Med, 2019, 25 (8): 856-860.

[80] CHEN Y H, FAN L H, ZHANG T et al. Effectiveness of Zhuling decoction on diuretic resistance in patients with heart failure: a randomized, controlled trial [J]. J Tradit Chin Med, 2022, 42 (3): 439-445.

[81] 张振英, 孙兴国, 席家宁, 等. 门诊和住院运动锻炼为核心的整体管理对慢性心力衰竭患者心脏康复治疗效果影响的临床研究 [J]. 中国应用生理学杂志, 2021, 37 (1): 89-95.

[82] 胡小红, 楼娟, 林媛珍, 等. 抗阻训练对慢性心力衰竭患者心功能的影响 [J]. 重庆医学, 2020, 49 (3): 383-386.

[83] PENG X C, SU Y L, HU Z H, et al. Home-based telehealth exercise training program in Chinese patients with heart failure: a randomized controlled trial [J]. Medicine (Baltimore), 2018, 97 (35): e12069.

[84] GUO X R, GU X, JIANG J, et al. A hospital-community-family-based telehealth program for patients with chronic heart failure: single-arm,

prospective feasibility study [J]. JMIR Mhealth Uhealth, 2019, 7 (12): e13229.

[85] MO Y Z, CHU M Z, HU W X, et al. Association between the nurse-led program with mental health status, quality of life, and heart failure rehospitalization in chronic heart failure patients [J]. Medicine (Baltimore), 2021, 100 (10): e25052.

[86] 颜妙芳, 韩维, 李红, 等. 以微信为媒介的延续性护理在慢性心力衰竭患者中的应用 [J]. 中华现代护理杂志, 2021, 27 (30): 4166-4170.

[87] 邱小芩, 黄彩献, 傅桂芬, 等. 慢性心力衰竭患者院外健康管理程序的构建及应用 [J]. 中华护理杂志, 2022, 57 (4): 401-407.

[88] CHEN C, LI X, SUN L S, et al. Post-discharge short message service improves short-term clinical outcome and self-care behaviour in chronic heart failure [J]. ESC Heart Fail, 2019, 6 (1): 164-173.

[89] WANG C, XU J Y, YANG L, et al. Prevalence and risk factors of chronic obstructive pulmonary disease in China (the China Pulmonary Health [CPH] study): a national cross-sectional study [J]. Lancet, 2018, 391 (10131): 1706-1717.

[90] 唐雨萌, 张岚, 祝淑珍, 等. 2014 年和 2019 年湖北省监测人群慢性阻塞性肺疾病认知情况和肺功能检查率比较 [J]. 中国健康教育, 2023, 39 (1): 24-29.

[91] Global strategy for the diagnosis, management, and prevention of chronic obstructive pulmonary diseas (2023 report) [EB/OL] (2022-11-14) [2023-01-15]. https://goldcopd.org/.

[92] 田佳, 葛妍麟, 贵建平, 等. 呼气峰流速仪在慢性阻塞性肺疾病初筛中的作用研究 [J]. 实用预防医学, 2023, 30 (3): 335-337.

[93] 陈丽琴, 林俏丽. COPD 患者知信行认知情况与 CAT 评分的相关性及影响因素调查 [J]. 临床肺科杂志, 2023, 28 (2): 225-229.

［94］陈瑜婷，黄玲，夏俊杰，等. 中国高原地区慢性阻塞性肺疾病患病率及危险因素 Meta 分析［J/OL］. 华西医学：1-7［2023-06-22］. http://kns.cnki.net/kcms/detail/51.1356.r.20230525.1116.003.html.

［95］王秀秀，柳月，张冉，等. 4 种筛查问卷对慢性阻塞性肺疾病诊断价值的网状 Meta 分析［J］. 中国循证医学杂志，2023，23（2）：179-185.

［96］GU Y H, ZHANG Y, WEN Q, et al. Performance of COPD population screener questionnaire in COPD screening: a validation study and meta-analysis [J]. Ann Med, 2021, 53 (1): 1198-1206.

［97］LIU M S, YIN D F, WANG Y, et al. Comparing the performance of two screening questionnaires for chronic obstructive pulmonary disease in the chinese general population [J]. Int J Chron Obstruct Pulmon Dis, 2023, 18: 541-552.

［98］ZHOU J W, YU N, LI X M, et al. Accuracy of six chronic obstructive pulmonary disease screening questionnaires in the chinese population [J]. Int J Chron Obstruct Pulmon Dis, 2022, 17: 317-327.

［99］TAN M, JIAN W, LIANG Q, et al. Comparison of different evaluation systems for assessing disease severity and treatment efficacy in patients with chronic obstructive pulmonary disease [J]. Nan Fang Yi Ke Da Xue Xue Bao, 2021, 41 (7): 1119-1124.

［100］LU H H, ZENG H H, CHEN Y. Early chronic obstructive pulmonary disease: a new perspective [J]. Chronic Dis Transl Med, 2021, 7 (2): 79-87.

［101］DUAN P F, WANG Y, LIN R Q, et al. Impact of early life exposures on COPD in adulthood: a systematic review and meta-analysis [J]. Respirology, 2021, 26 (12): 1131-1151.

［102］CHEN H, LIU X, GAO X, et al. Epidemiological evidence relating risk factors to chronic obstructive pulmonary disease in China: a systematic review and meta-analysis [J]. PLoS One, 2021, 16 (12): e0261692.

［103］刘瑛，黄金，周连军，等. 超低剂量胸部 CT 定量参数评估肺功能的价值［J］. 临床肺科杂志，2023，28（6）：880-886.

［104］戴钢，邓克学，胡瑞雪. 定量 CT 联合超声心动图评价不同程度肺动脉高压慢阻肺患者小气道病变［J］. 临床肺科杂志，2023，28（1）：21-24，29.

［105］蒲瑜. 基于社区筛查人群的肺血管 CT 定量参数及高危 COPD 分类模型与肺功能的对照研究［D］. 上海：中国人民解放军海军军医大学，2022.

［106］柳月，袁媛. 慢性阻塞性肺疾病筛查工具准确性的网状 Meta 分析［J］. 中国全科医学，2022，25（35）：4443-4452.

［107］李秀红，候诚，沈旭青，等. 基层社区医院针对稳定期 COPD 患者的规范化治疗体系评价［J］. 现代实用医学，2020，32（8）：1000-1002.

［108］李蕾. 医院 - 社区 - 自我管理模式对慢性阻塞性肺疾病患者生活质量、肺功能、急性加重风险的影响［J］. 中国医药科学，2021，11（4）：194-197.

［109］年文静. 自我效能理论指导下的健康教育在慢性阻塞性肺疾病患者健康管理中的应用［J］. 航空航天医学杂志，2023，34（4）：507-509.

［110］兰梦斐，阴其玲，张弘强，等. 日记疗法在慢性阻塞性肺疾病患者自我管理中的应用及研究进展［J］. 护士进修杂志，2023，38（8）：697-701，710.

［111］ZUO X W, LOU P A, ZHU Y N, et al. Effects of expressive art therapy on health status of patients with chronic obstructive pulmonary disease: a community-based cluster randomized controlled trial [J]. Ther Adv Respir Dis, 2022, 16: 17534666221111876.

［112］HE G X, LI N, REN L, et al. Benefits of different

intensities of pulmonary rehabilitation for patients with moderate-to-severe COPD according to the GOLD stage: a prospective, multicenter, single-blinded, randomized, controlled trial [J]. Int J Chron Obstruct Pulmon Dis, 2019, 14: 2291-2304.

［113］冯玉琦，彭连军，王红嫚. "互联网＋"慢性阻塞性肺疾病全程管理模式的研究进展［J］. 中国医药导报，2023，20（10）：50-54.

［114］JIANG Y Y, LIU F L, GUO J L, et al. Evaluating an intervention program using wechat for patients with chronic obstructive pulmonary disease: randomized controlled trial [J]. J Med Internet Res, 2020, 22 (4): e17089.

［115］唐星瑶，黄可，陈昉园，等. 中国县级医院慢阻肺诊治及管理能力现状调查［J］. 中华健康管理学杂志，2022，16（4）：222-228.

［116］韩胜昔，李超红，袁骏毅，等. 社区居民视角的肺癌医联体运行效果与需求分析［J］. 中国医院管理，2021，41（6）：20-22，25.

［117］汤钦华，宓林晖，李超红. 肺癌医联体信息化建设影响患者就医满意度的实证研究［J］. 中国医院管理，2021，41（6）：30-33.

［118］韩胜昔，李超红，袁骏毅，等. 家庭医生对肺癌医联体的评价与改进对策研究［J］. 中国医院管理，2021，41（6）：23-25.

［119］韩胜昔，袁骏毅，汪澜，等. 基于Donabedian模型的肺癌医联体实践效果与问题分析［J］. 中国医院管理，2021，41（6）：16-19.

［120］赵淑萍，王倩，赫晓慈，等. 1490名社区居民对胃癌风险因素认知水平及影响因素分析［J］. 中华全科医师杂志，2022，21（6）：533-539.

［121］WANG J, HU H Y, SUN J N, et al. The effectiveness of health education based on the 5Ts for teach-back on oral nutritional supplements compliance of post-discharge patients after surgery for gastric cancer: a randomized controlled trial [J]. Supportive Care in

Cancer, 2023, 31 (3): 157.

［122］鲍玉新，邵丽萍. 结直肠癌造口患者感知控制与自我护理效能分析［J］. 解放军护理杂志，2018，35（13）：25-28.

［123］强锋，丁文，李晶晶，等. 医共体模式下大肠癌筛查在基层医院开展的价值研究［J］. 中国基层医药，2022，29（8）：1232-1235.

［124］尤菊萍，严海东，严峥，等. 基于危险度分层的结肠镜检查在结直肠癌筛查中的效用分析：一项社区人群筛查研究［J］. 医药前沿，2022，12（26）：136-138.

［125］宋舒娟，周方园，刘建敏. 医院－社区－家庭一体化护理模式对肝癌介入治疗患者生活质量的影响［J］. 中国肿瘤临床与康复，2021，28（5）：631-634.

［126］王悠清，李辉章，王乐，等. 2013-2018年浙江省城市癌症早诊早治项目人群肝癌筛查结果及相关因素分析［J］. 中华预防医学杂志，2021，55（3）：346-352.

［127］张驰，唐缨. 超声 BI-RADS 分级在社区女性乳腺癌筛查中的应用与探讨［J］. 中国社区医师，2020，36（33）：146-147.

［128］陈玥，黑晓欢，卢丹，等. 医院－社区合作健康教育模式对乳腺癌患者术后康复的影响效果［J］. 中国健康教育，2021，37（3）：272-274.

［129］马佳慧，刘国莲，郑连花，等. 社区女性乳腺癌防治行为的潜在类别及其影响因素研究［J］. 中国全科医学，2022，25（28）：3515-3522，3530.

［130］HAN L L, CHANG X L, SONG P G, et al. An on-going study of three different cervical cancer screening strategies based on primary healthcare facilities in Beijing China [J]. J Infect Public Health, 2020, 13 (4): 577-583.

［131］佘茜，丁以标，王勇，等. 上海某社区工作人员和医务人员对 HPV 及疫苗的认知调查［J］.

国际生殖健康 / 计划生育杂志，2020，39（1）：40-44.

［132］刘小琴，郁海蓉，王娟，等. 医院社区一体化健康管理对宫颈癌患者的影响［J］. 中国卫生标准管理，2021，12（20）：130-132.

［133］高菲，滕菲，梁赫，等. 肿瘤患者出院后康复指导需求［J］. 中国肿瘤临床与康复，2019，26（4）：498-501.

［134］WANG T G, LU J L, SHI L X, et al. Association of insulin resistanceand β - cell dysfunction with incident diabetes among adults in China: a nationwide, population - based, prospective cohort study [J]. Lancet Diabetes Endocrinol, 2020, 8 (2): 115-124.

［135］中华医学会糖尿病学分会. 中国 2 型糖尿病防治指南（2020 年版）［J］. 中华糖尿病杂志，2021，13（4）：315-409.

［136］中华医学会糖尿病学分会. 中国血糖监测临床应用指南（2021 年版）［J］. 中华糖尿病杂志，2021，13（10）：936-948.

［137］AMERICAN DIABETES ASSOCIATION. Pharmacologic approaches to glycemic treatment: standards of medical care in diabetes - 2021 [J]. Diabetes Care, 2021, 44 (Suppl 1): S111-S124.

［138］DRAZNIN B, ARODA V R, BAKRIS G, et al. Pharmacologic approaches to glycemic treatment: standards of medical care in diabetes-2022 [J]. Diabetes Care, 2022, 45 (Suppl 1): S125-S143.

［139］ANKER S D, BUTLER J, FILIPPATOS G, et al. Empagliflozin in heart failure with a preserved ejection fraction [J]. N Engl J Med, 2021, 385 (16): 1451-1461.

［140］朱大龙，赵维纲，匡洪宇，等. 德谷门冬双胰岛素临床应用专家指导意见［J］. 中华糖尿病杂志，2021，13（7）：695-701.

［141］中国微循环学会糖尿病与微循环专业委员会，中华医学会糖尿病学分会教育与管理学组，中华医学会内分泌学分会基层内分泌代谢病学组，等. 体医融合糖尿病运动干预专家共识［J］. 中华糖尿病杂志，2022，14（10）：1035-1043.

［142］中国医疗保健国际交流促进会营养与代谢管理分会，中国营养学会临床营养分会，中华医学会糖尿病学分会，等. 中国糖尿病医学营养治疗指南（2022 版）［J］. 中华糖尿病杂志，2022，14（9）：881-933.

［143］白彩琴，苏小青. 团体互动营养治疗专项健康教育在 2 型糖尿病患者营养治疗中的应用［J］. 医学临床研究，2022，39（1）：141-144.

［144］PAN B, GE L, XUN Y Q, et al. Exercise training modalities in patients with type 2 diabetes mellitus: a systematic review and network meta-analysis [J]. Int J Behav Nutr Phys Act, 2018, 15 (1): 72.

［145］中华医学会糖尿病学分会，国家基层糖尿病防治管理办公室. 国家基层糖尿病防治管理指南（2022）［J］. 中华内科杂志，2022，61（3）：249-262.

［146］国家卫生健康委能力建设和继续教育中心，《基层医疗卫生机构糖尿病规范化管理中心建设标准》制定专家组. 基层医疗卫生机构糖尿病规范化管理中心建设标准（试行）［J］. 中华全科医师杂志，2023，22（7）：665-670.

［147］黄荟森，周毅江，雷卓青，等. 家庭医生签约服务模式对社区糖尿病患者健康管理的效果评价［J］. 中国社区医师，2021，37（20）：187-188.

［148］宋建玲，叶征，郑淑萍，等. 家庭医生双签约服务模式管理社区 2 型糖尿病患者的效果研究［J］. 中华全科医师杂志，2022，21（12）：1116-1120.

［149］YIN W W, LIU Y W, HU H, et al. Telemedicine management of type 2 diabetes mellitus in obese and overweight young and middle-aged patients during

COVID-19 outbreak: a single-center, prospective, randomized control study [J]. PLoS One, 2022, 17 (9): e0275251.

[150] 王桢, 何叶青, 周先利, 等. 医学人工智能辅助开展糖尿病患者远程管理探析 [J]. 四川医学, 2021, 42（5）: 488-493.

[151] 谭颖, 曹敏, 陈美铃, 等. 智能运动手环在社区 2 型糖尿病患者中的长期应用效果研究 [J]. 中国全科医学, 2023, 26（10）: 1264-1270.

[152] WEI Y, CHEN Y Y, ZHAO Y N, et al. Health literacy and exercise interventions on clinical outcomes in Chinese patients with diabetes: a propensity score-matched comparison [J]. BMJ Open Diabetes Res Care, 2020, 8 (1): e001179.

[153] 中华医学会骨质疏松和骨矿盐疾病分会. 原发性骨质疏松症诊疗指南（2022）[J]. 中国全科医学, 2023, 26（14）: 1671-1691.

[154] WANG L H, YU W, YIN X J, et al. Prevalence of osteoporosis and fracture in china: the china osteoporosis prevalence study [J]. JAMA netw open, 2021, 4 (8): e2121106.

[155] SI L, WINZENBERG T M, JIANG Q, et al. Projection of osteoporosis-related fractures and costs in China: 2010-2050 [J]. Osteoporos Int, 2015, 26 (7): 1929-1937.

[156] 中华医学会, 中华医学会杂志社, 中华医学会全科医学分会, 等. 原发性骨质疏松症基层诊疗指南（2019 年）[J]. 中华全科医师杂志, 2020, 19（4）: 304-315.

[157] 张静, 罗小婉, 肖琳, 等. 骨质风险评比工具以及亚洲骨质疏松自我评估工具指数在绝经后女性骨质疏松风险评估中的作用 [J]. 山西医药杂志, 2021, 50（15）: 2287-2289.

[158] 韩学明, 孙忠良, 徐建华, 等. 绝经后中国女性跟骨定量超声和双能 X 线检查骨质疏松症的对比研究 [J]. 中国骨质疏松杂志, 2020, 26

（8）: 1154-1158.

[159] 符桑, 文章新, 陈蓉, 等. 跟骨定量超声在中老年 2 型糖尿病并发骨质疏松症预测诊断中的应用 [J]. 中华骨质疏松和骨矿盐疾病杂志, 2021, 14（4）: 352-359.

[160] JANG M, KIM M, BAE S J, et al. Opportunistic osteoporosis screening using chest radiographs with deep learning: development and external validation with a cohort dataset [J]. J Bone Miner Res, 2022, 37 (2): 369-377.

[161] WANG F K, ZHENG K, LU L, et al. Lumbar bone mineral density estimation from chest x-ray images: anatomy-aware attentive multi-roi modeling [J]. IEEE Trans Med Imaging, 2023, 42 (1): 257-267.

[162] TANG K, ZHANG Q, PENG N C, et al. Brachial-ankle pulse wave velocity is associated with the risk of osteoporosis: a cross-sectional evidence from a Chinese community-based cohort [J]. J Orthop Surg Res, 2021, 16 (1): 3.

[163] 吴秀琴, 洪永强, 陈重泽, 等. 肱踝脉搏波传导速度联合 OSTA 初步评估中老年骨质疏松风险 [J]. 中国临床医学影像杂志, 2022, 33（10）: 743-746.

[164] 方楚文, 张巧, 时立新, 等. 中老年人群臂踝脉搏波传导速度 >1400 cm/s 预测脆性骨折的价值分析 [J]. 中华内分泌代谢杂志, 2020, 36（11）: 943-948.

[165] 郭翠. 预防骨质疏松的饮食疗法食物中的钙的来源 [J]. 饮食保健, 2020, 7（22）: 236-237.

[166] 于忪忪, 章轶立, 魏戍, 等. 饮品对北京市社区中老年人群骨质疏松影响的调查研究 [J]. 中国骨质疏松杂志, 2020, 26（10）: 1528-1532.

[167] 梁志昊, 梁中星, 李世文. 太极拳运动训练联合运动管理在老年骨质疏松患者中的应用效果分析 [J]. 反射疗法与康复医学, 2022, 3（15）:

38-41，45.

［168］赵静，程亮. 不同方式长期运动对老年女性骨密度的影响［J］. 中国骨质疏松杂志，2020，26（1）：50-53.

［169］中华医学会，中华医学会临床药学分会，中华医学会杂志社，等. 骨质疏松症基层合理用药指南［J］. 中华全科医师杂志，2021，20（5）：523-529.

［170］周建. 家庭医生团队对改善社区中老年居民骨质疏松症患者治疗依从性的影响［J］. 中国保健营养，2021，31（4）：21.

［171］杨菁，滕斌，王泰蓉. 家庭医生制度下对社区骨质疏松症患者签约管理的探索与观察［J］. 中华全科医学，2020，18（7）：1161-1164.

［172］国务院办公厅. 国务院办公厅关于推进分级诊疗制度建设的指导意见［EB/OL］（2015-09-11）［2023-05-23］. https://www.gov.cn/zhengce/content/2015-09/11/content_10158.htm.

［173］付海英，丁晶晶，冯宪真，等. 分级诊疗模式下三级综合医院 - 社区医院联合管理老年骨质疏松患者的效果［J］. 中国临床保健杂志，2022，25（5）：636-639.

［174］姚翡，郁秋荣，龚叶，等. 基于双向转诊模式下骨质疏松患者骨密度动态变化及其影响因素分析［J］. 实用骨科杂志，2023，29（4）：365-369.

［175］徐淑香，徐骊驰，孙涛，等. 肠道微生物群与代谢综合征相关骨关节炎关系研究进展［J］. 中国疼痛医学杂志，2023，29（3）：207-212.

［176］关尚琪，韩旭，李淅萌，等. 骨关节炎免疫机制研究进展［J］. 中华内科杂志，2023，62（2）：217-221.

［177］LV B, CHENG Z R, YU Y J, et al. Therapeutic perspectives of exosomes in glucocorticoid-induced osteoarthrosis [J]. Front Surg, 2022, 9: 836367.

［178］REN H J, ZHANG S W, WANG X J, et al. Role of platelet-rich plasma in the treatment of osteoarthritis: a meta-analysis [J]. J Int Med Res, 2020, 48 (10): 300060520964661.

［179］YU X H, YANG Y Q, CAO R R, et al. The causal role of gut microbiota in development of osteoarthritis [J]. Osteoarthritis Cartilage, 2021, 29 (12): 1741-1750.

［180］曾惠琼，胡豪飞，林茜，等. 羟氯喹治疗骨关节炎疗效及安全性荟萃分析［J］. 中华生物医学工程杂志，2022，28（5）：540-547.

［181］赵丹，单宝玉，耿晓. 针灸联合康复疗法治疗膝骨性关节炎有效性的网状 meta 分析［J］. 国际医药卫生导报，2021，27（23）：3596-3604.

［182］王福育，张立源，丁雪辉. 独活寄生汤加减配合中药熏洗治疗膝骨关节炎临床研究［J］. 国际中医中药杂志，2022，44（2）：169-172.

［183］季世昌，陈荣荣，宋鹏超，等. 姜黄素治疗膝骨关节炎疗效及安全性的系统评价［J］. 中华风湿病学杂志，2022，26（4）：250-257，C4-2.

［184］刘巧兰，于博，丁晨. 依托考昔联合透明质酸钠对膝关节骨性关节炎患者疼痛及炎性因子水平的影响［J］. 中国医师进修杂志，2023，46（2）：107-111.

［185］李欠欠，王苏丽，邢飞，等. 间充质干细胞与透明质酸治疗膝骨关节炎治疗效果及安全性对比的 Meta 分析［J］. 中华风湿病学杂志，2021，25（1）：15-25.

［186］ZHAO J, HUANG H, LIANG G, et al. Effects and safety of the combination of platelet-rich plasma (PRP) and hyaluronic acid (HA) in the treatment of knee osteoarthritis: a systematic review and meta-analysis [J]. BMC Musculoskelet Disord, 2020, 21 (1): 224.

［187］WANG X, WANG P, FARAMAND A, et al. Efficacy and safety of corticosteroid in the treatment of hand osteoarthritis: a systematic review and meta-analysis of randomized controlled trials [J]. Clin Rheumatol,

2022, 41 (6): 1825-1832.

［188］NI F F, ZHANG Y C, PENG X X, et al. Correlation between osteoarthritis and monocyte chemotactic protein-1 expression: a meta-analysis [J]. J Orthop Surg Res, 2020, 15 (1): 516.

［189］WANG L M, XU X, ZHANG M, et al. Prevalence of chronic kidney disease in China: results from the sixth China chronic disease and risk factor surveillance [J]. JAMA Intern Med, 2023, 183 (4): 298-310.

［190］赵璐, 梅长林, 邬碧波, 等. 上海市静安区慢性肾脏病高危人群社区筛查结果分析 [J]. 中华肾脏病杂志, 2020, 36（1）：1-5.

［191］李穗芳, 顾伟, 陆雪辉, 等. 上海市松江区老年体检人群慢性肾脏疾病相关因素的多重对应分析 [J]. 实用预防医学, 2020, 27（2）：198-201.

［192］徐玲玲, 周阳, 刘瑾, 等. 江苏省滨海县社区体检人群慢性肾功能不全的患病率及其相关因素调查 [J]. 中华肾脏病杂志, 2022, 38（6）：520-527.

［193］徐菱忆, 惠森, 朱树宏, 等. 社区慢性肾脏病的筛查与管理现状 [J]. 北京大学学报: 医学版, 2022, 54（5）：1056-1062.

［194］QU Y L, DONG Z Y, CHENG H M, et al. Evaluation of renal impairment in patients with diabetic kidney disease by integrated Chinese and Western Medicine [J]. Chin J Integr Med, 2023, 29 (4): 308-315.

［195］黄肖容, 刁永书, 陈懿, 等. 社区慢性肾病患者自我管理现状及影响因素分析 [J]. 四川医学, 2018, 39（4）：389-392.

［196］陈亮, 张维维, 李强. 以家庭医生为核心的早期肾脏疾病管理模式对老年慢性肾脏疾病管理的效果研究 [J]. 中国全科医学, 2020, 23（18）：2324-2327.

［197］顾静. 基于手机 APP 的医院 - 社区一体化慢性病管理模式在慢性肾脏疾病患者中的应用 [J].

当代医学, 2022, 28（21）：178-181.

［198］张华, 罗燕, 李雪芹, 等. 医院社区一体化管理对慢性肾脏病患者疾病干预的影响分析 [J]. 中国医药, 2020, 15（6）：919-922.

［199］方晓霞, 朱智玲, 张会敏, 等. PRECEDE-PROCEED 模式在社区慢性肾脏疾病健患者康管理中的应用效果 [J]. 中华现代护理杂志, 2019, 25（11）：1381-1384.

［200］齐郑, 刘帅, 宦红梅, 等. 家庭医生制下依托分级诊疗开展慢性肾脏病健康管理的实践 [J]. 中华全科医师杂志, 2018, 17（2）：94-98.

［201］朱海燕, 王朝昕, 孙万驹. 基于慢性肾脏病管理的精准分级诊疗应用实践 [J]. 中国全科医学, 2023, 26（6）：749-753, 768.

［202］国家心血管病中心. 中国心血管健康与疾病报告 [M]. 北京: 中国协和医科大学出版社, 2023.

［203］武阳丰, 严晓伟, 姚崇华, 等. 高血压防治基层实用规范 [J]. 中华全科医师杂志, 2003, 3: 2-5.

［204］刘力生, 王文, 姚崇华. 中国高血压防治指南（2009 年基层版）[J]. 中华高血压杂志, 2010, 18（1）：11-30.

［205］《中国高血压基层管理指南》修订委员会. 中国高血压基层管理指南（2014 年修订版）[J]. 中华高血压杂志, 2015, 23（1）：24-43.

［206］中华医学会, 中华医学杂志社, 中华医学会全科医学分会, 等. 高血压基层诊疗指南（2019年）[J]. 中华全科医师杂志, 2019, 18（4）：301-313.

［207］武阳丰. 解读《高血压防治基层实用规范》（一）[J]. 中华全科医师杂志, 2003, 6: 17-18.

［208］吴锡桂, 顾东风, 武阳丰, 等. 首都钢铁公司人群心血管病 24 年干预效果评价 [J]. 中华预防医学杂志, 2003, 2: 21-25.

［209］姚崇华, 冯鹤声, 林桂红, 等. 北京市安贞心

血管病人群防治区研究结果［J］. 中国慢性病预防与控制，1994，5：217-220.

［210］孙兆青，郑黎强，孙英贤. 小剂量氢氯噻嗪联合尼群地平治疗农村地区高血压疗效分析［J］. 中华心血管病杂志，2010，38（2）：135-138.

［211］HU Z, WANG X, HONG C L, et al. Workplace-based primary prevention intervention reduces incidence of hypertension: a post hoc analysis of cluster randomized controlled study [J]. BMC Med, 2023, 21 (1): 214-226.

［212］ZHOU H Q, WANG X, YANG Y, et al. Effect of a multicomponent intervention delivered on a web-based platform on hypertension control: a cluster randomized clinical trial [J]. JAMA Netw Open, 2022, 5 (12): e2245439.

［213］伟芳，葛玲玉，陈歆，等. "专科医生 - 全科医生 - 患者"结合模式在顽固性高血压患者中的应用效果分析［J］. 上海医药，2021，42（22）：41-44.

［214］YE RY, SHI RF, LIU K, et al. Internet-based patient-primary care physician-cardiologist integrated management model of hypertension in China: study protocol for a multicentre randomised controlled trial [J]. BMJ Open, 2020, 10 (10): e039447.

［215］陈玉香，厉璟. 智慧医疗结合家庭医生签约服务模式对社区中青年高血压患者的管理效果［J］. 中国全科医学，2020，23（S2）：17-19.

［216］杨梅，胡薇，江长勇. 社区慢性病主动预约健康管理模式对原发性高血压病的管理效果研究［J］. 中国全科医学，2019，22（24）：2944-2948.

［217］ZHAO Q, FU B B, LYU N, et al. A multicenter, randomized, double-blind, duloxetine-controlled, non-inferiority trial of desvenlafaxine succinate extended-release in patients with major depressive disorder [J]. J Affect Disord, 2023, 329: 72-80.

［218］Sun N, Qin Y J, Xu C, et al. Design of fast-onset antidepressant by dissociating SERT from nNOS in the DRN [J]. Science, 2022, 378 (6618): 390-398.

［219］胥刘秀，高茹，白静珍，等. 新冠肺炎密切接触者集中隔离医学观察期的心理健康状况［J］. 四川精神卫生，2021，34（3）：257-261.

［220］贾丽萍，卢国华，宋玉萍，等. 负性情绪启动对特质焦虑个体行为抑制的影响机制［J］. 心理与行为研究，2019，17（5）：604-612.

［221］Feldman M D, Christensen J F. Behavioral medicine: a guide for clinical practice [M]. Fifth Edition. New York: McGraw-Hill Education, 2020.

［222］EDINGER J D, ARNEDT J T, BERTISCH S M, et al. Behavioral and psychological treatments for chronic insomnia disorder in adults: an American Academy of Sleep Medicine clinical practice guideline [J]. J Clin Sleep Med, 2021, 17 (2): 255-262.

［223］SUN N Y, HE Y, WANG Z Q, et al. The effect of repetitive transcranial magnetic stimulation for insomnia: a systematic review and meta-analysis [J]. Sleep Med, 2021, 77: 226-237.

［224］中国成人血脂异常防治指南修订联合委员会. 中国成人血脂异常防治指南（2016年修订版）［J］. 中国循环杂志，2016，31（10）：937-950.

［225］SONG P K, MAN Q Q, LI H, et al. Trends in lipids level and dyslipidemia among chinese adults, 2002-2015 [J]. Biomed Environ Sci, 2019, 32 (8): 559-570.

［226］NCD RISK FACTOR COLLABORATION (NCD-RISC). Repositioning of the global epicentre of non-optimal cholesterol [J]. Nature, 2020, 582 (7810): 73-77.

［227］中国心血管健康与疾病报告编写组. 中国心血管健康与疾病报告 2022 概要［J］. 中国循环杂志，2023，38（6）：583-612.

［228］LU Y, ZHANG H B, LU J P, et al. Prevalence of dyslipidemia and availability of lipid-lowering medications among primary health care settings in China [J]. JAMA Netw Open, 2021, 4 (9): e2127573.

［229］GONG Y J, LI X, MA X, et al. Lipid goal attainment in post-acute coronary syndrome patients in China: results from the 6-month realworld dyslipidemia international study Ⅱ [J]. Clin Cardiol, 2021, 44 (11): 1575-1585.

［230］中华医学会，中华医学会杂志社，中华医学会全科医学分会，等. 血脂异常基层诊疗指南（2019 年）［J］. 中华全科医师杂志, 2019, 18（5）: 406-416.

［231］中华医学会，中华医学会临床药学分会，中华医学会杂志社，等. 血脂异常基层合理用药指南［J］. 中华全科医师杂志, 2021, 20（1）: 29-33.

［232］中华医学会心血管病学分会，中国康复医学会心脏预防与康复专业委员会，中国老年学和老年医学会心脏专业委员会，等. 中国心血管病一级预防指南基层版［J］. 中华心血管病杂志, 2023, 51（4）: 343-363.

第四章 全科医学教育与培训进展

第一节 概述

一、全科医学教育与培训的起步与发展

（一）国外全科医学教育的起步与发展

20世纪60年代起源于美国的"家庭医学"奠定了现代全科医学的基础，被誉为"美国医学翻天覆地的变化"。1969年，美国全科医学学会（American Society of General Practionals）的成立标志着全科医学的正式诞生。历经50余年的发展，全科医学现已成为一门教育体系完善的二级学科，以美国、英国、法国、澳大利亚等发达国家为代表，纵览国外全科医学教育的发展现状，其具有如下特点。

1. 具有完善的教育体系，对医生采取持续终身教育模式，主要包括医学生在校教育、毕业后全科医学教育及继续教育三个阶段，其教学内容涵盖医学知识与技能、团队合作与人文素养、医疗/社区管理与效益分析、教学研究与质量评估等多方面。

2. 在校教育采用四年制或五年制。医学院校在开设通识教育、基础医学、临床医学等课程的基础上，对医学生进行全科医学必修教育。澳大利亚同时将社区医学纳入必修课程。此外，医学生必须接受至少2周的家庭医学训练（美国）或6~8周的社区实习，以初步了解全科医学和社区医疗服务工作。

3. 毕业后全科住院医师培训周期为3~4年。国家实行"三统一"，即培训标准、考试内容及颁发证书的统一。培训基地包括教学医院和社区医疗机构。采取"导师责任制"，由1名资深全科医生指导并管理1~2名规范化培训住院医师。培训内容标准化，偏重于临床技能。受训者培训结束后参加国家全科执业医师统考，对成绩合格者颁发证书，其可就职于全科诊所、社区医疗机构等。

4. 毕业后继续教育与执业再注册相扣，以此确保全科医生知识体系的更新与学术水平的先进性。全科医生获取行医资格后，必须周期性完成继续教育（每1年或每3年）和全国再认证考试（每3年或每6年），考试合格者可再次注册，继续行医。

（二）国内全科医学教育的起步与发展

在20世纪80年代，随着我国经济的快速发展，在城市化、工业化的影响下，慢性病、与生活及行为方式有关的疾病等逐渐成为影响人类健康的主要因素，易造成重大的精神、经济及家庭的负担。20世纪80年代后期，世界家庭医生组织（WONCA）将全科理念传播至中国大陆，此后，大陆地区开始了具有中国特色的全科医学教育的尝试和探索，我国正式引入"全科医学"这一医学概念。经过探索式萌芽与孕育，1999年12月卫生部召开的全国全科医学教育工作会议提出了我国全

科医学教育的目标，并对发展原则、措施及培训标准等方面的要求进行了全面部署，标志着我国全科医学教育工作的正式启动。迄今为止，我国全科医学教育历经了一系列重大举措与变革（图4-1-1），并且迎来飞速发展的阶段。

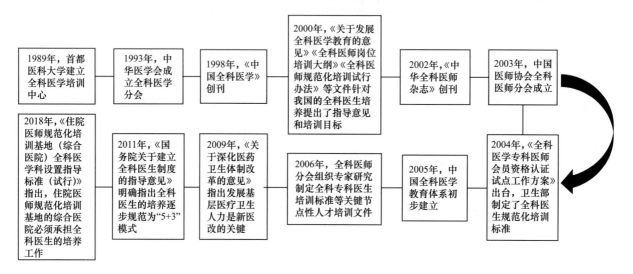

图 4-1-1 我国全科医学教育发展简史

与上述国外全科医学教育的特点相对应，我国全科医学的发展现状如下。

1. 同样采用"三阶段"教育模式，即医学基础教育、毕业后教育和继续教育。接受教育的对象分别为在校医学生、医学毕业生、在岗全科医生或有转岗意愿的专科医生。

2. 医学基础教育阶段为"三年制"或"五年制"。国内已有部分医学院校将全科医学纳入核心课程、必修课程或选修课程，个别院校还专门设立了全科医学学院，制定了加强全科医学理论与全科医疗实践相结合的教学。

3. 与国外毕业后教育相似，应届毕业生同样须完成周期为3/2年的全科医生规范化培训。培训结束后，受训者参加国家执业医师/助理医师考核，合格者可获取医师/助理医师执业证书。

4. 在继续教育阶段中，培训内容既包括对全科医生进行新理论、新技术、新观念、新方法、新政策及新制度等方面的教育，也包括专科医生转向全科医生的转岗教育。由此，可不断提高全科医生的专业水平、扩充后备军。

5. 采取规范化的"5+3""3+2"及国内外联合培养模式，实现学位的提升。例如，首都医科大学分别通过"5+3"和"3+2"培养模式，促进全科医生规范化培训与临床专业硕士接轨及成人专科学历升级至本科。复旦大学附属中山医院启动全科医学"硕士培养衔接住院医师规范化培训"项目，实现执业医师资格证、住院医师规范化培训合格证、研究生毕业证和硕士学位证的"四证合一"。广州医学院首创了国内外联合培养全科医学硕士研究生项目。

（三）我国全科医学培训的起步与发展

1. 全科医生培训的主要相关政策 我国于20世纪80年代后期正式引入全科医学的概念，1989年首都医科大学成立了第一个全科医学培训中心。1994年，复旦大学附属中山医院全科医学科成立，开始了在临床医学领域探索全科医生培养的道路。1997年，《中共中央、国务院关于卫生改革与发展的决定》明确提出要"加快发展全科医学、培养全科医生"，成为我国全面推进全科医生培养的有利契机。1999年12月卫生部召开全国全科医学教育工作会议，标志着全科医学教育工作正式启动。2000年发布的《关于发展全科医学教育的意见》《全科医师岗位培训大纲》《全科医师规范化培训试行办法》《全科医师规范化培训大纲（试行）》，针对我国的全科医生培养提出了指导意见和培训目标。2011年7月《国务院关于建立全科医生制度的指导意见》（下文简称《指导意见》）发布，提出"要逐步建立统一规范的全科医生培养制度"，规范全科医生培养模式，将全科医生培养逐步规范为"5＋3"模式，即先接受5年的临床医学（含中医学）本科教育，再接受3年的全科医生规范化培训；在过渡期内，3年的全科医生规范化培训可采用"毕业后规范化培训"和"临床医学研究生教育"两种方式；统一全科医生规范化培训方法和内容，规范参加全科医生规范化培训人员管理，统一全科医生的执业准入条件，统一全科医学专业学位授予标准。《指导意见》还提出，在过渡期内可采用"3＋2"模式和转岗培训来培养全科医生，以满足基层居民不断丰富的卫生服务需求。2019年4月国家卫生健康委员会办公厅印发《全科医生转岗培训大纲（2019年修订版）》，明确了全科医生转岗培训对象、培训时间和方式、培训内容、相关政策支持等，进一步规范并落实全科医生转岗培训制度。

2. 我国全科医生的培训方式　2012年卫生部、教育部等部门联合发布《全科医生规范化培养标准》和《助理全科医生培养标准》，明确今后我国主要通过3个项目来培训全科医生，即全科医生规范化培训（即"5＋3"培训项目）、全科医生转岗培训、助理全科医生培训。

（四）我国全科医学教育与培训目前存在的主要问题

1. 我国全科医学住院医师规范化培训体系不完善　我国全科医学住院医师规范化培训体系虽已形成，但仍存在诸多问题，距离我国"分级诊疗、双向转诊"目标的实施仍有差距，但也在探索中不断完善。现如今，虽然政府对住院医师提供财政补贴，但培训机构的薪资待遇仍明显不足，无法减轻住院医师的生活压力。全科医生岗位培训内容不统一，缺乏示范性的培训基地和标准化的培训教材。现行的培训制度类似于单纯的临床学科整合，无法反映全科特点，且缺少对人文素养的具体要求，而全科医学是一门集医疗、预防保健、康复等基础知识于一体、以基层公共健康和医疗服务为基本目标的学科，现行体制在推进"健康中国2030"目标的实施方面仍存在困难。

2. 全科医学教育体系不完善，师资力量薄弱，课程体系尚未健全　全科教师队伍结构不合理，高级全科医生占比较低，学历水平也不均衡。三甲医院的带教工作大部分由老年科或全科承担，而我国三甲医院在专业发展上的不断精进很难适应全科医生的培养要求。另外，社区卫生服务中心的教师数量更少，由医生和护士共同组成，教师评选条件较差，对住院医师的引导不足，无法吸引更多的全科医生扎根基层，而实现"健康中国2030"的目标急需一群优秀的全科教师。同时，我国还缺乏全科教师的指导教师，即缺乏全科医学带头人。现阶段国内的全科医学课程体系几乎都是在传统医学基础上简单增设全科医学课程而形成的。同时，医学生在接受全科医学教育时往往缺乏职业认同感，由此，其对未来的岗位取向容易迷茫或抵触。因此，以人文素质教育为基础，建立并完善全科医学课程体系，对培养全科医学人才具有重要意义。

3. 全科住院医师规范化培训工作创新性不足　全科住院医师培训大纲明确规定了科室轮转的具体时长，但专业基地各有特色，培训工作具有特殊性，尚未有适应当地情况的专门培训方案。另外，没有重视培养学员的中外文献阅读能力及学习思考能力，因此，全科住院医师规范化培训工作缺少大量的循证医学证据，思维上仍旧很保守。同时，全科住院医师培训缺乏"引进来、走出去"的观念，住院医师缺少去其他医院甚至其他国家交流和学习的机会。

4. 全科医生数量不足且质量不高　目前，我国全科医学教学机构和实践基地数量均不足，导致全科医生的数量与质量很难满足基层医疗保健的需求。另外，基层医疗岗位的吸引力薄弱，存在较为严重的人才流失现象，本科及以上学历的全科医学毕业生，一是"难下基层"，二是"难留基层"。即使是三年制毕业的全科助理专科医生，也更愿意选择二级医院的辅助科室，或者是提升学位后寻求更高级别的综合医疗机构。

5. 全科医生岗位胜任力低　全科医生的培养需要很长时间，除了在校的基础教育，还有毕业后教育，甚至是终身教育。当前，我国部分全科医生培训中存在基础教育不扎实、毕业培训效果不佳、继续教育不受重视等问题，全科医生培训中的诸多不足必然影响全科医生的岗位胜任力。例如，突如其来的新型冠状病毒感染大流行，暴露了基层全科医生"防"与"医"能力的短板，在"医"方面不及专科医生，在"防"方面缺乏公共卫生知识的运用。岗位胜任力与培训工作的实施也有一定的联系，如全科住培大纲规定住院医师要到门诊轮转、真正走进社区、到居民家中完成健康访视等工作，但由于工作不到位，全科住院医生仍缺乏开展日后社区工作的经验。

6. 政府对全科医学发展及建设工作未能给予足够的政策支持及经费投入　目前，全科医学继续教育的费用仍然主要由个人或所在单位承担。国内也尚未建立起完善的全科医生培养及就业激励机制，城乡基层卫生人力资源薄弱且区域不平衡，尤其是在农村和边远地区，全科医生的收入水平较低，且职称晋升困难。因此，在实现"健康中国2030"的进程中，卫生政策改革及经费支持尤为重要。

（五）我国全科医学教育与培训的展望

总之，对全科医学来说，目前国家出台的一系列政策是机遇，更是挑战。虽然我国全科医学起步较晚，但已发展为一门不可或缺的临床二级学科，多地已成立全科医学分会及培训基地，并将全科医生培养纳入重要计划，与此同时，显露出的一些全科医生培养中的问题还需要继续探讨和改进。我国社区卫生服务工作任务繁重，对合格全科医生的需求量庞大。开展住院医师规范化培训是"健康中国2030"的一个重要内容，今后需要不断总结实践过程中的经验教训，不断完善培训制度，积极探索适合我国国情的全科医生培养方案，为实现这一目标提供有力的人才保障。

二、我国全科医生教育模式及培训方法

随着近几年我国全科医学的快速发展，各专业人士对全科医学未来的发展也提出了很多独特的见解。自引入全科医学概念以来，我国政府对全科医生教育的关注度日益增加，出台了一系列新政策和全科医生培训计划。我国的全科医学旨在为全体公民提供安全、有效、方便且负担得起的基本医疗照顾，不断要求完善健全的全科医生教育和培训体系，并且明确设定基准和目标。2010—2015年，政府为促进全科医生队伍的发展进行了投资。当前我国全科医生教育和培训不足的现状在绝大多数地区仍普遍存在，尽管人们逐渐认识到全科医生的能力对中国初级保健发展的成功至关重要，但目前中国的医疗改革之路还有很长的路要走，如资源的限制、城乡差距、社会态度及社区参与度等方面的挑战都是限制全科医学发展的突出问题。全科医生培训的目的是为受训者提供作为全科医

生充分执业所必需的技能。通过实施规范化培训政策，强化了全科医生的培训要求，即每位医学生都需要完成住院医师规范化培训后才能成为一名独立的医生。

（一）全科医生教学模式

1. 小组讨论式教学模式　项目式教学法（project-based learning，PBL）、基于案例的教学（case-based learning，CBL）、基于团队的教学模式（team-based learning，TBL）、情景模拟教学、巴林特小组教学模式及研讨式教学模式均属于小组讨论式教学模式，这种模式的主要特点是不同于大班制教学。传统授课式教学模式（lecture-based learning，LBL）是以老师授课、学生听课为主的教学模式，主角是老师。小组讨论式教学则是以教学目标为中心点，带教老师和小组学员组成一个教学小组。在 PBL 的研究中，研究者将带教老师和学员的比例设置为 1∶15，每一个教学小组的学员数量相对较少，因此，组内每一位学员的参与度会很高，参与程度及参与的积极性也得到一定程度的提高。有的研究在小组教学模式中增加了护理人员的参与，研究结果发现，有护理人员的参与有助于全科医生人文素养方面的提升。有的研究在教学后的反馈环节中加入了反馈再练习及 PBL 小组讨论的环节，有针对性地讨论重点知识有利于相关知识的进一步巩固，反复演练可以加深小组成员对相关知识点的掌握。与传统授课式教学模式相比，小组教学模式中学员的理论知识成绩和实践技能水平均得到明显的提升。小组讨论式教学模式的优点还包括可以组织小组成员进行自发的学习，这种方式有助于培养小组成员的团队意识、沟通表达能力及自学能力。

2. 导师小组教学模式　导师小组教学模式最初由王晓岩等提出，该模式由 1 名内科学专业老师、1 名外科学专业老师和 1 名社区医生组成。导师小组教学模式主要是研讨培训方案，以确保轮转过程的效果和质量。为了有针对性地提高全科住培医生在基层实践基地的培训质量，复旦大学附属中山医院的全科医学科提出"双导师制"的教学模式，即在临床基地和基层实践基地为每一名全科住培医生分别配对 1 名导师，第一导师由临床教学基地的临床医生担任，其同时担任责任导师，主要负责传授临床专业知识、培养住培医生的科学思维、培养住培医生解决临床问题及综合科研的能力；第二导师通常称为"合作导师"，一般由基层实践基地的全科医生担任，主要对住培医生进行社区卫生服务基本知识的培训。该模式的优势是使全科住培医生与导师之间的沟通程度得到明显的提高，学员成绩和学员满意度也得到明显的提高，同时有助于全科住培医生科研能力的提升。该模式一经施行便获得了广大师生的广泛认可。

3. 反馈式教学模式　反馈式教学模式即在全科住培医生培训考核过程中加入反馈环节。我国现有的反馈模式多为考核结束后进行反馈总结，对过程缺乏反馈，而反馈式教学模式弥补了这一短板，更多倾向于对培训过程的反馈，老师及学员都参与反馈过程，可以实时反馈，并且利用多种评价量表对全科住培学员进行反馈，从而形成一个完整的反馈系统，从多角度及多维度帮助全科住培学员对学习过程进行记录、反思和总结。目前主要有 2 种反馈方式，一种是形成性评价教学模式，另一种是运用标准化病人评价和培训学员的教学模式。形成性评价对全科住培学员整体能力的提升有促进作用，其不足之处是对带教老师的知识和精力提出了较高的要求。研究发现，采用标准化病人能很好地提高全科住培学员的临床接诊能力，特别是在病史采集及体格检查方面，同时也提高了全科住培学员接诊时的医患沟通技能。采用标准化病人反馈模式能较好地提升住培学员的临床接诊能力。

4. 精准教学模式　精准教学模式主要是以需求为导向的教学模式，包括专科 - 全科联合教学查房（combined specialist/generalist teaching rounds model，CSGR）和循证医学教学模式，结合全科住培学员的职业特征，制定精准的教学目标，以此满足全科住培医生的培训目标。CSGR 模式是由临床教学基地的专科医生与社区实践基地的全科住培老师共同查房的方式进行的联合带教方式，由专科老师及社区全科住培老师共同主持。研究表明，加入全科住培老师后，全科住培学员的理论知识得到了明显的提高，该模式在合作、教学、医疗等方面的价值也得到了学员们的热情拥护。该模式的突出特点是充分联合了专科医学和全科医学两方面的优势，让全科住培学员的全科临床思维能力得到了极大的提升，针对性极强。循证医学教学模式是老师对学员进行的循证医学相关知识的实践培训，指导学员查找文献、寻找针对查房病例的最新及最佳诊疗证据，不仅提高了学员的理论成绩，同时也提升了学员对临床病例的分析能力、独立思考能力及信息检索能力，适用于常见病、多发病的诊疗教学。

5. 全科教学门诊模式　教学门诊模式是应用于全科门诊教学的主要模式之一。全科医疗服务体系是以门诊为主体的第一线医疗照顾体系，因而门诊教学是全科住培教学中十分重要的一部分，开展教学门诊的主要目的是培养全科住培学员的独立思考能力及进行独立医患沟通的能力。研究显示，开展教学门诊明显提高了学员们对门诊教学的兴趣和积极性。该模式主要分为以下 3 个模块。

（1）垂直分层的门诊教学模式：垂直带教是在 3 年培训开始时，由带教老师带领全科住培学员在本院和社区于每周固定的时间进行门诊实践。分层带教是指在门诊带教过程中对不同年级的全科住培医生教学的侧重点有所不同，该方式在保证培训质量的同时坚持了全科的专业特点，避免全科住培学员的培养计划最后沦为专科轮转的影子。

（2）导师制门诊带教模式（general practitioner inquiry-preceptor，GP-IP）：主要包括全科未分化性疾患的诊治、全科 Pendleton 和 RIC 问诊模式带教、全科应诊录像带教、全科 PBL 教学 4 个模块，这种系统性的教学模式得到了广大全科住培学员及专家的认可。

（3）督导式门诊：是以学员为主体、老师作为协助者进行的门诊教学。反馈在这种方式的门诊教学中是一个重要的环节。由全科住培学员先自行反馈，老师根据反馈结果给予"三明治"式的反馈，即表扬优点、提出不足后促进改善。督导式的门诊教学能增进师生交流，在交流中提高学员对常见病、多发病的诊疗能力。

6. 理论知识授课相关的教学模式　传统的理论知识授课方式是老师对着准备好的幻灯片进行的机械式、灌输式的授课方式，老师与学生的互动很少，甚至是零，这种模式下学生的积极性不高，老师也容易产生疲惫心理。

（二）全科医生培训方法

全科专业住院医师规范化培训是培养优秀全科医生的主要途径，目的是为基层诊疗系统输送合格的卫生人才，完成我国三级诊疗的医改目标。目前，我国全科医生培养模式基本执行"5＋3"模式，即先接受 5 年的临床医学本科教育，毕业后再接受 3 年住院医师规范化培训或者 3 年硕士专业学位研究生教育。形成该模式的主要目的在于改进基层社区全科医生的诊治能力，培养一批"下得去、留得住、用得上"的全科医生，为"健康中国"建设提供坚实的"守门人"。全科医生规范化培训的地点通常为国内三级甲等医院及具有一定教学能力的社区卫生服务中心，培训的内容主要涉及内科、外科、妇科、儿科的常见病和多发病的诊治及社区基本工作内容，目的是为基层培养强临床、懂公卫、识中医、能教学、晓研究、善管理，能在城乡基层条件下独立行医，具备健康管理能力和六大核心胜任力的合格的全科医生。培训方法包括理论学习、全科医疗实践及其他临床科室轮转培训。

1. 理论学习　以临床实际需要为重点，时间安排可集中或分散在3年培训过程中完成，培训方法可采用集中面授、远程教学、系列讲座、专题讲座、临床案例讨论、读书报告会等多种形式进行。

2. 全科医疗实践　全科医疗实践（下文简称"全科实践"）总计培训时间为10个月。由临床基地全科和基层实践基地共同完成相关培训工作。

（1）临床基地全科：要求全科住培学员系统学习全科医学的基本理论，培养其全科临床思维，并能将所学知识应用于基层常见病和多发病的处置中。全科住培学员还应掌握病史采集、体格检查、病历书写、诊断与鉴别诊断、疾病治疗、随访管理等临床技能。

（2）基层实践基地

1）培养全科临床思维特点。逐步将服务模式从以疾病为中心转变为以健康为中心，服务内容从疾病管理转变为健康管理。学习全科医疗接诊方式的特点及通过良好沟通与居民建立和谐的信任关系的技巧，逐步培养独立接诊的能力，能处理出诊时常见的健康问题。

2）学习常见病的诊断和治疗及急危重症的识别与转诊。学习慢性非传染性疾病的规范化管理，包括高血压、冠心病、脑血管病、糖尿病、慢性阻塞性肺疾病、慢性肾疾病、骨质疏松症的临床特点与治疗原则，以及一、二、三级预防措施及基层管理方法。依据《国家基本公共卫生服务规范》管理高血压和糖尿病患者各10例。根据常态化传染病疫情防控需要，学习基于互联网服务模式开展全科诊疗工作的方法。

3）学习突发公共卫生事件中疾病筛查、诊断与鉴别诊断的方法及初步处理的原则，学习转诊的流程与注意事项，以及随访管理的内容与方法。

4）学习家庭医生签约服务及家庭访视与家庭病床管理技能。培训期间，每位全科专业住院医师至少与10个家庭签订家庭医生服务协议，该家庭中至少包含老人、儿童、残疾人、妇女、慢性病患者中的两类人，需要对这些家庭进行评估并实施以家庭为单位的照顾及长期健康管理，对有需求的家庭提供家庭访视。

5）学习健康档案的书写及使用。培训期间每人至少完成10份个人健康档案的书写，其中应包含基层常见的健康问题（如高血压、糖尿病、冠心病、脑血管病、慢性阻塞性肺疾病、慢性肾疾病、肿瘤、骨关节病、骨质疏松症等），并能对其实行动态管理。须完成家庭健康档案10份，并对其进行连续性管理。

6）学习肺结核患者的健康管理，具体内容包括肺结核的临床表现、检查方法、治疗原则、基本治疗药物、常见药物不良反应的识别及肺结核患者的转诊指征。能根据《住院医师规范化培训内容与标准（2022年版）》的要求规范管理肺结核患者2例，包括服药督导、随访评估、分类干预、结案、评估等。

7）学习健康教育技能（与基本公共卫生服务技能培训相结合），具体内容包括健康教育的基本概念、常用方法及特点，以及基于互联网服务开展健康知识传播的方法和技能等。培训期间至少参与5个健康问题（可包含网络健康教育课）的健康教育方案设计、实施、咨询、评价等活动，其中独立完成健康教育课≥2次，时间不少于20 min，听众不少于15人。

8）学习国家基本药物目录的使用，国家基本药物的用法、用量、常见不良反应，药物的相互作用及使用注意事项等。学习合理用药的原则，以及常用中成药的适应证、常见不良反应及使用注意事项。

9）掌握《国家基本公共卫生服务规范》的主要内容。

3. 其他临床科室轮转　其他临床科室轮转培训时间总计 23 个月，相关科室包括内科、外科、神经内科、精神科、急诊科、妇产科、儿科、皮肤科、五官科及传染病科。主要参加临床科室的诊疗工作，接受临床基本技能的训练，学习相关专业的理论知识及必要的诊疗技术。

三、我国全科医学教育与培训的现状与挑战

我国全科医学发展的主要优势在于有力的政策推动和政府领导，从而可以快速启动和发展全科医生队伍，而全科医生队伍的建设更是离不开全科医学教育政策的驱动。我国全科医学教育经历了萌芽起步阶段和探索发展阶段，目前正处于改革完善阶段。国家政策以"医教协同"为重要举措，不断推进全科医学教育改革，完善适应行业特点的全科医生培养制度。

在全科医学教育探索发展阶段的院校教育中，为落实 2010 年制定的《以全科医生为重点的基层医疗卫生队伍建设规划》，同年出台了我国第一份关于订单定向培养医学生的文件，以免费培养、定向就业等形式为基层培养本、专科层次的全科医学人才，对全科医生的培养发挥了开创性的作用。随着 2011 年《国务院关于建立全科医生制度的指导意见》的发布，相关政策推进了临床医学（全科医学方向）硕士专业学位研究生培养与全科医生"5＋3"规范化培训模式相衔接，对偏远地区开展的"3＋2"助理全科医生培养模式进行了规定，对全科医学毕业后教育进行了系统化布局。国家还在全科医学继续教育方面做了探索，启动了全科医生转岗培训，增加了通过短期培训快速培养全科医生的途径。

自 2015 年我国全科医学教育进入改革完善阶段以来，国家继续从全科医生培训模式和全科医学教育体系方面进行更完善的政策推进。

（一）医学院校全科教育的现状

在院校教育方面，国家政策多层次递进。

1. 2015 年国家出台了进一步推动订单定向培养医学生相关政策的文件，对农村订单定向医学生的招生录取、人才培养模式改革、就业安置、履约管理等方面从制度安排上进一步优化，构建了招生—培养—就业—使用的联动机制，强化从本科阶段开始优秀基层全科医学人才的定向培养。实施农村订单定向医学生培养工作 10 余年来，累计有 113 所高校培养了近 5.7 万名农村订单定向医学生，在一定程度上缓解了基层卫生人才短缺的问题。

2. 2018 年 1 月《国务院办公厅关于改革完善全科医生培养与使用激励机制的意见》发布，开启了全科医学人才培养的新篇章，对全科医学人才培养工作做出了更系统的部署，明确规定了要巩固发展院校教育、毕业后教育和继续教育一体化的全科医学教育制度。从首都医科大学等高等院校进行全科医学教育试点，到部分高等院校开设全科医学选修课程，再到如今要求所有招收临床医学的医学院校必须设置《全科医学概论》为必修课程，国家政策进一步优化了全科医学教育院校阶段的生态环境，开启了全科医学这门学科相关课程的探索，包括社区卫生服务、全科医学病案讨论等课程。

3. 2020 年《国务院办公厅关于加快医学教育创新发展的指导意见》发布，对全科医学教学组织

机构的成立、实践教学示范基地的建设目标及硕博专业学位研究生招生培养工作等都进行了明确的规定，给全科医学教育带来了新的发展机遇，自此全面开启了全科医学院校教育中"从本科到研究生"学历、"学士-硕士-博士"学位全链条覆盖的学科人才培养体系。

（二）全科医学毕业后教育的现状

毕业后教育是全科医学人才培养的关键时期。全科医学住院医师规范化培训从最初试点培养到如今的规模化培养，国家政策给予了极大的推动，除传统院校的附属医院之外，各省市三甲医院的全科医学住院医师规范化培训基地如雨后春笋般蓬勃发展起来，使现阶段的全科医学毕业后教育与培训逐渐从数量向质量提升。结合社会需求和基层实际要求，国家制定了全科医学专业教育标准，以提高人才培养的规范性和标准性。2014年发布的《住院医师规范化培训基地认定标准（试行）》中的全科专业基地认定细则，对全科临床培训基地及全科基层实践基地的基本条件、师资条件等均进行了明确的规定，2016年发布的"住院医师规范化培训评估指标——全科专业（临床）基地及全科专业（基层）基地"可以对基地的建设进行评估。

由于我国全科医学起步晚、基础弱，全科医生培训体系不健全，学科发展缓慢，大多数基层医疗卫生机构全科医学师资匮乏，临床、教学、科研能力较为薄弱，暂时还难以牵头承担起培养合格全科医生的重任，而且与人民群众日益增长的健康服务需求和建设健康中国的要求相比，在全科医生的数量、质量及结构上都存在较大的差距。在这种情形下，复旦大学附属中山医院、北京大学第一医院、浙江大学医学院附属邵逸夫医院等一批综合医院，由于充分发挥了医疗水平高、病例充足、病种齐全、学科底蕴深厚、教学基础良好、师资带教经验丰富、与基层医疗卫生机构紧密联系等优势，探索形成了适合我国国情的"左右协同、上下贯通"的全科医生培养新模式，建立了综合医院全科医学科牵头、其他专科科室协同、基层实践基地（社区卫生服务中心、乡镇卫生院等基层医疗卫生机构）有力支撑的全科医生培训体系。这种培养模式有利于加强全科医学的学科建设，促进全科医学的发展，有利于聚集对全科有认同感的优秀全科医学师资，有利于用全科医学思维和方式系统化、规范化地培训全科医生，提高人才培养质量，有利于提升基层医疗卫生机构全科诊疗能力和医疗卫生服务管理水平，加快建立"基层首诊、双向转诊、急慢分治、上下联动"的分级诊疗制度。

为总结并推广新型的培养经验、加快壮大全科医生队伍、全面提高人才培养质量，国务院办公厅印发了相关的文件并做出相关的规定，认定为住院医师规范化培训基地的综合医院要加强全科专业基地建设，增加全科医疗诊疗科目，独立设置全科医学科，以人才培养为目的，开展全科临床、教学及科研工作，与基层医疗卫生机构联合培养全科医生，最迟至2019年12月底，各住院医师规范化培训基地（综合医院）均应独立设置全科医学科，人员配备符合标准要求。至2020年，住院医师规范化培训基地（综合医院）仍未独立设置全科医学科或未达到设置指导标准要求的，将取消其培训基地资格。这是健全全科医生培养体系、提升全科医生培养质量、加快壮大全科医生队伍的重大举措。在各级政府及学会的支持下，我国目前共有687个全科医生临床基地和1660个基层实践基地，形成了较为系统的全科规范化培训体系。同时北京大学第一医院、浙江大学附属第一医院、四川大学华西医院等综合医院开始对全科医学亚专长或全科专科医生阶段的培养方案和模式进行探索，为全科人才毕业后培训体系进一步积累经验。

中国医师协会全科医师分会充分发挥行业引导性作用，为解决在培训中全科医学理论教育和全科医疗临床实践中衔接不足的问题，对全科医学师资标准化培养方案及内容进行了明确的规定，于2021年发布了第一个针对住院医师规范化培训的专业教学规范——《全科教学查房规范和全科教学门诊规范》，后续发布的一系列住院医师的教学活动指南都是为了弥补既往专门从事全科医学教育的师资队伍力量薄弱及接受全科医学培训的学员培养质量不均衡的问题，极大地提升了全科医学毕业后教育的质量。

（三）全科医学继续教育的现状

目前我国医学院校全科医学教育和全科医生规范化住院医师培训处于改革完善阶段，但招生规模和培养能力有限。在此背景下，全科医生继续教育在全科医学人才培养体系中的重要性尤为凸显。目前全科医生继续教育路径主要有以下3种：一是通过全科转岗培养的全科医生继续在上级医院进行全科医疗进修学习，不断提升全科医疗业务能力；二是通过脱产参加短期专项培训项目，以提升全科医生某亚专长的业务能力，如慢性病管理、心理健康培训、缓和医学实践等；三是通过参加协/学会或教育平台组织的学习交流机会来获取用于医生年度考核的继续教育学分。

在我国的全科医学继续教育资源中，进修时间最长、有着优秀全科人才培养经验的综合医院不断利用培训经验提供进修资源，让在基层医疗机构从业后的全科医生不仅有提升自我的机会，同时也满足了其晋升职称的需求，更能促进综合医院医联体和教联体模式的建设。由于全科亚专长的不断探索，专项培训项目对热衷于参加全科继续教育的全科医生越发具有吸引力，有丰富教学经验和临床能力的专科师资联合有亚专长优势的全科师资，结合全科医学特点和基层卫生服务需求，进行继续教育课程的设计和实施，尤其是基层呼吸联盟更是发挥了全-专联合的优势，进一步积累了继续教育的经验。国家级或省市级继续教育项目最为常见，由各医疗机构具有资质的全科医生申请项目，并在获批后开展和实施，让全科医生通过学习和掌握关于全科医疗的最新指南，以保持较好的全科医疗能力是极为重要的。

综合上述现状，由于国家对全科医学教育的重视，尤其是毕业后教育的政策和财政上的支持，全科医生队伍在不断壮大。根据《中国卫生健康统计年鉴2021》，我国的全科医生数量由2012年的11.0万人增长至2021年的43.5万人，增长了近4倍。

（四）全科医学教育与培训的挑战

经过30年的不断探索和实践，我国大力开展全科医生的培养工作，在各政府部门的重视下，各地区积极开展全科师资队伍、临床及社区实践教学基地的建设工作，教育部等多部门组织专家进行全科医学相关教材的建设，国内一些医学院校相继建立了全科医学院（系），同时正在积极探索适合我国国情的全科医学本科及研究生学历教育，为我国全科医学教育的探索与发展提供了宝贵的经验，使我国全科医生队伍建设取得了重要的进展。

我国的全科医学教育有了长足的进步，但随着人民健康服务需求的增加及我国医药卫生体制改革的全面推进，社区卫生服务队伍迫切需要具备社区综合防治能力的全科医学人才，在新时代的新要求面前，全科医学教育仍面临巨大的挑战。

长期以来，我国高校虽然为国家和社会输送了一批批的全科医学人才，但目前我国全科医生总数仅为医生总数的10.01%，远低于国际水平（30.00%～60.00%）。本科专业是人才培养的重要组织阵地，全科医学的专业布点状况能反映出人才培养的规模与教学实力。从专业布点来看，全科医学是临床医学专业分支，没有本科专业的独立招生；从招生规模来看，招生总数主要集中于本科层次和专科层次，研究生层次占比较少；从对全科医学教育的认识来看，有的医学院校认为全科医学教育是低层次大学的业务范畴，并未将全科医学作为医学院校招生和培养的重点。虽然全科医学面向基层，服务对象以家庭或社区为单位，但全科医学并不是低端医疗服务，全科医学教育应该具有大学教育的基本属性，要求采用精英教育的培养模式，同时强调"以人为本"的全面照护，集临床医学、预防医学、康复医学、人文学科等多门学科内容于一体，定位于培养集"促、防、诊、控、治、康"为一体的复合型全科医学人才，这对全科医学教育提出了更新、更高的要求。

面对社会需求和国家政策导向，高校应提高对全科医学的重视程度，积极开展全科医学教育，加快调整临床医学全科医学方向招生结构，推动全科医学人才培养规模化，在多渠道培养全科医生的同时关注全科医生的质量提升和结构优化，适度扩大全科硕、博士研究生招生规模，为全科医学学科带头人和全科师资的培养奠定基础。

医教协同是当今推进全科医学教育改革的关键，为全科医学人才培养创设了制度环境和必要条件，激发共同发展的需求与愿景，促进"校、院、区"合作，建立教育和卫生两个系统人才培养协调共商机制，实现全科医学人才培养一体化。高校需要结合全科医生服务基层的特性，立足服务基层，强化医学人文教育，引领医学生的家国情怀，坚定扎根基层、服务基层的职业理想信念；优化全科医学教育的课程设置，完善理论课程和实践课程，将全科理念贯穿于人才培养的全过程，突出全科作为职业选择的价值，加强职业生涯规划指导和基层就业引导，拓展职业发展前景，培养其从事全科医疗服务的职业兴趣。国家层面一方面要"增强激励"，在全科医生的岗位编制、薪酬待遇、职称评定、深造培训等方面制定更有针对性的倾斜政策，提高全科医生的社会地位、收入水平及岗位吸引力，扭转基层全科人才不断流失的现状；另一方面要"严格约束"，改变农村订单定向医学生违约现象，以不断稳定和提升全科医生队伍的数量和质量。

呼吁国家出台相关政策提高全科医生参加继续教育的积极性，适时推行全科医生执业资格与继续教育挂钩，将全科医生继续教育与全科医生执业医师资格再认证相结合，从而加强全科医学继续教育的监管力度，同时加强继续教育课程和远程教育平台建设，设置多种学习模式，让全科继续教育惠及偏远山区的全科医生队伍。

（遵义医科大学附属医院　肖　雪

四川大学华西医院　苏巧俐）

第二节　高等院校全科医学教育

高等院校的全科医学教育作为全科医学教育体系的重要组成部分，承担着医学生早期的全科医学教育和学历教育。早期医学教育的目的是让医学生掌握临床医学的基本理论、基础知识和基本技能，提高其对常见健康问题和疾病的防治能力，达到全科医生岗位基本要求。学历教育要培养既具有较强的临床实践能力和较好的临床应用研究能力，又具有良好学术资质的高层次医学适用型人才。

一、全科医学的本科教育

（一）政策发展沿革

20 世纪 80 年代末，经由国内外政界人士、医学界精英及有识之士的大力倡导与推动，全科医学开始引入我国，一些高校在全科医学教育模式、课程建设及教学改革方面进行了富有成效的探索和实践。1997 年发布的《中共中央、国务院关于卫生改革与发展的决定》首次在政策层面明确了"加快发展全科医学，培养全科医生"，意味着全科医学人才队伍建设步入体制化层面。2006 年《教育部关于加强高等医学院校全科医学、社区护理学教育和学科建设的意见》发布，明确提出"教育部、国务院学位委员会将在修订的《授予博士、硕士学位和培养研究生的学科、专业目录》中对全科医学的学科定位和人才培养给予专门研究和重点支持"。2010 年《关于印发开展农村订单定向医学生免费培养工作实施意见的通知》《关于印发以全科医生为重点的基层医疗卫生队伍建设规划的通知》等重要文件发布，旨在保障农村居民享有均等化、有效、方便、价廉的基本医疗卫生服务。2010 年以来，全国先后有 30 个省份、113 所高校承担了培养任务，为中西部培养了近 5.7 万名订单定向医学生，从规模上实现了为每家乡镇卫生院培养 1 名全科医生的全覆盖。乡镇卫生院的全科医生数量增长了 3.62 倍。具有划时代意义的是 2011 年发布的《国务院关于建立全科医生制度的指导意见》，对建立中国特色全科医生制度予以全方位的顶层设计，确立了全科医生在推动分级诊疗和深化新医改、建立人民满意的健康保障体系中的政策地位。2017 年发布的《国务院办公厅关于深化医教协同进一步推进医学教育改革与发展的意见》提出，加大订单定向培养、转岗培训、继续教育的力度。2018 年《国务院办公厅关于改革完善全科医生培养与使用激励机制的意见》和 2020 年《国务院办公厅关于加快医学教育创新发展的指导意见》的发布，既是对过去工作的深化和完善，也是聚焦健康中国建设、全面提高全科医生职业吸引力的重大战略举措。至此，我国建立起了贯穿于院校教育、毕业后教育及继续教育的完整教育体系，以及涵盖本科、硕士、博士的全科医学专业学历、学位制度。

（二）高校全科医学教育的基本情况

1. 高校全科医学教学机构设置　我国最早成立全科医学教学机构的是首都医科大学，于 1994 年在预防医学系下成立了全科医学教研室。2017 年马峥等调查了我国 60 所医学院校，有 41 所（68.3%）院校建立了全科医学教学机构，包括全科医学教研室、全科医学系、全科医学院等；有 58 所（96.7%）开展了全科医学相关课程，其中开展社区实践的 12 所院校平均实践时间仅为 4 h。2021 年江南等调查了 160 所医学院校，结果显示，开设全科医学课程的院校占 81.7%，20 余所学校为农村订单定向免费培养临床医学专业五年制本科生开设了全科医学课程。

2. 高校全科医学教材建设　完善全科医学教材改革与建设直接关系到人才培养模式和教学培养目标的实现及教学整体改革的成败。全科医学教育的发展必定离不开教材的建设。其中院校所用教材大多数为人民卫生出版社出版的《全科医学概论》，这是我国最权威、使用最广泛的全科医学教材，第一版出版于 2001 年，第二版出版于 2004 年，第三版出版于 2008 年，主编均为杨秉辉；第四版出版于 2013 年，主编为祝墡珠；第五版出版于 2018 年，主编为于晓松和路孝琴。目前正在组织编写第六版（主编为于晓松、路孝琴）及配套数字教材（主编为王永晨）。以《全科医学概论》为核心，与医患沟通技巧、社区预防与保健、社区卫生服务管理等相关内容逐步形成相互支撑的全科医学教材体系，采用形式多样的教学方法促进理论与实践的结合是我国全科医学课程建设的主要特点。近年来，由国内学者翻译的国外全科医学经典著作正逐步成为我国全科医学教材的有力补充。

3. 高校开展全科医学教育的形式　国内学界关于开展全科医学教育主要有两种观点：一种观点是毕业后教育模式，即先接受5年临床医学本科教育，再接受3年全科住院医师规范化培养；另外一种观点是高等医学教育模式，即开设本科层次全科医学专业，明确其学科属性，将全科医学理念体现在培养方案、课程教学、临床实践中，在院校教育阶段培养全科医生的核心胜任力，再接受3年的全科住院医师规范化培训。就全科医学知识与技能、临床思维训练而言，前者重心后置，后者关口前移。但是经过多年实践，关于全科医生的高校本科阶段培养模式普遍被认可的是毕业后教育。卫生部于1999年底召开了"全国全科医学教育工作会议"，明确了全科医生的培养应为毕业后教育。

根据《以全科医生为重点的基层医疗卫生队伍建设规划》的要求，2010年6月《关于印发开展农村订单定向医学生免费培养工作实施意见的通知》发布，正式启动了农村订单定向医学生（下文简称"订单定向医学生"）免费培养的工作，每年为中西部基层培养全科医疗卫生人才。这一政策对订单定向医学生的招生录取、人才培养模式改革、就业安置、履约管理等方面从制度上进一步做了优化，构建了招生—培养—就业—使用的联动机制，得到社会的高度认同。2015年发布的《教育部等6部门关于进一步做好农村订单定向医学生免费培养工作的意见》提出，积极完善免费医学生就业政策，对在校学习不努力、成绩不合格、不学无术的学生予以毕业就业方面的限制，以督促他们端正学习态度，学到更多的专业知识。

（三）全科医学本科专业建设情况

1. 课程体系建设　在全科医学概念被引入国内之初，国内学者即开始尝试通过在5年的本科教育中加入全科医学的相关内容，期望在本科阶段培养出合格的全科医生，并为此设计了相应的课程体系。课程体系直接反映教育目的和培养目标，是提高人才素质和教育质量的核心环节。教学内容、课程体系和培养方法的先进性和科学性，对于人才的知识结构、能力结构和素质结构是否适应未来的需要具有决定性的作用。

全科医学专业教育的课程设置具有系统性、理论性、实用性等要求。根据全科医学基本原则和社区健康问题的范围、类型及特征，把各种基础学科、临床学科的内容与生物、心理、社会等知识有机结合在一起，从而形成一个独特的全科医学专科知识体系。要求学生掌握社区卫生工作的基本知识、社区病因的调查方法，以及社区健康问题的诊断、预防、治疗及管理，并应用这些知识解决基本医疗保健的实际问题。

全科医学专业课程设计思路主要以临床医学/全科医学为主导，课程内容以临床医学各科的基本诊疗和保健技能为主，同时加强以人群为导向的健康教育、流行病学等课程的设置。研究发现，当前我国全科医学教育课程体系呈现以下特征：①全科医学教育方向的主干学科是基础医学、临床医学、全科医学、预防医学，不同院校的主干学科一致性高，表明人们对全科医学人才培养的规格和目标有较为统一的认识，但具体的专业课程设置却又存在明显的差异。②全科医学方向的专业核心课程与相应的临床医学专业课的设置几乎一致，其中病理学、生理学、外科学、药理学、内科学、全科医学概论、人体解剖学、生物化学、诊断学、儿科学、妇产科学、预防医学、组织胚胎学等课程是当前我国全科医学方向的核心课程。

2. 实习基地建设　实习基地的建设直接影响全科医学教育的质量，是实现全科医生培养目标的根本保证。这些实习基地为社区基本诊疗、护理、营养、康复技术、公共卫生、健康教育提供场所和师资。因此，高等医学院校可以有选择地对一些条件较好的社区建立符合全科医学人才培养的基层实习基地，并规范和建设基地的教学管理与教学条件。社区实习基地的基本条件：①以社区卫生服务中心为基础，经营状况良好，经营机制和管理模式比较先进，有一定的示范作用；②有一定的病例病种数量，能满足教学需求；③师资有一定的带教能力。

3. 高等院校本科生《全科医学概论》课程建设　本科教育是全科医学教育的启蒙阶段，《全科医学概论》作为帮助医学生了解全科思想、培养全科思维、激发从事全科兴趣的一门课程，对促进医学人才踏入全科领域具有很强的帮助和促进作用，是全科医学教育的先导和基石。复旦大学上海医学院全科医学系在国内率先开设了针对临床医学专业本科生的《全科医学概论》和《医患交流技巧》课程，全部由临床一线的全科师资授课。使用双语教学、PBL 等方法对《全科医学概论》进行理论授课，还安排学生进行社区实践，以加深其对全科医学基本理念的感性认识。《医患交流技巧》使用案例分析、角色扮演等教学方法和手段，着重培养学生在临床实践中的沟通能力。

全国医学院校中有 90% 左右开展了全科医学相关课程。通过学习全科医学相关课程，在一定程度上可以使临床医学生初步了解全科医学的基本理论，了解社区卫生服务的内容、方法，有利于引导医学生的就业取向。我国医学院校开设的全科医学课程在课程性质、教学时长、师资数量、师资知识结构及配置情况等方面仍存在差异，发展不平衡。北京大学是国内早先开展本科生全科医学教育的高等医学院校，北京大学医学部全科医学系从管理队伍建设、课程体系优化、评估手段多样化等方面，积极探索高效、可复制、可推广的本科生全科医学教育经验，逐渐形成了以"概念渗透、理论灌输、实践结合、社区导向"为特点的本科生全科医学教学模式，为其他学校全科医学教学模式的开展提供了参考。

（四）农村订单定向免费医学生培养现状

自 2010 年我国订单定向医学生培养工作启动以来，我国中西部共有 20 余个高等医学院校承担了相关的培养工作，每年为基层培养约 6000 名全科医疗人才。10 多年以来，国内各高校就订单定向医学生的培养模式、课程体系、师资培训、实践教学基地建设、培养效果等相关工作进行了一系列的探索与实践研究，全科医学教育和全科医生培养进入快速发展阶段。2016 年以来，《"健康中国 2030"规划纲要》的发布、"新医科"概念的推出及新型冠状病毒感染大流行给人类生命健康带来的严峻挑战等，对医学人才培养工作提出了"人才培养重点从治疗扩展到预防、治疗和康养，体现服务于生命全周期"的新目标和新任务。为基层培养"用得上、下得去、干得好、留得住"的"四得"人才成为国内各高校积极探索并解决的关键问题。

广西医科大学经过 10 余年的努力，探索出一系列以基层全科医生岗位胜任力培养为核心的改革措施，通过建立"2＋1.5＋1.5"（即 2 年通识和基础医学课程＋1.5 年临床医学课程＋1.5 年毕业实习）的人才培养模式，增设全科医学特色课程，规范建立多层级实践教学基地网络，构建"三全育人"体系，成立全国首家全科医学院，搭建多方利益合作平台，构建并实践了特色鲜明的"一核四驱"订单定向医学生培养体系，即以基层全科医生岗位胜任力的培养为核心，从教学组织驱动、教学质量驱动、"三全育人"驱动及医教协同驱动等方面，赋能订单定向医学生本科医学教育全过程。

西安医学院针对订单定向医学生重点培养 5 种能力：①具备较扎实的全科医学技能，较强的临床分析和思维能力、实践动手能力及综合应用能力；②掌握农村常见病、多发病的诊治及急、难、重症的处理方法；③初步掌握预防医学及处理公共卫生突发事件的基本技能；④具有较强的创新能力、学习能力和发展能力；⑤具有较强的语言和文字表达能力，基本掌握一门外国语，具有计算机基础应用能力。西安医学院加大实践教学的学时比例，重视医学生的动手能力，以满足农村基层全科医学人才的培养要求。

遵义医科大学附属医院在医教协同的背景下，以岗位胜任力为导向，通过优化课程体系、完善考核管理、多维度评价体系建设等举措，围绕"预防、保健、诊断、治疗、康复、健康管理"等目标要求，培养具备基层服务能力和临床能力的农村实用型医学人才。

多地高校积极构建教学体系以满足定向医学生"早基层、多基层、反复基层，早临床、多临床、反复临床"的教学要求，建设完善三级医院 - 社区卫生服务中心多层次的实践教学基地。根据教学需求不断拓展，构筑以学校附属医院为依托、以社区卫生服务中心 / 乡镇卫生院为基础的能够进行临床培养和与基层医疗卫生实践相结合的全科医学实践培训网络，建设满足订单定向医学生需求的实践基地。

二、全科医学的专科教育

2010 年发布的《关于印发以全科医生为重点的基层医疗卫生队伍建设规划的通知》提出，在部分医学院校设立学制三年的专科层次、面向农村和社区的全科医学专业。部分高校优化该专业的课程体系，在临床医学专科教育的基础上增设预防、保健与健康促进、社区医学、社区常见病与多发病诊治、流行病学与医学统计学等课程，并进一步改革教学内容，增强实用性，让学生在有限的学习时间内掌握实用技能。适度调整生物医学课程学时，保证总学时数基本不变，开设一定学时的中医学课程，普及简单可行、疗效显著的中医适宜技能。经过 3 年临床医学专科学习，毕业后进入"3＋2"助理全科医师培训。

三、全科医学的硕士、博士研究生教育

全科医学研究生培养是提高综合医疗能力和全科医学服务水平的重要途径之一。全科医学研究生培养模式的设计和实施对于培养高水平、全面发展的全科医学专业人才具有重要意义。

（一）发展历程

1. 立足中国国情，逐步建立高层次全科医学应用型人才培养体系　2015 年的一项调查显示，60 所院校中有 31 所院校建立了全科医学研究生学位点，其中 6 所具有学术型博士学位硕士研究生招生资格，共有博士研究生导师 17 人。最早开始全科医学研究生教育的学校是复旦大学，其于 2004 年开始招收全科医学硕士学位研究生，首都医科大学于 2006 年开始招收全科医学学术型博士学位研究生。2012—2015 年，各高校共招收全科博士研究生 16 人，硕士研究生 412 人，在 31 所高校中有 24 所全科医生规范化培训与硕士学位培养实现了并轨。目前，此培养模式初见成效，毕业的全科医学研究生工作在社区卫生服务一线，正在成为深受欢迎的家庭签约医生，为我国全科医学事业的发展持续注入力量。

2. 医教协同不断深化，全科医学硕士、博士研究生培养体系逐步完善 《"健康中国2030"规划纲要》特别强调"全科医生将成为医学教育的培养重点"，因此，我国亟须完善高水平的全科医学人才培养体系。

（1）培养制度逐步完善

1）政策体系不断健全，《关于建立住院医师规范化培训制度的指导意见》将全科医学作为34个西医专业中较为重要的专业。

2）国家不断投入资金发展全科医学，培训基地和师资队伍建设进一步加强。

3）全科医生培养制度已形成初步格局。①一个模式。培养采用"5＋3"模式，即5年的临床医学本科教育＋3年全科专业住院医师规范化培训。②两种方式。临床医学研究生教育与全科专业住院医师规范化培训并轨，同时结合转岗培训、"3＋2"助理全科医生培训2种形式。③三个统一。统一规范化培养内容，统一准入条件，统一全科医学专业学位标准。目前有91所高校拥有全科医学硕士学位授权点，其中68所高校的全科医学硕士学位授权点设置于2011年之后。

（2）探索复合型高水平临床医学人才培养体系学位机制：为了医学教育科学有序地发展，需要输送大量复合型高水平临床医学人才至我国的医疗卫生事业中。可以借鉴美国约翰·霍普金斯大学医学博士学位（doctor of Medicine，MD）/哲学博士学位（doctor of Philosophy，PhD）的培养经验，"MD＋PhD"双学位毕业生绝大多数成为医学领域的杰出人才。目前，我国只有极少数医学院校通过"5＋3＋X"的医学人才培养模式探索"MD＋PhD"的双学位授予机制。调查结果显示，超过90%的医学院校对通过"5＋3＋X"一贯制培养复合型高水平临床医学人才并授予"MD＋PhD"双学位项目表示高度认同。

（3）启动双学位全科医学博士培养：首都医科大学于2006年建立了我国第一个全科医学博士点。目前我国拥有全科医学博士学位授权点的院校有复旦大学、浙江大学、首都医科大学、北京大学、广州医科大学等13所院校，其中有10所高校的全科医学博士学位授权点设置于2011年之后。

2011年，国务院学位委员会正式同意在临床医学下设立全科医学专业学位。据调查显示，我国高校在2011年之后设置的全科医学硕士学位授权点占比近75%，博士学位授权点占比近77%。高校全科医学硕/博士学位授权点的增长速度加快，越来越多的高校设置了全科医学硕/博士学位授权点，为我国培养优秀的全科医学人才打下了坚实的基础。

（二）教育现状

1. 全科医学硕士研究生培养现状

（1）全科医学硕士研究生培养体系正在逐步完善：一些高校和医疗机构已经建立了全科医学硕士研究生培养专业和学科方向，提供相应的课程设置和实践环节。此外，地方政府也加大了对全科医学硕士研究生培养的支持力度，投入了更多的人力和物力资源。

（2）师资力量：整体数量仍然不足，结构不够合理，缺乏具备全科医学实践经验和教学能力的师资。教学模式仍然存在单一化和传统化的问题，缺乏灵活性和个性化。

2. 全科医学博士研究生培养现状 随着中国医疗需求的不断提高，国家对全科医生队伍建设逐渐重视，全科医学博士研究生是全科医学教育和研究的高端人才。目前，我国全科医学博士研究生的培养现状如下。

（1）学科与专业设置不同：我国各医学院校对全科医学博士研究生的培养方式、学科与专业设置等方面的差异较大。有的高校将全科医学划分为学科门类，独立设置全科医学博士专业，有的高校则将全科医学作为独立的专业。同时，也有些高校在全科医学博士研究生的教育与培养方面设置了多个学科领域，如家庭医学、社区医学等。

（2）培养规模和范围较小：目前我国全科医学博士研究生培养的规模和范围还比较有限。目前，全国只有 13 家医学院校开设全科医学博士研究生专业。这些高校师资力量、教育基础及研究环境仍存在一些局限性。

（3）课程设置和教学模式相对滞后：我国的全科医学博士研究生教育还存在一定的滞后性。全科医学博士研究生的课程设置和教学内容相对单一，缺乏多样性。同时，一些学校的展示方式比较传统，一些现代化的教学手段和方法（如远程研究、在线教育）的应用相对较少。

3．加强培养复合型、研究型的高水平医学人才　2020 年发布的《国务院办公厅关于加快医学教育创新发展的指导意见》在全面优化人才培养结构方面明确提出要加快高层次复合型医学人才的培养。建议在高水平医学院校实施"5＋3＋X"学制、授予临床医学博士＋医学科学博士的培养模式，现招收八年制及"5＋3＋X"授予博士学位的医学院校可直接进入此体系。2021 年首都医科大学启动了高端复合型医学人才——首医阶平班授予医学科学博士的招生培养工作。

（三）教材建设

2016 年 5 月习近平总书记在哲学社会科学工作座谈会上的讲话指出："学科体系同教材体系密不可分。教材体系上不去，学科体系就没有后劲。"面向研究生教育的全科医学相关教材不多，主要延用全科专业住院医师规范化培训相关教材。在借鉴国外全科医学教育先进经验的基础上，人民卫生出版社自 2001 年起开始探索建立我国全科医学教育教材体系，至 2016 年，先后出版了《全科医生培训规划教材（第 1 版）》《全科医生培训规划教材（第 2 版）》《社区卫生专业技术人员岗位培训规划教材》《全科医生规范化培训规划教材（第 1 版）》《卫生部全科医生转岗培训规划教材》5 套全科医生培训教材。2017 年，以已经出版的相关教材为基础，人民卫生出版社组织出版了《全科医生规范化培训规划教材（第 2 版）》，满足了全科医生多种方式培养的需求，助力我国全科医学人才的培养。

其中，《全科医生规范化培训规划教材（第 2 版）》是由政府引领、协会支持、全科领域专家把关的一套教材，紧扣国家相关政策，编写团队权威，在全国范围内遴选教材主编和编委，最终确定了一支由全国全科领域学科带头人及临床教学经验丰富的顶级专家共同参与、兼具临床与教学能力的编写团队。团队成员既具有丰富的教学经验，又熟悉基层医疗的特点。编写过程体现创新，注重实践技能，纸数融合，严格遵照全科医生规范化培训大纲，结合循证医学及编者的临床实践经验，体现全科医生必须掌握的基本理论、基本知识和基本技能。该套教材共 10 种。在内容上，涵盖从全科理论到临床实践的方方面面，将人文理念贯穿始终；在形式上，采用纸数一体的融合编写模式，在传统纸制版教材的基础上配备数字化内容，包括 PPT、习题、微课、视频、图片等，生动、形象、直观，增强了教材的实用性和可读性。结合党的二十大精神，开展课程思政，总结新型冠状病毒感染疫情、传染病防控方面的知识，人民卫生出版社于 2022 年启动了"全科医生规范化培训规划教材"第三轮修订。

2021 年 1 月，人民卫生出版社出版了"十三五"规划教材——《全科医学》，主编为王永晨和方力争。该教材专门为全科医学专业硕士研究生量身定做，在内容上有很大的创新，增加了案例导入和知识拓展，符合研究生教学模式。

（四）课程设置

培养方式以全科医生培养的"5+3"模式为基础，培养过程包括基础理论知识、临床技能操作学习、临床轮转及社区实践，并完成学位论文。目前国内仍缺乏统一的培养模式，各医学院校的具体教学计划、课程设置、培养方法不尽相同，在全科医学的教育理念、培养模式方面并未达成共识，培养与考核体系均缺少细化的标准和尺度，培养出来的全科医学专业研究生水平参差不齐。

1. 全科医学专业学位硕士研究生培养　在3年的硕士研究生培养过程中，研究生一方面要进行研究生阶段的学习，取得毕业证书和专业学位证书，同时通过临床轮转，考核合格后获得医师执业证书和全科住院医师规范化培训合格证书，达到"四证合一"。培养过程主要包括临床基地内科、外科、妇产科、儿科、急诊科、神经内科、眼科、耳鼻喉科、感染科、精神科、全科医学科等专业培训，以及基层实践基地7个月的培训。3年内要完成研究生课程学习、研究综述及学位论文。

2. 全科医学专业学位博士研究生培养

（1）课程设置：课程分为公共必修课、专业必修课和选修课。大部分院校公共必修课开设中国马克思主义与当代、外语、科学道德和学风建设、医学专业文献导读与专业论文、生物安全等课程；专业基础课由各学科组按照本学科培养要求，根据提供的课程库选择专业学位博士必修的课程，专业课主要以本专业对经典理论构建、关键问题突破和前沿研究进展为主；选修课以前沿进展类、研究方法类、研讨类、实践类、人文素养和科研写作类的内容为主。

（2）教学实践和临床实践：专业学位博士研究生应结合本人的科研课题在本学科安排1.5年的临床实践工作。临床医疗实践时间为15个月（其中社区基层医疗实践不少于3个月），担任总住院医师或相当的医疗和行政管理工作3个月。参与临床工作和教学工作能够熟练掌握全科医学专业的基本技能和基本操作。此阶段着重进行临床思维能力的训练，培养较严密的逻辑思维及较强的分析问题、解决问题的能力，熟练掌握全科医学专业常见病、多发病的诊治及慢性病患者的诊治和健康管理，能独立承担门急诊处理和危重患者抢救，临床技能应达到全科高年住院医师水平。在完成15个月专科训练及3个月住院总工作后，分别进行出科考核。

（3）培训过程的基本要求

1）教学和医疗实践的基本要求：医疗实践时间为6个月（社区基层医疗时间不少于4个月），主要参与临床医疗实践和教学工作，应熟练掌握二、三级学科常见病的诊治，临床技能应达到全科高年住院医师水平，同时应完成临床带教工作。轮转结束，研究生应认真做出小结，教研室对其工作态度、工作质量做出评议并及时反馈。在学期间应参加系里的教学活动，条件允许可试行博士生担任助教的制度，以熟悉教学工作的各个环节，并能较好地掌握全科医学教学法，有目的地提高教学能力和效果。

2）参加前沿讲座和学术活动的要求：需参加学校、医院、教研室及相关学术团体的各种学术活动。这些活动应是全科医学及相关学科前沿学术讲座及学术活动，能成为培养学生科学思维能力、评鉴能力和交流能力及扩展知识面的重要途径。鼓励学生在国内和国际学术会议上做会议报告或发言。

3）完成带教任务：在学期间应协助导师完成1轮全科规范化培训住院医师的带教任务，并参与现场调查工作。

四、高等医学院校全科医学教学机构的建设与发展

（一）高等医学院校全科学院（系）的建设与发展

1. 全科学院（系）的建设与发展过程　中国医学院校全科学院（系）的建设和发展是一个漫长而又不断探索的过程。教育部全科医学教学指导委员会和首都医科大学于2015年对我国不同地区60所招收临床医学本科专业的院校开展的调查显示，有41所（68.3%）高校建立了全科医学教学机构，其中有4家（9.8%）院校成立了独立的全科医学学院，校级下设全科医学学系的院校有4家（9.8%），二级学院下设全科学系的院校有5家（12.1%），二级学院下设教研室的院校有28家（68.3%）。

2. 全科医学教育的初步探索

（1）课程设置：医学院校开始增设全科医学相关课程，如全科医学理论、全科医学实践、基础医学、临床医学等。这些课程的开设使学生能够接触到全科医学的基本知识和技能，并初步了解全科医生的工作内容和要求。

（2）师资队伍建设：医学院校逐渐增加全科医学教师队伍，这些教师具有全科医学专业知识和临床经验，他们为学生提供全科医学的教学和指导，帮助学生培养全科医学思维和实践能力。

（3）实践教学：为了培养全科医生的实践能力，医学院校开始积极开展实践教学。学生参与临床实习、基层医疗服务、家庭医生团队等，通过实践操作和病例处理提升临床实践能力。

（4）学术研究：医学院校逐渐开展全科医学学术研究工作，推动全科医学的理论和实践探索。教师和学生积极参与科研项目、发表学术论文，促进全科医学的学科发展。

3. 全科医学教育体系的建立　20世纪90年代以后，我国高等院校全科医学院（系）的建设和发展进入了一个新的阶段。这一阶段的特点是全科医学教育体系的逐步建立和完善。

（1）全科医生培养模式：20世纪80年代后期，我国刚引进全科医学时，首都医科大学率先成立全科医学教研室，开展全科医学学科建设和人才培养方式探索。1999年发布的《全科医师规范化培训大纲（试行）》和《全科医师规范化培训试行办法》，首次明确了全科医生培养的主要途径为毕业后教育。2011年《国务院关于建立全科医生制度的指导意见》进一步阐明了我国全科医生培养的主流模式和过渡期培养模式，即规范的"5+3"模式和过渡期的"3+2"模式。"5+3"模式即接受五年制临床医学教育的本科毕业生，再接受3年的全科医生规范化培训之后，可以取得相应的全科医生资格证书。"3+2"模式即那些到农村地区工作的三年制医学专科毕业生，在经过国家认定的培养基地进行2年临床技能和公共卫生培训后，可以取得执业助理医师资格并注册为助理全科医生。根据《国务院关于建立全科医生制度的指导意见》，"5+3"培养模式的实现主要依靠"两个途径"和"三个统一"。"两个途径"是五年制临床医学专业毕业后进行3年规范化培训，五年制临床医学专业毕业后进行专业学位临床研究生（全科医学方向）培养。"3个统一"是统一全科专业住院医师规范化培养模式、培养方法和内容，统一全科医生职业准入条件，统一全科医学专业学位授予标准。

经过多年的建设与发展，目前全科医学的培养体系日臻成熟，全科医学硕、博士生的培养体系逐步完善。目前在我国开设临床医学专业的189所高校中，91所高校拥有全科医学硕士学位授权点，其中有68所是在2011年之后获得的。2006年首都医科大学建立了我国第一个全科医学博士学位授权点，后相继有12所高校获得全科医学博士学位授权点，在2011年之后获得的高校有10所。全科

医学硕、博士生的培养推动了全科医学的快速发展。

（2）课程体系建设：医学院校开始建立全科医学课程体系，涵盖全科医学的核心内容和技能要求。全科医学的基础课程、临床课程和实践课程得到了进一步的扩充和深化。同时，全科医学的教学方法也得到创新，注重问题导向、综合能力培养及跨学科教学。

（3）师资队伍建设：医学院校加大了对全科医学教师队伍的培养和引进力度。通过组织培训班、派遣教师到国外学习交流等方式，提升教师的全科医学专业素养和教学能力。同时，医学院校还积极引进国内外知名专家和学者，拓宽全科医学师资队伍的来源。根据全科住培基地师资条件、助理全科医生培训基地师资条件及全科住培基地师资评估指标等全面落实全科医学师资培训工作，指导全科基地师资建设。我国全科医学师资人数逐年增多，综合医院全科医学师资数量在全科医学师资总数中的占比逐渐增高，成为主要的全科师资力量。以江苏为例，2019年江苏省加快全科师资的分级分类培养，开展全科骨干师资培训，培训对象为省内35个国家住培基地的全科医学科骨干力量。培训内容包括全科培养现状与全科专业评估分析、全科基地建设的问题与对策、全科临床教学方法的实践与思考等。

（4）实践基地建设：医学院校与综合医院临床基地、社区实践教学基地合作。医学生或住院医师在综合医院临床基地和基层医疗机构进行临床见习、实习和轮转，深入了解基层医疗服务的特点和需求，提升自身实践能力和综合素质。2006年至今入选了三批基地，补入的国家全科医生规范化培训基地累计559家（含中医院校85家）。《国务院关于建立全科医生制度的指导意见》等文件相继发布，2016年启动独立评估全科住培基地的基本建设，2017—2018年评估全科住培基地的内涵建设，2019年三甲医院全部设置全科医学科，评估标准得到逐步完善。三甲医院的全科医学科承担着临床诊疗、教学科研、指导基层等复合性功能。医院以全科医学科为平台，做好医学院医学生的临床实践、实习、规范化培训、师资培训及科室轮转工作。

（5）质量监控与评估：全科学院（系）或全科教研室整合当地全科医学优势资源，组建高校全科医学师资队伍，选择和建设适合为全科医学生开展社区实践的教学基地，选拔和培训适合带教医学生的师资。在医学生中开设全科医学概论和社区实践课程，根据学生类别、培养方向和定位的不同，制定人才培养方案和课程标准，根据当地全科医疗实际和基地建设情况，妥善安排和设计社区实践课程，并加强对教学质量和培养效果的监控和评估。建立科学的评估体系，对教学、师资、学生培养及学生成果进行定期评估和考核，以确保全科医学教育的质量和水平。

（6）学术研究与学术交流：医学院校全科学院（系）加强科研和学术交流，积极开展全科医学的学术研究。教师和学生参与国内外学术会议、研讨会和讲座，发表学术论文，提升全科医学的学术水平和影响力。此外，医学院校还与国内外的医疗机构、研究机构及学术组织进行合作，促进学术交流与合作。

（二）医学院校全科学院（系）建设成果

随着全科医学教育体系的逐步建立和完善，医学院校全科学院（系）在全科医学教育方面取得了一系列的成果。

1. 人才培养成效显著　通过全科学院（系）的建设和发展，中国培养了大量全科医生和全科医学专业人才，为基层医疗服务提供了强有力的支持。这些全科医生能够熟练掌握各个临床科室的基本知识和技能，具备全面诊疗、健康管理及协调转诊等能力，能为患者提供连续、综合及高质量的医疗服务。

2. 基层医疗服务能力提升 全科医学的发展使基层医疗机构的服务能力得到显著提升。全科医生的培养和配置使基层医疗机构能提供更全面、更连续的医疗保障，解决了"看病难、看病贵、看病不准"的问题，有效改善了基层医疗服务的质量和效果。

3. 医疗资源配置优化 全科医学的发展促进了医疗资源的优化配置。通过培养全科医生，减少了对专科医生的依赖，使医疗资源能更合理地分配到各个层级的医疗机构中。全科医生在基层医疗机构的就诊能力和综合素质使患者能够在基层就近获得基本的医疗服务，减轻了大型医院的压力，实现了医疗资源的合理利用。

4. 学术研究和创新成果丰富 医学院校全科学院（系）在全科医学领域开展了大量的学术研究和创新实践，推动了全科医学理论和实践的不断深入。相关研究涵盖了全科医学的基本理论、疾病诊疗、健康管理、家庭医学、基层医疗模式等方面，为全科医学的发展提供了理论支持和实践经验。全科医学的学术研究成果在国内外学术期刊上发表，并得到同行的广泛认可和应用。

5. 国际交流与合作加强 我国医学院校的全科学院（系）积极参与国际交流与合作，与国外医学院校、学术组织、研究机构等建立了广泛的合作关系。通过开展学术交流、联合研究项目、培训交流等方式，借鉴国际先进经验和理念，提升全科医学教育的水平和国际影响力。

6. 政策支持与推动力度加大 中国政府高度重视全科医学的发展，制定了一系列政策文件和规划，加强对医学院校全科学院（系）的支持和引导。政府加大了对全科医学教育的投入，提供了相应的政策保障，鼓励医学院校创新教学模式、改进课程设置、加强实践培训等。政策的支持为全科医学的发展提供了有力的保障。

需要指出的是，我国医学院校全科学院（系）的建设与发展仍然面临一些问题和挑战。例如，全科医学教师队伍的整体素质和数量仍然不足，全科医学教育的质量和水平有待进一步提高。此外，全科医学在学科建设、教学内容、评估体系等方面还需要进一步完善和规范。

（三）高职院校全科教研室的建设与发展

1. 建设背景 为适应我国医药卫生体制改革的新要求，突破西部地区和农村基层医疗卫生事业发展中"人才问题"的瓶颈，为贫困地区和农村培养实用的医疗卫生人才，造就大批扎根农村、服务农民的合格医生，自2009年起国务院出台了一系列政策支持农村订单定向医学生的培养，加快构建以"5+3"为主体、以"3+2"为补充的临床医学人才培养体系。《国务院办公厅关于加快医学教育创新发展的指导意见》明确提出，各地要结合实际为村卫生室和边远贫困地区的乡镇卫生院培养一批高职定向医学生，加快培养"小病善治、大病善识、重病善转、慢病善管"的防治结合的全科医学人才。

2. 卫生高职院校概况 现全国有142所卫生职业院校（专科院校）招收3年制临床医学专业学生，大部分学校成立了全科医学教研室。在全国卫生职业教育指导委员会的组织下，反复修订人才培养方案，制定全科医学导论课程标准，并于2018年新增设基本公共卫生服务实务核心课程，推动医教协同育人教育教学改革，为农村地区输送了一大批医学人才。

3. 建设效果 经过近几年的努力，我国全科医生队伍建设已取得了成效，在某种程度上缓解了当前的供需矛盾。这些成绩的取得与过渡期"3+2"模式的实行有密切关系。例如，很多医学院校通过制定"3+2"助理全科医生培养方案，设计了校内和校外两个阶段，创设了校内理论课结合实践操作和实训教学、医院和社区见习及社会实践、毕业临床实习、助理全科医生规范化培训4个梯度的"两阶段四梯度"培养模式。目前，全科医生转岗培训和住院医师规范化培训的开展，为全面实施"3＋2"助理全科医生培养、提高人才培养质量提供了可借鉴的经验。

（海南医学院第一附属医院　顾申红

西安医学院　严琴琴

江苏医药职业学院　史卫红）

第三节　毕业后全科医学教育

毕业后医学教育是医学教育体系的重要组成部分，可以让刚毕业的医学生结合岗位工作需要，充实专业知识，加强专业培训，培养其独立从事专业技术工作的能力，是院校基础教育过渡到临床医学教育的桥梁。该阶段的教育包括住院医师规范化培训和专科医生规范化培训，医学毕业生成为合格的临床医生之前都必须接受住院医师的培训。

2013 年 12 月发布的《关于建立住院医师规范化培训制度的指导意见》标志着我国住院医师规范化培训制度的正式建立。2014 年 8 月发布的《住院医师规范化培训管理办法（试行）》《住院医师规范化培训基地认定标准（试行）》和《住院医师规范化培训内容与标准（试行）》，对我国住院医师规范化培训的基地资质、培训年限、内容和方法等做出了明确的规定。目前，我国全科医生队伍建设基本形成了以"5＋3"（5 年医学本科教育＋3 年住院医师规范化培训）为主体、以"3＋2"（3 年医学高等专科教育＋2 年助理全科医生培养）为补充的全科医生培养模式，全科医学专业的专科医生规范化培训也在不断探索中。

一、"5＋3"全科专业住院医师规范化培训

全科医生承担着基层健康"守门人"的角色，在基本医疗卫生服务中起着十分重要的作用。现阶段，我国全科医生的培养呈现多层次、多形式的特点，包括毕业后教育、岗位培训（转型教育）、成人学历教育、学历教育及继续教育等模式。2011 年发布的《国务院关于建立全科医生制度的指导意见》明确了全科医生的培养方式以"5＋3"为主，即 5 年临床医学专业本科教育＋3 年全科专业住院医师规范化培训。"5＋3"模式是目前我国全科住院医师规范化培训的主要模式。

（一）背景

2012 年发布的《关于实施临床医学教育综合改革的若干意见》要求专业型研究生能力达到住院医师规范化培训要求。按照教育部、国家卫生健康委员会的要求和规定，医学研究生培养和住院医师培养并轨，研究生 3 年在读期间的临床轮转学习须达到 33 个月，且每个轮转科室都会不同程度地安排临床技能训练，这种模式极大提高了医学研究生的临床能力。

（二）定义

"5＋3"住院医师培训通过界定临床医学专业学位硕士同时具备住院医师和研究生的"双重身份"，实现了"研究生招生和住院医师招录、研究生培养过程和住院医师规范化培训、专业学位授予标准与

临床医生准入制度"的"三个结合"，合格的研究生毕业时可获得执业医师资格证书、住院医师规范化培训合格书、研究生毕业证书和硕士学位证书，简称"四证合一"。

（三）指导思想

"5＋3"住院医师培训是为了贯彻落实《国务院关于建立全科医生制度的指导意见》和《全科医生规范化培养标准（试行）》，规范并加快全科医生培养，以指导各地区根据全科医学人才培养需求和培养能力，科学编制全科医生规范化培养计划，强化培养过程管理，确保培养质量。"5＋3"模式通过培养体系、教育制度、协同机制及实践教学创新，探索了提高研究生临床技能水平的根本途径，促进了我国住院医师规范化培训制度的建立健全，明确了我国医学教育结构优化和学制学位调整的方向，引领了我国其他领域专业学位教育模式的改革。

"5＋3"模式突出了能力培养，以培养合格医生为目标，以岗位胜任力为导向，突出职业素养和能力素养的培养，严格按照住院医师规培细则进行临床技能和临床思维训练，加强质量保障体系建设，使毕业后教育真正做到以医生职业为导向、与卫生行业紧密结合、与医师执业资格考试密切衔接及与医生准入实现无缝对接。2014年2月，国家卫生和计划生育委员会等7部门在上海召开工作会议，明确2015年我国全面启动住院医师规范化培训工作。

（四）深化"5＋3"模式改革

我国全科住院医师规范化培训体系虽已形成，但不够完善。距离我国"分级诊疗、双向转诊"系统的实际需求仍有差距，在系统推进的同时也是对全科医生培训体系的探索和完善。全科医生队伍数量不足，高素质人才严重短缺。培训基地的设施设备、病员数量及病种等条件，带教师资的知识、能力、经验、带教意识等条件，受训者的基础条件及学习态度等情况，以及培训基地及所在医院的教学管理制度等因素均会对全科住培质量造成影响。中国医师协会调查了19个省72个培训基地，结果发现：在2017年度评估中，规范化培训基地大多数符合相关规定，但仍有50%的医院没有建立独立的全科医学科，且大多数培训基地不能很好地区分全科培训与专科培训；由于师资没有受到足够的全科教学培训，全科师资力量的质量差异较大；社区卫生服务中心教学医师的教学背景及经验仍有待提高。

2010年以来，上海市"5＋3"模式的实践经验显示：在知识传授方面，重点整合医学基础与临床课程设置，建立"以能力为导向，以病例为基础"的床旁教学，开展多层次以问题为基础的学习和研讨式循证医学课程；在技能训练方面，强化临床实践教学环节，上海市的培训医院和培训基地按照内科、外科等学科大类完善了导师带教制度；在综合能力提升方面，特别重视住院医师职业操守、人文素养及沟通能力的培养，使其善于沟通、关爱患者、尊重生命；在导师队伍建设方面，依托基地，通过严格准入、严格培训规程、加强激励考核等方式提升培训医院带教老师的责任意识和带教质量。

2018年10月《教育部、国家卫生健康委员会、国家中医药管理局关于加强医教协同实施卓越医生教育培养计划2.0的意见》发布，提出要促进临床医学专业学位研究生教育与住院医师规范化培训有机衔接，加强临床医学专业学位研究生临床科研思维能力的培养，提升"5＋3"临床医学生的综合能力。

2020年9月《国务院办公厅关于加快医学教育创新发展的指导意见》发布，强调要夯实住院医师的医学理论基础，强化临床思维、临床实践、临床研究能力的培养，将医德医风相关课程作为必修课程，提高外语文献阅读及应用能力。

研究发现，北京规范化培训项目因为教育改革及创新，全科住院医师培训生对教学医生有更高的满意度，对将来的工作持有更乐观的态度。因此，教育制度上的创新对加强培训及提升规范化培训医生对将来工作的乐观态度有一定的价值。

二、"3+2"助理全科医生规范化培训

（一）背景

国内基层缺乏卫生人才的现状不仅体现在数量上，在水平上也有待提高。《2012 中国卫生年鉴》提供的统计数据显示，全国基层医疗卫生人员中具有本科学历者仅占 5.9%，专科学历者占 34.8%，中专学历者占 51.8%，高中及以下学历者占 7.5%，未经过规范化培训，其临床能力与"健康守门人"的实际要求相差甚远。面对当前的现状，农村基层医疗机构急需综合程度较高的全科医生来提供连续性、整体性、可及性的医疗服务。全科医生规范化培训"5+3"模式是目前我国规范化培养全科医生的主要途径，但准入门槛高，培养周期长，不能较快地满足需要。因此，2011 年发布的《国务院关于建立全科医生制度的指导意见》指出，对到经济欠发达的农村地区工作的 3 年制医学专科毕业生，可在国家认定的培养基地经 2 年临床技能和公共卫生培训合格并取得执业助理医师资格后，可注册为助理全科医生，此即"3+2"模式。

（二）指导思想

"3+2"助理全科医生培训是现阶段培养全科医生的过渡期补充措施。根据基层医疗卫生服务"预防、保健、诊断、治疗、康复、健康管理"六位一体的服务要求，以深化改革、提高质量为宗旨，开展面向农村基层的助理全科医生人才培养模式改革。探索"3+2"（3 年医学专科教育＋2 年毕业后全科医生培训）助理全科医生培养模式，制订培养计划，构建课程体系，优化教学内容，实施早临床、多临床培养方案，以培养合格的实用型助理全科医生。

（三）意义

《国务院关于建立全科医生制度的指导意见》提出，2020 年在我国初步建立起充满生机和活力的全科医生制度，基本形成统一规范的全科医生培养模式和"首诊在基层"的服务模式，全科医生与城乡居民基本建立比较稳定的服务关系，基本实现城乡每万名居民有 2~3 名合格的全科医生。"3+2"助理全科医生的培养目的是缓解医疗卫生人才短缺的问题。

助理全科医生规范化培训是按照《关于印发助理全科医生培训标准（试行）的通知》要求，以提高基层"健康守门人"的临床基本技能水平为核心，在规范化培养全科医生方面着力开展的又一项重要举措，将会为不断缩小城乡人才差距，进一步健全和巩固基层卫生服务网络，构建"小病在社区、大病不出区县"的医疗卫生体系新格局，此项政策将关系整个基层医疗事业未来的发展。采取"3+2"模式培养合格的助理全科医生，可以逐步缩小农村基层卫生发展现状与国务院相关指导意见中提出的建设目标之间的巨大差距，是提高基层医疗卫生服务水平的关键所在，也是促进医药卫生体制改革继续深化的有效措施。

综上所述，"3+2"助理全科医生培训模式是一种新型的人才培养模式，目前还处于试点和摸索阶段，需不断完善和持续改进，努力提高培训质量。

（四）培养对象

"3+2"助理全科医生规范化培训的培养对象是临床医学专业三年制专科毕业生，拟在或已在农村基层医疗卫生机构从事全科医疗工作的人员。

（五）培养目标

"3+2"助理全科医生规范化培训的目标是培养一批拥护中国共产党的领导，热爱医疗卫生，拥有全科医学理念，掌握临床基本理论、知识、技能及公共卫生知识技能，养成全科诊疗思维，能运用全科医学理论和原则进行医疗实践的人才，培养其对基层常见病、多发病的基础诊疗及预防保健能力，使其具有良好的医患沟通能力，以维护和促进患者健康为目标，向个人、家庭、乡村社区提供以需求为导向的协调性、综合性、连续性医疗及预防保健服务。

（六）培训内容

"3+2"助理全科医生规范化培训采用全科医学理论和职业综合素质课程设计与临床基层实践相结合的培养模式。培训内容包括临床培训、基层实践、全科医学基本理论与职业理念和综合素质课程培训。临床培训轮转时间为82周，在具有带教资格的执业医师指导下参与临床基地中相关临床科室的医疗工作，每周安排学员集中理论学习，内容为纵向课程。轮转科室按照培训登记手册要求的病种采用带教老师一对一的理论传授、病例讨论等形式进行培训，同时对涉及的技能采用带教老师手把手地示范、辅导及练习。基层实践培训时间为16周，采取在基层实践基地带教师资的指导下，从事全科医疗活动、健康教育小讲课、公共卫生实践、教学研讨会、病例讨论、预防保健服务工作实践及社区卫生调查等。

（七）培训效果

"3+2"助理全科医生人才培养的考核方式包括培训过程考核和结业考核，以过程考核为重点，将学员参加全国助理全科医生的通过率作为配合的考核方式。考核要科学、客观、全面地体现学员的整体学习过程，不仅要应用系统的理论考试反映学员对理论知识的掌握程度，还要通过应用技能考核来反映学员的工作能力。可以采取客观结构化临床技能考试（objective structured clinical examination, OSCE）、病例分析、试卷考试、临床技能实际操作、综合考试、临床患者管理等多样化的考核形式。

（八）存在的问题

"3+2"助理全科医生的培养是教育部、国家卫生健康委员会培养卓越医师计划的试点项目，承担着艰巨的使命。由于各地对人才的需求不同，构建科学的"3+2"助理医生人才培养模式并保障其实施是培养高质量全科医生人才的关键。"3+2"助理全科医生的培养提高了执业助理医师资格考试的通过率，提升了助理全科医生培训基地的教学质量，并且强化了学员综合素质的培养，但同时也存在如下问题。

1. 师资队伍素质亟待提高　目前没有专业的教师队伍。全科医学师资队伍在全科医学发展中的地位是极其重要的，其直接影响全科医生的培养水平及其素质的提高。建设和培养一支学术水平高、结构合理、敢于创新、有志于培养新型全科医学人才的专、兼职师资队伍，才能提高全科医学人才的培养质量，保证全科医学的持续、健康发展。

2. 人才流失　数据显示，有23%的毕业生不愿意选择长期在区县级以下医院或乡镇卫生院工作，在实际工作中，远郊区县的卫生人才流失现象很严重。如何建立"下得去、留得住、用得上"的用人机制尤为重要。

3. 培训中的问题　问题主要有带教形式单一、培训内容过于专科化、带教教师对全科医学不够了解、培训期间收入过低、个别学员缺乏主动学习的能力等。

4. 重视程度不够　目前我国存在对全科医学教育重视程度不够、教育课程体系不完善等问题。

三、专科医生规范化培训

（一）背景

既往，医生的专业理论知识主要来源于医学院校教育阶段的相关课程及毕业后的自学，而临床技能主要秉承于上级医生的指导及医疗工作的积累，缺乏统一的专科培训。专科医生的专科知识结构和技术水平受高校教育水平、所在医疗机构水平和资源的影响很大，导致大医院的整体医疗水平较高，能提供的专业诊疗项目较齐全，而基层医院提供的医疗服务基本不能满足专科患者的需求，甚至不符合专科医生规范化培训现代临床诊疗规范，导致大量患者过度集中到大城市的大医院，极大增加了国家、社会、家庭及个人的医疗支出，亦不符合现行的分级诊疗模式。鉴于此，国家和地方卫生健康委员会及各行业学／协会在住院医师规范化培训已全面贯彻的背景下，逐步推行部分学科的专科医生规范化培训，以期尽快建立全国统一的专科医生规范化培训体系。专科医生的整体质量直接影响我国的整体医疗卫生服务水平，其教育及培训工作亦非常重要，所以亟待对专科医生规范化培训进行深入的研究，找准培训过程中的难点，提出相应的方案，从而提高专科医生培训的效果。

（二）定义

专科医生规范化培训是毕业后医学教育的重要组成部分，是在住院医师规范化培训的基础上，培养能够独立、规范地从事疾病专科诊疗工作的临床医生的可靠途径，主要培训模式是"5＋3＋X"，即在5年医学类专业本科教育和3年住院医师规范化培训后，再依据各专科培训标准和要求进行2~4年的专科医生规范化培训，成为有良好的医疗保健通识素养、扎实的专业素质能力、基本的专科特长及相应的科研教学能力的临床医生。

（三）指导思想

2015年12月《开展专科医师规范化培训制度试点的指导意见》发布，国家专科医生规范化培训试点工作于2016年末正式启动。2017年6月，中国医师协会发布文件，提出要在2020年初步建立专科医生规范化培训制度，并对首批专科医生规范化培训基地进行公示，包含神经外科、呼吸与危重症医学和心血管病学3个专科，试点基地主要分布在北京（25个）、上海（24个）和广东（13个）。2017年，全国医学教育改革发展大会的精神及《国务院办公厅关于深化医教协同进一步推进医学教育改革与发展的意见》等文件均明确要逐步建立统一规范的毕业后医学教育制度，稳妥推进专科医生规范化培训制度试点。可见，国家专科医生规范化培训制度的建立势在必行，但目前仍处于探索阶段。2019年颁布的《中华人民共和国基本医疗卫生与健康促进法》明确提出要建立健全住院医师、专科医生规范化培训制度，并将专科医生规范化培训纳入法治化范畴。

（四）培训对象

目前专科医生规范化培训制度采取自愿原则，可以参加专科医生规范化培训的医生群体主要包括：①完成住院医师规范化培训并取得合格证书、拟从事某一专科临床工作的医生，或者需要进一步整体提升专业水平的医生；②具备中级及以上医学专业技术资格，需要参加专科医生规范化培训的医生；③医学博士专业学位（临床医学、口腔医学、中医学）研究生。简而言之，专科医生规范化培训是在住院医师规范化培训的基础上进行的更深入的培训，其目的是培养能够独立、规范地从事疾病专科诊疗工作的临床专科医生。

（五）现状

目前我国国家专科医生规范化培训试点仅 10 个专业，主要为内外科亚专业，基地数量少且多集中于一线城市，培训人数较少，其相关政策、管理、培训及考核还未形成完整的体系。截至 2021 年 8 月，共有包括心血管病学、呼吸与危重症医学、神经外科学、内科危重症医学、外科危重症医学、内科老年医学、新生儿围生期医学、普通外科学、儿科麻醉学及口腔颌面外科学在内的 10 个试点专科统一开展了招收和培训工作。全国 31 个省（区、市）共有 224 家国家专科医生规范化培训基地，691 个专科基地，在培专科医生 6000 余人。

我国现开展全科专科医生规范化培训的基地还很少。北京大学医学部全科专科医生规范化培训只针对本单位系统的医生进行培训，未面向社会招收学员。2020 年的一项研究显示，在培的 151 名各专业医生中仅有 16 名为非北京大学的医生。2019 年北京大学医学部《专科医生培训结业考核方案》以里程碑培训体系和"置信职业行为"理念为特色，建立由过程考核、中期考核和结业考核组成的考核评价体系。

（六）存在的问题

通过总结我国专科医生规范化培训工作的总体情况，尤其是对专科医生规范化培训评价体系现状的梳理，借鉴国内外先进经验，笔者发现目前我国专科医生规范化培训评价体系存在的主要问题是未能跟上先进的医学教育发展趋势。以胜任力为导向的医学教育教学改革，作为第三代医学教育改革的标志性特征，在我国专科医生规范化培训的评价体系中尚未真正落地。具体表现有如下 4 点：①专科医生规范化培训有明确的践行胜任力要求的培养目标，但是没有与之相适应的、能将胜任力总要求转化为进阶式的、分阶段的具体培训目标。②专科医生规范化培训建立了过程评价与结业考核为特点的评价体系，但还未真正发挥好评价体系中形成性评价的反馈作用，以及阶段总结性评价的把关与触动作用。③专科医生规范化培训虽然有明确的过程考核内容，但没有重视对先进且丰富的评价手段的应用，使评价内容空泛、形式大于内涵。④结业考试还停留在以时间依赖为特征的低水平评价阶段，将培训的质量检测"押注"在最后的结业考核中，这就给培训对象及考核组织方均造成高风险的压力。

总体来讲，专科医生规范化培训的评价管理还未形成严格的监管闭环，使整个评价体系缺乏有效评价数据的支撑，未能起到确保培训质量控制的关键作用。建议今后规范专科医生培训认证管理机构，完善配套制度，细化专科医生培养内容，完善考核标准，加强管理体系的合作与分工，建立协同育人机制，落实专科医生规范化培训制度及相关的配套政策。

四、全科住院医师规范化培训基地建设

（一）基地建设的发展

住院医师规范化培训是培养合格临床医生的必经途径，是加强卫生人才队伍建设、提高医疗卫生工作质量和水平的治本之策，是深化医药卫生体制改革和医学教育改革的重大举措，对于提高我国

医生队伍的整体能力和水平具有重要的意义。培训基地是承担住院医师规范化培训的医疗卫生机构，卫生部早在 1993 年和 1995 年就分别印发了《临床住院医师规范化培训试行办法》和《临床住院医师规范化培训大纲》，在相关领域开展实践探索。2013 年 12 月《关于建立住院医师规范化培训制度的指导意见》发布，正式启动并实施这项医疗卫生领域的重大国家政策，这是我国长期以来探索建立住院医师规范化培训制度由量变到质变的里程碑。此次制定的住院医师规范化培训标准，在我国前期 18 个专业试点的基础上，借鉴国际先进经验，增设并修订了部分专业，设置为 34 个专业，并充分考虑了与下一步开展专科医生规范化培训的有机衔接。在具体内容的规定上，也在原有基础上删除了过高、过难等不合理的要求，增加了与时俱进的新技术、新进展的内容，调整了要求掌握的疾病与操作的种类和数量，力求使基地标准更具有可操作性，使培训内容更符合岗位胜任力培养的要求。

我国住院医师规范化培训基地专业的设置与规划，从符合我国临床实际工作的需要出发，在充分借鉴国际上专业设置领域的最新进展及切合临床医学专业分类学的基础上，遵循博专相济、收放有度的原则，组织相关专业的权威专家经过反复研究和讨论而形成，最终设置了 34 个专业（其中 4 个为外科专业方向，专业设置的中医类别由国家中医药管理部门制定）。据此，组织相关专业的临床技术专家和医学教育管理专家，吸收国际主流国家住院医师培训的先进理念，结合我国实际情况，兼收并蓄，制定出适应我国现行毕业后医学教育规律的《住院医师规范化培训基地认定标准（征求意见稿）》和《住院医师规范化培训内容与标准（征求意见稿）》。为确保文件质量，先后多次征求省级卫生健康行政部门、相关部委、委内司局、有关医学院校及其附属医院、行业协/学会、有关专家等的意见和建议，并两次面向社会广泛征求意见，对合理意见和建议予以积极的采纳，对两个标准的征求意见稿进行了多轮修改和完善，最终形成了《住院医师规范化培训基地认定标准（试行）》和《住院医师规范化培训内容与标准（试行）》。此后，国家卫生健康委员会委托中国医师协会定期对住院医师规范化培训基地的认定标准进行更新。2021 年的《住院医师规范化培训基地标准（2021 年版）》共设置 35 个专业。

根据《住院医师规范化培训基地标准（2021 年版）》，基地认定标准主要包括两大部分，分别是总则和 35 个专业（不含中医科）基地细则。总则中明确提出基地分为培训基地（医院）和专业基地（科室），规定了专业基地类别和基地设置原则，对培训基地（医院）的资质、培训设施设备、培训制度建设，以及专业基地（科室）的师资队伍条件、科室建设条件、培训过程管理等提出了总体要求。各专业基地细则根据本专业需要，对专业基地的基本条件和专业基地的师资条件做出了具体、详细的规定，包括科室规模、诊疗疾病范围、临床诊疗技术操作种类、医疗设备、相关科室、医疗工作量、专业基地人员配备、指导医生的条件及专业基地负责人的条件等。

依据培训需求和基地标准进行认定，实行动态管理，原则上设在三级甲等医院，并结合当地医疗资源的实际情况，将符合条件的其他三级医院和二级甲等医院作为补充，合理规划和布局。鉴于全科住院医师规范化培训的特殊性，全科住院医师规范化培训基地包括临床培训基地和基层实践基地，是培养合格的全科医生的孵化器，在实现住院医师规范化培训质量中发挥着决定性作用。临床培训基地和基层实践基地之间建立协同协作机制，共同承担全科医生的培训任务。

伴随毕业后医学教育的发展，全科住院医师规范化培训基地也得到了快速的发展。2013 年发布的《关于建立住院医师规范化培训制度的指导意见》启动了全国范围内的住院医师规范化培训项目。

2014 年 8 月发布的《住院医师规范化培训基地认定标准（试行）》和《住院医师规范化培训内容与标准（试行）》在推进住院医师培训进程中发挥了重要的作用，并在全国范围内认定了第一批 559 家住院医师规范化培训基地，其中全科住院医师规范化培训基地 393 家。2017 年和 2020 年，国家卫生健康委员会分别公布了第二批、第三批国家级住院医师规范化培训基地名录，分别有 201 家和 264 家住院医师规范化培训基地获得国家级住院医师规范化培训基地称号。

（二）重点专业的基地建设

为贯彻落实《国务院办公厅关于深化医教协同进一步推进医学教育改革与发展的意见》和《关于建立住院医师规范化培训制度的指导意见》，巩固并落实住院医师规范化培训制度，持续提升住院医师规范化培训质量，发挥住院医师规范化培训重点专业基地引领示范作用，国家卫生健康委员会、国家中医药管理局组织并制定了《住院医师规范化培训重点专业基地遴选建设方案》，指导各地规范开展住院医师规范化培训重点专业基地遴选建设相关工作。以全科、公共卫生等紧缺专业为重点，以质量为核心，中西医并重，在住院医师规范化培训基地中，遴选并建设一批学科覆盖完整、区域布局均衡的住院医师规范化培训重点专业基地，可对住院医师规范化培训起到引领和示范作用，以带动全国住院医师规范化培训的高质量发展。

根据国家统一工作部署，经过住院医师规范化培训基地申请、省级卫生健康行政部门核实、遴选和推荐，国家卫生健康委员会、国家中医药管理局委托中国医师协会（中国医师培训学院）组织专家复核和专家综合评议，最终提出首批住院医师规范化培训重点专业基地名单，全国共有 179 个专业培训基地入选，其中包括全科专业培训基地 43 个。

国家级住院医师规范化培训重点专业基地以紧缺专业为重点，以质量为核心，遴选并建设一批学科覆盖完整、区域布局均衡的住院医师规范化培训重点专业基地，以发挥引领和示范作用。遴选条件包括成为基地的年限、基地接受评估的情况、住院医师结业考核的通过率、住院医师的待遇保障及教学激励机制的建设情况等，对培训招收任务完成情况好、培训质量高、师资队伍和团队建设优、积极承担社会责任的专业基地，可以同等条件地予以优先支持。在遴选流程上，各地根据国家统一部署和年度具体工作要求，按照基地上报、省级审核、国家复核的规定程序进行。通过国家标准的重点专业基地，通过下拨经费对重点专业基地在加强人员培训、建设住院医师规范化培训实践技能考核基地和骨干师资培训中心、购买教学设备、开展教学研究及加强交流合作等方面给予支持。重点专业基地应保证住院医师的培训质量，合理控制招收规模，保障住院医师的合理待遇，积极开展毕业后医学教育研究，加强师资队伍建设，促进区域均衡发展，积极承担国家有关部门委托的工作任务。同时严格执行财政资金管理相关制度，确保专款专用，提升专业基地的培训能力和培训质量，发挥引领和示范作用。省级卫生健康行政部门落实属地化管理责任，加强项目的组织实施和管理。

2023 年，在国家卫生健康委员会的指导下，中国医师协会制定了住院医师规范化培训重点专业基地评审标准并予以公布，对重点专业基地开展定期评估工作。

五、总结

综上所述，随着医学从治疗疾病向服务健康转变，毕业后医学教育将成为培养全科医生的重要阵地。建立全科医生制度、逐步形成以全科医生为主体的基层医疗卫生队伍，是医药卫生体制改革的重要内容，对于提高基层医疗卫生服务水平、缓解人民群众看病难的问题具有重要意义。全科医生作为全科医疗的主要执行者，所接受的训练和经验使其能够从事内、外科等若干领域的服务，是家庭和个人健康的保护人和普及卫生保健的主要提供者，可提供连续性和综合性的医疗保健服务。随着我国医药卫生体制改革的不断深入，全科医生在转变服务模式及实现人人享有基本医疗服务的目标中的作用日益凸显。建立健全全科医生培养体系、加强全科医生培养、不断提高培养质量是毕业后医学教育的重要职责和使命。

（首都医科大学附属北京天坛医院　马　力

中国医科大学附属第一医院　单海燕

浙江大学医学院附属邵逸夫医院　戴红蕾）

第四节　全科医生岗位培训

一、全科医生岗位培训开展进程

（一）开展背景及 2000—2005 年全科医生岗位培训开展情况

1999 年 6 月北京市率先启动以培养全科医生、社区护士和社区防保医生为主的"全科医学培训工程"。1999 年 12 月卫生部召开了"全国全科医学教育工作会议"，2000 年 1 月 31 日印发了《关于发展全科医学教育的意见》，提出了 10 年规划目标：2000 年构建全科医学教育体系基本框架，在大中城市积极开展以在职人员转型培训为重点的全科医生岗位培训工作，开展毕业后全科医学教育试点工作；到 2005 年，初步建立起全科医学教育体系，在大中城市基本完成在职人员全科医生岗位培训，逐步推广毕业后全科医学教育工作；到 2010 年，在全国范围内建立起较为完善的全科医学教育体系，形成一支高素质的以全科医生为骨干的社区卫生服务队伍，适应卫生改革与社区卫生服务的需求。在"大力开展多种形式的全科医学教育"一项中提到："开展全科医生岗位培训，对从事或即将从事社区卫生服务工作的执业医师，采取脱产或半脱产的方式进行全科医生岗位培训，经省（自治区、直辖市）统一组织考试合格后，可获得全科医生岗位培训合格证书。现阶段应把在职人员转型培训作为重点，以适应开展社区卫生服务工作的迫切需求。"《全科医师规范化培训试行办法》《全科医师规范化培训大纲》《全科医师岗位培训大纲》《社区护士岗位培训大纲》《全科医学临床、社区培训基地基本要求》相继发布，2000—2005 年各省、自治区、直辖市先后开展了全科医学岗位培训。

（二）2006—2012 年全科医生岗位培训开展情况及中西部地区城市社区卫生人员岗位培训

为贯彻落实 2006 年 2 月 21 日发布的《国务院关于发展城市社区卫生服务的指导意见》，加快社区卫生人才队伍建设和人才培养，提高社区卫生人才队伍的整体素质和服务水平，促进城市社区卫生事业的发展，2006 年 6 月 30 日人事部等 5 部门联合下发了《关于加强城市社区卫生人才队伍建设的指导意见》，在"城市社区卫生人才队伍建设的目标任务"中指出："完善全科医生、护士等社区卫生专业技术人员的任职资格制度……逐步在社区建立一支以全科医学为主体，包括中医、西医、公共卫生、护理、药学等卫生专业技术人员及社区卫生管理人员的社区卫生人才队伍。"在"健全和完善社区卫生人才培养体系"中明确提出："开展社区卫生服务人员岗位培训。对已经从事城市社区卫生服务工作的人员和由其他医疗机构转入社区开展卫生服务工作的有关专业人员采取脱产或半脱产的方式进行符合社区卫生服务要求的岗位培训。培训结束后，由省级卫生、中医药行政部门统一组织考试考核，并与岗位聘用相结合，确保在 2010 年前基本实现所有社区卫生专业技术人员达到相应的岗位执业要求。要根据不同岗位的要求，有针对性地确定培训内容……" 2006 年 10 月 31 日发布的《关于加强高等医学院校全科医学、社区护理学教育和学科建设的意见》提出："高等医学院校要发挥教育学科优势……积极承担社区卫生服务体系建设过程中的全科医生岗位培训工作，加快全科医生培养速度。"在此前后，很多省、自治区、直辖市依托高等医学院校和 / 或附属（临床）医院相继成立了省级全科医学培训中心，与各级教育行政部门一同探索全科医学人才培养的有效途径和机制，研究并制订社区卫生服务相关专业人才培养计划和岗位培训计划并组织实施计划。

　　2006 年卫生部启动中央补助中西部城市社区卫生人员培训项目，目标是通过 5 年（2006—2010 年）的培训，将社区卫生服务人员全部轮训一遍，使其达到岗位所需的基本要求，全面提高社区卫生服务人员的素质。该项目共需完成 20 万人员的培训，内容包括全科医生岗位培训、全科医生骨干培训、社区护士岗位培训，以及社区康复、药学、检验、B 超、口腔、X 线、心电图 7 个社区专业人员岗位培训。由此拉开了为期 5 年的"中西部地区城市社区卫生人员岗位培训工作"的帷幕。共有 23 个省、自治区及新疆生产建设兵团纳入该项目，其中中部地区 10 个（河北、山西、吉林、黑龙江、安徽、江西、河南、湖北、湖南、海南）、西部地区 13 个（四川、贵州、云南、甘肃、新疆维吾尔自治区、广西壮族自治区、青海、内蒙古自治区、陕西、宁夏回族自治区、重庆、西藏自治区、新疆生产建设兵团）。为落实城市社区卫生人才培养工作，促进"中西部地区城市社区卫生人员培训项目"的顺利实施，卫生部组织专家制定了相关专业人员岗位培训大纲并组织编写了配套的培训教材，2007 年 3 月 15 日正式印发了《全科医师岗位培训大纲》《全科医师骨干培训大纲》《社区护士岗位培训大纲》，2009 年 6 月 22 日下发了《康复等七个专业社区卫生人员岗位培训大纲》，以期规范和指导各地社区卫生人员岗位培训工作的有效落实及开展，要求采用集中培训或半脱产、脱产培训的形式，以理论授课和实际训练并重的方式开展。中央财政通过转移支付方式，从 2006 年开始设立中西部地区城市社区卫生人员专业技术培训项目，支持中西部地区和辽宁、新疆生产建设兵团开展社区卫生人员岗位培训。各级财政部门也加大了经费的投入，进一步推进了中西部地区社区卫生人员的培训工作，为提高社区卫生服务专业技术队伍的理论水平和临床技术水平、向中西部城市社区居民提供优良的服务起到了很好的促进作用。其中，全科医生骨干培训经费 5000 元 / 人，全脱产 10 个月；全科医生骨干全脱产培训为期 10 个月，包括理论培训 1 个月、医院临床科室轮转 8 个月和社区实践 1 个月，培训经费 5000 元 / 人；全科医生岗位全脱产培训 60 天，培训经费 1800 元 / 人；社区护士岗位全脱产培训 30 天，下拨培训经费 900 元 / 人；社区康复、药学、检验、B 超专业岗位全脱产培训 45 天，培训经费 1000 元 / 人。中西部各省、自治区和新疆生产建设兵团组织承担具体培训的机构建立健全各项规章制度及管理体系，建立各级全科医学临床培训基地及社区培训基地，组织全科医学师资培训，逐步建立可胜任培训任务的理论师资、临床师资、基层实践师资队伍，依据《中西部地区城市社区卫生人员岗位培训工作的通知》和《中西部地区城市社区卫生人员培训项目管理方案》开展培训工作，统一制订培训计划，编写培训及实习考核手册，建立结业理论考试试题库，制定结业技能考试项目及考试流程，从而建立和完善统一的考核体系，并统一组织结业考试。

自 2007 年 11 月 6 日发布的《关于开展社区卫生人员岗位培训督查工作的通知》开始，卫生部科教司按照每年的下发的《社区卫生人员岗位培训工作督导方案》，组织"社区卫生人员岗位培训工作督查组"，逐年随机抽取部分省（市、区），从 5 个部分进行督导检查，以了解各地中央补助地方社区卫生人员培训项目的工作进展情况，检查各年度社区卫生人员培训工作的落实情况及培训效果。这 5 个检查项目包括：①培训组织管理情况，包括组织管理体系建设、职责分工、培训规划、年度计划、管理制度及人员配备。②培训实施情况，包括师资队伍建设、教材选用及发放、教学设施与场地、教学活动记录等。③培训效果与监督考核情况，包括理论考试与技能考试纪录、考核结果登记记录、现场抽考、培训率及证书发放与管理。④培训经费的使用情况，包括中央财政到位经费、地方财政配套经费及各项经费使用明细（需提供原始单据）。⑤当前存在的问题、工作建议及下一阶段的项目实施计划。2009 年卫生部科教司和全科医学培训中心组织专家进一步修订并下发了《中西部社区卫生人员培养项目评估指标体系》，并依此开展对各地中央补助地方社区卫生人员培训项目工作情况的检查。

面对从事城市社区卫生服务工作的中医类别执业医师，2009—2011 年由国家中医药管理局负责管理和指导的全国中医类别全科医生岗位培训在国内有关的省、市、自治区先后组织开展了 3 年，每届为期 3 个月，采用半脱产或脱产的集中培训方式进行。国家中医药管理局会同卫生部制定了《中医类别全科医师岗位培训管理办法（试行）》《中医类别全科医师岗位培训大纲（试行）》，并组织编写了"中医类别全科医师岗位培训系列教材"。

（三）全科医生岗位培训师资队伍建设情况

为满足社区卫生人员岗位培训的需求，各省市自治区自 2000 年前后陆续开展或选派人员参加各级各类的全科医学相关师资培训，各地全科医学培训中心相继成立并承担了各类大量的培训与考核工作，卫生部科教司和全科医学培训中心做了大量的重要工作，尤其是 2006 年开始国内不同类型的全科医学相关师资培训班广泛开展，为促进城市社区卫生服务事业的发展奠定了良好的基础，对提高我国全科医学师资队伍水平和带教能力有很大的帮助，遴选及培养了一批又一批热爱全科医学事业、有基层工作经验、在相应学科中有一定造诣并具有副高级以上专业技术职称的专家，通过必要的全科医学知识培训后不断充实到全科医学师资队伍中去。

（四）全科医生岗位培训教材建设情况

1. 纸质版教材的不断更新与完善　2001 年，人民卫生出版社出版了卫生部全科医生培训规划教材（第一版），包括《全科医学概论》《社区预防与保健》《康复医学》《社区卫生服务管理》《社区常见健康问题》《重点人群保健》《急症与急救》《心理障碍与精神卫生》《社区常见病症的中医药照顾》。

2006 年，在卫生部全科医学培训中心、中华医学会全科医学分会、中国医师会全科医师分会的支持和配合下，以工作在全科医学一线的专家为主，针对上一版教材的不足，在对课程设置、编写大纲、编写内容及编写字数进行充分调研、反复论证的基础上编写了第二版规划教材，包括《全科医学概论》《社区常见健康问题》《社区预防与保健》《社区卫生服务管理》《中医药在社区常见病症中的应用》《社区康复》《社区急诊急救》《社区护理》。这些教材和金大鹏主编的《全科医师实用手册（第三版）》被广泛应用于各省、市、自治区 2007—2008 年的全科医生岗位培训教学中。

2007 年，由华夏出版社出版的一套（3 本）包含大量彩色图文的全科医生岗位培训教材也被一些地区广泛使用。

2008 年，人民卫生出版社出版的社区卫生专业技术人员岗位培训规划教材成为全科医生岗位培训的第三版教材，包括《全科医学基础》《社区预防医学》《社区保健与康复》《全科医疗》《社区护理学》《全科医师临床技能视频配套教材》《全科医师岗位培训习题集》《社区护士岗位培训习题集》。

为确保中医类别全科医生岗位培训的实施，2008 年，由中国中医药出版社出版了"国家中医药管理局中医类别全科医师岗位培训规划教材"，本套教材共包括《中医全科医学概论》《医学心理与精神卫生》《预防医学概论》《中医养生保健学》《中医康复学》《社区基本诊查技能》《社区中医适宜技术》《社区临床常见病证及处理》。整套教材着眼于中医全科医学理论及相关知识的培训，注重体现中医特色，重点突出基本理论、基本知识和基本技能的传授。在培训内容的筛选、理论与实践课程的比例等方面均根据城市社区工作的特点和对从业人员的要求，力争满足城市社区卫生服务的需求。该套教材是我国第一套中医全科医学培训教材，是一项开创性的工作。

2004 年，北京市卫生局决定在海淀区辖区内启动社区中医、口腔、X 线、检验、药学、B 超、心电图、康复、心理卫生 9 个社区卫生服务专业岗位人员的岗位培训及考试持证聘任上岗试点工作，组织并制定了各专业"岗位标准""岗位培训考试大纲"，并由北京大学医学出版社出版了"社区卫生服务专业岗位人员培训系列教材"。2009 年，卫生部科教司借鉴北京等省市开展社区康复等 7 个专业岗位人员培训的做法和经验，以卫生部发布的社区康复等 7 个专业岗位培训大纲为依据，组织专家对北京地区使用的上述第一版系列教材进行全面修订，由北京大学医学出版社出版了社区卫生服务专业人员岗位培训系列教材（第二版），包括《康复专业人员培训教材》《药学专业人员培训教材》《检验专业人员培训教材》《超声诊断专业人员培训教材》《口腔专业人员培训教材》《X 线专业人员培训教材》《心电图专业人员培训教材》，这是一次立足我国社区卫生人才培养需求的难能可贵的探索和创新。

2. 配套全科医生岗位培训系列视听教材的建设　2008 年，由卫生部全科医学培训中心组织经验丰富的专家，依据 2007 年《全科医师岗位培训大纲》，由卫生部科教司监制、双卫医学技术培训中心制作了供全科医生岗位培训使用的系列视听教材，包括全科医学基础（6 个）、全科医疗（14 个）、社区预防医学（5 个）、社区保健与康复（5 个），每部教材均包含数个不同内容的光盘。

3. 配套网络教学资源的建立与完善　好医生医学教育中心根据卫生部发布的《全科医师岗位培训大纲》，组织编写了《全科医师岗位培训教材（上、下册）》，于 2008 年 10 月由北京科学技术出版社出版，并建设了同步的全科医生岗位培训网络平台，通过好医生网站制作的视频教材解决了理论授课师资不足的问题。

为解决部分地区全科医师、社区护士及社区康复等 7 个专业岗位培训师资数量少、能力不足及培训对象工学矛盾等的问题，华医网、华医医学教育中心与北京医学教育协会全科培训中心合作，依据卫生部下发的各专业培训大纲，选拔国内的优秀师资制作了统一的视频课件及技能操作录像，采用小组集中视频教学及网上学习相结合的培训方式进行理论教学，并利用自主研发的视频教学系统，使每一位社区卫生服务人员在本社区通过刷卡即可进行相应专业课程的学习，同时通过个性化网站自学平台，学员可以用卡号登录并完成各章节课后练习题及自测题的作答，实现了网上模拟考试，建立了统一的培训管理网络，实现了培训考核的统一管理。

（五）全科医生岗位培训存在的问题及建议

1. 政府重视是落实社区卫生人才培养的保障　要满足群众的健康需求，就要在社区卫生人才的培养上坚持政府主导，各级政府要建立多渠道投入机制，不断加大社区各类卫生技术人才培养力度，不断提高社区医疗卫生技术水平，为群众提供优质、满意的社区医疗卫生服务。

2. 解决工学矛盾，加强管理、提高培训质量是关键　工学矛盾是直接影响培训学员出勤率及培训效果的重要因素，部分参训学员在本单位是管理者或是医疗工作的骨干，脱产参加培训往往会直接影响单位的工作及效益，因而参加培训时经常往返于单位和学校，少数学员甚至无法保证80%的出勤率。也正因此，一些单位在派出参加培训的人员时怕影响本单位的工作及效益，选派了一些工作表现一般、能力不强的人员，如此不便于管理。加之地域差异及培训条件和培训人员素质水平的不均衡，也在一定程度上影响了培训工作完成的质量，且部分地区培训师资不足的问题较突出。另外，岗位培训结业考试培训习题集（电子版）无标准答案，有的试题有缺陷或题目不严谨，答案并不唯一，有待组织专家做进一步的修订和完善。

3. 项目组织管理有待进一步提高　部分承担实习的临床及社区培训基地未成立相应的组织管理机构，不完全符合培训基地标准，且培训实施情况的监管及教学相关配套材料不齐全或缺如。各级管理人员中接受过省级及以上机构全科医学相关培训的人数相对较少或没有。培训质量评价与考核体系仍有待建立和完善。

4. 师资队伍建设存在较明显的问题　多数地区理论授课师资严重不足，临床及社区实习带教师资不能相对固定，且多数师资尚未经过全科医学相关培训。学生只能利用下午、晚上和周六、日的业余时间播放相关的视频教材，且为节省时间，教学进度安排得比较紧凑，听课效果并不是很理想。

5. 部分地区临床及社区实习流于形式　部分地区未将批准的临床培训基地和社区培训基地真正利用起来，一部分学员并未到培训基地实习，只是在实习结束时到各基地签字。对培训基地的组织管理及培训实施情况的监管还有待进一步加强。

6. 依托网站制作的视频课程存在弊端　理论教学阶段课程设置较多、时间紧，老师语速快，教学形式单一，几乎没有互动，只是在飞快地赶进度，很多知识听不懂，且课后无法回看复习，不利于学员对有关知识的消化、吸收和理解。在使用网络视频课件教学的同时最好能有专业老师在现场指导学生学习，并针对一些重点和难点做辅导。有的基地安排的实习时间太短，许多科室只有几天时间来培训，学习效果不理想。应适当延长培训时间，可以脱产授课，以保障更充足的培训时间。

7. 其他问题　受训学员非常需要社区常用的慢性病管理、健康教育、疾病预防和保健、疾病康复等方面的专业知识和技术，期望今后能定期给社区医生和护士组织适应社区实际情况和环境、与社区卫生服务工作直接挂钩的讲座及继续医学教育项目，规范基层医疗各项工作。

二、我国乡村医生教育培训开展情况

我国农村人口众多，乡村医生长期植根于农村，走村串户开展防病治疗、妇幼保健等工作，在国家医疗卫生服务中承担着不可替代的角色，是广大农民群众健康的"守门人"。乡村医生素质的高低直接影响农民的健康保障，党和政府历来都十分重视农村卫生人员的培训。

旧中国缺医少药，新中国成立时农村医疗处于一片空白。为满足接近90%农村人口的就医需求，农村本土化医疗人员由此而生。1952年发布的《关于县以下卫生基层组织的组织系统、编制及任务的规定》要求自然村设卫生室并配卫生员。落实贯彻"预防为主"，同时对卫生员及接生员进行防病治病及接生法的培训。1965年召开的农村医学教育工作会议，进一步加强农村不脱产卫生员的培训。1968年《人民日报》把"放下药箱下地、背起药箱出诊"的半医半农卫生员正式称为"赤脚医生"。卫生部制定了培训大纲和编写教材，以实用、简便和高效为首要的教学原则。村医教育依托于集体经济，践行"学了就做、做了再学"。1969年《赤脚医生手册》出版，这是首本较为系统的基层医疗教材，也是中国全民健康的指导手册。手册总结了卫生防疫、妇幼保健、常见病诊治和急救、健康教育宣传和卫生统计等工作要点。依托手册，赤脚医生们根据农村具体实践自我总结医疗经验、自我教育，解决了几亿人的医疗问题。

1981年发布的《国务院批转卫生部关于合理解决赤脚医生补助问题的报告的通知》要求对赤脚医生进行考核。1985年1月，全国卫生厅局长会议决定将"赤脚医生"改为"乡村医生"。1985年2月发布的《国务院批转卫生部关于合理解决赤脚医生补助问题的报告的通知》规定，凡经考核合格、相当于中专水平的赤脚医生，予以"乡村医生"证书，不达标者只能获得"卫生员"的称号。1986年被授予"乡村医生"证书的人数达64万人，未通过乡村医生资格考核的卫生员达65万人。1991年卫生部发布了《1991—2000年全国乡村医生教育规划》，以第一个十年规划的形式将乡村医生教育纳入系统化、正规化轨道，乡村医生有了体系化的培训制度。1994年《医疗机构管理条例》及配套规章发布，明确了村卫生室的基本标准，在一定程度上规范了乡村医生的行为。1997年1月发布的《中共中央、国务院关于卫生改革与发展的决定》要求2000年全国80%的乡村医生达到中专水平。1998年《执业医师法》出台，肯定了乡村医生的医师身份，开启了执业注册时代，为乡村医生的教育增加了新的内涵。附则第四十五条规定："在乡村医疗卫生机构向村民提供预防、保健和一般医疗服务的乡村医生，符合本法有关规定，可以依法取得执业医师资格或者执业助理医师资格。不具备本法规定的执业医师资格或者执业助理医师资格的乡村医生，由国务院另行制定管理办法。"2001年5月发布的《关于农乡村医生革与发展的指导意见》提出，力争在10年内在大部分农村地区完成乡村医生向执业助理医师的转化。

2001年12月发布的《2001—2010年全国乡村医生教育规划》开启了第二个十年规划征程。该规划重视学历教育，致力于帮助乡村医生向执业医师或执业助理医师转化，明确1970年12月31日之后出生的乡村医生，必须取得执业助理医师资格。培训要求从初等和中等医学教育向全科医学迈进，同时也对在岗乡村医生进行培训。2002年中国医师协会成立并选派医学专家帮扶农村卫生工作，将乡村医生纳入医师终身教育范畴。2004年1月《乡村医生从业管理条例》正式施行，规定乡村医生经过相应的注册及培训考试后，可以正式的名义执照开业，该条例也对乡村医生的准入、培训、考核等进行了明确的规定，没有经过学历教育的人员不能成为乡村医生。2006年8月发布的《农村卫生服务体系建设与发展规划》提出，社会和个人举办的其他医疗卫生机构是农村卫生服务网络的组成部分，除提供医疗服务外，也可以承担预防保健任务。预防保健任务逐步纳入乡村医生的工作范畴。

2006 年 12 月发布的《传统医学师承和确有专长人员医师资格考核考试办法》提出，没有正规文凭但有丰富实践经验的乡村医生，可以参加传统医学考试。2008 年 8 月发布的《乡村医生考核办法》规定，对乡村医生的考核每 2 年组织 1 次。2009 年"中国农村医生网"建立，广大乡村医生与医学教育工作者通过网络教育解决了时空局限的学习。

2013 年 10 月《全国乡村医生教育规划（2011—2020 年）》发布，提出乡村医生教培制度与全面小康社会目标相融合，到 2020 年乡村医生队伍要以具有中职（中专）以上学历的执业（助理）医师为主体，职业道德和核心素质能力建设兼备，不断优化创新"3＋2"乡村医生后备人才培养模式。乡村医生教育以农村居民需求为导向，乡村医生在岗定期培训逐渐演变为严格的继续教育制度，要求县级卫生行政部门对在村卫生室执业的乡村医生每年免费培训不少于 2 次，累计培训时间不少于 2 周。乡村医生原则上应当每 3～5 年到县级医疗卫生机构或有条件的中心卫生院脱产进修 1 次，进修时间原则上不少于 1 个月。2015 年《国务院办公厅关于进一步加强乡村医生队伍建设的实施意见》发布，在政策、项目、资金、人才、技术等多方面对边远贫困地区进行倾斜，进一步完善学费补偿补贴办法，推动乡村医生教育均衡发展。2016 年国家执业助理医师考试首次试点增设乡村全科类别，2018 年在全国范围内展开，乡村医生的教育与考核进一步有效衔接，执业考试成为培训的主要内容。2017 年家庭医生签约制度在全国推广，立足于农村多元化的家庭需求，乡村医生要全面学习医疗服务和预防保健专项知识，将家庭护理服务质量纳入绩效考核后正向激励乡村医生提高学习质量。2018 年发布的《中共中央国务院关于实施乡村振兴战略的意见》提出农村医疗卫生事业发展是有效衔接乡村振兴和健康扶贫战略的关键。2021 年《乡村振兴促进法》施行，乡村医生教育被写入该法，乡村医生从边缘的医务工作者转变为乡村健康建设者。在新型冠状病毒感染防疫工作中，公共卫生服务与基层医疗卫生人才培养成为民生焦点话题之一。卫生员、赤脚医生及乡村医生，伴随新中国的成长，与中国医疗风雨同舟，一袭白衣始终不负国家和乡亲们的重托。作为国家基层三级医疗卫生服务网络的"网底"，乡村医生是建设居民健康事业的中坚力量。

目前乡村医生教育和培训存在的问题及建议：①乡村医生培养的可行性最为重要，制定政策时一定要考虑实际情况，不走过场，扎扎实实地提高乡村医生的服务能力，最大限度地发挥乡村医生在农村"健康守护者"的作用。②培养乡村医生的学习习惯和积极性是基础，医生是一个终身学习的行业，乡村医生的教育也如此，不是一劳永逸的，需要不断学习、不断提高。③借助目前的高科技及 AI 技术，多层次、多渠道、多形式地培训学习，更新知识和临床技能，了解更多的合理用药知识。

三、基层医疗卫生机构全科医生转岗培训

加强以全科医生为重点的基层医疗卫生队伍建设，对改善城乡居民健康水平和降低医疗费用具有重要作用。对全国住院医师规范化培训基地的评估发现，各地相关单位的全科医疗科普遍设置不够规范，缺乏符合要求的注册到全科的医生。为贯彻落实《国务院关于建立全科医师制度的指导意见》和《国务院办公厅关于推进分级诊疗制度建设的指导意见》的精神，满足基层卫生需求，充实并提升全科医生队伍，推进分级诊疗制度的实施，全国范围内积极开展了全科医生转岗培训，这是为解决迫

切需要全科医生与规范化培养周期较长之间的矛盾而采取的过渡性措施之一，也是近期培养全科医生的主要途径。

（一）背景介绍

没有合格的全科医生，分级诊疗根本无法推动。关于全科医生与专科医生的结构比例，世界上已经有成熟的经验，美国是 45∶55，加拿大是 52∶48，我国是 7∶93，而且在这 7% 的比例中有未经过规范化培训的医生。医疗资源短缺指的不是专科医生，而是有质量的全科医生。建立全科医生制度、推进全科医生培训、拓宽全科医生来源是医疗系统的重要举措。

为加强基层卫生人才培养，2010 年 12 月 30 日《以全科医生为重点的基层医疗卫生队伍建设规划》发布，以落实 2010—2012 年基层医疗卫生机构全科医生转岗培训工作任务，促进城乡基层医生基本医疗和公共卫生服务能力的提升。由各省、市、自治区卫生厅组织有关专家对《基层医疗卫生机构全科医生转岗培训大纲（征求意见稿）》广泛征求意见并修改，卫生部办公厅同步下发《关于开展基层医疗卫生机构全科医生转岗培训工作的指导意见（试行）》《基层医疗卫生机构全科医生转岗培训大纲（试行）》的通知，由此启动实施基层医疗卫生机构全科医生转岗培训项目。四川省、福建省、湖北省等均积极印发上述意见，逐一开展全科医生转岗培训项目。

（二）全科医生转岗培训概述

全科医生转岗培训是指具有专科背景的从业人员进行全科医学的岗位训练，即基层卫生医疗机构中现有的专科医生，按需进行 1～2 年的转岗培训，通过深入的全科医学及相关理论与方法的学习，经过系统的临床和社区实践技能培训，具有全科医学知识并取得全科医生执业资格，从而完成身份和执业的双重转变。通过培训使全科医生树立以人为中心、以家庭为单位、以社区为基础的观念，培养为个体和群体提供连续性、综合性、协调性的服务能力，进一步提高对常见病和多发病的诊断、鉴别诊断、转诊、预防保健及健康教育技能，提高全科岗位胜任力，推进分级诊疗制度的实施。

目前高等医学院校及其附属医院是我国全科医生转岗培训的主要阵地，理论学习及临床轮转是培训的两大主要内容。基础理论一般采用集中面授方式，在高等医学院校进行，培训方式包括专家大讲课、医院 - 社区联合病例讨论、病例分析、病房查房教学、门诊情景模拟教学等，带教师资一般是高校继续医学教育中心指定的教师。综合性三级医院设立的全科医学科拥有优质医疗资源和带教师资，是承担全科医生转岗培训的临床技能培训基地。

（三）培养目标

以全科医学理论为基础，以基层医疗卫生服务需求为导向，通过较为系统的全科医学相关理论和实践技能的培训，培养具有高尚职业道德和良好专业素质，热爱全科医学事业，掌握全科专业基本知识和技能，达到全科医生岗位胜任力的基本要求，能够为个人、家庭、社区提供综合性、连续性、协调性的基本医疗卫生服务的合格的全科医生。

（四）培养对象

符合以下条件的临床医生可申请参加全科医生转岗培训：①在基层医疗卫生机构中已取得临床执业（助理）医师资格、拟从事全科医疗工作、尚未接受过全科医生转岗培训、全科专业住院医师规范化培训或助理全科医生培训的临床执业（助理）医师。②二级及以上医院中取得临床执业医师资格、从事临床医疗工作 3 年及以上、拟从事全科医疗工作、尚未接受过全科医生转岗培训、全科专业住院医师规范化培训或助理全科医生培训的其他专业临床执业医师。

（五）指导思想

1. 规范全科医生转岗培训考核 2013 年 2 月 19 日，为贯彻落实《国务院关于建立全科医生制度的指导意见》和《以全科医生为重点的基层医疗卫生队伍建设规划》，进一步规范基层医疗卫生机构全科医生转岗培训考核，确保培训质量，卫生部办公厅下发了关于印发《基层医疗卫生机构全科医生转岗培训实践技能考核大纲》的通知，要求各省级卫生行政部门高度重视，进一步制订和完善考核实施方案，完善考核工作各具体环节的管理和监督。根据考核大纲，实践技能考核主要评估培训对象接受转岗培训后应具备的基本岗位服务能力，包括常见症状鉴别、体格检查、辅助检查判读、医疗文书书写、基本操作、常见疾病诊断处理、急诊急救、社区慢性病管理与健康宣教、人文精神及沟通交流 9 个方面。

全科医生转岗培训并未在全国统一培训教材，全国各省基本依照培训大纲，逐一落实理论学习和临床实践。目前常用的全科医生转岗培训规划教材如下：①理论培训可参照梁万年等编著的《全科医学理论与实务》，这本书定位于引领转岗培训学员全面了解全科医学学科的特点和核心理论、全科医疗服务模式、全科医生的工作方式，以及全科医学和全科医生队伍在世界的发展概况。②基层实践教材可参照杜雪平等编著的《全科医生基层实践》，这本书所涉及的案例都是基层医疗卫生实践工作的总结，学习起来让人回味无穷。③临床技能培训可参照方力争等编著的《全科医生手册》，主要介绍了社区常见的健康问题和疾病的基本特征、问诊要点、诊治路径、处理原则及转诊注意事项，介绍了临床急救技术、妇幼保健、肿瘤筛查等诊疗技术及相关的医学数据和药物。

2. 扩大全科医生转岗培训规模 2019 年 3 月 29 日，为贯彻党的十九大和全国卫生与健康大会精神，落实《"健康中国 2030"规划纲要》和《国务院办公厅关于改革完善全科医生培养与使用激励机制的意见》要求，扩大全科医生转岗培训的实施范围，规范全科医生转岗培训工作，提高全科医生转岗培训质量，国家卫生健康委员会办公厅组织制定了《全科医生转岗培训大纲（2019 年修订版）》，鼓励二级及以上医院有关的专科医生参加全科医生转岗培训，进一步拓宽转岗培训渠道，提高转岗培训质量。这是健全全科医生培养体系、加快壮大全科医生队伍的重大举措，对于深化医改、建立分级诊疗制度、建设健康中国具有重要意义，可深入贯彻落实国办文件要求，规范全科医生转岗培训工作，提高全科医生转岗培训质量。

相较于往年，2023 年河南省卫生健康委员会的全科医生转岗培训工作变化颇多，在招收方式、培训时间、考核方式、培训合格证含金量等方面均有所变化，以期提升全科医生转岗培训的吸引力，培养更多合格的全科医生。省卫生健康委员会明确，全科医生转岗培训采取模块式教学、必修与选修相结合的方式进行，允许培训基地根据培训对象的专业背景、工作年限及个性化需求，按照"填平补齐"的原则，灵活安排培训内容，重点在全科岗位胜任能力的培养方面。培训时，理论培训采取按需分程、集中授课，以及必修与讲座、线上线下相结合的方式，临床阶段采取科室轮转、基层实践等形式进行培训。全科临床思维训练以病例讨论为主，采用教学示范与教学实践相结合，课堂教学、门诊教学、病房教学、基层实践相结合等多种方式进行。

3．落实全科医生转岗培训工作　2023年3月，中共中央办公厅、国务院办公厅印发《关于进一步完善医疗卫生服务体系的意见》，明确了医疗卫生服务体系改革发展的目标、方向和举措。该意见提出要提升卫生健康人才能力，发展壮大医疗卫生队伍，把工作重点放在农村和社区。加大基层、边远地区和紧缺专业人才培养扶持力度，缩小城乡、地区、专业之间人才配置的差距。继续加强全科专业住院医师规范化培训，实施全科医生转岗培训，扩大全科医生队伍。加强医教协同，落实毕业后教育和继续教育，完善住院医师规范化培训制度。实施医学高层次人才计划，培养一批领军人才。

作为全科人才培养的重要途径之一，浙江省全科医生转岗培训自2017年正式启动，截至2020年，浙江省已有645名学员参加了全科医生转岗培训，结合各省、地方特点，浙江省以国家发布的《全科医生转岗培训大纲》为基石，将全科医生转岗培训分为理论培训、临床综合能力培训和全科实践能力培训三个阶段，采取全脱产的方式进行，总培训时间为12个月。其中理论培训15天，杭州医学院与浙江大学医学院、温州医科大学同时组织培训，理论考核合格后可进入指定的国家级培训基地进行10个月的临床综合能力培训，以及社区实践基地1个月的全科基层实践培训。培训合格后颁发《全科医师转岗培训合格证书》，作为执业注册全科医学专业方向的依据。浙江省全科医生转岗培训项目对于深化医改和发展我国医药卫生事业具有重要意义，对于提升该省全科医生队伍数量、满足基层卫生需求、推进分级诊疗制度的实施具有重要作用。

（六）存在的问题及建议

全科医生转岗培训的目的是让全科医生掌握与新工作有关的各种技能，以更好地满足患者的需求。通过全科医生转岗培训，使其实现从专科向全科服务的转变，是为解决迫切需要全科医生与规范化培养周期较长之间的矛盾而采取的过渡性措施之一，也是培养全科医生的主要途径之一，当然也提升了基层医疗卫生队伍的岗位胜任力，但同时也存在诸多问题。

1．师资队伍参差不齐　优质的全科师资是培养合格的全科医生的前提条件，而目前我国全科师资缺乏，无法充分满足基层卫生事业的需求。全科医生转岗培训的师资一般分为临床师资、理论师资和社区师资。临床师资主要来源于高等医学院校附属医院的临床专科医生，虽然其临床经验丰富，但很少有全科理念，一般强调专科知识的深入，往往忽视对多发病的整体思维和诊疗训练；理论师资主要来源于高等医学院校从事公共卫生管理或预防医学教学的教师，其虽有授课经验，但全科医学理论和实践相对不足，很难做到理论与实践的紧密结合；社区师资主要为城乡基层医疗卫生机构的全科医生或公共卫生人员，具有比较丰富的基层全科诊疗经验，但这类全科医学师资学历普遍偏低，基础医学知识、临床操作技能、带教经验及带教意识相对欠缺。优秀的全科师资队伍是提高全科医生人才质量的关键，因此，带教师资队伍的建设也是提升转岗培训效果的当务之急。

2．培训体系缺乏针对性　参加转岗培训的医生具有学历较高、多有全科相关工作及培训经历、从事临床工作时间较长的特点，与规培住院医师在背景上有较大差异。同时，转岗培训医生在培训结束后回归岗位，将作为"中坚力量""带教师资"开展工作，这与住院医师差距更大。因此，参加转岗培训的医生在能力和需求上与规培住院医师之间存在很大的差异，应依据实际情况建立针对性的培训体系，给予更多的条件和机会，采用灵活的教学模式，设置更丰富的课程内容，构建形成性评价体系，在全科师资培训中强化转岗培训的内容。

3. 培训模式欠缺分层培养 转岗培训医生来源较多，有的来自基层医疗卫生机构，有的来自县级及以上医疗机构，有的甚至来自全科/助理全科规培基地。这部分学员具有相对学历高、职称高、专业基础扎实的特点，体现了我国全科人才素质的提升，对全科医学科的发展有重大意义。因此，转岗培训的教学内容、教学方法及教学形式等应根据学员的背景及所在的岗位需求设定，贴合学员实际情况，体现分层和个体化。

4. 培训激励机制单薄 大多数转岗培训的学员参培意愿强烈，希望成为全科医生，亦愿意注册全科，但"工学矛盾""收入减少"等因素对其参培意愿仍有较大的影响。由此可见，要想提高学员的参培意愿及满意度、提升培训效果，除从培训基地层面优化培训的内容、方法及模式外，还需政府机关、送培单位、培训单位等多方协调，共同营造更优良的培训环境，吸引更多的学员积极参与培训，以获得更满意的培训效果。

（包头医学院第一附属医院　刘可征

昆明医科大学第一附属医院　杨秋萍

浙江大学医学院附属邵逸夫医院　陈丽英）

第五节　全科医学继续教育

一、我国的全科医学继续教育

《国家中长期教育改革和发展规划纲要（2010—2020年）》提出了构建终身教育体系的战略目标。按照终身教育的理念，教育体系是由普通教育体系、职业教育体系和继续教育体系构成的。发展继续医学教育是国家医学教育体系的一项重要任务，目的是培养足够数量的高素质医学人才，提高居民的医疗服务质量和水平。1991年《继续医学教育暂行规定》的发布标志着我国继续医学教育制度的初步建立，2016年《"健康中国2030"规划纲要》提出，建设院校教育、毕业后教育、继续教育三阶段有机衔接的医学人才培养培训体系。全科医学继续教育是全科医生终身教育的主要学习方式，是全科医学教育体系中非常重要的环节，对促进我国全科医生工作服务的开展、提高基层卫生服务水平具有重要意义和价值。

（一）我国全科医学继续教育发展历程

我国全科医生继续医学教育工作走过了30年的历程，大致可分为三个阶段。1993年全科医学的概念引入我国，同年中华医学会全科医学分会成立，标志着我国全科医学学科的正式起步。在建设之初，尽管国家在1997年出台了相应的文件（《中共中央国务院关于卫生改革与发展的决定》），提出"加快发展全科医学，培养全科医生"，并召开第一届全国全科医学教育工作会议，我国的全科医学学科仍然发展得非常艰难且缓慢。这一阶段是我国全科医学学科发展的起步阶段，同时也是我国全科医学继续教育发展的萌芽阶段。2011年《国务院关于建立全科医生制度的指导意见》发布，提出到 2020 年，基本实现城乡每万居民有 2～3 名合格的全科医生的目标，我国全科医学的学科建设局面终于打开，全科医学继续教育进入快速发展期。之后随着《关于推进分级诊疗制度建设的指导意见》《关于推进家庭医生签约服务的指导意见》《关于改革完善全科医生培养与使用激励机制的意见》等文件的相继印发，逐步完善的政策制度为学科的持续发展营造了有利的环境。各大医院纷纷探索建立全科医学科，从最早的特需门诊、干部门诊转型而成的全科医学科，到如今独立的面向普通百姓的全科医学科，中国的全科医学学科在国家的重视下稳步发展，适合中国国情的全科医生培养体系初步建立。2018 年，国家卫生健康委员会印发《关于印发住院医师规范化培训基地（综合医院）全科医学科设置指导标准（试行）的通知》，其中明确要求所有住培基地在 2019 年 12 月底之前完成独立全科医学科的设置，我国全科医学学科建设、继续教育迈入全面发展的新阶段。

（二）我国全科医学继续教育的辉煌成就

1. 全科医学继续教育师资队伍建设　为贯彻落实《国务院关于建立全科医生制度的指导意见》，加强全科医学师资（含中医全科医学师资）队伍建设，规范全科医生的培养工作，卫生部于 2013 年制定了《全科医学师资培训实施意见（试行）》，要求各省（区、市）按照卫生部、教育部、国家中医药管理局制定的全科医学师资培训大纲要求，以临床师资和基层实践师资为重点，培训内容主要包括全科医生培养工作的重要意义和相关政策制度、全科医学师资的职责和主要任务、全科医学理念、全科医疗卫生服务技能及其特点、全科医学思维及全科医学指导带教方法等。培训方式采取集中学习与分散自学相结合、面授与远程培训相结合、教学示范与教学实践相结合、课堂教学与现场考察相结合等多种方式，并在培训实践中不断总结经验、加以完善，确保师资培训质量。通过全科医学师资培训项目的实施，"十二五"期间，我国共培训各类全科医学师资 6 万人（含基层实践培训师资 2 万人），其中骨干师资 0.6 万人。这些师资不仅是全科医生培养工作的骨干，也是我国开展全科医学继续教育的主力军。

2. 全科医学继续教育内容拓展　我国全科医学起步较晚，但发展有目共睹。全科医学的学历教育、毕业后教育和学科体系建设在国家相关政策的大力支持下已基本建成并投入使用，但全科医生的制度化、规范化继续教育还处于探索和实践阶段。近年来，我国全科医学继续医学教育（continuing medical education，CME）的开展数量逐年攀升，2016 年申报或备案的全科医学国家级继续医学教育项目仅 328 项，2019 年受疫情影响略有下降，但疫情后逐年增长，2023 年达 687 项（图 4-5-1）。各地全科医学分会、医学院校、培训基地组织的继续医学教育项目也在稳步增长。这些继续医学教育项目的开展对于全科医生更新全科理念、学习适宜技术、提高服务质量有很大的促进作用。民族医药是中华民族文化的瑰宝，因其适应国情，且经济有效，易于开展和推广，也易被民众接受，历来是全科医学继续教育的可选项目。近年来，少数民族医药（如蒙医、苗医、壮医等）也成为各地申报的国家级继续医学教育项目。

3. 全科医学继续教育模式多样化　医学继续教育是医生终身教育的主要学习方式。即使已取得执业资格的全科医生仍必须接受继续医学教育，不断接受新知识和新技术的培训，提高业务水平。在美国，取得医师资格证书的全科医生每 3 年必须获得 150 学分的医学继续教育，每 6 年必须参加 1 次全国统一的全科医生资格再认证考试，合格者方能再注册、续执业。在英国，全科医生每年都要参加

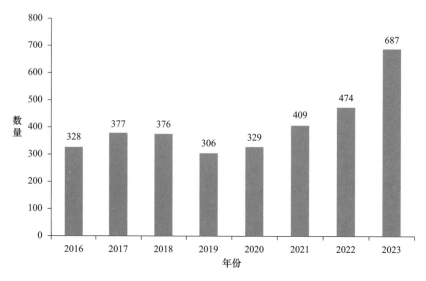

图 4-5-1　全科医学国家级继续医学教育（CME）项目

一定时间的较高层次学术讨论和学术会议，包括每年 4 周左右的脱产培训，每 3 年必须通过国家组织的继续医学教育考核和评估，合格者才能再次注册。法国的继续教育法明确规定了医生接受继续教育的权利和义务，每名全科医生每 5 年须修满 250 个继续教育学分。澳大利亚的要求是全科医生 3 年内要得到 130 分。各国继续教育开展的方式类似，包括由大学或学会组织的强化课程、暑假学院、学术会议、期刊俱乐部等。同时，许多大学的课程和图书馆都向全科医生开放。各国全科医学继续教育的具体形式和要求见表 4-5-1。

表 4-5-1　不同国家的全科医学继续教育模式情况

国家	方式	学分要求
英国	课堂教育、学术会议、暑假学院	5 年 250 个学分
法国	刊授、会议、病例讨论、流行病学调查等	5 年 250 个学分
美国	课堂教育、刊授、网络教学等	2 年 50 个学分
澳大利亚	学术讨论、学术会议、脱产学习等	3 年 130 个学分
德国	刊授、课堂教育	每个月 17 h 的学习

《继续医学教育规定（试行）》指出，应根据学科发展和社会需求采取灵活多样的形式和办法，开展以短期和业余学习为主的继续医学教育活动，包括培训 / 进修班、学术讲座、学术会议、业务考察，以及有计划、有组织、有考核的自学等。培训班和学术讲座是医务人员参加继续医学教育的主要方式，据美国继续医学教育认证委员会（Accreditation Council for Continuing Medical Education，ACCME）统计，2015 年以培训班和学术讲座为主的讲授式课程约占项目总数的 48.0%。我国全科医务人员继续医学教育项目多以培训班、学术讲座等面授形式进行。对 2023 年申报或备案的国家级全科医生继续医学教育项目的分析显示，学术讲座形式最多（占 62.3%），培训班形式次之（占 28.4%）。举办学术会议是医生获取前沿知识、掌握学科发展动向的有效方式。在我国，一年一度的

全科医生培训高峰论坛暨全科医学与社区卫生学术大会已进行了18届，来自全国甚至全球的全科医学骨干汇聚一堂，为全国各地甚至世界各国提供学习、交流的平台。中华医学会全科医学分会加入世界家庭医生组织，为我国全科医务人员参加世界全科医生大会、汲取全球全科医疗前沿知识提供了平台。

我国高度重视"互联网＋"继续医学教育的发展，2006年卫生部印发的《继续医学教育"十一五"规划》提出："要充分利用现代化管理手段加强对继续医学教育管理，全国至少要有60%的省（市）全面实施计算机网络管理，并采用远程教育手段开展继续医学教育活动。"2015年发布的《国务院办公厅关于推进分级诊疗制度建设的指导意见》提出，鼓励二、三级医院向基层医疗卫生机构提供远程培训等服务。2018年国务院办公厅印发《关于促进"互联网＋医疗健康"发展的意见》，要求实施"继续医学教育＋适宜技术推广"行动，重点针对基层和贫困地区，通过远程教育手段，推广和普及实用型适宜技术。随着互联网信息的发展，在线继续医学教育项目逐年增加。学习平台的方便性和快捷性使其突破了时间、空间的限制，能有效地解决工学矛盾。采用在线网络课程学习，便于更有弹性、更独立地选择学习时间和地点，减少时间消耗、降低学习费用。

（三）小结

实现人人享有基本医疗卫生服务、提高全民健康水平是全面建成小康社会、快速推进社会主义现代化及构建和谐社会的必然要求。随着新医改的稳步推进，在国家重构医疗卫生服务体系的过程中，加强以全科医生为重点的基层医疗卫生队伍建设和服务能力建设，全科医学继续教育迎来了绝佳的发展机遇。深刻认识全科医学继续教育在深化医药卫生体制改革和建立覆盖全民的医疗保障制度中的重要作用和重大意义，将发展全科医学继续教育事业作为加强卫生人力资源开发的重要举措，是提高医疗卫生工作水平、实现卫生事业可持续发展的重要战略措施。

二、全科医学继续教育持续职业发展

2003年3月世界医学教育联合会（World Federation for Medical Education，WFME）公布的医学教育全球标准中首次提出持续职业发展（continuing professional development，CPD）的概念，指医生在完成本科医学教育和毕业后教育后开始的教育和培训阶段，可延续到每位医生的整个职业生涯。CPD是整个医学教育过程中较为长久的活动，范围广，内容可扩展到社会科学、管理科学等范畴，形式上更为灵活，侧重学习与应用之间的联系，强调全科医生自己选择学习内容和方式。

在医学科学快速发展的今天，支持已执业全科医生的持续学习和职业发展是保持全科医生队伍知识和技能更新的重要举措。同时，应在全科医生规范化培训的基础上，鼓励全科医生根据所在社区的医疗服务需求和个人兴趣，进一步发展自身的拓展技能和特长领域。近年来，部分具有中、高级职称的全科医生开始致力于拓展技能的发展和培训，在提高全科医学服务对居民吸引力的同时，也满足了全科医生的职业发展需要。

2006年《国务院关于发展城市社区卫生服务的指导意见》发布，同时发布的还有9个配套文件，对加强城市社区卫生人才队伍建设提出了指导性意见。至此，多部门协同推进全科医学发展的局面开始形成，中国特色的全科医生培养制度初具雏形。2010年4月国家发改委等六部委联合印发了《以全科医生为重点的基层医疗卫生队伍建设规划》，首次提出实施农村定向免费培养项目和全科医生特设岗位项目，为中西部等欠发达农村地区培养全科医生，鼓励和引导优秀人才到基层服务。2011年7月发布的《国务院关于建立全科医生制度的指导意见》要求立足国情，借鉴国际经验，坚持突出实践、注重质量，以提高临床实践能力为重点，规范培养模式，统一培养标准，严格准入条件和资格考试，切实提高全科医生培养质量，在全科医生培养模式、全科医生规范化培养方法和内容、全科医生的执业准入条件、近期多渠道培养、执业方式、服务模式、使用激励等方面做出了全方位的顶层设计和制度明确。

2017年党的十九大报告特别指出，实施健康中国战略要加强基层医疗卫生服务体系和全科医生队伍建设。伴随中国特色社会主义进入新时代，不断发展壮大全科医学这门新兴学科也开启了新的发展征程。2018年1月《国务院办公厅关于改革完善全科医生培养与使用激励机制的意见》发布。随后国家卫生健康委员会组织制定了《住院医师规范化培训基地(综合医院)全科医学科设置指导标准(试行)》，要求最迟在2019年12月底之前，各地住院医师规范化培训基地（综合医院）均应独立设置全科医学科，为加强全科医学学科建设、提升全科医生培养水平搭建好平台。2019年发布的《全科医生转岗培训大纲（2019年修订版）》要求扩大全科医生转岗培训实施范围，鼓励二级及以上医院有关专科医生参加全科医生转岗培训，加快壮大全科医生队伍。一系列文件的出台提出了促进全科医学发展和全科医生队伍建设的诸多新举措，并逐步得到了落实。

建立全科医生制度是对全科医生培养模式、执业准入、激励机制及医疗卫生服务模式的重要改革。截至2018年底，城乡每万名居民已拥有全科医生2.2名，基本实现了"到2020年拥有2～3名合格全科医生"的目标。基层医疗卫生机构绩效工资改革不断推进，全科医生职称晋升实行直考直聘，"县管乡用"的人事聘用管理政策取得突破，全科医生特岗计划逐步扩大。

（一）中华医学会的举措

中华医学会为深入贯彻落实党的二十大报告中"乡村振兴、健康中国、人才强国"等重大战略和行动的有关重要指示，在既往惠及基层医务人员相关工作的基础上，进一步开展基层卫生人才培养工作。项目通过"请上来"的"基层医院学科重点人才培训计划"和"走下去"的"送教下基层活动"方式开展，优先考虑急需紧缺专业和原国家级特困地区所在省份。"基层医院学科重点人才培训计划"通过培训期间对基层公立医院（县级医院为主）骨干人才进行临床带教等个性化、有针对性的指导，提高其临床思维能力、实际操作能力和临床业务管理能力，使其在培训结束后基本能够独立开展本专业常见病、多发病的诊疗及急危重症的抢救，能带动并加强本专业的学科建设，帮助所在基层医院填补业务空白及改善临床诊疗服务质量，向群众提供更充分、更高水平的临床服务。"送教下基层活动"是指组织专家下基层，通过组织短期培训班，开展学术讲座、教学查房、操作示范、技能操作演练、疑难病例讨论等多种形式的现场指导，送教到基层，旨在提高县级医院医生常见病、多发病的临床诊疗规范化水平。举办地点为中西部地区、革命老区及易返贫致贫人口集中地区。

（二）各省市的举措

各省市纷纷制定了全科基层教育培训计划，如浙江省发布了《关于印发浙江省基层卫技人员培养培训项目实施计划的通知》，温州市根据通知精神制定了《温州市全科医生继续医学教育培训实施方案》，旨在充分利用现有卫生教育资源和现代化信息技术，采取理论与实践相结合、集中授课与自学相结合等形式，开展具有全科医学特色的继续医学教育。通过开展全科医生继续医学教育培训项目，对全科医生采取多形式、有针对性的继续医学教育，不断更新基层医生知识，优化卫技队伍结构，增强服务能力。

（宁夏医科大学总院　崔丽萍

昆明医科大学第一附属医院　吴亚楠

山西白求恩医院　冯　玫）

参 考 文 献

[1] 应美珂，韩婷婷，王永晨，等. 全科医学与整合医学的现状与展望 [J]. 中国全科医学，2018，21（23）：2895-2898.

[2] 赵静如，韩一平. 从全科医学发展看全科医生培养 [J]. 中国继续医学教育，2016，8（23）：1-3.

[3] 孙雨菁，任菁菁，段春翠. 我国全科医学教育研究现况与展望——基于 CiteSpace 的可视化分析 [J]. 中国毕业后医学教育，2023，7（2）：113-118.

[4] 武宁，程明蒹，闫丽娜，等. 中国全科医生培养发展报告（2018）[J]. 中国全科医学，2018，21（10）：1135-1142.

[5] 赵欣欣，孙小婷，潘志刚，等. 英美中三国全科医生培养模式对比研究 [J]. 中国全科医学，2018，21（22）：2660-2663，2667.

[6] 国务院办公厅.《国务院办公厅关于改革完善全科医生培养与使用激励机制的意见》政策解读 [J]. 中国实用乡村医生杂志，2018，25（3）：2-4.

[7] 安振玉，张绍群，胡虹，等. 我国全科医师规范化培训的文献计量学研究 [J]. 中国全科医学，2020，23（31）：3988-3993.

[8] 陈心航，李海潮，吴红斌. 我国毕业后医学教育研究特点与发展趋势分析 [J]. 中国毕业后医学教育，2021，5（2）：98-103.

[9] 梁珊珊，杨莉，何燕，等."健康中国"背景下对全科住院医师规范化培训的探讨 [J]. 中国现代医生，2022，60（28）：140-142.

[10] 孙彩霞，刘庭芳，蒋锋，等. 我国家庭医生相关政策发展历程与推行研究 [J]. 中国全科医学，2021，24（7）：765-774.

[11] 武宁，程明蒹，闫丽娜，等. 中国全科医生培养发展报告 [J]. 2018，21（10）：1135-1142.

[12] 陈明卫，韩文秀，樊松，等. 全科医生临床技能培训中应用 TBL、CBL 整合教学法的效果评价 [J]. 齐齐哈尔医学院学报，2018，39（14）：1699-1702.

[13] 黄亚玲，聂雷，邹珺，等. 深圳市某医院全科医师规范化培训中研讨式教学法的实践与思考 [J]. 医学与社会，2017，30（4）：82-84.

[14] 张红松，冯芳. PBL 结合 CBL 教学法在重症医学科临床教学中的应用研究 [J]. 中国继续医学教育，2016，8（14）：15-17.

[15] 邵婷婷，芮娜，朱怀刚，等. 情景模拟辅以 PBL 教学法在全科医师规范化培训中的应用 [J]. 教育教学论坛，2019，11（29）：201-203.

[16] 王晓岩，姜悦，马力. 导师小组模式在全科医师规范化培训中的应用探索 [J]. 继续医学教育，2016，30（4）：14-15.

[17] 周容，潘志刚，陈倩，等. 全科住院医师规范化培训中"双导师制"的实施现况分析 [J]. 中华

全科医师杂志，2014，13（8）：644-648.

［18］战京燕，娄景秋，王少坤，等. 我国全科住院医师规范化培训教学模式及应用效果研究［J］. 中国全科医学，2021，24（19）：2401-2407.

［19］王海青，赵春燕，郑志红，等. 专科 - 全科联合教学查房模式应用于全科医师培养的效果分析［J］. 中华全科医师杂志，2014，13（3）：179-183.

［20］刘娟娟，韩婷婷，任菁菁. GP-IP 带教模式在全科医师规范化培训中的应用探讨［J］. 中华全科医师杂志，2017，16（12）：981-983.

［21］田颖，张之尧，陈文明. 督导式门诊教学在全科医师血液科规范化培训中的应用效果研究［J］. 中国全科医学，2019，22（19）：2380-2383.

［22］高伟勤，王立波，杨光远，等. PBL 教学模式在全科住院医师心血管技能培训中的应用［J］. 医学信息，2019，32（7）：20-21.

［23］武宁，程明蒙，闫丽娜，等. 中国全科医生培养发展报告（2018）［J］. 中国全科医学，2018，21（10）：1135-1142.

［24］薛琦，谭萍芬，蔡少华. 全科医学课程体系的探索及建设［J］. 江西中医药大学学报，2018，30（1）：107-110.

［25］徐梦丹，吴莹. 全科住院医师规范化培训中自主学习能力的培养［J］. 中国继续医学教育，2022，14（23）：180-184.

［26］钟志宏，曾亮. 我国全科医学教育的政策演进、现实问题与优化路径［J］. 医学与哲学，2023，44（1）：50-54.

［27］刘畅. 我国全科医学人才培养存在的问题与解决路径［J］. 高等教育研究，2020，41（3）：94-99.

［28］秦江梅，李思思，林春梅. 我国全科医生培养与使用激励机制改革进展及发展策略［J］. 中国全科医学，2020，23（19）：2351-2358.

［29］SIMMONS S F, SCHNELLE J F, SATHE N A, et al. Defining safety in the nursing home setting: implications for future research [J]. Jam Med Dir Assoc, 2016, 17 (6): 473-481.

［30］陈倩，潘志刚，王天浩，等. 360° 评估在社区全科师资教学能力评价中的应用探讨［J］. 中华全科医师杂志，2016，15（3）：176-181.

［31］国家卫生健康委员会. 2020 中国卫生健康统计年鉴［M］. 北京：中国协和医科大学出版社，2021.

［32］杨辉，韩建军，许岩丽，等. 中国全科医学行业十年发展：机会和挑战并存［J］. 中国全科医学，2022，25（1）：1-13.

［33］祝墡珠，于晓松，路孝琴. 全科医学概论［M］. 5 版. 北京：人民卫生出版社，2018.

［34］王健，赵琦，祝墡珠，等. 在校医学本科生对《全科医学概论》课程的评价和全科医学认知状况的调查研究［J］. 中华全科医师杂志，2018，17（11）：901-904.

［35］祁祯楠，董爱梅，韩晓宁，等. 本科生阶段全科医学教学模式研究. 中国全科医学，2019，22（7）：839-842.

［36］徐志杰，蔡博宇，戚麟，等. "三位一体"模式下的全科医学人才培养［J］. 全科医学临床与教育，2017，15（1）：1-4.

［37］王甦平，杨涛，龚睿婕，等. 上海市临床医学本科生对于社区全科医学的实践认知调查［J］. 中华全科医学，2014，12（5）：780-781，836.

［38］江南，齐殿君，于晓松. 高等医学院校开展全科医学培训情况的调查与分析［J］. 中华医学教育杂志，2021，41（8）：682-685.

［39］胡丹，陈楚康，张超，等. 我国农村订单定向免费医学生培养成效及存在问题［J］. 中国卫生政策研究，2018，11（9）：28-33.

［40］余梦，吴戈，任天顺. 继续推进和完善农村订单定向免费全科医学生培养教育模式［J］. 中华全科医学，2016，14（8）：1395-1398.

［41］郭化山，徐杏，李香英，等．专科层次全科医学教育实践教学研究与应用［J］．卫生职业教育，2011，29（15）：5-7.

［42］赵劲民．基于岗位胜任力的农村订单定向医学生培养体系的探索与实践［J］．广西医科大学学报，2022，39（1）：172-175.

［43］马峥，黄亚芳，赵亚利，等．我国部分高等医学院校全科医学教育现况分析［J］．继续医学教育，2017，31（3）：61-63.

［44］吴远芳．重庆市全科医生岗位胜任力现状研究［D］．重庆：重庆医科大学，2022.

［45］永凯．医学本科生全科医生就业意向调查与对策分析［D］．开封：河南大学，2021.

［46］路孝琴，杜娟，武艳，等．构建我国长期可持续发展的全科医生培养体系［J］．医学教育管理，2020（3）：231-238.

［47］郭淞荣．广西钦州市全科医生培养模式的优化研究［D］．南宁：广西大学，2020.

［48］于晓松．2019年全科医学研究进展［J］．中华医学信息导报，2020，35（2）：13.

［49］衡甜甜．我国全科医学发展现状与问题分析［J］．中医药管理杂志，2020，28（8）：8-9.

［50］陈淑玲，吴苏伟，杜雪平，等．疫情下对全科专业住院医师规范化培训的思考与建议［J］．中国全科医学，2020，23（28）：3503-3507.

［51］刘丰，顾建钦，王留义，等．全科医学专业学位研究生培养现状研究及建议［J］．中国继续医学教育，2020，12（5）：68-70.

［52］韦雨忻，赵士博，李俊，等．健康中国背景下全科医学硕士专业学位研究生培养模式探索与实践［J］．科技创新与生产力，2021，4：11-13.

［53］胥超，肖菊姣，凌志海．重视全科医学教育加大力度培养居民健康守门人［J］．华南预防医学，2019，45（4）：395-397.

［54］武宁，程明羕，闫丽娜，等．中国全科医生培养发展报告（2018）［J］．中国全科医学，2018，21（10）：1135-1142.

［55］蔡晓婷，王留义．我国全科医学学科建设研究进展［J］．河南医学研究，2020，29（14）：2688-2690.

［56］于晓松．新中国成立70年以来中国全科医学发展与展望［J］．中华全科医学，2019，17（11）：1797-1799.

［57］朱文华，方力争．全科医师队伍发展现状与展望［J］．当代医学，2019，25（21）：1-4.

［58］王婧．医学专业学位硕士研究生"医教协同，双轨合一"培养模式的现状分析与对策［D］．石家庄：河北医科大学，2019.

［59］方子健．辽宁省全科医学基层实践骨干师资培养模式的构建及初步评价研究［D］．沈阳：中国医科大学，2019.

［60］安振玉，张绍群，胡虹，等．我国全科医师规范化培训的文献计量学研究［J］．中国全科医学，2020，23（31）：3988-3993.

［61］中国医师协会全科医师分会．全科专业住院医师规范化培训内容与标准补充修订建议（针对2019年修订版）［J］．中国全科医学，2020，23（16）：1967-1971.

［62］鞠香丽，裴冬梅．全科医学师资队伍建设的影响因素与对策探讨［J］．中国继续医学教育，2020，12（20）：91-93.

［63］刘畅．我国全科医学人才培养存在的问题与解决路径［J］．高等教育研究，2020，41（3）：94-99.

［64］季燕，严春泽，孙艳格，等．全科医生继续医学教育开展形式及应用［J］．中国全科医学，2021，24（1）：88-91.

［65］赵欣欣，孙小婷，潘志刚，等．英美中三国全科医生培养模式对比研究［J］．中国全科医学，2018，21（22）：2660-2663，2667.

［66］高清晓，宋月雁，丁国锋．澳大利亚全科医生培养模式对中国的启示［J］．中国继续医学教育，

2020，12（32）：89-93.

［67］中华人民共和国国务院. 国务院关于建立全科医生制度的指导意见［J］. 司法业务文选，2011，32：18-25.

［68］周卫凤，牛丽娟，郭毅，等. "3+2"助理全科医生培养中的问题与对策研究［J］. 安徽卫生职业技术学院学报，2016，15（4）：142-143.

［69］康林，启迪，聂鹏. 北京市"3+2"助理全科医师培养模式的探索与实践［J］. 继续医学教育，2015，29（10）：9-10.

［70］黄艳，线福华，赵丽莉，等. "3+2"助理全科医师培养模式的探索与实践［J］. 中华医学教育杂志，2014，1：31-33.

［71］袁江，朱学平，周自琴. "3+2"助理全科医师培训方式与实施过程及其效果评价的探讨［J］. 人人健康，2015，23：200-201.

［72］刘会范，丁子钰，王双凤，等. "3+2"助理全科医生人才培养模式构建探索［J］. 中国继续医学教育，2019，11（33）：56-59.

［73］宋国华，王福青，高凤兰，等. "3+2"助理全科医生人才培养模式构建探讨［J］. 卫生职业教育，2013，31（19）：5-6.

［74］林玉琳，刘扬. "3+2"助理全科医生培养模式实施的调查与分析［J］. 继续医学教育，2018，32（3）：87-88.

［75］刘芳，金磊. 高职高专"3+2"助理全科医生培养的探索与实践［J］. 卫生职业教育，2020，38（10）：21-23.

［76］周卫凤，郭毅，潘敏. 基于临床医学专业"3+2"助理全科医生培养的全科医学教育课程体系构建与研究［J］. 齐齐哈尔医学院学报，2015，36（13）：1979-1981.

［77］张阳阳，李妍妍. 全科临床思维在住院医师规范化培训中的应用［J］. 教育教学论坛，2022，31：165-168.

［78］赵欣欣，孙小婷，潘志刚，等. 英美中三国全科医生培养模式对比研究［J］. 中国全科医学，2018，21（22）：2660-2663，2667.

［79］吴苏伟，施榕，杜雪平，等. 2017年全科医师规范化培训基地评估结果分析［J］. 中国毕业后医学教育，2018，2（1）：6-9.

［80］戴小婷，朱滨海. 住院医师规范化培训中的问题与对策［J］. 南京医科大学学报（社会科学版），2017，17（2）：142-145.

［81］卫生部，教育部. 卫生部、教育部关于印发《全科医生规范化培养标准（试行）》的通知［J］. 中华人民共和国卫生部公报，2012，7：4-25.

［82］汪玲，贾金忠，段丽萍. 我国临床医学教育综合改革的探索和创新——"5+3"模式的构建与实践［J］. 研究生教育研究，2015，3：3-6.

［83］梁珊珊，杨莉，何燕，等. "健康中国"背景下对全科住院医师规范化培训的探讨［J］. 中国现代医生，2022，60（28）：140-142.

［84］路孝琴，杜娟，武艳，等. 构建我国长期可持续发展的全科医生培养体系［J］. 医学教育管理，2020，6（3）：231-238.

［85］杨凯超，吴伟东，任菁菁. 浙南地区全科住院医师规范化培训质量调查及对策研究［J］. 全科医学临床与教育，2019，17（6）：541-543.

［86］吴凡，汪玲. 深化临床医学"5+3"改革的若干问题探讨［J］. 中国卫生资源，2021，24（3）：213-218.

［87］教育部，国家卫生健康委员会. 国家中医药管理局关于加强医教协同实施卓越医生教育培养计划2.0的意见［J］. 中华人民共和国教育部公报，2018，10：16-19.

［88］国务院办公厅. 国务院办公厅关于加快医学教育创新发展的指导意见［J］. 中华人民共和国国务院公报，2020，28：27-31.

［89］连思晴，夏珺，张锦枝，等. 基于混合研究方法对比两个全科培训基地全科住院医师对培训的态度和看法［J］. 中国全科医学，2020，23（19）：

2366-2373.

［90］洪涛，霍勇．敞开胸怀，迎接专科医师规范化培训制度的实施［J］．中国介入心脏病学杂志，2017，25（9）：481-482.

［91］张萍．建立专科医师培训考核制度的思考［J］．中华实用诊断与治疗杂志，2019，33（5）：510-511.

［92］陶显东，单正翔，金益峰，等．胸外科专科医师规范化培训探索［J］．教育教学论坛，2017，34：109-110.

［93］关于开展专科医师规范化培训制度试点的指导意见［J］．中华人民共和国国家卫生和计划生育委员会公报，2015，12：29-32.

［94］国家卫生计生委，国务院医改办，国家发展改革委，等．国务院办公厅关于深化医教协同进一步推进医学教育改革与发展的意见［J］．中华人民共和国国务院公报，2017，21：13-17.

［95］苏剑一．"专培"如何达到预期成效？［J］．中国卫生人才，2017，2：12-13.

［96］杨英，郑丽云，汪偌宁，等．专科医师规范化培训体系建立的探索［J］．中华医学教育杂志，2020，40（6）：5.

［97］刘世萍，吴晔明，董艳，等．临床医学博士专业学位与专科医师规范化培训衔接的初探［J］．中国高等医学教育，2016，11：129-130.

［98］李萍萍，陆梅华．临床医学博士专业学位与专科医师规范化培训衔接［J］．解放军医院管理杂志，2017，24（2）：192-194.

［99］吴琼，何志扬，庞亚威，等．中国乡村医生教育嬗变：历程、机理与趋势［J］．卫生软科学，2023，37（2）：74-78.

［100］中华人民共和国卫生部．2001～2010年全国乡村医生教育规划［J］．实用乡村医生杂志，2002，9（1）：1-3.

［101］中华人民共和国卫生和计划生育委员会．全国乡村医生教育规划（2011—2020年）［J］．全科

医学临床与教育，2014，12（1）：3-7.

［102］吴燕玲，钱安瑜，宋筱筱，等．浙江省全科医生转岗培训现况及需求调查［J］．中国高等医学教育，2022，6：4-6.

［103］黄莹．探寻全科医生培养、使用与激励机制［J］．中国卫生人才，2018，8：52-56.

［104］路孝琴，刘艳丽，孙晨，等．我国全科医学师资培训中存在的问题及队伍建设对策研究［J］．继续医学教育，2016，3（30）：1-3.

［105］余美月．全科医师转岗培训理论培训效果分析［J］．全科医学临床与教育，2018，16（6）：659-661.

［106］李珞畅，陈鸿雁，何英，等．全科医生转岗培训统一结业考试实践性研究［J］．中华全科医学，2017，15（4）：685-686，707.

［107］盛方方，李静，于天莹，等．全科医生转岗培训模式运行研究［J］．中医药管理杂志，2022，30（14）：100-102.

［108］周亚夫，方力争，于德华，等．综合医院全科医学科的定位与发展策略［J］．中国全科医学，2021，24（13）：1581-1591.

［109］安康，苏巧俐，李双庆，等．综合医院全科医学科资源整合平台的实践与探索［J］．成都医学院学报，2022，17（5）：656-659.

［110］王金月，于婷婷，卢菲，等．远程继续医学教育的现状及思考［J］．中国卫生产业，2018，15（14）：116-118.

［111］马晓红．"互联网＋"继续医学教育思考［J］．解放军医院管理杂志，2019，26（6）：598-600.

［112］国务院办公厅．国务院办公厅关于推进分级诊疗制度建设的指导意见［EB/OL］（2015-09-11）［2023-06-03］．https://www.gov.cn/zhengce/content/2015-09/11/content_10158.html.

［113］国家卫生健康委能力建设和继续教育中心．新时代新团队新使命国家卫生健康委能力建设和继续教育全科医学专家委员会换届大会暨工作

讨论会在京召开［EB/OL］（2021-06-09）［2023-06-03］. http://www.chinacpd.cn/htm/12254/174228. html.

［114］国家卫生健康委能力建设和继续教育中心. 国家卫生健康委能力建设和继续教育全科医学专家委员会 2022 年度第一次工作会顺利召开［EB/OL］（2022-03-10）［2023-06-03］. http://www. chinacpd.cn/htm/12254/174228.html.

［115］首都医科大学全科医学与继续教育学院. 全科医学与继续教育学院简介［EB/OL］（2023-06-03）［2023-06-03］. https://sce.ccmu.edu.cn/ xygk_8333/xyjj_8344/index.html.

［116］北京大学第一医院. 构建继续教育体系，推动学科发展建设——中华全科医学继续教育学院成立，迟春花教授担任首任院长.［EB/OL］（2018-11-18）［2023-06-03］. http://pkufh.91health. net/Hospitals/Journals/ArticleIndex/201.

［117］四川在线. 中华全科医学继续教育学院四川分院在省医院成立系全国第一个分院［EB/OL］（2020-04-29）［2023-06-03］. https://sichuan.scol. com.cn/amsc/202004/57795336.html.

第五章　全科医学科学研究进展

第一节　全科医学重大临床问题研究

一、高血压

全世界约有 14 亿人患有高血压，其中约 1/4 在中国，特别是中国农村地区。近年来，高血压的患病率迅猛增加，而血压控制率极低。国际上对高血压降压目标值这一重大科学问题仍存在很大争议。降压目标不仅是全球心血管及高血压领域学术争议的焦点，更是关乎全球 10 余亿（我国近 3亿）高血压患者生命健康的重要临床问题。因缺乏充分的证据，各国指南对降压目标值的推荐差异很大，2017 年美国有关指南将降压目标值确定为 130/80 mmHg，欧洲等地的高血压指南将其确定为 140/90 mmHg。在以往发表的重大研究中，收缩压干预试验（SPRINT）证实对心血管疾病高危人群强化降压可进一步降低心血管事件及全因死亡率；而老年高血压降压靶目标的干预策略（STEP）研究证实，在 60～80 岁老年人群中，强化降压可进一步降低心脑血管事件的发生风险，但对大多数其他人群仍缺乏证据。

从人群层面积极寻找并探索适合我国居民的高血压管理策略具有重大的社会效益及经济效益。在我国一项开放、整群随机试验［中国农村高血压控制项目（CRHCP）］中，326 个有正规乡村医生并参加了中国新农村合作医疗计划的村庄，被 1∶1 随机分配为干预组和对照组，干预组居民接受乡村医生主导的多方面干预，对照组居民接受常规护理。研究招募了 40 岁及以上、未经治疗的血压≥140/90 mmHg（有心血管疾病、糖尿病或慢性肾脏病病史者血压≥130/80 mmHg）或经过治疗后血压≥130/80 mmHg 的患者。在干预组中，受过培训的乡村医生在初级保健医生的监督下，根据标准方案启动抗高血压药物治疗，同时从家庭血压监测、生活方式改变和服药依从性方面对患者进行健康指导。CRHCP Ⅰ 期的主要观测结果是 18 个月时血压＜130/80 mmHg 的患者比例。2018 年 5 月 8 日至 11 月28 日，研究共招募了 163 个干预村和 163 个对照村的 33 995 例患者。结果显示：在第 18 个月时，在干预组 15 414 例高血压患者中有 8865 例（57.5%）血压＜130/80 mmHg，而对照组 14 500 例患者中有 2895 例（20.0%）血压＜130/80 mmHg，组间差异为 37.0%；干预组患者的平均收缩压下降26.3 mmHg，对照组下降 11.8 mmHg；干预组平均舒张压下降 14.6 mmHg，对照组下降 7.1 mmHg。CRHCP Ⅱ 期经过 3 年的干预和随访，发现全人群中的强化降压措施可使高血压患者心脑血管事件的发生率下降 33%，心肌梗死的患病率下降 23%，脑卒中的患病率下降 34%，心力衰竭的患病率下降42%，心血管死亡率下降 30%，全因死亡率下降 15%，该研究充分证明了强化降压的有效性。此外，CRHCP 项目还对强化降压的安全性进行了综合评价，与对照组相比，尽管干预组中低血压的发生率有所升高，但症状性低血压、损伤性跌倒及晕厥的发生风险在两组间均无显著差异，这证实了强化降压在全人群中的安全性。本研究阐明了该领域的重大科学问题，充分证实了以 130/80 mmHg 为目标的强化降压方案可以在全人群中显著降低心血管事件和全因死亡率。以上结果显示，乡村医生主导的高血压综合干预模式可以显著提高农村高血压的控制率，为我国基层开展高血压防治提供了借鉴。该研究相关的 2 篇论文分别于 2022 年和 2023 年刊发于《柳叶刀》杂志。

二、慢性阻塞性肺疾病

中国有 9900 万慢性阻塞性肺疾病（chronic obstructive pulmonarydisease，COPD；简称"慢阻肺"）患者，其中大多数并未得到诊断。慢阻肺的筛查有重要意义，但是迄今为止，哪种筛查方法适用于中国的基层医疗机构并不明确。北京大学第一医院迟春花团队通过对国内外研究中常用的慢阻肺筛查工具的有效性（灵敏度、特异度、阳性预测值、阴性预测值）进行评估，探索了适用于中国基层医疗机构的慢阻肺筛查方式。该研究为多中心横断面研究，研究人群覆盖北京、成都、广州及沈阳地区 40 岁以上的居民。研究团队对 4 种慢阻肺筛查问卷［初级保健评估识别未确诊的呼吸系统疾病和恶化风险（assessment in primary care to identify undiagnosed respiratory disease and exacerbation risk，CAPTURE）、COPD 诊断问卷（COPD diagnostic questionnaire，CDQ）、中国症状调查问卷（Chinese symptom-based questionnaire，C-SBQ）和慢阻肺筛查问卷（chronic obstructive pulmonary disease screening questionnaire，COPD-SQ）］、微型肺量计和呼气峰流速仪，以及不同筛查工具组合后得到的筛查策略的准确性进行了评估。研究结果显示：呼气峰流速仪和微型肺量计的灵敏度和特异度普遍优于筛查问卷，呼气峰流速仪有较高的灵敏度，微型肺量计有较高的特异度；问卷与呼气峰流速仪或微型肺量计联合使用有助于提高慢阻肺筛查的准确性；C-SBQ 与微型肺量计并联使用的综合筛查效果最好，也是最具有经济学效益的，其次是微型肺量计单独使用及 C-SBQ 与呼气峰流速仪并联使用。上述结果充分有力地说明在中国基层医疗机构，通过简单的筛查工具来识别未被诊断的慢阻肺患者是可行的。慢阻肺既往在我国基层常见病管理中并未受到应有的重视，有关基层慢阻肺管理的高质量临床研究也少之又少。该研究对基层慢阻肺管理起到了重要的助力作用。研究中各分中心的研究人员均为基层医疗机构一线医务人员，在项目开始之前，8 个中心极少有单位参加过慢阻肺相关的临床科研项目，几乎没有医务人员能进行肺功能检查，慢阻肺管理基础非常薄弱。项目开始前期，北京大学第一医院全科医学团队对他们进行了规范、系统的慢阻肺理论知识及肺功能实操培训，确保每个人都能熟练地掌握肺功能检查方法，不仅为日后慢阻肺在基层医疗机构的管理储备了人才，而且也为慢阻肺筛查的大范围推广奠定了坚实的基础，同时还为我国基层开展临床科研提供了借鉴。该研究成果于 2021 年发表于 *BMJ Open*，并且被慢性阻塞性肺疾病全球创议（Global Initiative for Chronic Obstructive Lung Disease，GOLD）2023 的慢阻肺筛查相关章节引用。

中国是慢阻肺疾病负担比较严重的国家之一，慢阻肺目前已成为我国第三大致死病因，其在全部疾病伤残调整寿命年（disability-adjusted life years，DALYs）排名中居第三位。基于患病率、死亡率和 DALYs 率，可实现对慢阻肺疾病负担的有效预测，为相关预防和控制措施的制定提供依据。为了描述和分析 1990—2019 年中国慢阻肺疾病负担状况及其变化趋势，并预测 2020—2024 年中国慢阻肺疾病负担，赵创艺等于 2021 年 12 月从 2019 年全球疾病负担研究（Global Burden of Disease Study，

GBD）中提取了 1990—2019 年中国慢阻肺的患病率、死亡率及 DALYs 率等疾病负担指标数据，采用平均年度变化百分比指标分析其变化趋势。基于 1990—2016 年的数据（训练集）建立慢阻肺的患病率、死亡率及 DALYs 率的自回归移动平均模型和神经网络自回归模型，利用 2017—2019 年数据（测试集）进行模型评价。采用预测值与实际值的相对误差、平均绝对百分误差、平均绝对误差和均方根误差比较模型的拟合和预测效果，运用最佳模型预测 2020—2024 年中国慢阻肺疾病负担。结果显示：我国全人群慢阻肺的患病率呈增长趋势，年均增长 1.04%；男性和女性慢阻肺的患病率均呈上升趋势；中国全人群慢阻肺的死亡率呈下降趋势，年均降幅为 1.29%；男性和女性的慢阻肺死亡率均呈下降趋势，且男性平均每年下降幅度低于女性，提示应加强和重视对导致男性慢阻肺患者疾病快速进展的危险因素的控制；中国全人群 DALYs 率呈下降趋势，年均下降 1.56%，但慢阻肺的 DALYs 率仍高于全球 2019 年的平均水平。研究预测中国慢阻肺疾病负担在 2020—2024 年仍保持上升趋势。该研究指出，基层医疗卫生机构作为医疗系统的基石，有望成为实现慢阻肺可防、可治、可控的重要环节。该研究针对目前我国基层医疗卫生机构在慢阻肺防治方面存在的"短板"提出了建议。该研究成果于 2022 年发表于《中国全科医学》杂志。

三、血脂异常

血脂异常是多种心血管疾病的危险因素，也是我国基层常见的健康问题。2021 年，*JAMA* 网络开放子刊 *JAMA Network Open* 上发表了冠心病医疗结果评价和临床转化研究（China-PEACE）百万人群项目的一项研究成果。项目自 2014 年 12 月至 2019 年 5 月，纳入中国 31 个省份 189 个地区（包括 114 个农村地区和 75 个城市地区）约 266 万例 35～75 岁社区居民。2016 年 11 月至 2017 年 5 月，研究者对该项目网络内的 3529 家基层医疗机构进行了一项全国性调查，最终纳入 3041 家基层医疗机构的调查数据，于 2019 年 6 月至 2021 年 3 月进行数据分析。通过测量纳入研究的参与者的血压、血脂、血糖、身高和体重来筛查心血管疾病高危人群，同时还进行了问卷调查评估这些人群的心血管相关健康状况。研究采用《2016 年中国成人血脂代谢异常防治指南》中血脂代谢异常的定义，纳入 2 314 538 例社区居民的横断面研究显示，33.8% 的居民有血脂异常，3.2% 的居民患有动脉粥样硬化性心血管疾病（atherosclerotic cardiovascular disease，ASCVD），10.2% 的居民有 ASCVD 高风险，26.6% 的 ASCVD 患者和 42.9% 的 ASCVD 高风险人群的低密度脂蛋白胆固醇（low-density lipoprotein cholesterol，LDL-C）达标。在被调查的基层医疗机构中，不到 50%（仅 49.7%）的机构备有他汀类药物，其中乡村诊所的配备率最低，该研究结果为基层血脂异常的防治提供了借鉴。这种基于全国范围的大规模基层医疗研究在未来将发挥越来越重要的作用。如果能建立起有效的基层医疗机构联盟和数据库，将有力促进我国全科医疗科研水平的提高。

血脂异常是我国居民心脑血管疾病的主要危险因素，掌握社区高血压居民 ASCVD 的危险分层、制定个体化的血脂干预目标，对优化高血压患者的基层管理、提高居民的血脂达标率有重要作用。一项研究纳入 2019 年 1 月 1 日至 2021 年 12 月 31 日月坛社区卫生服务中心和汽南社区卫生服务站建档的 2943 例高血压患者。研究通过查阅健康档案及电子病历收集患者的基线资料，计算非高密度脂蛋白胆固醇和估算肾小球滤过率，将患者按 ASCVD 危险分层，观察患者的血脂达标情况。研究共纳入高血压患者 2943 例，其中男性 1201 例，女性 1742 例，中位年龄 70（63，80）岁。结果显示：高危 ASCVD 患者有 2165 例，中危 ASCVD 患者有 485 例，低危 ASCVD 患者有 293 例；高危 ASCVD 患者的 LDL-C 达标率为 10.5%（227/2165），中危 ASCVD 患者的 LDL-C 达标率为 22.9%（111/485），低危 ASCVD 患者的 LDL-C 达标率为 98.0%（287/293）；合并冠心病患者的血脂达标率为 14.1%（116/823），高于未合并冠心病患者（9.1%，192/2120），差异有统计学意义（$P<0.001$）；合并脑卒中患者的血脂达标率为 15.5%（41/264），高于未合并脑卒中的患者（10.0%，267/2679），差异有统计学意义（$P=0.005$）。研究发现，高血压患者高危组和中危组的血脂达标率较低，高血压合并慢性肾脏病、糖尿病及多种其他高危因素的高危组患者的血脂控制情况不理想，提示应该重视高血压患者的血脂管理，提高血脂达标率，降低 ASCVD 的发生风险。社区是全科医疗的主战场，这种基于社区卫生服务中心和居民健康档案数据的科学研究未来将发挥越来越重要的作用。如何提高我国社区居民健康档案数据的完整性、可靠性和连续性将是未来需要解决的问题。

四、冠心病

冠心病是一种临床常见的慢性心血管疾病，具有治疗周期长且难以根治的临床特点。随着我国经济发展和老龄化进程，冠心病的患病率逐年上升，最新报告显示我国目前约有 1139 万冠心病患者。冠心病患者的身体功能和心理状态往往受到不同程度的影响，因此，除采用传统的患病率和生存率评估之外，对生活质量的关注度逐渐增长，并且已成为评估冠心病治疗效果的重要指标。生活质量是一个包含身体健康、心理健康、社会幸福感及自我感知健康的概念，可用于疾病负担、干预措施和治疗的有效性评估，以及预测心血管事件后死亡率。为了进一步探究我国冠心病患者的生活质量现状及影响因素，胡大一教授团队在 2020 年 6 月至 9 月对我国 25 个省市的冠心病患者进行横断面研究，利用欧洲五维健康量表（EuroQol five dimensions questionnaire，EQ-5D）调查患者的生活质量。结果显示，在 5 个维度中，报告焦虑/抑郁的比例最高，为 59.8%，自我照顾问题的比例最低，为 35.8%。多元线性回归显示：女性、中老年、肥胖、有合并症、有抑郁和焦虑、有社交媒体渠道、冠状动脉旁路移植术（coronary artery bypass grafting，CABG）治疗与 EQ-5D 评分呈负关联（P 均<0.05）；老年、有合并症、有抑郁和焦虑合并抑郁、有社交媒体渠道、CABG 治疗与患者自评总体健康状况视觉类比量表（EuroQol-Visual analogue scale，EQ-VAS）评分呈负关联（P 均<0.05）。该研究发现，我国 50% 以上的冠心病患者生活质量评分偏低，与性别、年龄、肥胖、治疗方式、有无合并症、情绪状态有关，提示临床上除了关注传统社会人口学因素对生活质量的不良影响之外，还应多关注患者的心理状态。结果还发现，60% 的患者存在心理问题，其中大部分患者处于焦虑合并抑郁状态，冠心病和焦虑、抑郁的相互作用使患者的生活质量严重受损。另外，医患交流群可以改善冠心病患者的生活质量，例如，医患交流群可以提高患者用药和心脏康复的依从性，因此，微信群作为"互联网＋医疗"时代下的管理慢性病的新途径，值得进一步推广。该研究充分说明，我国冠心病患者的生活质量现状不佳，女性、高龄、肥胖、大学及以上学历、有合并症、CABG 治疗、有社交媒体渠道的患者生活质量更差。大多数冠心病患者存在焦虑/抑郁的心理问题，希望未来治疗中能加入心理干预来提高诊疗水平。因此，临床治疗中应该重视患者的生活质量和心理状态，关注上述生活质量更差的群体，利用医患交流群、患者俱乐部等新的疾病管理途径，向患者提供规范化的心脏康复治疗方案和康复指导，帮助他们控制危险因素，早日回归社会。该研究对于评估我国冠心病患者的生活质量现状及影响因素、进一步改善

冠心病患者的生活质量提供了一定的理论依据。该研究于2023年发表于《中华内科杂志》。

ASCVD仍然是中国居民的主要死亡原因，每年发生的ASCVD事件占世界发病率的1/5以上。他汀类药物可以降低ASCVD的发生风险。2020年，发表于 Global Heart 的一项研究利用中国多省队列研究中35~64岁无ASCVD的成年个体（$n=21\,265$）参与者数据，建立了微观模拟决策树分析模型，以进一步探讨中国2019年药品集中采购政策（旨在降低药品价格，通过竞争性招标、批量采购和降低交易成本来实现）对他汀类药物治疗初级ASCVD的成本效益的影响。试点项目在"4+7城市"（北京、天津、上海、重庆、沈阳、大连、厦门、广州、深圳、成都和西安）成功降低了药品购买价格并降低了患者的自付药物成本。研究结果发现，低剂量他汀类药物干预使10年ASCVD的发病率显著降低。该研究说明实施药品集中采购政策将极大地提高他汀类药物在35~64岁中国成年人初级ASCVD预防中的成本效益。

《中国心血管健康与疾病报告2021》指出，随着社会经济的发展及国民生活方式的变化，尤其是人口老龄化及城镇化进程的加速，居民不健康生活方式的问题日益突出，心血管疾病（cardiovascular disease，CVD）危险因素对居民健康的影响更加显著，CVD的患病率和发病率仍在持续增高，已成为居民死亡的首位原因，2019年农村、城市的CVD分别占死因的46.74%和44.26%。CVD给社会和居民带来的经济负担日益加重。根据《中国卫生健康统计年鉴2020》，2019年中国城市居民冠心病死亡率为121.59/10万，农村为130.14/10万。2019年冠心病死亡率继续呈2012年以来的上升趋势，农村地区上升明显，到2016年已超过城市水平。2002—2018年急性心肌梗死（acute myocardial infarction，AMI）患者的死亡率总体呈上升态势，2019年略有降低。从2005年开始，AMI的死亡率呈快速上升趋势，农村地区AMI的死亡率不仅于2007年、2009年和2010年超过城市地区，而且自2012年开始明显升高，并于2013年起持续高于城市水平。2013年第五次国家卫生服务调查显示，中国大陆≥15岁人口冠心病的患病率为10.2‰，60岁以上人群为27.8‰，总患病率高于2008年第四次国家卫生服务调查数据（7.7‰）。2013年中国大陆≥15岁人口冠心病的患病人数为1140万人，比2008年第四次国家卫生服务调查的全年龄段冠心病患病人数增加了约108万人。CVD负担持续加重，特别是农村地区。由于医疗资源配置的不平衡、对疾病的认识不足及治疗的依从性较差等原因，近几年农村地区冠心病和脑血管病的死亡率持续超过城市地区。同时也应看到，中国在CVD防控方面不断取得进步，吸烟率逐渐下降，高血压控制率不断上升，临床诊疗水平和基础研究能力也有大幅度提升，社区防治工作取得了一定的成果，疾病后的康复工作越来越受到重视，医疗器械研发处于高速发展阶段。该研究于2022年发表于《中国全科医学》杂志。

五、脑卒中

脑卒中是严重危害中国居民健康的重大慢性非传染性疾病，是我国成人致死、致残的首位病因，具有高发病率、高致残率、高死亡率、高复发率、高经济负担五大特点。随着社会人口老龄化及城镇化进程的加速，脑卒中危险因素的流行趋势逐渐明显，疾病负担日益增加。GBD的数据显示，脑卒中是我国成人致死、致残的首位病因。中国是最大的发展中国家，人口约占世界总人口的1/5，卒中现患人数高居世界首位。

GBD数据显示，我国卒中发病率由2005年的222/10万下降至2019年的201/10万，缺血性脑卒中发病率由 2005 年的 117/10 万升高至 2019 年的 145/10 万，出血性脑卒中的发病率由 2005 年的 93/10 万下降至 2019 年的 45/10 万，但我国脑卒中患病率呈整体上升趋势。GBD 数据还显示，2019 年我国缺血性脑卒中的患病率为 1700/10 万（年龄标化患病率为 1256/10 万），出血性脑卒中的患病率为 306/10 万（年龄标化患病率为 215/10 万）。2019 年"脑卒中高危人群筛查和干预项目"数据显示，我国 40 岁及以上人群的卒中人口标化患病率由 2012 年的 1.89% 上升至 2019 年的 2.58%，2019 年 40 岁以上人群现患和曾患脑卒中人数约为 1704 万。根据国家脑血管病大数据平台的登记数据，国家卫生健康委员会脑卒中防治工程委员会于 2017—2018 年组织了一项专项调查，对来自 30 个省份、222 家卒中基地医院的 304 935 例首发卒中患者进行了调查随访。结果显示：发病 3 个月内，脑梗死、脑出血和蛛网膜下腔出血的复发率分别为 2.81%、5.05% 和 4.72%；发病 1 年内，脑卒中患者的复发率为 5.48%，其中脑梗死、脑出血和蛛网膜下腔出血的复发率分别为 5.59%、11.65% 和 10.25%。我国脑卒中死亡率仍处于较高水平，《中国卫生健康统计年鉴 2019》显示，2018 年我国的卒中粗死亡率，农村居民为 160/10 万，城市居民为 129/10 万。根据第六次人口普查数据估算，2018 年我国约有 194 万人死于脑卒中，脑卒中已成为我国农村居民第二位（占所有死亡病因构成比的 24.16%）、城市居民第三位（占所有死亡病因构成比的 20.53%）的死亡病因。DALYs 是疾病导致死亡损失的健康生命年和导致伤残损失的健康生命年相结合的指标，DALYs 综合考虑了死亡和残疾两种健康损伤，是衡量疾病整体负担的重要指标。GBD 的数据显示，2005—2019 年我国缺血性脑卒中的 DALYs 自 2005 年的 1268/10 万下降至 2019 年的 1148/10 万，出血性脑卒中的 DALYs 自 2005 年的 2068/10 万下降至 2019 年的 1142/10 万，但仍远高于英国、美国、日本等发达国家同期水平。在经济负担方面，《中国卫生健康统计年鉴 2019》显示，2018 年我国缺血性脑卒中患者的出院人数为 3 732 142 例，出血性脑卒中患者的出院人数为 564 131 例，相比 2008 年，10 年间分别增长了 7 倍和 2 倍。该数据一方面反映了随着老龄化增长和危险因素的流行，脑卒中的发病率持续上升；另一方面也反映了随着脑卒中相关科普宣教的广泛开展，人民群众对脑卒中的认识程度逐渐加深，促进就诊率的逐渐增高。2018 年我国缺血性脑卒中和出血性脑卒中患者的人均住院费用分别为 9410 元和 19 149 元，相比 2008 年分别增长了 56% 和 125%。

高危脑卒中的定义为具有高血压、血脂异常、糖尿病、心房颤动或瓣膜性心脏病、吸烟史、明显超重或肥胖、缺乏运动、卒中家族史 8 项卒中危险因素中的 3 项及以上者，或者有短暂性脑缺血发作和既往卒中史者中有 1 项及以上者。2019 年共检出高危人群 151 266 例，标化检出率为 26.02%，与 2018 年的筛查数据相比，高危人群比例仍持续增长，其中男性高危人群标化检出率为 31.40%，明显高于女性的 20.56%，而高危人群城乡分布比例基本相当。在高危人群中，40~64 岁人群标化后的占比为 73.48%，说明我国卒中高危人群年轻化趋势依然明显，卒中防控工作仍较严峻。高危人群中危险因素占比排前三位的依次为高血压病、血脂异常和缺乏运动，标化检出率分别为 75.25%、71.45% 和 48.62%，提示应积极加强脑卒中的宣教和防控工作。2019 年高危人群中高血压患者的治疗率为 57.02%，控制率为 34.87%，血脂异常的治疗率为 17.29%，颈动脉重度狭窄的治疗率为 32.89%，其中颈动脉重度狭窄的治疗率较 2018 年有明显增长，提示有更多的颈动脉重度狭窄患者得到了治疗。

2019 年的筛查数据纳入 40 岁以上人群共 539 418 例，其中卒中患者（19 466 例）的标化患病率为 2.58%，根据 2019 年综合标化患病率和我国人口老龄化进度测算，我国 40 岁以上人群现患和曾患卒中人数约 1704 万。在新筛人群卒中患者中，男性 9597 例，女性 9869 例，男性卒中标化患病率为 2.94%，女性标化患病率为 2.22%，男性高于女性。在城乡对比方面，城市卒中患者 10 890 例，标化患病率为 2.65%，农村患者 8576 例，标化患病率为 2.55%，城市略高于农村。在报告内容全面，数据翔实，参考性强，对我国开展卒中防治工作具有重要的指导意义。该报告于 2022 年发表于《中国脑血管病杂志》。

六、哮喘

哮喘是我国最常见的慢性呼吸道疾病之一，我国 20 岁及以上哮喘患者总人数约 4570 万（男性约 2570 万，女性约 2000 万），男性患病率为 4.6%，女性患病率为 3.7%，总体患病率达 4.2%。据了解，每年因哮喘造成的疾病负担占总体疾病负担的 1.8%（1.38 亿 DALYs），且呈逐年上升的趋势。临床研究认为，规范化诊疗、长期的疾病控制及患者的自我管理是改善哮喘控制现状、减轻疾病负担的有效途径。可避免住院是指通过及时、有效的初级卫生保健服务可以避免患者住院。对于哮喘而言，只有病情达到重度或危重的患者，或者经药物治疗临床症状无改善甚至持续恶化的患者需要接受住院治疗，其他情况在家庭、社区服务中心或门诊接受药物治疗即可。张振忠团队通过收集东部、中部、西部 6 家不同级别医疗机构 2015—2017 年哮喘病患者的病案首页数据，对社会人口学因素、住院费用、疾病复杂程度等指标进行影响因素分析，以进一步了解我国哮喘病患者的可避免住院现状。该研究共获得 2182 例哮喘住院患者的数据，根据已确定的哮喘可避免住院临床识别标准筛选出哮喘可避免住院病例 496 例，可避免住院率为 22.73%，其中男性占 41.73%（207 例），女性占 58.27%（289 例）。对筛查后的病案数据进行分析，发现哮喘患者的年龄构成、婚姻状况、职业分布、医疗支付方式、入院途径等因素与可避免住院的发生率有关。总体来讲，2015—2017 年哮喘患者总体可避免住院率呈逐年下降的趋势，东部地区、三级医院可避免住院率较高。在可避免住院患者中，35～49 岁的患者居多，已婚者占大多数，农民占比最高（45.97%，228 例）。在医疗支付方式上，新农合患者最多（32.46%，161 例），住院费用越低越容易出现可避免住院现象。将患者的性别、年龄、婚姻状况、职业、医疗付费方式、实际住院天数、住院总费用、有无其他诊断、所在地区、医院级别作为自变量，将是否为可避免住院作为因变量纳入 Logistic 回归模型，结果发现，年龄、住院费用、所在地区是哮喘可避免住院的影响因素。15～29 岁、50～64 岁哮喘患病人群发生可避免住院的可能性分别是 ≤14 岁哮喘患病人群的 5.625 倍和 2.031 倍；中部地区可避免住院发生的可能性是东部地区的 4.605 倍（*OR* 4.605，95%*CI* 3.152～6.727）；患者有其他诊断与发生可避免住院的可能性呈负相关。上述结果说明，我国哮喘可避免住院现象普遍存在，且地区、人群差异性较大，需加强政策引导，推进规范化与优质化的初级卫生服务，提高哮喘的防治与管理水平，从而降低哮喘的疾病负担。该研究通过建立哮喘的临床识别指标，分析我国各级医疗机构哮喘可避免住院现状、费用情况及影响因素，为哮喘可避免住院研究及相关政策的制定提供了参考。该研究于 2020 年发表于《中国卫生经济》杂志。

2022 年，*Int J Environ Res Public Health* 发表的一项研究采用 GBD 中使用的流行分析策略，针对年龄和性别分析了中国哮喘的发病率、患病率和 DALYs，同时还将中国与二十国集团（Group of 20，G20）其他国家的发展趋势进行了比较，并利用 2019 年 GBD 研究的数据与 1990—2019 年的其他 G20 国家数据进行比较。结果发现，2019 年在中国的 369 种疾病中，哮喘是 DALYs 负担的第八大原因。1990—2019 年，中国哮喘的年龄标准化患病率和 DALYs 分别下降了 14% 和 51%。此外，DALYs 的下降率远高于全球平均年龄（−51% *vs.* −43%）。值得注意的是，2019 年中国哮喘的总体人群年龄标准化 DALYs 率是 G20 中最低的（102.81，95%*UI* 72.30/10 万～147.42/10 万），年龄标准化哮喘患病率在儿童期（178.14，95%*UI* 90.50/10 万～329.01/10 万）和老年人（541.80，95%*UI* 397.79/10 万～679.92/10 万）中均达到峰值。相关研究发现，在过去的 30 年里，哮喘的疾病负担因性别和年龄而异，与大多数其他 G20 国家日益加重的负担相比，哮喘的年龄标准化患病率在中国显示出显著的下降趋势，然而，年龄标准化 DALYs 率显示出波动的变化，近年来甚至呈现反弹趋势。关于 G20 哮喘现状和趋势的最新研究有助于为制定临床护理指南和公共卫生工作提供指导，同时有助于决策者准确高效地分配医疗资源，减轻哮喘的社会和个人负担。

七、糖尿病

近年来我国成人糖尿病的患病率持续上升，是世界上糖尿病患者最多的国家。作为一种可防可控的慢性病，糖尿病已成为国家实施综合防治管理策略的主要慢性病之一。我国王立民教授团队于 2018 年开展了全国范围的横断面调查研究，以了解我国糖尿病知晓率、治疗率及控制率的最新现况。该研究共抽样纳入 173 642 例研究对象。研究发现，我国成人糖尿病和糖尿病前期的患病率分别为 12.8% 和 38.1%，糖尿病知晓率为 36.7%，糖尿病的治疗率和控制率分别为 32.9% 和 50.1%。研究提示我国糖尿病的防治管理仍然面临着巨大的挑战。2015 年起，国家已将糖尿病作为分级诊疗首批试点疾病，依托家庭医生签约制度推动糖尿病患者的基层首诊、基本诊疗和防治管理。该项目研究成果为指导基层医务人员为居民提供综合性、连续性的糖尿病健康管理服务提供了依据。该研究论文发表于 *JAMA*。

基层医疗卫生机构应承担糖尿病的健康教育、筛查、诊断、治疗及健康管理工作，以识别不适合在基层诊治的糖尿病患者并及时转诊。管理的目标是血糖、血压、血脂的综合控制达标，减少或延缓并发症的发生，降低致残率和病死率。在 2008 年，我国学者李光伟团队进行了为期 20 年的前瞻性、多中心队列研究。研究纳入大庆 33 个临床研究中心的糖耐量受损患者共 577 例，进行了连续 6 年的强化生活方式干预（包括运动、饮食或运动联合饮食）。14 年后对研究对象再次随访，发现强化治疗组的糖尿病患者年发病率为 7%，明显低于对照组（11%）。该研究再次证明生活方式干预在糖尿病早期中的重要作用，也体现了基层医疗在糖尿病疾病预防中的特殊地位。研究论文发表于《柳叶刀》。

鉴于中国人高碳水化合物的饮食特点，α 糖苷酶抑制剂在中国人的血糖管理中起到重要的作用。阿卡波糖心血管评估（ACE）研究是一项在中国开展的多中心随机双盲临床Ⅳ期试验。研究对象为已确诊为冠心病的糖耐量受损患者，按照 1∶1 配比进行对照试验，临床终点为糖尿病的发病率和冠心病的并发症。研究发现，经过 5 年的前瞻性随访，对比 3272 例阿卡波糖药物干预组和 3250 例安慰剂组的临床终点事件，发现干预组一级终点结局（糖尿病的发病率）显著改善，但是冠心病并发症的终点事件发生率（如致死性和非致死性的心肌梗死和卒中发病率、不稳定型心绞痛及心力衰竭再次入院率）并未显著下降。研究论文于 2017 年发表于《柳叶刀》。该研究对临床糖尿病患者的早期干预管理具有指导意义，同时对基层糖尿病管理开展更多高质量研究具备借鉴价值。

八、慢性肾脏病

糖尿病肾病是糖尿病常见的慢性并发症，该病主要指糖尿病所致的慢性肾脏病（chronic kidney disease，CKD），通常根据尿白蛋白升高和/或估算肾小球滤过率下降，同时排除其他CKD而做出临床诊断。糖尿病肾病也是终末期肾病的重要病因。一项基于中国人群的研究对2010—2015年国内住院患者和普通人群的糖尿病肾病趋势进行预测分析，研究发现，21.3%的患者合并糖尿病肾病，其中60.5%的糖尿病肾病患者存在微量蛋白尿，而肾功能仅受到轻度损害。在这两类人群中，糖尿病引起的肾病已超过慢性肾炎引起的肾功能不全。研究提示，目前糖尿病肾病已成为CKD的主要病因，尤其是部分仅存在轻度肾功能不全的患者，因此，需要加大基层对该疾病的早期筛查和管理。研究论文2016年发表于《新英格兰杂志》。

在目前的糖尿病降糖治疗方案中，不仅要考虑降糖效果，还要考虑对心、脑、肾等靶器官的保护作用。卡格列净是一种钠-葡萄糖协同转运蛋白2抑制剂，通过抑制钠-葡萄糖协同转运蛋白，减少对滤过葡萄糖的重吸收，增加肾糖的排泄，从而降低血糖。卡格列净心血管评估研究（CANVAS）项目的批准申请开始于2009年，是一项随机双盲安慰剂对照研究。该研究纳入10 142例2型糖尿病合并心血管危险因素的患者，对其进行平均188.2周的前瞻性随访，结果发现，卡格列净药物干预组的基本终点事件发生率（心血管危险因素致死率）明显低于对照组，虽然次要终点结局事件中的肾功能在两组之间无显著差异，但是治疗组患者蛋白尿改善的获益程度较对照组明显增高。该研究为基层降糖治疗的综合管理提供了指导。研究论文2017年发表于《新英格兰杂志》。达格列净在达格列净对心血管事件的影响（DECLARE）研究、恩格列净在恩格列净与2型糖尿病患者的心血管结局事件试验（EMPA-REG）研究中亦证实了对心、肾的保护作用。

九、认知障碍

认知障碍是指因各种原因导致的不同程度的一个或多个认知域功能损害。认知障碍在老年人群中患病率高、危险因素多、病因复杂、危害性极大。随着人口老龄化，认知障碍的患病率逐年增高。轻度认知障碍（mild cognitive impairment，MCI）是介于正常老化到痴呆之间的中间状态，该阶段已成为认知障碍筛查干预的重要靶点。国内一项多中心横断面研究随机从12个省市、96个观测点共纳入46 011例60岁以上的老年人，对其进行神经心理评估，并收集其社会人口学、个人史、家族史、生活方式等信息。结果显示，60岁以上人群的痴呆患病率为6.0%，MCI患病率为15.5%，痴呆和MCI具有一些共同危险因素（如老年、女性、父母痴呆家族史、低教育水平、独居、高血压、糖尿病、高脂血症、吸烟及心脑血管疾病等），其中多数为可改变的危险因素，因此，研究提出基层医疗在认知障碍筛查和干预中的重要作用。研究论文2020年发表于《柳叶刀》。

对老年人进行认知障碍的早期筛查、早期诊断及早期干预有重要意义。近期国内一项meta分析发现，55岁以下人群的MCI患病率高达12.2%。然而，目前我国对老年认知障碍的识别率低、漏诊率高、评估不规范。国内一项横断面研究于2021年随机对上海市1253例全科医生进行有关MCI的知识、态度及医疗行为的调查研究，结果发现，基层全科医生对MCI的识别率不高、态度认识不足、评估管理存在误区。由此可见，认知障碍的社区筛查和管理仍存在较大的挑战。

目前国内外研究均聚焦于认知障碍早期阶段的干预研究，原因是目前 MCI 的干预以非药物干预为主，尤其是对生活方式的干预。目前影响力较大的研究是芬兰预防认知障碍和残疾的老年干预研究（FINGER）。该研究是一项随机、双盲安慰剂对照前瞻性研究，研究对象为 60～77 岁的认知障碍患者，对其进行 2 年的生活方式干预（包括饮食、运动干预、认知训练、危险因素管理等）。结果发现，多因素干预方案对干预组患者的认知功能相对于对照组有显著改善。研究论文 2015 年发表于《柳叶刀》。我国科研团队在该领域仍在不断探索，并且取得了一定的研究成果。一项随机对照研究选取了 60 岁以上的 2 型糖尿病合并 MCI 患者共 328 例，经过为期 36 周的运动干预，相比于没有运动干预组和走路干预组，太极拳干预组患者的认知功能得到显著改善。研究论文 2022 年发表于 JAMA Network Open。

十、骨质疏松症

骨质疏松症是一种常见的代谢性骨病变，其导致的骨折及其他并发症严重影响患者的生活质量，同时也给患者家庭和社会带来沉重的负担，被世界卫生组织（WHO）列为危害中老年健康的"三大杀手"之一。我国是目前全球骨质疏松症患者最多的国家。骨质疏松症可防可治，且预防重于治疗。其导致的骨折发病率、致残率及死亡率较高，然而，患者的有效治疗率却较低。基层医疗卫生机构是骨质疏松症预防宣教、危险因素评估、高危人群筛查的第一道关口，是建立分级诊疗制度的基础，在实现骨质疏松症的全面防控中发挥着重要作用。基于此，中国老年保健医学研究会老年骨质疏松分会协同相关协会组织，共同编写了《建立中国老年骨质疏松症三级防控体系专家共识》，强调基层医疗服务在骨质疏松症防控中的作用，加强基层医疗卫生机构与三级或二级医院开展有效合作，切实做好转诊和随访管理工作，积极推进骨质疏松症的防治工作。该共识强调采取预防为主、防治结合、分层诊疗、全周期管理的策略，提高全社会对骨骼健康知识的认知，明确各级医疗机构在骨质疏松症防治中的定位，整合医疗资源，降低骨质疏松症及骨折带来的危害，对实现健康中国战略具有重大意义。该共识 2022 年发表于《中华内科杂志》。

目前对骨质疏松症的治疗主要有改善生活方式、骨骼健康基本补充剂（钙剂和维生素 D）及抗骨质疏松药物。中医中药在骨质疏松症的治疗中也发挥着不可替代的重要作用，且逐渐受到医生和患者的重视，易在社区宣传和推广。我国研究学者进行相关文献检索，于 2022 年在 Systematic Review 上发表了第一篇有关针灸治疗骨质疏松症的系统综述。该研究根据排除标准，共纳入 290 篇文献，包括 115 篇综述、109 篇临床观察研究及 66 篇临床前期试验。研究提出 10 个最常用的针刺穴位的作用机制可能与对下丘脑 - 垂体 - 性腺（肾上腺）轴的刺激有关。前瞻性研究及高质量临床对照研究为该系统综述提供了高质量的临床数据。研究提出在骨质疏松症的防治领域需加大对高质量前瞻性队列研究及临床随机对照试验研究的投入。

（中国医科大学附属第一医院　齐殿君

同济大学附属杨浦医院　陆　媛

河北医科大学第二医院　张雅丽）

第二节　全科医学流行病学研究

流行病学（epidemiology）是研究特定人群中疾病、健康状况的分布及其决定因素，并研究防治疾病及促进健康的策略和措施的科学。全科医学流行病学研究指应用流行病学方法在全科医学领域进行的相关研究，其包含的范围很广泛，从健康促进、疾病预防到疾病诊断和治疗，研究对象包括个人、群体、社区等不同层次的人群。流行病学研究通过收集、分析和解释各种类型的数据来探索某种疾病在人群中的发生模式和风险因素，这些风险因素可以是生活方式、环境、遗传、社会因素等。流行病学研究可以帮助医生和公共卫生专家寻找预防和控制疾病的方法。在全科医学中，流行病学研究可以帮助医生更好地理解患者的病史和诊断结果，从而提高治疗效果和预后，促进健康的维持。

一、疾病分布及影响分布的原因研究

（一）慢性非传染性疾病的流行病学研究

2017 年全球疾病负担研究报道，根据伤残调整寿命年，我国疾病负担排名前 4 位的为脑卒中、缺血性心脏病（ischemic heart disease，IHD）、慢性阻塞性肺疾病（简称"慢阻肺"）和肺癌，结合社区需重点管理的高血压和糖尿病，本节主要介绍以上疾病相关的流行病学分布及影响分布的原因研究。

1. 心血管疾病　中国心血管疾病（cardiovascular diseases，CVD）的患病率处于持续上升阶段，是中国人群死亡的主要原因，占我国总死亡人数的 40%。CVD 包括冠心病、心力衰竭、肺源性心脏病、心房颤动、风湿性心脏病、先天性心脏病、高血压、脑卒中、下肢动脉疾病等。农村 CVD 患者的死亡率从 2009 年起超过并持续高于城市水平。2019 年农村、城市的 CVD 分别占死因的 46.74% 和 44.26%。农村 CVD 患者的死亡率为 323.29/10 万，其中心脏病和脑血管病的死亡率分别为 164.66/10 万和 158.63/10 万；城市 CVD 患者的死亡率为 277.92/10 万，心脏病和脑血管病的死亡率分别为 148.51/10 万和 129.41/10 万。中国 IHD 负担增加的趋势始于 20 世纪 80 年代，在过去 20 年中变得更加明显。2013 年第五次国家卫生服务调查显示，中国大陆≥15 岁人群冠心病的患病率为 10.2‰，60 岁以上人群为 27.8‰，与 2008 年第四次国家卫生服务调查数据（7.7‰）相比，总患病率有所升高。2013 年中国大陆≥15 岁人群冠心病的患病人数为 1140 万人，比 2008 年第四次国家卫生服务调查的全年龄段冠心病患病人数增加了约 108 万。2016 年中国约 170 万人死于 IHD，IHD 是中国第二大死亡原因。在占中国人口约 78% 的 6 个省份中，IHD 在 2013 年取代脑卒中成为主要死亡原因。

2019 年脑卒中是导致中国死亡人数最多的疾病，与 2009 年相比，死亡人数上升了 12.4%。2019 年中国居民脑血管病粗死亡率为 149.56/10 万，占总死亡人数的 22.17%。城市居民脑血管病的粗死亡率为 129.41/10 万，占城市总死亡人数的 20.61%；农村脑血管病的粗死亡率为 158.63/10 万，占农村总死亡人数的 22.94%。中国居民脑血管病粗死亡率，男性高于女性、农村高于城市。2003—2019 年，各年度农村居民脑血管病粗死亡率均高于城市居民。2006—2009 年，城市居民脑血管病粗死亡率增长了 1.41 倍，农村居民增长了 1.44 倍。2009—2012 年，脑血管病的粗死亡率呈逐年下降趋势，但在 2013—2019 年又略有回升，且农村地区相对显著。1997—2015 年，中国健康与营养调查（China health and nutrition survey，CHNS）对 15 917 例居民的数据分析显示，年龄标化脑卒中发病率在北方地区为 4.17/1000 人年，南方地区为 1.95/1000 人年，南北方差异有统计学意义，这种差异存在于农村而非城市缺血性脑卒中患者中。缺血性脑卒中占新发脑卒中的 70% 和脑卒中患者的 78%，导致了 2016 年我国约 73 万人死亡，占我国脑卒中死亡人数的近 40%。中国缺血性脑卒中的发病率比全球平均水平高 36%（240.5/10 万人 *vs.* 176.4/10 万人），然而死亡率较低。在过去的 10 年里，中国每年新发出血性脑卒中 150 万~170 万例。出血性脑卒中约占新发脑卒中的 30%，占脑卒中死亡人数的 60%。中国出血性脑卒中的发病率和死亡率几乎是全球平均水平的 2 倍。近几十年来，出血性脑卒中的粗死亡率和年龄标化死亡率都大幅度下降，由出血性脑卒中引起的心血管疾病的死亡率从 1990 年的 39% 下降至 2016 年的 27%。死亡率的下降可能源于医疗条件的改善。

在过去 30 年中，IHD 年龄标化死亡率的流行病学趋势存在显著的地区差异。2015 年，黑龙江省和上海东南地区的 IHD 死亡率分别为 187.4/10 万和 44.2/10 万，区域之间相差 4.2 倍。1990—2015 年，中国 33 个省份中有 22 个省份 IHD 的年龄标化死亡率增加，其中 8 个省的增长率超过 30%。在此期间，青海省普通人口的 IHD 死亡率增加了 54%，人数增加了 279%。相比之下，11 个省份出现了 IHD 死亡率下降的趋势，特别是在经济发达的省份或地区，包括北京、香港、澳门、上海和浙江。

2. 高血压　在 1958—1959 年、1979—1980 年、1991 年、2002 年进行的全国范围内的高血压抽样调查发现，≥15 岁居民高血压的粗患病率分别为 5.1%、7.7%、13.6% 和 17.6%，总体呈上升趋势。中国高血压调查发现，2012—2015 年中国≥18 岁居民高血压粗患病率为 27.9%，加权率为 23.2%，估计中国成人高血压患病人数为 2.45 亿。2018 年对全国 31 个省、自治区、直辖市 179 873 例≥18 岁常住居民的调查显示，高血压患病率为 27.5%。

在中国人群中，收缩压水平随着年龄的增长而增高，而舒张压水平在 50 岁之前随着年龄的增长而增高，然后随着年龄的增长达到平稳甚至下降。高血压的诊断依据是收缩压和舒张压水平，因此，高血压的患病率在 60 岁前随年龄呈指数级增长，此后，在 70 多岁和 80 多岁的人群中呈较小程度的增长。2000—2013 年，我国老年人高血压患病率从 47.9% 上升至 59.5%。中国高血压调查数据显示，1991 年和 2012—2015 年 35~44 岁人群中高血压患病率的增长比任何其他年龄组都要明显，这可能是由于过去 30 年来，人们的生活方式发生了变化，如体力活动的减少、加工食品消费的增长等。

在最近的调查中，男性的高血压患病率通常高于女性，尤其是在年轻人中。根据中国 1991 年的高血压调查结果，男性和女性的高血压患病率分别为 11.4% 和 10.9%，而 2012—2015 年的调查显示，高血压患病率已分别上升至 24.5% 和 21.9%。

数据显示，中国城乡居民高血压患病率存在很大差异。1991 年，城市和农村地区的高血压患病率分别为 16.3% 和 11.1%。然而，2012—2015 年的患病率分别为 23.4% 和 23.1%，差异并不明显。2018 年的调查显示，农村地区的高血压患病率（29.4%）超过了城市地区（25.7%），这可能与农村地区较高比例的肥胖者、不运动者，以及较高比例的吸烟和饮酒率有关。

中国幅员辽阔，横跨五个地理时区，气候和地形各异。地理区域是在分析高血压调查数据时经常要考虑的因素。1991 年的调查数据显示，高血压患病率存在南北梯度上的不同，居住在北方省份居民的高血压患病率高于南方省份。然而，在过去的 30 年里，中国居民广泛的国内移民模式使不同省份之间的生活方式越来越相似，高血压患病率的地区间差异也越来越不明显。

3. 慢阻肺　慢阻肺是以不完全可逆性气流受限为特征的呼吸系统疾病，其病死率和致残率较高。据《中国卫生健康统计年鉴 2020》的数据，我国因疾病致死人群中呼吸系统疾病（主要是慢阻肺）在城市为第四位，在农村为第一位。对来自中国 10 个省、自治区和直辖市的 57 779 例 20 岁及以上成年人的全国代表性样本进行的横断面研究发现，慢阻肺的总患病率为 8.6%，男性患病率高于女性（11.9% *vs.* 5.4%），40 岁或以上人群的发病率（13.7%）高于 20~39 岁人群（2.1%）。

我国不同地区、城乡之间慢阻肺的患病率有明显差异。2007 年我国 7 个省 / 市（北京、上海、广东、辽宁、天津、重庆和陕西）40 岁及以上人群慢阻肺的患病率为 8.2%，患病率最高的是重庆（13.7%），最低的是上海（3.9%）。2014—2015 年的调查显示，我国 7 个地区慢阻肺的患病率存在明显差异，西南地区患病率最高（20.2%），中部地区最低（10.2%）。我国城乡居民之间慢阻肺的患病率也存在较明显的差异，全国农村地区慢阻肺患病率（14.9%）高于城市地区（12.2%）。

4. 肺癌　肺癌约占所有癌症的 20%，2015 年按世界标准人口计算的年龄标准化发病率估计为 35.92/10 万。男性和女性肺癌的年龄标化发病率分别为 48.87/10 万和 23.52/10 万，即中国每年确诊 520 300 例男性和 266 700 例女性。城市地区男性肺癌的年龄标化发病率低于农村地区，女性则相反（城市地区为 24.17‰，农村地区为 22.61‰）。另外，肺癌也存在年龄特异性，其发病率在 40 岁以下相对较低，之后急剧上升，男性和女性的峰值年龄为 80~84 岁。在此年龄段之前，女性的发病率明显低于男性。最新癌症数据显示，2020 年我国新发肺癌约 82 万例，死亡 71 万例。

5. 糖尿病　近年来，我国糖尿病的患病率显著增长。1980 年全国 14 省市 30 万人的流行病学资料显示，糖尿病的患病率为 0.67%。1994—1995 年，25~64 岁人群糖尿病的患病率为 2.51%。2007—2008 年，我国 20 岁及以上成年人的糖尿病患病率为 9.7%。2010 年、2013 年、2015—2017 年我国 18 岁及以上人群糖尿病的患病率分别为 9.7%、10.4% 和 11.2%。2018 年我国 18 岁以上人群糖尿病的患病率为 12.4%。

我国糖尿病以 2 型糖尿病为主，1 型糖尿病和其他类型糖尿病所占比例较少。在 2015—2017 年的全国调查中，2 型糖尿病占 90% 以上，1 型糖尿病占 5.8%；男性糖尿病患者占比 12.1%，高于女性（10.3%）。2010—2013 年的调查数据显示，全年龄段 1 型糖尿病的发病率为 1.01/10 万人年。在新发 1 型糖尿病患者中，20 岁以上患者占 65.3%。

各民族之间糖尿病的患病率存在较大差异。2013 年的资料显示，我国 6 个民族的糖尿病患病率分别为汉族 14.7%、壮族 12.0%、回族 10.6%、满族 15.0%、维吾尔族 12.2%、藏族 4.3%。经济发达地区的糖尿病患病率高于中等发达地区和不发达地区。城市高于农村，在不发达地区和中等发达地区，这一差别尤为明显。2015—2017 年的调查结果显示，城乡差别有减小的趋势。

根据《中国糖尿病人群流行病学调查报告（2017）》，中国糖尿病的总患病率城市为 14.2%，农村为 8.2%，城市高于农村。中国东部糖尿病的患病率为 12.2%，中部为 10.6%，西部为 9.0%，东部最高。另一项调查研究分析了中国各省份糖尿病患病率的差异，发现河北、山西、黑龙江等北方省份的患病率较高，而广东、浙江、福建等南方沿海省份的患病率较低。

（二）新型冠状病毒感染流行病学研究

严重急性呼吸系统综合征冠状病毒 2 型（severe acute respiratory syndrome coronavirus 2，SARS-CoV-2）导致的新型冠状病毒感染自暴发以来迅速在全球蔓延。新型冠状病毒感染疫情作为重大突发公共卫生事件，严重影响了人民的生命财产和国民经济的发展，引起了世界各国的高度重视。自 2023 年 1 月 8 日开始，中国新型冠状病毒感染被调整为"乙类乙管"疾病。2023 年 5 月 5 日，世界卫生组织（WHO）宣布，新型冠状病毒感染疫情不再构成"国际关注的突发公共卫生事件"。

在早期，研究人员对全国 333 个地级行政区，北京、上海、天津、重庆 4 个直辖市所辖区，以及 30 个省直辖县，共 367 个区域研究单元的新型冠状病毒感染发病资料进行研究，并对地理信息资料进行信息提取和处理，结果发现，疫情早期的分布具有明显的时空相关性，开始呈现高 - 高聚集区，主要聚集于湖北省内各区域研究单元，且随着时间推移，总体由高 - 高聚集区变为低 - 高或高 - 低聚集区，说明疫情在初始暴发和防控前为自然传播，发病率高，传播区域有限，但在各地政府积极采取防控措施后得到了有效的控制，病例在地区之间的流动减弱，疫情时空关联性下降。起始阶段后期，随着病例基数的减少和疫情防控经验的成熟，地区间不再有明显的关联性，疫情由始发到暴发存在一定的间隔时期，暴发后时空集明显，且随人口流动发展和传播比较迅速。

研究人员对 2020 年 1 月 19 日至 2 月 17 日 30 个省份的 8579 例实验室确诊病例的个人信息进行分析，结果显示，病例的中位年龄为 44 岁（33～56 岁），随着疫情的发展，年轻群体和老年人（即年龄＞64 岁）病例的比例越来越高。从症状出现到入院的平均时间从 12 月 24 日至 1 月 27 日的 4.4 天降至 1 月 28 日至 2 月 17 日的 2.6 天。整个时期的平均潜伏期估计为 5.2 天（1.8～12.4），平均序列间隔为 5.1 天（1.3～11.6），平均净再生数（Rt）在广东省深圳市达到峰值 1.08，在山东省达峰值 1.71，1 月 30 日之后，Rt 估计低于流行病阈值（即＜1）。

2020 年 4 月 29 日至 2022 年 5 月 31 日，研究人员对我国 31 个省份＜18 岁新型冠状病毒本土感染者的流行病学特征的研究显示，共有 63 916 例＜18 岁本土感染者，其中无症状感染者 49 139 例（76.88%），确诊病例 14 777 例（23.12%），感染者主要集中在东部地区城市和边境口岸城市，男性占 54.34%，略高于女性，主要为无症状感染者或轻型感染者，小部分表现为普通型，发展为重型 / 危重型或死亡病例的可能性相对较低。在不同流行阶段中，以奥密克戎（Omicron）变异株流行为主阶段的无症状感染者占比最高（78.43%）。

Wu 等使用易感 - 暴露 - 感染 - 恢复集合种群模型估计，截至 2020 年 1 月 25 日，武汉已有 75 815 例（95%CI 37 304～130 330）感染者，疫情倍增时间为 6.4 天。有学者采用改进的 $SEIR^{+CAQ}$ 传染病动力学模型进行新型冠状病毒感染疫情趋势分析，在当时防控措施不变的情况下，截至 2 月 29 日，预计全国累计确诊病例将达 80 417 例。截至 2020 年 1 月 26 日，早期疫情遵循指数增长模式，随后增长趋势有所减缓，平均潜伏期为 5.01 天，平均世代间隔为 6.03 天。

自 2021 年 8 月以来，中国采取了动态清零策略，以应对传播性更强的 SARS-CoV-2 变异株。有研究者采用基于年龄传播的易感 - 潜伏 - 感染 - 移除 - 易感模型，结果发现，截至 2022 年 3 月，中国疫苗接种形成的免疫屏障并不能有效防止奥密克戎感染高峰，如果不采取"动态清零"政策，在 5 月至 7 月期间，奥密克戎毒株将导致 1.12 亿症状感染者、270 万人需要重症监护（现有能力的 15.6 倍）及 155 万人的死亡。

二、疾病的流行因素和病因研究

以往对西方人群的研究证据显示,吸烟、过量饮酒、体力活动不足、不健康的膳食习惯、肥胖等行为生活方式是心血管疾病、糖尿病、恶性肿瘤等慢性病的独立危险因素。与西方人群相比,中国人的行为生活方式和疾病谱有较大的不同,西方人群中确定的病因学证据不一定适用于中国人群。

在中国,男性的吸烟率显著高于女性。吸烟与 CVD、肺癌、慢阻肺及糖尿病的发生风险相关。中国慢性病前瞻性研究〔中国嘉道理生物样本库（China Kadoorie Biobank,CKB）〕对 50 多万例成年人平均随访 7 年的结果表明,与从不吸烟者相比,城市男性吸烟者死于 CVD 的风险比（hazard ratio,HR）为 1.63,农村男性吸烟者为 1.24。女性吸烟者死于 CVD 的风险高于男性。在中国男性中,饮酒增加了多种疾病的风险,但与缺血性心脏病没有关联。在与脑卒中有关的前 5 位危险因素中,膳食因素占 3 个,分别是钠摄入过多、水果摄入不足和谷类摄入不足。根据全球疾病负担研究,2019 年中国归因于高体重指数（body mass index,BMI）的 CVD 死亡人数为 54.95 万,归因于高 BMI 的 CVD 年龄标化死亡率为 38.64/10 万,11.98% 的 CVD 死亡归因于高 BMI。吸烟、饮酒、饮食、体力活动等行为生活方式是慢性病重要的可干预危险因素。CKB 研究发现,吸烟、饮酒、饮食、体力活动、健康生活方式与心脑血管疾病、糖尿病、恶性肿瘤等主要慢性病之间存在关联,其中鸡蛋、饮茶、辣食为主要慢性病独特的保护因素。CKB 研究中定义了 6 类健康的生活方式,分别是从不吸烟和 / 或已戒烟（排除因病戒烟）、非每日饮酒和每日适量饮酒（酒精量男性 <25 g,女性 <15 g）、健康的饮食习惯（包括每天摄入蔬菜、每天摄入水果、经常摄入豆类、每周摄入鱼类和限制红肉摄入,至少满足其中 4 项）、积极体力活动、健康体重（BMI 为 18.5～23.9 kg/m²）和健康体脂（男性腰围 <85 cm,女性腰围 <80 cm）。CKB 研究报道了健康生活方式与 CVD 发病、糖尿病发病、全因死亡率均相关。

慢阻肺的风险因素包括吸烟暴露 ≥20 包年（OR 1.95,95% CI 1.53～2.47）、直径 <2.5 μm 的颗粒物年均暴露 50～74 μg/m³ 或 ≥75 μg/m³、低体重（BMI<18.5 kg/m²）、儿童期慢性咳嗽或频繁咳嗽、父母有呼吸系统疾病史等。其中,吸烟是慢阻肺最重要的环境致病因素。

经济增长和日益城市化与环境污染存在一定的相关性。室外空气污染被认为是世界上最严重的污染之一,煤炭使用、其他物质燃料供暖及烹饪会导致室内空气污染,意味着中国人群暴露在许多环境致癌物中。然而,环境污染导致肺癌的风险较低,大多数肺癌发病率和死亡率可归因于吸烟。肺癌死亡的主要可预防因素是男性积极控烟。

三、疾病自然史研究

疾病的自然史是指不给予任何治疗或干预措施的情况下,疾病从发生、发展到结局的整个过程,可以分为症状出现前阶段、临床症状和体征出现阶段及疾病结局（如治愈、好转、恶化、死亡等）阶段。不同疾病的自然史差异很大,了解疾病的自然史对早期诊断和预防、判断治疗效果有重要的意义。

（一）慢性非传染性疾病

当前,慢性非传染性疾病已成为全球面临的最大的健康问题。在中国,每年有超过 80% 的死亡由慢性非传染性疾病导致。预防和控制慢性非传染性疾病是全球公共卫生所关注的首要问题。慢性非传染性疾病主要包括心脑血管疾病（如冠心病和脑卒中）、肿瘤、慢性呼吸系统疾病（如慢阻肺和哮喘）

及糖尿病。

高血压是心血管疾病的重要危险因素，了解血压升高的自然史对于确定血压升高的窗口期和高血压的一级预防很重要。有学者纳入了 CHNS 研究中平均检测 5 次血压的研究对象 8688 例，中位随访时间为 13 年。研究表明，高血压发病前血压随年龄增长呈非线性轨迹，收缩压和舒张压的拐点分别在 112～118 mmHg 和 73～77 mmHg，一旦血压水平超过拐点，收缩压和舒张压会更快增长。另有研究纳入汕头 3C 研究中 201 例随访数据，以探讨中国 1 型糖尿病患者胰腺 β 细胞功能的自然病史及相关因素。结果发现，36.8% 的患者有残留 β 细胞功能，而新诊断的 1 型糖尿病患者为 68.2%。COX 回归分析表明，诊断时的年龄、糖化血红蛋白（glycosylated hemoglobin，HbA1c）水平和病程≤5 年是患者残留 β 细胞功能的独立因素。但对于病程≥5 年的患者，只有诊断年龄是能预测残余胰腺 β 细胞功能的因素。胰腺 β 细胞的功能下降率与持续时间和年龄呈负相关，在诊断时间<5 年和较年轻的患者中，C 肽下降更快。因此，胰腺 β 细胞的干预治疗应从早期开始，推荐 C 肽目标值为 0.615 pmol/ml 或以上。

脑成像技术的广泛应用导致了无症状性腔隙性脑梗死（lacunar infarction，LACI）发病率的增高，但其临床意义尚不完全清楚。一项前瞻性研究比较了无症状性 LACI 和症状性 LACI 的 5 年脑卒中复发风险和全因死亡率。研究纳入 489 597 例基线时无脑卒中或缺血性心脏病病史的中国成年人，脑卒中复发和全因死亡率的数据通过查阅当地医院住院患者脑卒中和死亡率登记及健康保险记录而获得。结果发现，在 12 150 例被诊断为首次 LACI 的病例中，有 4134 例（34%）为无症状性 LACI，8016 例（66%）为症状性 LACI，无症状性 LACI 与症状性 LACI 病例的 5 年复发性脑卒中风险（38% *vs.* 43%）和全因死亡率（11% *vs.* 14%）相当，无症状性 LACI 患者的预后与症状性 LACI 患者亦相当，提示需要进一步的随机试验来评估无症状性 LACI 患者当前治疗的有效性和安全性。

在肿瘤领域，有学者研究了中国农村地区食管鳞状细胞癌的自然史。该研究纳入山东泰安在 2006—2016 年通过食管癌筛查发现的出现食管癌前病变的 1753 例患者，2017 年随访结束，结果表明，癌前病变的级别越高，食管癌的发病率越高，而男性的发病率是女性的 2.6 倍，56～69 岁年龄组发病率是 40～55 岁年龄组的 1.2 倍，因此，对于男性和老年人需要加强筛查和随访。对未经治疗的重度癌前病变或原位癌患者需要加强后续的随访，而在存在高风险的中国农村人群中，对于轻度和中度癌前病变患者，内镜检查间隔时间可适当调整为每 2 年 1 次。另有研究探讨了新疆维吾尔族妇女人乳头瘤病毒（human papilloma virus，HPV）感染病变进展、消退或持续感染的转移概率。该研究通过回顾性调查方法，收集了 2016—2018 年在新疆喀什地区泽普县妇幼保健院进行随访的维吾尔族妇女 HPV 感染的自然史资料。研究纳入随访累计超过 1 年且资料完整的 895 例研究对象，使用最大期望算法（expectation maximization algorithm，EM）对 HPV 持续感染、发生进展及消退的年转移概率进行了估计。结果发现，研究人群中 HPV 年感染率为 4.71%，从健康状态转移至宫颈高级别病变的年进展率为 0.10%。HPV 感染患者的持续感染、发生进展及消退的年转移概率分别为 43.53%、4.60% 和 51.87%，较汉族人群 HPV 年持续感染率和年进展率略高。因此，该研究团队建议对此类人群进行密切随访。由于既往缺乏对视网膜母细胞瘤自然史的研究，Zhao 等对 2007—2017 年在中国 29 个中心确诊为视网膜母细胞瘤但放弃治疗的 44 例儿童家庭进行了电话采访，进而分析了视网膜母细胞瘤的疾病自然进展情况。研究发现，视网膜母细胞瘤侵犯到眼眶的中位时间为 13.7 个月，从眼眶转移至全身的时间为 2.6 个月，从全身转移到死亡的时间仅有 2 个月。如果不及时治疗，100% 的儿童在确诊后的 48 个月内死亡。

（二）传染性疾病

乙型肝炎病毒（hepatitis B virus，HBV）感染后的自然病程十分复杂，受到宿主、病毒、环境等诸多因素的影响。了解 HBV 的生活周期对慢性乙型肝炎（chronic hepatitis B，CHB）患者的临床分期及相关预后非常重要，对于疾病的临床治疗也有很大的帮助。为了更好地了解我国慢性 HBV 感染的自然转归和病程特点，一项单中心大样本 CHB 病毒感染队列研究回顾性纳入 2014 年 1 月至 2020 年 10 月在中国人民解放军总医院第五医学中心接受肝组织活检的慢性 HBV 感染者 760 例。该研究参考了《欧洲肝病学会乙型肝炎病毒感染管理临床时间指南（2017 年版）》等国内外最新版 CHB 防治指南，将患者按乙型肝炎 e 抗原状态及肝损伤程度分为 HBeAg 阳性感染（免疫耐受期）、HBeAg 阳性 CHB（免疫清除期）、HBeAg 阴性感染（免疫控制期）和 HBeAg 阴性 CHB（再活动期）4 个自然病程分期，重点比较了不同分期患者的人口学和实验室检验结果。结果发现，上述 4 个自然病程分期患者分别有 173、329、95 和 163 例。进一步比较 4 期患者的年龄发现，HBeAg 阴性 CHB 患者的中位年龄尽管大于 HBeAg 阳性 CHB 患者，但却小于 HBeAg 阴性感染者。该研究团队根据研究结果推测，HBeAg 阴性 CHB 患者并非都是由 HBeAg 阴性感染者进入活动期发展而来，也可由仍处于持续免疫活动状态的 HBeAg 阳性 CHB 患者发生 HBeAg 阴转或血清学转换而来。

慢性 HBV 感染和非酒精性脂肪性肝病（non-alcoholic fatty liver disease，NAFLD）是慢性肝病常见的原因，同时患有这两种疾病的患者也不少见，明确疾病间的互作影响对指导临床诊疗具有重要意义。近年来的研究显示，NAFLD 中非酒精性脂肪性肝炎（non-alcoholic steatohepatitis，NASH）与慢性 HBV 感染互相恶化，而 NAFLD 中的脂肪变性与慢性 HBV 感染的互作影响还存在争议，甚至其间还存在一定的互相保护作用。NAFLD 可以使 CHB 患者的 HBV DNA 水平下降。以肝病理活检评估肝纤维化的横断面研究发现，NASH（除脂肪变性外）小叶炎症和气球样变可促进 CHB 患者的纤维化进展。在接受抗病毒治疗的 CHB 患者中，发生 NAFLD 的比例更高。更倾向于接受抗病毒治疗的现状感染者，无论是否把接受抗病毒治疗作为排除因素，其 NAFLD 的发生风险均低于既往感染或无感染者。接受口服抗病毒治疗的回顾性研究发现，NAFLD 患者与 CHB 患者的完全病毒学应答（HBV DNA ＜20～100 U/ml）和 / 或生化学应答（男性谷丙转氨酶≤35 U/L，女性谷丙转氨酶≤25 U/L）无关。

人体从感染结核分枝杆菌到发病是一个复杂的连续的过程，这一过程被人为地划分为多个阶段。以往的科学研究、诊断检测和药物治疗主要关注潜伏感染和活动性结核病，而结核病的持续高疫情使人们开始逐渐关注其他阶段。结核病自然史不同阶段的定义及对每个阶段特征的理解对研发新的诊断技术和制定更合理的干预措施至关重要。李蒙等就结核分枝杆菌自然史各个阶段的定义及其特征，以及各阶段诊断的现状与发展方向进行了综述，建议合并潜伏感染期和临床前期，将结核病自然史划分成感染清除、潜伏感染、亚临床结核病和活动性结核病 4 个阶段，从感染清除阶段到活动性结核病阶段，菌载量逐渐增大。

另有研究报道了湖北志贺菌病的流行病学特征和传播能力。研究发现，2005—2017 年湖北省共报告志贺菌病病例 130 770 例，其中死亡病例 13 例，年中位发病率为 19/10 万，呈逐渐下降的趋势。该研究通过建立一个基于疾病自然历史和传播能力的数学模型发现，至 2029 年，志贺菌病的传播将被阻断。

四、患病概率预测研究

患病概率的预测在医学和公共卫生领域有广泛的应用，是医学和公共卫生领域的一个重要研究方向和目标。预测患病概率可以帮助人们更好地了解自己的患病风险，并采取相应的预防措施（如改善生活方式、接种疫苗、通过筛查早期发现等）。预测患病概率还可用于筛选研究人群，搜集和分析大量的临床和流行病学数据，推断潜在的危险因素和病理机制，为疾病的预防和治疗提供新的思路和方向。

在全国范围内对糖尿病前期人群进行生活方式干预可减少 9.53% 的糖尿病累积发病率，平均预期寿命增加 0.82 岁。坚持 CKB 定义的健康生活方式，在不到 10 年的时间里，可以预防全人群约 68% 的急性冠状动脉事件、39% 的缺血性脑卒中事件及 73% 的 2 型糖尿病事件，并且坚持健康的生活方式可以减少约 39% 的总死亡率，由出血性脑卒中（hemorrhagic stroke，HS）、恶性肿瘤及呼吸系统疾病导致的死亡可分别减少 41%、27% 和 46%。CKB 队列研究显示，总身体活动量与 CVD 死亡呈显著负关联，与活动量最低组（≤9.1 MET·h/d）相比，最高 5 分位组（≥33.8 MET·h/d）患者 CVD 的死亡风险降低 41%。身体活动量每增加 4 MET·h/d，死亡风险降低 12%。增加职业或非职业活动均可降低 CVD 的死亡风险。

吸烟量与肺癌发病风险之间存在剂量 - 效应关系，开始吸烟年龄越小、每天吸烟量越大、持续时间越长，肺癌的发病率越高。戒烟可以降低肺癌的发病风险，但是与从不吸烟的人相比，戒烟者患肺癌的风险仍高出 9 倍。二手烟（被动吸烟）也是肺癌发病的危险因素之一，与女性肺癌发病的相关性更加显著。在工作场所经常吸入二手烟的工作者，其肺癌发病风险可增加 24%（RR 1.24，95%CI 1.18～1.29），而高度暴露于二手烟的工作者，其肺癌发病风险增加 1 倍（RR 2.01，95%CI 1.33～2.60）。

五、预防对策和措施研究

（一）慢性非传染性疾病的预防对策和措施研究

慢性病在中国老年人中非常普遍。一项全国性横断面研究纳入中国 60 岁及以上居民 222 179 例参与调查，结果表明，老年慢性病患病率为 81.1%，患病率随着年龄的增长而增高，并在 80～84 岁达到高峰，女性、农村居民和少数民族的患病率分别高于男性、城市居民和汉族人群。从省级患病率来看，西藏自治区的慢性病患病率最高，福建最低。在特定慢性病方面，最高和最低省份之间的绝对差异从癌症的 2.78% 到心血管疾病的 36.3% 不等。中国老年人慢性病的发病情况在地理上存在差异，较高的社会、经济地位似乎对慢性病的流行有"双刃剑"的影响。因此，中国的慢性病预防和管理应考虑性别、民族和地域差异，并迫切需要建立一个负担得起的老年人长期护理服务体系。另一项研究也探讨了性别差异在预防脑卒中策略中的不同，研究数据来自中国 Kadoorie 生物样本库，根据 China-PAR 项目模型，预测 10 年脑卒中风险 ≥7% 被定义为高卒中风险。该研究分别评估了风险因素控制和药物使用作为一级和二级脑卒中预防策略的效果，采用 Logistic 回归模型评估初级和二级脑卒中预防实践的性别差异。结果显示，在 512 715 例参与者（59.0% 为女性）中，218 972 例（57.4% 为女性）有脑卒中高风险，8884 例（44.7% 为女性）有确定的脑卒中。在高风险参与者中，女性接受抗血小板药物、抗高血压药物和抗糖尿病药物治疗的可能性明显低于男性。与此同时，与男性相比，脑卒中女性接受抗血小板药物治疗的可能性明显较低，但接受抗糖尿病药物治疗的可能性较高。此外，女性和男性在风险因素控制方面也存在差异。该研究团队建议有效的脑卒中预防需要执行更好的全国总体战略，需要特别重视女性脑卒中的预防。有学者利用 2015 年中国国家脑卒中筛查和预防项目（CNSSPP）中 135 403 例 40 岁及以上中国成年人的数据，研究了中国老年人血脂异常的认知、治疗、控制及决定因素。结果表明，64% 的研究对象了解自己的病情，其中 18.9% 的老年人接受了治疗，7.2% 的老年人在接受了充分的治疗后血脂控制达标。多变量 Logistic 回归模型显示，女性、城市居民、一般肥胖与患者对疾病的认识之间呈正相关；女性、已婚和饮酒者接受治疗的概率更高；年龄、超重、一般肥胖、城市居民和女性是控制血脂异常的独立决定因素；血脂异常知晓率高，但治愈率和控制率很低。该研究结果可有助于制定以中老年人为重点的健康促进策略。

DASH 饮食、地中海饮食模式对高血压的控制有益，但两者都建立在西方人口基础上。为探索更适用于中国成年人的高血压预防和控制饮食模式，有学者纳入 2015—2017 年中国营养与健康中心 61 747 例 18 岁以上的中国成年人监测数据，采用降秩回归（reduced-rank regression，RRR）方法，以摄入营养物质与患高血压的风险成反比建立有益血压（beneficial for blood pressure，BBP）的饮食模式。BBP 饮食的特点是多食新鲜蔬菜和水果、蘑菇 / 食用菌、乳制品、海藻、新鲜鸡蛋、坚果和种子、豆类及相关产品、水产品、粗粮等，而逐渐减少精粮和酒精的摄入。对 DASH 饮食也观察到其可显著预防高血压的效果。中国成人 BBP 饮食较好地契合了 DASH 饮食特点，可以作为预防高血压的辅助方法。

由于经济的快速发展、生活水平的提高及危险因素的变化，肿瘤已经成为中国最常见的死因。2016 年，中国新增肿瘤确诊病例 406.4 万例，常见的肿瘤类型是肺癌、结直肠癌和胃癌。肺癌、肝癌和胃癌是普通人群中最致命的 3 种癌症。近几十年来，癌症的 5 年生存率显著提高，然而肝癌，尤其是胰腺癌的预后较差。Cao 等的研究发现，与癌症发展相关的主要可改变危险因素包括感染因子、吸烟、饮酒、肥胖、不健康的饮食习惯、体育活动不足等。有学者使用 1951—1980 年出生的中国男性和女性队列，假设采取了不同的预防策略，包括根除幽门螺杆菌（Helicobacter pylori，Hp）和内镜筛查（一次性、每年 1 次、每 2 年 1 次、每 3 年 1 次或根据个人风险分层），预测中国胃癌负担的未来发展轨迹并确定改善策略的可负担性和成本效益。研究人员通过建立 Markov 模型，预测 2021—2035 年将发生 1000 万新发胃癌病例和 560 万胃癌死亡病例，通过各种预防策略可避免 7.6%～35.5% 的新发病例和 6.9%～44.5% 的死亡病例。相对于现状，根除 Hp 是一种节省成本的策略，常规年度筛查在其他筛查策略中占主导地位，但与根除 Hp 相比，每个质量调整寿命年（quality-adjusted life-years，QALYs）（支付意愿）的成本超过 7 元。在内镜检查策略中，与普通筛查相比，靶向筛查的每个 QALYs 成本降低了 44%～49%。在高危人群中，根据个人风险调整筛查频率可使内镜相关资源比每 2 年 1 次筛查减少了 22%，比每年 1 次筛查减少了 55%。该研究为胃癌筛查的必要性和筛查策略提供了重要参考依据。

2018 年，WHO 提出了全球消除宫颈癌的行动号召，并着手研究制定"加速消除宫颈癌全球战略"。消除宫颈癌是否具有可行性，以及如何才能以最小的代价、沿着最优的路径实现消除目标是 WHO 和世界各国都十分关注的议题。随着 2019 年中国首个国产 HPV 疫苗（Cecolin）的发布，以及宫颈癌筛查技术的实质性进展，有学者评估了宫颈癌筛查计划和中国女童（9～14 岁）普遍接种 Cecolin 联合策略的成本效益，建立了宫颈癌的 Markov 模型，来评估 61 种干预策略（包括不同频率的各种筛查方法的组合，如有或没有接种疫苗，是否单独接种疫苗）的增量成本效益比。结果显示，与不进行干预相比，各种联合筛查和疫苗接种策略将产生 615.7 万～2214.6 万美元的额外费用，并导致在 10 万名 9～14 岁女童的指定队列中终生获得 691～970 个 QALYs。由于支付意愿阈值是中国人均国内生产总值的 3 倍，与成本较低的非主导策略相比，每 5 年进行 1 次 HPV 筛查（快速 HPV 检测）并接种疫苗将是最具成本效益的策略，每个 QALYs 的增量成本效益比为 21 799 美元，并且其具有成本效益的概率（44%）优于其他策略。当两剂疫苗接种成本低于 50 美元时，即使支付意愿较低（为人均国内生产总值的 1 倍），结合筛查和疫苗接种的策略也比单独筛查策略更具有成本效益。在中国，每 5 年进行 1 次 HPV 筛查并接种疫苗是预防宫颈癌最具有成本效益的策略。降低国内 HPV 疫苗价格是必要的，以便取得未来疫苗接种计划的良好经济回报。该研究结果为中国预防宫颈癌的卫生政策提供了重要依据。另一项重要研究建立了一个 10 万例女性的队列，用 Markov 模型模拟宫颈癌的自然病史。筛查策略包括 care HPV 检测、薄层液基细胞学检查（thinprep cytologic test, TCT）、醋酸 /Lugol 碘（VIA/VILI）染色观察、care HPV＋VIA/VILI、care HPV＋TCT，同时使用 3 种方法，每 1、3、5 年筛查 1 次。观察评价指标包括宫颈癌的发病率和死亡累积风险、QALYs、成本效益比、增量成本效益比、成本效用比及收益。结果发现，考虑到经济和健康效益，在所有的策略中，建议 care HPV 每 3 年或 5 年进行 1 次、VIA/VILI 每 1 年或 3 年进行 1 次是更适合中国农村的筛查方法。

提高人们对癌症防控的认知水平，有利于减轻癌症负担。一项横断面研究调查了 2073 例福建省成年人对癌症防治措施的核心知识水平及其影响因素。其中低知识组有 1290 例（62.2%），高知识组有 784 例（37.8%）。在所有参与者中，知晓癌症预防和控制措施的比例为 56.01%。来自城市地区、从事白领工作、已婚、本科及以上学历、有癌症家族史、自评健康水平为良好或一般者，对癌症防治核心知识的知晓率较高。这些发现可能有助于医疗保健提供者和 / 或研究人员设计有效的一级预防干预措施，以提高普通人群的癌症预防和控制知识，从而减少中国的癌症负担。

（二）传染性疾病的预防对策和措施研究

WHO 要求减少 HBV 的流行率，至 2030 年，儿童表面抗原（HBsAg）阳性率降至 0.1%，这是消除主要威胁公众健康的疾病——病毒性肝炎的一项关键指标。中国能否实现这一目标以及如何实现还需要进一步的思考和探索。有研究重点预测了中国 HBsAg 流行率的下降，并确定关键措施以实现 WHO 的目标。结果表明，继续保持目前的干预策略，中国很难实现 WHO 设定的目标，加强围生期抗病毒预防治疗可有助于缩短实现目标的时间。

另一项研究根据 HBV 感染自然史和 3 项全国 HBV 血清调查数据，开发了一个年龄和性别特定的离散模型来描述 HBV 的传播动态。根据 1992 年全国 HBV 血清调查数据设定该模型的基线条件，基于 1992 年和 2006 年的全国 HBV 调查数据，采用 MCMC 法估算 HBsAg 的年龄和性别特异性血清清除率、水平传播率及 95%CI，然后利用 2014 年全国 HBV 血清调查数据来检验模型的准确性。最后，研究评估了性传播对 HBV 感染的独立影响，并讨论了在中国推广使用避孕套的作用。研究结果发现，性传播已成为我国急性 HBV 感染的主要途径，尤其对于男性而言，推行避孕套的使用在减少急性 HBV 感染病例方面有重要作用。

有研究利用多宿主多途径传播动力模型（multi-host and multi-route transmission dynamic model，MHMRTDM）研究了戊型肝炎的传播特性。2005—2018 年，江苏省报告戊型肝炎病例 44 923 例，该模型与数据吻合较好（$R^2=0.655$，$P<0.001$）。该病在江苏省的发病率高峰在 3 月左右，但传播性在 12 月和 1 月达到高峰。模型显示，干预措施最为有效，在 9 月的发病率低谷期间中断了猪到人的传播，从而使累计罹患率（total attack rate，TAR）减少了 98.11%，其次是接种疫苗（当疫苗接种系数为 100% 时，TAR 可减少 76.25%）和缩短感染期（当感染期缩短至 15 天时，可使 TAR 减少 50%）。该研究表明，戊型肝炎可以通过中断猪到人的途径缩短感染期，接种疫苗在所有干预措施中可减少传播，其中最有效的是中断猪到人的传播路径。

最近，尽管全球结核病的流行趋势稳步下降，但我国校园聚集性肺结核疫情仍时有发生。Chen 等的研究旨在量化结核分枝杆菌的传播能力，通过建模研究学生和非学生人群中结核分枝杆菌的传播特征。该研究构建了中国 4 个地区 2005—2019 年的结核病例数据库，456 423 例结核病患者被纳入研究，其中学生占 6.1%。结果显示，非学生人群的结核病感染率仍然很高，非学生结核人群对学生结核感染有重要影响。研究提示，对学生群体进行严格的结核筛查可有效控制和预防结核传播。

儿童手足口病是常见的疾病。Liu 等的研究通过建模，比较了采用不同疫苗接种方式后手足口病的发生率。结果表明，二价疫苗和特殊月份的强化接种优于常规疫苗接种，其他控制手足口病的方式包括早期隔离患者、勤洗手、勤通风及积极治疗。

（北京协和医院　朱卫国
四川大学华西医院　张　林
中南大学湘雅医院　唐文彬）

第三节　基层卫生服务与管理研究

一、中国家庭医生签约服务

家庭医生签约服务是指由家庭医生与居民签订长期服务合同，为居民提供全方位、全周期的健康管理和医疗服务的一种新型医疗服务模式。其旨在通过建立稳定的医患关系，提高居民的健康素养和自我管理能力，从而实现分级诊疗和优化医疗资源配置的目标。家庭医生签约服务是近年来医疗改革的重要举措之一，随着我国医疗体制改革的不断深入，家庭医生签约服务作为推进分级诊疗和提高基层医疗服务质量的重要手段，逐渐受到广泛的关注。近年来，我国学者对家庭医生签约服务的相关研究也取得了一系列进展。近些年，我国家庭医生签约服务方面的科学研究主要集中在工作资源配置、签约服务内容优化、培训教育、团队绩效考核、激励机制探索、签约服务支付方式转变、签约服务意愿和满意度等方面。此外，还有一些研究关注于家庭医生签约服务的现状、知晓率、签约（续签）率、意愿、满意度等方面。

（一）工作资源配置

研究主要集中于如何合理配置家庭医生的工作资源。目前，中国家庭医生数量不足且分布不均，尤其是在农村地区，这就导致了医疗服务的不均衡和医疗质量的下降，部分地区居民难以获得优质的医疗服务。因此，如何增加家庭医生的数量成为一个亟待解决的问题。未来应继续加大对家庭医生的支持力度，鼓励更多的医学毕业生加入家庭医生队伍。同时，对于已经签约的家庭医生来说，如何提高服务质量，满足居民需求也是需要解决的问题。

1. 家庭医生团队构成情况　家庭医生团队主要由全科医生、中医师、医生助理、护士、护士助理、社区志愿者及辅助团队（如公共卫生医师、妇幼保健医生、药师、医技人员等）组成。在各地发展过程中，家庭医生助理的重要性逐渐凸显，如北京市德胜社区的"医 - 护 - 助"模式取得了明显的效果，上海某社区全科医生助理员的参与明显提高了电子健康档案建档率、双向转诊率及体检人次。在推行家庭医生签约服务时需要上级医院的支持。基层医疗卫生机构的规模、人员素质、设备设施、医疗水平等都与大医院有较大的差距，尤其是家庭医生（团队）在对签约患者进行转诊服务、预约服务的时候，上级医院的支持显得尤为重要。因此，上级医疗机构人员参与到家庭医生团队中有利于家庭医生签约服务的发展与全面深化。在厦门市的"三师共管"模式中，上级医疗机构的专科医生会参与家庭医生团队建设，实证研究表明，三级综合医院全科团队参与的家庭医生签约服务模式有助于提高居民对基层卫生服务能力的认可度，提高其签约意愿，从而有助于引导居民分层就医，优化医疗资源的利用。

2. 家庭医生的能力培养　全科医生是家庭医生签约服务团队的主体和核心力量，随着家庭医生签约服务在我国各地区的持续推进，合格的全科医生数量已不能满足居民日益增长的对家庭医生签约服务的需求。全科医生的短缺和高质量全科医生的培养是当前发展基层医疗卫生服务和家庭医生签约服务的关键。目前，各地方家庭医生的能力和教育情况差异较大。我国全科医生的培养具有强烈的异质性，"5＋3"为先接受 5 年的临床医学（含中医学）本科教育，再接受 3 年的全科医生规范化培训，这是目前重点推荐的模式。全科医生培训和专科医生培训的结合有利于提升我国医疗卫生体系的质量和公平性。大力开展基层在岗医生转岗培训是尽快解决全科医生数量不足、有效推进家庭医生签约服务的重要方法。为了提高家庭医生的服务质量，需要加强对家庭医生的培训和管理。政府可以通过制定相关政策和规定来规范家庭医生的行为，同时也可以加强对其培训和考核。

（二）家庭医生（团队）激励机制

1. 家庭医生签约服务激励机制现状　家庭医生团队为居民提供约定的签约服务，根据签约服务人数按年收取签约服务费，由医保基金、基本公共卫生服务经费和签约居民付费共同分担。实证研究表明，额外的签约服务费有利于家庭医生更好地为居民提供服务。但是就激励方式而言，尤其是家庭医生签约服务费方面，各地实施情况不一，只有少数省份规定了签约服务经费"不纳入绩效工资和其他应得的奖补经费总额"，大多数省份的签约服务经费仍按原有绩效分配制度执行。各地签约服务筹资支付方式逐步建立，但各部门的政策改革力度和协同性仍有较大的提升空间。目前，相关研究多源于理论分析。有学者分别运用选择性激励理论、双因素理论、波特 - 劳勒综合型激励模型等分析家庭医生的激励模型，但在这一领域尚缺乏实证研究来对理论结果加以验证。

2. 家庭医生工作满意度　此类研究凸显激励机制的重要性，我国家庭医生的工作满意度有待提高。研究表明，家庭医生工作满意度的重要影响因素为激励机制、收入、工作量、个人发展等。研究表明，部分省份的调查对象对工作满意者占 60% 左右，而对工作的社会认可度、工作量满意度、团队人员配备、办公条件及医疗设备配备满意者的比例均低于 40%。家庭医生满意度相对较低，不利于家庭医生签约服务的开展，因此，应继续健全家庭医生考核激励机制，提升其收入水平，提高家庭医生专项经费总额，保障家庭医生签约工作的可持续性和价值观的体现，充分调动家庭医生的工作积极性。

（三）支付方式改革

尝试转变家庭医生支付方式，有条件的地区探索将签约居民的门诊基金按人头支付给基层医疗卫生机构或家庭医生团队，探索对纵向合作的医疗联合体等进行的分工协作模式实行医保总额付费。国际证据也显示，按人头付费有利于医疗费用的控制。但是，目前尚未有实证研究或相关政策来支持。我国有 6 种医保支持家庭医生签约服务模式，包括支持签约服务费、医保打包付费、签约对象报销优惠、不签约不报销、医联体和医共体医保结余用于签约服务人员奖励、将转诊后大型医疗检查等费用额度交给签约团队所在的首诊基层机构。但是总体来看，尚缺乏体制机制性设计，下一步有待采用以医保打包付费为主的支付模式，建立实体性和程序性机制，并完善配套措施。

（四）绩效考核机制

1. 绩效考核机制的建立　主要研究如何建立合理的团队绩效考核机制，以激励家庭医生提高服务质量和效率。2016 年发布的《关于推进家庭医生签约服务的指导意见》要求基层医疗卫生机构对家庭医生团队定期开展绩效考核。2018 年国家卫生健康委员会、国家中医药管理局联合发布了《关于规范家庭医生签约服务管理的指导意见》，明确提出以家庭医生团队相关内容为核心的考核指标，考核结果与团队及个人绩效挂钩。2020 年发布的《关于加强基层医疗卫生机构绩效考核的指导意见（试行）》从服务提供、综合管理、可持续发展和满意度评价 4 个方面构建了绩效考核指标体系，其中签约服务情况、人力配置和人员结构、一体化管理培训、医务人员满意度等指标都与家庭医生团队的建设有关。

2. 家庭医生签约服务评价指标体系的构建　近年来，全国多地开始以家庭医生团队为单位进行服务并提出了一系列考评标准。各地区在考核时通常以签约服务数量（签约率）、医疗公共卫生服务情况、满意度等结果性指标作为考核标准，但是缺乏服务质量方面的细化标准和相关制度的约束，同时缺乏标准化的薪酬激励体系。以团队为单位的绩效考核与原有的多种绩效考核办法同时存在，却不能兼容。这既不利于家庭医生团队签约服务质量的提高，也影响了家庭医生团队的积极性和长远发展。如北京地区对家庭医生团队的考核是由各区社区卫生服务管理中心根据签约率、居民满意度、慢性病管理率、健康宣教次数等指标对社区卫生服务机构的家庭医生服务绩效进行考核，然后各机构进行内部团队考核后再分配薪酬，同样存在指标不合理、缺乏统一的量化标准、激励不足等问题。面对以上问题，有研究人员以家庭医生团队为研究对象构建评价指标，这些研究在理论模型运用、构建方法、指标维度等方面各具特点。

（1）理论模型：基于理论模型构建团队评估指标的研究相对较少，其中应用较多的是"结构—过程—结果"理论模型，其次为平衡卡计分法理论及参考英国全科服务合同引入的质量与结果框架（quality and outcomes framework, QOF）。但多数研究并没有明确指出使用了何种理论框架，对于维度与指标之间的关系描述不够清晰。

（2）研究方法：在家庭医生团队评估指标的研究方法方面，多数研究者采用定性与定量相结合的方法来筛选指标，如文献回顾法、专家会议（头脑风暴）法、德尔菲法、问卷调查法及专家评分法。在确定指标的权重系数方面，既有研究者采用乘积法、百分权重法这类主观定权法，也有研究者采用秩和比法、层次分析法，以增强指标权重系数评定的客观性。这些综合评价方法的应用使指标权重系数的排序更加科学、准确、客观。少数研究对指标进行了信度和效度检验，指标的可靠性需要进一步验证。一些研究利用评估指标进行现场考核，以进一步了解评估指标的适用性。

（3）指标维度：在指标的维度选择和具体指标方面，各研究除了有以医疗服务质量和内容为主的指标之外，还构建了一些体现团队特征的指标，如团队人力资源、团队制度管理和供需双方满意度3个维度。团队人力资源维度包括团队构成、培训、岗位职责、团队成员感受、团队成员技能、团队自我评价、以团队为基础提供计划性服务；团队制度管理维度包括追踪患者的检查结果和转诊情况、评估健康管理计划、构建质量的监测与改进维度、政策支持、经费保障、监督评估机制、职业道德、领导力、人文关怀、经济决策能力、创新技术方法、人才引进、提高职称、继续教育；供需双方满意度维度包括工作计划总结、团队公示、团队氛围、特色服务、信息化平台等。上述研究在研究对象方面做出了突破，一改之前以社区卫生服务机构或全科医生为研究对象构建指标体系的情况，开始以团队为单位进行研究，并考虑团队的评估要素。构建的指标维度由原来单纯注重数量的管理性指标开始向注重质量的综合性指标倾斜。所构建的指标也在一些基层家庭医生团队的考评实践中得到应用与反馈。当前，多数研究并无相应的理论或模型依据。在构建评估指标体系时，指标与维度之间的逻辑关系不明显，整个研究的设计思路不够清晰，对团队层面的内部关系、运营及团队内个人层面的心理情感等中介指标和持续性改进相关的再投入指标关注度不够。这样既不利于个人主观能动性的发挥，也不利于团队的长期发展。江苏大学的研究显示，重构家庭医生心理健康和工作参与度，将显著影响中国家庭医生的工作绩效，工作压力极大地影响了他们的幸福感，心理资本调节了心理健康、工作参与度与绩效之间的关系。因此，积极情绪会影响家庭医生的整体行为，并最终使其获得较好的绩效。

（五）监督管理机制

虽然家庭医生签约服务可以提高基层医疗服务质量，但是现实中仍然存在一些问题，如服务质量不高、服务态度不好等。这些问题不仅影响了患者的就医体验，也影响了家庭医生的形象和信誉。研究如何优化家庭医生签约服务的内容（包括健康管理、疾病预防、慢性病管理等方面），需要加强对家庭医生的培训和管理，提高其专业水平和服务能力。目前，中国家庭医生签约服务的监管机制还不够完善，缺乏有效的监督和管理，这就导致了一些不良行为的发生，如虚假宣传、乱收费等。为了避免不良行为的发生，需要建立完善的监管机制。政府可以通过对家庭医生签约服务加强监管，也可以通过建立投诉、举报机制等来维护患者的利益。

二、分级诊疗

分级诊疗是将疾病划分为不同级别，由不同级别的医疗机构承担不同疾病的诊疗工作，逐步形成"小病在社区、大病到医院、康复回社区"的治疗格局。分级诊疗制度是指"基层首诊、双向转诊、急慢分治、上下联动"。基层首诊是指在患者自愿的原则上，鼓励常见病患者首先在基层医疗机构就诊；双向转诊是指将重症患者由基层医疗机构转往上级医院，将慢性期患者向下转诊，并逐步实现不同级别医疗机构间的有序转诊；急慢分治是指将度过急性期的患者从上级医院转出，实现急、慢性病分别诊疗；上下联动是指不同级别医疗机构间的医疗资源可纵向流动，为患者提供更优质的医疗服务。

（一）分级诊疗的背景

我国老年人口众多，预计到2050年，我国老年人口将超过4亿，对公共卫生资源将造成巨大的压力。尽管我国已经建立起基本覆盖城乡的医疗卫生服务体系，但仍然面临医疗卫生资源总量不足及质量不高、结构与布局不合理等问题。在此背景下，急需合理的医疗卫生改革措施以减轻我国的医疗卫生压力，改善我国目前"大医院人满为患、小医院门可罗雀"的情况。

（二）我国分级诊疗制度体系建设

分级诊疗制度是深化医药卫生体制改革的"五项制度"之一，也是合理配置医疗资源、促进基本医疗卫生服务均等化的重要举措。

2009年，为逐步实现人人都能享有基本医疗卫生服务水平的目标，中共中央、国务院发布《关于深化医药卫生体制改革的意见》，提出到2011年，基本医疗保障制度全面覆盖城乡居民，到2020年逐步实现社区首诊、分级医疗和双向转诊的目标，首次提出分级诊疗制度。此后，国家推出一系列相关措施以推动分级诊疗制度的建设。

1. 医疗卫生服务体系建设　《国务院关于印发医药卫生体制改革近期重点实施方案（2009—2011年）的通知》明确提出："鼓励地方制定分级诊疗标准，开展社区首诊制试点，建立基层医疗机构与上级医院双向转诊制度。"积极加强基层医疗建设，实现3年内中央重点支持2000所左右的县级医院、2.9万所乡镇卫生院及改扩建5000所中心乡镇卫生院的建设目标。

2. 基层服务能力建设　2011年发布的《国务院关于建立全科医生制度的指导意见》充分强调了建立全科医生制度的重要性和必要性。2012年发布的《国务院办公厅关于印发深化医药卫生体制改革2012年主要工作安排的通知》指出，推行全科医生（团队）与居民建立稳定的契约服务关系。2016年发布的《关于印发推进家庭医生签约服务的指导意见的通知》再次强调通过推进家庭医生签约服务，推动分级诊疗制度的落实与发展。全科医生签约服务是多国卫生健康事业发展的成功经验，也是我国医疗卫生服务的发展重点，可有效缓解我国"看病难、看病贵"的情况。

3. 分级诊疗试点建设　2013年发布的《国务院办公厅关于印发深化医药卫生体制改革2013年主要工作安排的通知》强调，研究推进基层首诊负责制试点。2015年发布的《国务院办公厅关于推进分级诊疗制度建设的指导意见》指出，到2017年，基层医疗卫生机构的诊疗量占总诊疗量比例明显提升，就医秩序更加合理规范；到2020年，基本建立符合国情的分级诊疗制度。2009—2015年，共16个省份、173个地市、688个县启动了分级诊疗工作试点，我国的分级诊疗制度初步确立。

2016年，国家卫生和计划生育委员会、国家中医药管理局联合发布了《关于推进分级诊疗试点工作的通知》，确定了4个直辖市、266个地级市为试点城市，率先开展分级诊疗试点工作，推动分级诊疗试点工作稳步进行，标志着我国分级诊疗制度得到进一步完善。

4. 网络信息化建设　2015年，国务院办公厅发布了《全国医疗卫生服务体系规划纲要（2015—

2020 年)》，提出健全网络化基层医疗卫生服务运行机制，逐步实现分级诊疗。同时积极探索科学有效的远程医疗等方式，通过信息化手段促进优质医疗资源的纵向流动，进而建立信息共享等渠道。

5. 医疗联合体建设　医疗联合体简称"医联体"，是指将同一区域内的医疗资源整合到一起形成一个医疗联合体。国家针对医联体的建设做出了一系列部署。2017 年发布的《国务院办公厅关于推进医疗联合体建设和发展的指导意见》指出，开展医联体建设，有利于医疗资源的上下贯通，这为分级诊疗制度的实施奠定了良好的基础。2018 年，国家卫生健康委员会、国家中医药管理局联合发布了《关于进一步做好分级诊疗制度建设有关重点工作的通知》，提出以推进医联体建设为基础，以区域医疗中心建设为重点推进分级诊疗的区域分开。

（三）我国分级诊疗制度的意义与成果

分级诊疗制度的建设作为解决人民群众日益增长的美好生活需要与不平衡不充分的发展之间矛盾的重要抓手，是合理配置医疗资源、促进基本医疗卫生服务均等化的重要举措，对于改变"看病难、看病贵"的问题及减轻就医经济负担具有重要作用。同时，分级诊疗制度的建设是深化医疗改革、建立具有中国特色基本医疗卫生制度的重要内容。

自分级诊疗制度实施以来，我国紧密围绕制度核心内涵，在引导患者基层首诊、双向转诊、推动构建有序就医格局等方面取得了阶段性成效。目前我国多个城市对于分级诊疗制度进行了探索，并取得了重大成果。上海市的"1＋1＋1"组合签约策略、厦门市独有的"慢性病先行、三师共管"新型医疗模式，以及江苏苏州市、深圳罗湖区等众多城市的项目将分级诊疗制度与当地实际相结合，形成了当地特有的分级诊疗模式，对建立符合我国国情的分级诊疗制度进行了有益的探索。

（四）当前我国分级诊疗制度建设存在的主要问题

研究发现，影响患者转诊的因素主要包括基层医疗卫生机构人力物力不足、转诊手续复杂及对政策不了解等。我国基层医疗卫生服务的资源配置虽有显著提升，但综合医院和基层医疗卫生机构在资源配置方面仍有显著差异。此外，仍存在各级医疗机构服务布局不合理、基层医疗卫生机构资源利用不足、城乡医疗卫生资源配置差距大等问题，影响了分级诊疗制度的实施。

（五）其他国家分级诊疗制度的发展

1. 英国分级诊疗制度的相关措施　英国作为实践分级诊疗制度较早的西方国家之一，分级诊疗制度已较为完善，包括分工明确的三级医疗网络、较为完善的全科医生制度、覆盖广泛的社区首诊制度、合理有效的上下转诊机制、严格的转诊监管机制及医保相关政策来提供保障支持。

为了规范全科医生首诊制度，英国采用国家医疗服务体系（national health service，NHS），政府将国家卫生服务资金分配给第三方机构，然后第三方机构从社区卫生服务中心和医院统一购买医疗卫生服务，当地居民可免费或低价获得医疗服务。由于预算金额固定，第三方机构更加重视医疗服务效果，并降低不必要的开支。

2. 美国分级诊疗制度的相关措施　美国的医疗机构可分为三级，基层社区需要对本社区全体居民进行健康管理，并对常见病进行首诊工作，二级、三级医院主要负责接诊病情复杂且危重的患者，并负责接受下级转诊的患者。这种分类明确的医疗体系为分级诊疗的实现奠定了良好基础。美国的转诊模式以保健管理体系为基础，由保险公司和医疗机构共同进行，可通过设置自付额的高低来影响患者的支付费用，进而调节患者的就医流向，这种经济激励作用促进了网络内的双向转诊。同时，美国实行疾病诊断治疗分类标准（diagnostic-related groups，DRGs），这种支付方式规定了某一病种的住院指征及周期，在恢复到某种程度时，必须下转到基层医疗机构，超出的治疗费用由患者自行承担，这种支付方式极大地促进了双向转诊的有序进行。此外，完善的基层医疗服务体系及家庭医生的专业性，均为分级诊疗的实施提供了有力的支持。

（六）对我国分级诊疗制度建设的建议

针对我国目前分级诊疗的实现情况，应提升基层医务人员的业务能力，同时简化转诊流程，改善患者的就医体验。我国卫生总费用呈逐年上升趋势，目前的城镇医保制度尚缺乏合理的引导分级诊疗的机制，因此，应积极寻找改进医保补偿政策的措施，发挥政策对分级诊疗制度的引导及约束作用，进而促进参保人员更多地去利用基层卫生服务解决健康问题，减少住院率，进一步减轻医疗费用负担。

此外，应进一步提升基层医疗机构的服务能力及加强全科医生培养，加快网络信息化建设，同时完善相关的利益分配制度，并将分级诊疗制度的建设上升到法律层面，多措并举，共同推进分级诊疗制度的落实。

分级诊疗制度对于促进医药卫生事业的长远健康发展、提高人民群众的健康水平、保障和改善民生具有重要意义。经过多年的探索与完善，我国的分级诊疗制度已取得一定的成果，但仍存在一些问题，需要在结合我国国情的基础上，借鉴国外成功经验，积极探索适合我国发展的分级诊疗模式，以取得更大的成功。

三、区域卫生协同发展

区域卫生协同发展是指在一定区域范围内，以实现资源互补和资源利用最大化为目标，整合各种医疗资源，使不同层次的医疗机构之间实现信息连通、互相协作及协同发展。这体现了建立基层卫生体系的关键要素和目标——实施分级诊疗。区域卫生协同发展的价值在于通过资源整合与共享，弥补基层医疗卫生机构的资源不足，优化区域内卫生资源的布局，从而提高区域内的卫生服务能级，为居民医疗与健康提供更均衡、更多层次的保障，包括医疗协作、科研合作及人才培养等多维度的内涵。

《"健康中国2030"规划纲要》提出，县和市域内的基本医疗卫生资源按常住人口和服务半径进行合理布局，实现人人享有均等化的基本医疗卫生服务，省级及以上分区域统筹配置，整合推进区域医疗资源共享，基本实现优质医疗卫生资源配置均衡化，省域内人人享有均质化的危急重症诊疗、疑难病症诊疗和专科医疗服务。《国务院办公厅关于印发深化医药卫生体制改革2022年重点工作任务的通知》提出，增强市县级医院服务能力，每个省份在2～3个设区的市开展紧密型城市医疗集团试点，完善体制机制，实行网格化布局和规范化管理。支持社会办医持续健康规范发展，支持社会办医疗机构牵头组建或参加医疗联合体。在县域推广临床服务及急诊急救新模式。深入推进紧密型县域医共体建设和体制机制改革，推动在医共体内实行行政、人事、财务、业务、药品、信息系统等的统筹管理。

区域卫生协同发展通过构建结构合理、功能到位的区域协同体以提供连续性医疗服务，通过充分开展资源整合和信息共享，发挥区域内医疗中心和社区卫生服务中心的服务特色和专长，可起到真正优化资源配置的目的。在政策层面，区域卫生协同发展作为实现医疗公平的一种医改方式，已成为进入深水区的医改热点话题;在实践层面,上海、江苏、河北、四川、陕西及海南等地均有不同形式的尝试,如技术援助与契约式联合体、医院托管式、集团式、院办院管式、联合兼并式医疗集团/医疗联合体等。

20世纪70年代以来,北美和欧洲许多国家开始广泛开展医疗资源重组和整合实践,并取得了一定的成绩。例如,美国推行健康维护组织(Health Maintenance Organization,HMO)模式而衍生了大量医疗集团;英国引入"内部市场化"机制,组建了具有独立法人地位的公立医院托拉斯,如1994年成立的英国伦敦Smith医院托拉斯;新加坡政府则组建了国家卫生保健集团和新加坡卫生服务集团。这些国家区域卫生协同发展沿革的共同点在于,合理的政府顶层制度起到了制度引领及保障的作用,如严格的双向转诊制度、高素质的全科医生队伍及医疗保险制度等。

(一)从3个维度切入,构建"医疗-科研-人才培养"的共同推进模式

1. 医疗方面　应进一步探寻医疗协作的利益共赢点,可加强落实区域卫生协同单位间的多点执医制度,推动高素质医生的流动,促进双向转诊。同时,在现有条件下,可优先发展大医院与基层医院之间医疗协同的板块(如康复医疗),同时带动部分慢性病(如脑卒中、糖尿病、高血压等)防治工作的合作。

2. 科研方面　可缔结基层医疗卫生机构与二、三级大医院的科研协同关系,促进彼此发展。基层医疗卫生机构具有宝贵的人群健康和疾病分布数据,二、三级医院具有雄厚的科研实力,两者的资源共享与合作意味着不仅能共同收获科研成果,还能加快学科发展和建设。

3. 人才培养方面　针对基层人才培养缺口较大的问题,二、三级医院应建立可持续性的有效人才培养方式,重点突出对基层医疗卫生机构全科医生的培养。例如,三级医院可以将支援医生按照社区预防、慢性病管理、社区康复、营养、社区相关科研等划分成不同的团队,形成与全科医生之间的直接、有效的帮扶带教关系。

(二)区域卫生规划突出科学性

1. 要立足于人口规模、人口结构、人口布局及疾病模式和需求特点,以人人都能享受尽可能便捷的服务和提升卫生投入的宏观绩效为基本目标,合理确定各级各类医疗卫生服务机构在哪里办、办多少、办多大等问题。

2. 我国目前正处于快速城市化进程中,人口流动规模巨大,应适时调整布局结构。同时,我国还处于快速老龄化进程中,疾病模式和服务需求也在发生着巨大的变化,区域卫生规划也必须充分考虑到这一特点,更加突出立足基层的疾病预防和健康促进,进一步加强康复、护理等服务,完善服务模式。

3. 应突出规划的严肃性,纳入统一的区域卫生规划体系,在举办地点、规模设置乃至设备和人员配备等各个环节,都必须遵守规划的要求。

(三)区域医疗中心在家庭医生签约服务发展中的角色和作用

区域性医疗中心建设作为实现分级诊疗制度的重要抓手,在建立卫生资源广覆盖、满足人民群众对常见病、多发病的诊疗需求和提高基层医疗卫生机构医疗技术能力等方面具有重要且关键的作用。家庭医生签约服务是应对我国医药卫生事业的挑战,提高医疗服务效率,满足人民群众对长期性、连续性健康照顾需求的关键举措,是分级诊疗制度改革中的重要基础环节。做好家庭医生签约服务工作需要卫生服务系统各个环节的协同和支持，区域医疗中心是区域医疗卫生服务体系的龙头，聚集了区域优质的医疗资源，是区域家庭医生签约服务工作的重要支撑。

1. 推进家庭医生签约服务活动的配套工作

（1）人才培养机制：加强全科医生团队能力建设、落实全科医生执业注册、加大对基层医疗卫生机构的支持力度和放开基层用人自主权。

（2）上下联动机制：建立紧密型医联体、镇村签约服务一体化等医疗服务组织，促进优质医疗资源下沉，使各级机构分工协作，建立利益共同体。

（3）软、硬件平台建设：包含医学检验、检查、病理诊断等区域资源共享平台的建设，家庭医生信息化管理体系的建设，以及"互联网＋健康医疗"信息交流平台的建设。

（4）筹资支付机制：包含合理制定家庭医生收费标准、医保支付方式选择及签约服务费拨付规定等。

（5）管理考核机制：包含家庭医生签约服务的激励机制和绩效考核机制。

（6）完善基本药物目录：做好基层医疗机构和综合性或专科性医疗机构的用药衔接。

2. 提供技术支持和业务指导

（1）在家庭医生服务团队组建过程中，区域医疗中心选派医生为家庭医生团队提供技术支持和业务指导，与家庭医生服务团队共同为签约居民提供服务。

（2）参与联动病房，区域医疗中心与基层医疗机构组建联动病房，下转康复治疗及恢复期的患者，家庭医生团队定期共同查房，共同为签约居民提供全程封闭式服务管理。

（3）向基层医疗卫生机构开放专家号源，给予家庭医生团队"三个优先"的资源，即经家庭医生转往区域医疗中心的患者，可享受优先预约专家门诊、优先安排辅助检查及优先安排住院的服务。

（4）参与转诊服务，对需要上转的患者给予转诊或提供就医路径指导，为转诊患者建立绿色通道，与基层专科团队组成责任团队，进行双向转诊。

3. 完善保障制度

（1）明确各级医疗机构在家庭医生签约服务供给链中的角色定位和职责分工，提高家庭医生签约服务的协调性、连贯性及整体性，增强居民对签约服务的获得感。

（2）制定规范的转诊标准和畅通的转诊机制、制度及流程，并建立相应的评价和监督机制，形成有效的约束与激励。

（3）从全局角度统筹规划，理顺区域医疗中心与基层医疗机构之间的关系，探索构建紧密型医疗联合体，建立风险分担和利益共享的机制。

（4）探索以医联体为结算主体的总额付费结算方式，完善基本药物制度，确保基层医疗机构与区域医疗中心的用药衔接，完善绩效评价制度，健全区域医疗中心在推动家庭医生签约服务上的医保、医药、绩效评价等配套政策。

（四）长三角医疗卫生一体化高质量协同发展策略

1. 优化顶层设计，建立信任合作机制与发展协同平台 依据长三角三省一市自身的经济发展、社会治理及人文环境等因素，制定详细的发展方案和针对性政策。注重不断拓展省市之间及省内不同地区之间的合作深度，积极培育省际及省内政府之间的信任关系，打破行政壁垒，打通医药卫生信息和医疗资源流动通道，平衡三省一市医疗卫生设计的模块各方利益，实现各行政主体责任之间的无缝对接和利益均衡，实现资源交流互通、共建共享。同时，建立长三角医疗卫生一体化发展平台，在政策制定、资源协调、运行监管等方面发挥引导作用。

2. 聚焦数字化建设与科技引领，为区域医疗卫生改革提供工具支持　长三角各级政府应强化对医疗卫生大数据技术的应用与整合，建立一体化医疗卫生信息共享平台，推动长三角地区居民电子健康档案的互通共享。实现省市间、区域间、城乡间检验检查结果的互认，减轻患者的就医负担。整合长三角区域优质资源，推动医疗卫生行业的科技创新力度，加快推进国家医学中心和区域医疗中心的建设，建设区域内高水平医院和高水平专科，提升医疗服务水平和疑难重症的诊治能力，不断满足人民群众对优质、高效的医疗卫生服务的需求。

3. 促进"三医"（医疗、医保、医药系统）间的有效联动　基于整合型医疗卫生服务体系，促进长三角区域医疗、医保、医药系统间的有效联动。推进医疗卫生服务和医保报销"区域一张卡"，打通医保异地结算政策口径的限制，统一优化医保异地结算平台的信息化水平，畅通就医渠道，方便群众就医。在医药方面，加强对医疗和医药领域的引导力度和调节水平，确保药品、耗材等各项医疗卫生服务要素安全、有效，提高药品、耗材等跨区域流通联动水平，减少流通时间和滞后性，有效运用"三医联动"进一步改善医疗卫生服务。

4. 完善人才、财政等保障机制　通过绩效指挥棒的作用，促使长三角一体化经费得到机制性保障，对促进长三角一体化的相关举措进行奖励倾斜。鼓励医生多点执业，增加医疗人员跨区域流动，通过共建科室、远程指导、定期进修、名医工作室等举措促进优质医疗资源下沉。加大复合型人才（临床＋管理）的培养力度及高层次人才的引进工作。

5. 建立统一集成的重大公共卫生应急体系　提升长三角区域公共卫生风险意识，通过科技与信息技术加强风险研究、评估及决策，建立统一集成的长三角公共卫生调度与物资信息共享平台，加快三省一市区域突发公共卫生事件联合演练的进展与频率，通过演练查漏补缺，进行持续性质量改进，同时搭建各省市应急人才队伍的经验交流平台。

（天津市南开区华苑街社区卫生服务中心　张　娜
天津市东丽区军粮城医院　孙　健
天津市第三中心医院　魏　锦）

第四节　全科医学教学与培训研究

伴随医学教育的发展，医学教育改革先后经历了以胜任力为基础的教育（competency-based education）、跨专业教育（interprofessional education）和大量应用信息技术的教育（the large-scale application of information technology to education）3 个阶段。尤其是受到新型冠状病毒感染的影响，信息技术在医学教育领域中的应用和发展更为迅速，大数据（big data）、增强现实（augmented reality）、混合现实（mixed reality）、模拟（stimulation）、人工智能（artificial intelligence）等领域的新方法正在改变和影响着医学教育系统，推进医学教育的发展和进步。

2011 年发布的《国务院关于建立全科医生制度的指导意见》提出，规范全科医生培养模式，统一全科医生规范化培养方法和内容，改革临床医学（全科方向）专业学位研究生教育，加强全科医生继续教育，对推动全科医学教学和培训意义重大。2017 年发布的《国务院办公厅关于深化医教协同进一步推进医学教育改革与发展的意见》提出，深化院校医学教育改革，加强以全科医生为重点的基层医疗卫生人才培养，大力推进全科医生培养。近年来，全科医学教学和培训的相关研究不断涌现，丰富和完善了全科医学培训体系，下文针对相关内容进行总结和整理，以期为进一步的研究提供借鉴和参考。

一、国外研究进展

（一）全科医生岗位胜任力研究

1. 姑息治疗　Anne 等对挪威 246 例全科医生的调查发现，目前全科医生处理的需要姑息治疗的患者很少，在患者家中提供临终关怀服务的经验有限。有限的实践经验影响了全科医生开展姑息治疗服务，他们的临床实践与参照指南不一致，但大多数全科医生都以自我为中心，并对提供姑息治疗充满信心。农村地区全科医生认为这项工作比城市更为重要。研究结果表明，全科医生对挪威相关姑息治疗指南的依从性较低，可能是因为指南要求与全科实践不一致，应用起来并不方便。现阶段全科医生还没有足够的临床病例来保持他们在姑息治疗中的专业技术水平。然而，全科医生具有成为姑息治疗主要承担者的巨大潜力。

2. 床旁超声　Anderse 等对全科医生床旁超声培训和使用情况进行了一项系统综述研究，研究共纳入 51 篇论文。研究发现，床旁超声在全科医学领域被广泛应用，主要集中于腹部和产科检查。床旁超声培训项目的时间从 2 h 到 320 h 不等，某些类型超声检查的胜任力只需几个小时的训练就能获得。有文献报道，床旁超声比较全面的超声扫描或筛查超声扫描具有更高的诊断准确性。然而，由于研究设计的原因，纳入的研究质量较低。研究表明，床旁超声有可能成为全科医生的重要工具，并可能降低医疗保健成本。未来的研究应重点评估更大样本量的全科医生床旁超声扫描质量，以及全科医生床旁超声的培训方法，并评估接受全科医生床旁超声检查的患者的临床疾病过程。

3. 补充和结合医学　Valentini 等采用了一种多步骤、基于同行的方法来研究与德国全科医学毕业后教育相关且可行的补充和结合医学（complementary and integrative medical，CIM）胜任力。研究共分 4 步。第一步，对全科学员（$n=138$）进行调查研究，以评估其对 CIM 的需求和态度。第二步，通过文献检索确定基于胜任力的 CIM 课程，将其翻译成德语，并与调查中的需求评估进行比较。第三步，对德国全科医学和家庭医学学会的 CIM 工作组开展调查研究。第四步，在一项基于同行的调查中，全科学员、全科师资和 CIM 专业协会成员（$n=131$）根据全科医学的相关性和可行性评估CIM 岗位胜任力。研究确立了 16 项胜任力，涵盖的领域有医学知识、患者照护和沟通、基于实践的学习、专业精神和基于德国医疗保健系统的胜任力（表 5-4-1）。CIM 胜任力的最终目标旨在提高全科医生培训服务，以补充德国基于胜任力的全科医学课程。

表 5-4-1　针对全科学员的补充和结合医学胜任力

分类	内容
医学知识	能够解释常见的 CIM 相关概念（包括补充医学、结合医学及物理疗法）
	能够解释常见的 CIM 治疗方法（包括相关理论、作用模式及不足）
	能够在全科诊疗中针对常见医疗问题给予针对性的 CIM 治疗建议
患者照护和沟通	能够给患者开展基于"生物 - 心理 - 社会"医学模式的健康咨询，包括生活方式和 CIM 使用
	能够批判性地告知患者 CIM 的治疗方法，包括可能的不良反应和费用等
	能够使用非药物治疗方法（如家庭治疗方法）来处理常见的健康问题（如疼痛、发热、非复杂性感染等），或者引导患者接受治疗
	能够使用常见的植物疗法和补充剂来处理常见的健康问题（如疼痛、发热、非复杂性感染等）
	能够提供关于不同放松技巧（如冥想、身心练习、正念、太极拳、瑜伽等）的咨询
	能够根据治疗需要，在治疗过程中特别应用安慰剂和自我效能
基于实践的学习	能够使用有关 CIM 的循证信息
	能够发现关于 CIM 的学习需求
专业精神	根据患者对 CIM 的个人态度和治疗要求，能够对患者的健康、疾病及痛苦的解释表示尊重和同情
	当参与治疗的医疗和非医疗同事对健康和疾病有不同理解时，要保持开放的态度
	能够根据需要采取适当的行动进行自我照顾
基于德国医疗保健系统的胜任力	知晓提供 CIM 治疗的不同专业团体（如自然疗法医生）的条件和一般框架
	知晓提供常见 CIM 治疗的医疗机构的条件和一般框架（如可用性、处方、法律法规等）

注：CIM. 补充和结合医学。

（二）全科医学教育和培训方法研究

1. 技能培训　Michels 等的研究比较了 3 种培训模式对全科医生关节内和关节周围注射技术的培训效果。研究将 48 例全科学员分别采取 3 种培训模式进行，其中理论培训组 18 人、理论培训＋在解剖模型上操作训练组 19 人、理论培训＋在尸体上操作训练组 11 人，通过评估培训前、培训后和培训结束 3 个月后学员的自我效能（通过问卷调查）和技能掌握情况［在解剖模型上进行客观结构化临床考试（objective structured clinical examination，OSCE）］来分析各种培训模式的效果。研究结果表明，理论培训＋在尸体上操作训练的效果优于其他 2 种模式。研究建议采用理论培训＋在尸体上操作训练来开展关节内和关节周围注射技术的培训，为了达到最佳的长期效果，可能需要额外的复习培训。

2. 诊间求助模式　Sturman 等对 778 例澳大利亚全科培训学员的调查表明，在常见的 5 种学员诊间求助模式［师资中断自己的接诊并在患者面前给予学员指导，师资完成自己的接诊并在患者面前给予学员指导，电话咨询（患者能听到），电话或面对面咨询（患者听不到），电子信息系统咨询］方面，最常用的方式是诊间电话咨询，尤其是患者听不到的电话咨询；仅有 12% 的调查对象反映师资在患者面前给予了指导；25% 的调查对象认为在诊间求助之后，患者增加了对他们的信任感，而 19% 的调查者认为信任感减少了；55% 的调查对象表示希望患者听不到诊间咨询内容。

3. 病例讨论　Morgan 开发了一种全科医学培训的病例讨论新模式，简称"PQRST"。PQRST 共分 5 步："P（What is the patient's problem？）"指患者的健康问题是什么；"Q（What is the registrar's

question ?）"指全科培训学员的问题是什么；"R（How well does the registrar reason ?）"指全科培训学员的临床推理能力怎么样；"S（What is the solution ?）"指解决方法是什么；"T（What can be taught ?）"指教学内容有哪些。研究表明，PQRST 病例讨论模式有很多优势，简便易行，并且在正式和非正式教学环境中都可以应用。它强调对临床推理的评估，节省时间，并优先考虑患者和全科培训学员的安全性。此外，它还适用于各个培训阶段和各种胜任力水平的全科培训学员。

4. 全科医生学习站（general practitioner learning stations）　Atmann 等设计了一种由一线全科医生担任师资的、小组化、互动性的针对医学生的全科医学教学模式，即全科医生学习站，其基本架构见图 5-4-1。研究发现，通过采用全科医生学习站的教学模式，降低了教学相关的组织和人力成本。共有 495 例学生参加了定期评估，分析得出的平均绩点为 1.9（从"1＝非常好"到"6＝不足"）。在自由文本的回答中，学生们称赞了授课老师、教学形式和授课内容，认为授课内容与实践关系密切，并对教学内容、老师的教学能力和空间环境进行了批判性的评价。全科医生参与授课的原因主要是乐于传递知识和经验，并希望全科医生的工作对学生更有吸引力。大多数全科医生都觉得自己已经做好了教学准备。研究结果表明，全科医生学习站教学模式降低了教学成本，这种模式体现了学习站的教学理念，即整合了讨论、科学背景和角色扮演，并结合了全科医生日常工作中的精彩案例和丰富经验。希望通过这种教学模式可以提高全科医学对医学生的吸引力。

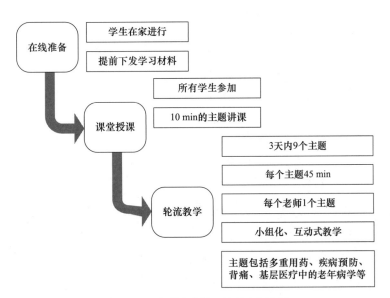

图 5-4-1　全科医生学习站基本架构图

（三）农村和偏远地区全科医生培养研究

Young 等对澳大利亚 39 例全科医学相关人员（包括 14 例全科医生、12 例全科师资和 13 例全科诊所管理者）进行了半结构化访谈研究，以分析农村和偏远地区的全科医生培养情况。访谈主题主要集中在 4 个方面：①在服务水平低下社区内的监督学习；②在小型、偏远环境中工作的影响；③平衡工作和生活；④促进可持续的远程医疗实践。研究结果表明，远程全科医生培训提供了广泛且安全的学习机会，监督质量高。师资们还表示希望获得更多的技能提升和专业发展，以支持他们长期留在社区。全科医生们享受远程医疗实践的挑战，有机会在他们的执业范围内与优秀的临床榜样一起工作，并且在一个他们可以有所作为的环境中工作。偏远社区通过将全科医生和全科师资融入当地社区，可确保医生的可持续工作生活模式，为吸引和留住全科医生人才做出了贡献。

（四）教育环境研究

Johanna 等的研究表明，毕业后教育环境审视（the scan of postgraduate educational environment domains,SPEED）对评估教育环境的效果很明确，其缩减版共包括 3 个一级指标和 15 个二级指标（表 5-4-2）。Malau-Aduli 等首次将其应用于全科医生的教学和培训中，并证实针对农村地区的全科医生教育环境，SPEED 具有良好的有效性和可靠性。

表 5-4-2　毕业后教育环境审视（SPEED）评价表

一级指标	二级指标
内容	师资的反馈主要集中在我的优点和缺点上
	在轮转过程中，能够对我的表现进行有效的评估
	师资都以自己的方式树立了积极的榜样
	给予我的自主权水平与我的培训水平相适应
	培训为我未来的职业生涯做好了准备
环境	师资平易近人、乐于助人
	师资、护理人员、其他相关的卫生专业人员和全科学员在这里作为一个团队一起工作
	没有任何主管医生会对教育环境产生负面影响
	师资在学员遇到任何困难时始终给予支持（如交接）
	师资始终尊重培训学员
机构	这个机构非常重视教与学
	机构始终有优秀的临床师资
	机构的员工们都很清楚我的职责和责任
	我的项目主管会安排专门的时间来监督 / 指导我
	我的项目主管会避免我做过多与学习无关的事情

（五）学员和师资关系研究

1. 学员与师资的相互信任　Bonnie 等针对全科师资和学员开展了一项焦点小组讨论，以研究学员与师资之间相互信任关系的发展，旨在开发出一种促进学员与师资相互信任关系的模型，共有 15 例全科师资和 34 例全科学员自愿参加本次研究。研究表明，在信任发展的第一阶段，师资和学员相互建立基本的信任，基本信任是信任关系的基础。在第二阶段，师资根据学员的工作、学习表现及工作环境，培养对学员的信任。学员信任师资是基于师资的可接近性和可及性及学员与师资之间的个人关系。学员的自信也会影响信任关系的发展。学员与师资之间建立相互信任关系是一个复杂的过程，涉及不同阶段、目标、因素及互动。由于相互信任关系会影响学员的学习环境，因此，重视和加强相互信任关系可能会提高学习效果。

2. 学员与师资的相互关系　Scholz 等对 15 例医学生和 13 例全科医学导师开展了一项半结构化访谈的定性研究，以分析医学生与导师之间的长期关系。研究结果显示，两组人群对相互关系的期望值不高，相互之间也很少交流期望值。尽管如此，双方都获得了很高的教学满意度和教学机会。不断发展的熟悉度促进了积极的学习环境的形成。研究发现，导师们批评一些医学生缺乏主动性，并希望他们能更积极地参与进来。相比之下，医学生希望在项目开始时得到更多的指导，并通过举办联合活动来加深关系。研究提出了改善医学生与导师之间长期关系的建议：①对双方进行关于教学指导的目标和获益的培训；②加强对教学医生的支持和培训；③在导师与医学生之间建立有组织的、伴随的初步联系；④如果需要，鼓励额外的共享（教学）时间及个性化时间。

二、国内研究进展

（一）全科医学本科生教育

随着现代医学的快速发展，各专科越来越专业化和复杂化，因此，专科医生接触的疾病较为局限，而全科医生的出现能够弥补这一问题。有研究者采用比较教育的方法，以美国、澳大利亚、法国和英国为例，对比并分析了国外全科教育的现状，又从国家政策、师资资源、课程体系、教育培养模式4个角度探讨了我国本科全科教育的发展，提出我国需要建立、健全教师发展的政策体系，优化全科教师的普惠、考核及评价体系。医学院校是高等教育人才培养的重要阶段，有学者提出应当将创新教育融入全科医学的院校教育，从人才培养的实际出发，为全科医学人才培养提供理论依据和借鉴。本科生阶段进行全科医学的教育植入可以有效激发医学生的学习兴趣，一项研究选取了首都医科大学临床专业的本科生，这些学生进行了2周的全科医学社区实习，研究调查和对比了五年制临床本科生的实习状况和效果，结果发现，实习后的本科生对全科医学的认知度明显提高，但对全科医学的态度没有改变，其中实习的内容、种类和数量是造成认知差异的主要因素。"对分课堂"是将理论课堂和讨论课堂相结合而进行的一种交互式学习，有学者指出将"对分课堂"运用于院校全科医学教育中，具有提高学生主动学习的积极性、增加互动、提高学习效果的优势。上海中医药大学运用全科医学序贯式教学模式，对全科医学课程的评价、认知及职业影响力进行了调查，指出该模式能够有效培养学生的学习兴趣，使其尽早接触全科医学。近几年，许多教学模式开始转为线上，有研究人员对本科生的全科医学线上学习效果及影响因素进行了调查，结果发现，各地区普遍存在线上互动不足、脱离临床实践的问题，其中相较于中部和西部地区，东部地区学生的线上学习效果更优。有的医学院校对在校本科生开展临床技能工作坊课程，发现该培训模式能有效提高本科生对全科医学的认知，并提高全科医学的从业意愿。小规模限制性在线课程（small private online course，SPOC）最早由国外学者提出，研究发现，在校学生对《全科医学概论》持认可态度，且SPOC联合模块化教学有助于教学改革。重庆医科大学通过调查评价，提出以团队为基础的学习理论（team-based learning，TBL）结合SPOC的教学模式在后慕课时代能够提高对全科医学本科生的教学效果，激发其学习热情，有助于学术知识的熟练掌握及运用。混合式教学法是以微信作为媒介，以情景案例教学贯穿带教过程，该方法能有效激发本科生的学习兴趣，提高教学效果。全景式教学运用于本科实习生，能够明显提高学生的理论和技能成绩，改善教学效果。以案例为基础的学习（case-based learning，CBL）联合以讲授为基础的学习（lecture-based learning，LBL）的教学模式运用于全科医学本科生，能够提高学生对教学环境的满意度。目前，我国全科医学的本科生教育与国外相比仍存在比较明显的差距，加强全科医学在临床医学生本科阶段的早期植入，有助于本科生早期接触临床和社区，尽早建立对全科医学的认知，从而激发本科生对全科医学的择业兴趣。

（二）全科医学研究生教育

全科医学研究生教育是为了培养全科医疗的服务提供者，也是为了培养全科领域的研究者和教育者。有学者提出可采用多导师负责制、全病程管理为主的教学方式。然而有的学者认为目前全科医学的研究生教育仍存在缺陷，如缺乏统一的模式和管理制度、导师团队资质不同质、社区实践能力不足等。同济大学开设了全科方向研究生必修课程——《全科临床诊疗思维》，设有核心、案例和实践3个模块。研究发现，相比于传统课程，该课程能够明显提高研究生的岗位胜任力。有研究者采用德尔菲法构建全科医学研究生科研能力评价体系。结果发现，在"新医科"背景下，迷你临床演练评估（mini-clinical evaluation exercise, Mini-CEX）量表的应用能较好地反映全科专业研究生的临床综合能力，实现同质化的教学质量，也有助于使教学改革更加符合全科研究生的实际需求。有研究将思维导图联合PBL的教学方法应用于全科医学硕士研究生，发现该教学方法能够有效提升全科医学研究生对危重症疾病的早期识别能力，同时也能提高其专业理论水平和团队合作能力。随着全科医学硕士研究生招生规模的不断扩大，也有研究者采用文献计量学对研究生论文进行分析，以了解我国全科研究生教育的发展状况，结果发现，全科医学硕士学位论文的研究内容和研究方法更为宽泛，但与国外相比仍有差距。近3年，关于全科医学研究生教育的探索研究并不多，大部分研究集中于硕士研究生，对于全科博士研究生的相关研究甚少，这与目前全科专业博士招生规模不大有关。但是，随着招生规模的不断扩大，更多优秀的全科专业研究生将从事全科医学并成为高层次的全科人才，这将对发展基层医疗、推动全科医学的发展发挥重要的优势作用。

（三）全科医学住院医师规范化培训

全科医生是基层医疗的主力军，因此，住院医师规范化培训是岗位胜任力培养的重要时期。一项研究对甘肃省6家医院的住院医师培训情况进行了调查，提出我国全科住院医师的规范化培训正在逐步完善。为了培养更多的全科医生，提高他们在基层医疗机构服务的意愿，有必要制定和执行更好的全科医生政策，普及全科医学，提高培训质量。另一项研究对上海的住院医师培训项目进行了调查，提出我国全科医生培训计划的建立和实施缺乏对全科实践培训的关注，今后可以通过采用符合社区医疗需求的循证通用视角来改进。"5+3"住院医师培训是我国主流的全科医生培训项目，然而，仍缺乏能力模型来评估全科医生在培训后获得的临床能力。有研究者通过文献回顾、行为观察和重大事件访谈，确定了46个领域的7项能力。近年来，Bloom目标教学理论（包含六大类教育认知目标，分别是记忆、领会、分析、应用、综合和评价）被逐渐运用于临床医学教育。研究者发现，结合全科住院医师规范化培训教学大纲的目标，以Bloom目标教学理论作为基础而设置的教学活动能有效地提高全科住院医师规范化培训的质量。有研究者指出，全科住院医师规范化培训的重要任务是激发住院医师的学习能力和兴趣，主要策略可包括导师制的建立、学习策略的制定、基础知识和临床知识的整合等。叙事医学也被用于全科住院医师的培训，叙事医学的应用能有效提升住院医师的共情能力，进一步提高住院医师的医学素养。有研究将互联网联合实训模式再联合角色扮演的情景教学方法运用于全科住院医师规范化培训，发现这种教学模式可有效提高住院医师的临床综合能力，具有推广价值。有研究借鉴国内外成熟的教学方法（如三明治反馈法）形成了三步反馈法，结果显示，与直接反馈相比，运用三步反馈法的住院医师的门诊接诊能力有明显的提高。有研究将BOPPPS教学模式（导入、学习目标、前测、参与式学习、后测、总结）应用于全科住院医师的神经内科轮转，结果显示，这种教学模式有利于提高住院医师自我总结及自主学习的能力。原位模拟联合标准化病人教学法也被用于全科住院医师规范化培训中，以观察其教学效果。研究发现，该教学模式能够提高住培学员的理论知识和临床技能，有利于后期实践。有研究者将多学科协作教学联合 PBL 教学法运用于全科住院医师规范化培训中，以分析其教学效果，研究发现该教学方法能够有效提高住培学员的成绩。在临床思维培养上，有研究者将临床知识用思维导图进行了梳理，根据教学大纲和教学目的，制订分层递进的培养计划，实现了以全人为中心的全科医生培养理念，有助于全科住院医师的培养。

鉴于全科门诊临床思维评估仍缺乏完整的体系，Mini-CEX 被研究者用于全科住院医师的临床思维评估中，发现其有助于临床思维能力的训练和提升。有研究者借鉴国内外较成熟的达标体系，以 Milestone 评估框架体系为基础，结合中国国情，创新建立了"6C-6S"全方位能力进阶式质控标准模型，以此动态评估全科住院医师的学习效果，以保证持续的质量改进。OSCE 作为临床工作的考评方案，被研究者认为能够全面考察全科住院医师的临床实践能力。为了进一步了解住培学员的需求，有研究者进行了调查，发现住院医师的教学需求与多种因素有关，如年级、所在基地、获得学位、是否获得执业医师资格等。该研究采用混合研究的方法，以北京大学第一医院和北京大学深圳医院全科住院医师作为研究对象进行调查，结果发现，北京的全科住院医师对教学工作更为满意，其能获得的教育培训的水平更高，提示教育改革可以促使住院医师获得更好的工作愿望。《"健康中国 2030"规划纲要》指出要以全科医生为重点，加强基层队伍建设。因此，在建康中国的背景下，住院医师规范化培训是我国医学生毕业后继续教育的重要项目，也是提高全科医生综合能力、提升岗位胜任力的重要环节。目前，全科住院医师规范化培训存在体系不完善、培训工作创新性不足、住院医师岗位胜任力低等现状，全科教育工作者依然在不断探索和研究中，期望能探索出适合我国国情的培养方案。

（四）助理全科医生规范化培训

《国务院关于建立全科医生制度的指导意见》指出，在经济欠发达地区，3 年制医学专业毕业生可以经过 2 年的临床技能和公共卫生培训，且取得执业助理医师资格，就能获得助理全科医生的注册。为了培养优秀的助理全科医生，有研究者推出"1.5＋1＋2.5"的教学模式，即 1.5 年理论课＋1 年临床实习＋2.5 年助理全科医生培训，实现专业理论与临床实践的一体化教学，能够有效提高助理全科医生的职业素养。有研究者对助理全科医生培训采用"三师共管"的模式，即全科导师、专科导师和社区基地导师共同管理，既提高了助理全科医生的综合能力，也提高了培训的满意度和结业成绩。有研究者提出"互联网＋陪伴式双师教学"模式，即城市和乡村的导师作为双师，采用线上和线下相结合的混合式教学，从基层需求出发，为边远地区的助理全科医生培训提供了新的思路。为研究门诊教学效果，有研究者采用"一对一"的门诊带教模式，指出四步教学法能明显改善助理全科医生的成绩，提升教学质量。山东省为探讨助理全科医生培养的相关政策，提出"3＋2"订单式培养模式更有利于助理全科医生的培养，并认为应届高中毕业生是最合适的招生来源，主要模式选择 3 年学校学习加上 2 年基层实习。江西医学高等专科学校开展了"校院区贯通式"助理全科医生培养模式的研究，将学校、附属医院、社区医院相互融合贯通，为提升助理全科医生的综合素质、构建人才培养体系提供了新的思路。有研究者提出 PBL 联合 CBL 的教学方式能有效提高助理全科医生的培训满意度，同时提高其临床思维能力，促使执业助理医师考核通过率的提高。

基层全科医生的重要补充是助理全科医生，目前在助理全科医生培训过程中仍然存在评估不足的薄弱点，无法实现临床能力的有效提升。有研究者将 OSCE 运用于"3＋2"助理全科医生规范化培训中，指出其能有效提升培训学员的临床实践能力，对应用型医学人才的培养具有重要意义。Mini-CEX 考核模式作为形成性评价模式，是对临床医生诊疗能力评估的推荐模式，将该考核模式用于助理全科医生培训中，能全面提高助理全科医生培训学员的临床诊疗能力，也可用于基地质控，从而进一步提升教学质量。互联网模式下 CBL 教学联合 Mini-CEX 模式被运用于助理全科医生的培训中，提示这种模式能有效提高助理全科医生的素质，明显提高教学效果。云南省对助理全科医生培训的师资带教情况进行了调查，发现云南省师资带教意愿比较高，但总的问题在于师资的利用不合理，总体学历水平较低，且待遇较差。河北省调查了助理全科医生培训基地的情况，发现河北省全科医学科的独立设置比例较低，培训质量较差，且学员的满意度也不高，因此，需要进一步加强内涵建设，规范整体的培训过程和体系。有研究者对接受助理全科医生培训毕业后的学员进行了岗位胜任力和满意度的调查，发现知识运用能力和管理能力存在缺陷，满意度较低。总体来说，助理全科医生的培养主要面向农村或边远地区，主要是为了改善城市和农村之间医疗资源的失衡状态，因此，在医教协同下制定分梯度的具体措施，加强师资能力的提升，将有利于助理全科医生规范化培训的有效推动和运行。

（五）全科医生转岗培训

为了解决基层急需高水平全科医生而目前住院医师规范化培训周期较长的问题，我国采取了多种渠道培养合格的全科医生，其中全科医生转岗培训是提高基层医生素质的一种策略。近 3 年关于全科医生转岗培训的研究和探索不多。现阶段，全科医生转岗培训已经在国内多个省、市得到推广，有研究者对山东省 31 所乡镇卫生院进行了研究，提出全科医生转岗培训能够有效改善知识和技能水平，有助于解决人员不足的问题。也有研究者以浙江省转岗培训学员作为研究对象，结果显示，转岗培训学员相较于住培学员具有学历高、较多工作精力和较长临床工作时间的特点，并且转岗培训的学员具有强烈从事全科的意愿。一项研究对渝西地区某全科医生转岗培训基地的培训学员进行了调查，发现培训学员的年龄、学历、职称等差异较大，这在一定程度上增加了培训的难度，且培训学员对全科医疗业务范围的认识还存在缺陷。工作坊的教学模式既能激发学员独立思考的能力，又能增加互动。有研究者将工作坊引入全科医生转岗培训中，发现转岗医生的各方面能力都有一定程度的提高，且满意度也较高，主要存在的问题是个性化培养的欠缺，今后需要进一步构建标准化的工作坊教学模型。模拟教学法也被用于全科医生转岗培训的技能实践中，相比于传统教学，模拟教学法获得了更高效能、更高质量、更多实用性的培训效果。有研究者调查了导师制全科医生转岗培训模式的教学效果，发现采用导师制培养的转岗医生在心肺复苏和临床实践中的成绩有明显的提高，且能有效提高转岗医生的诊疗能力。360 度评估用于全科医生转岗培训，能客观评价转岗医生的岗位胜任力，在一定程度上有利于基地管理工作的改善。研究者调查了云南龙陵县和泸水市转岗培训的情况，发现该地区全科医生转岗培训的总体效果较好，但仍建议加强师资队伍并制定个性化的培养方案。研究者对云南省转岗培训的退培意愿进行了调查，发现男性是退培的危险因素，因此，研究者建议分性别进行管理。为了探索全科医生转岗培训体系，有研究者通过查阅文献，经过 2 轮德尔菲法筛选，最终确立了相关的体系构建指标。因此，全科医生转岗培训是对基层全科医生不足现状的补充，应当有重点地采取多方面措施来完善。

（六）全科师资培训

加强全科师资队伍建设是实现健康中国战略的重要举措之一。然而现阶段仍然存在全科师资能力参差不齐及专职全科师资数量较少的问题。有学者提出，目前全科师资存在的问题主要包括全科师资队伍建设不足、师资业务水平参差不齐、学科学术投入不足等。对比国外师资的特点，有学者提出我国需要设置全科师资的准入标准，需要突出以教学能力为主的培训，需要实现师资的自我培养，完善师资的职业发展等。为提升全科人才的培养质量，有研究构建了四元合力师资团队（包含全科导师、全科师资、专科师资和社区师资）的带教模式，并建立了"分层递进"的师资能力提升体系，结果显示，这种模式发挥了师资的综合优势，既体现全科专业特色，也在一定程度上解决了教学资源不均衡的问题。随着县域医共体建设的加快推进，浙江大学医学院附属邵逸夫医院首创了以综合医院为龙头的在医共体县域内携手县（区）域医疗机构（医共体）共同构建的教学共同体（简称"教共体"），以培养全科师资为重点。浙江省德清县依托浙江大学医学院附属邵逸夫医院的全科医学资源和县域医共体，建立以省、县、乡为一体的"乡村全科医生教学共同体"，构建了新型的培养模式，在常见病诊疗、慢性病管理、危急重症患者识别等方面有了较大的提升，切实夯实了分级诊疗的基础。2022 年"医共体框架下全科医生级联培养教共体模式"被国家卫生健康委员会纳入中国现代医院管理典型案例，2023 年 3 月国家卫生健康委员会基层卫生健康司在调研时给予了充分的肯定，并在该县设立了全国乡村医生培训中心。有研究进行了医联体模式下的师资培训研究，提出以全科为桥梁、以医联体为平台、以三级医院作为依托，将三级医院、二级医院和社区卫生服务中心联系在一起，实现上下联动的培训模式。现阶段，我国全科师资队伍尚不完备，应当建立以全科师资为主、非全科师资为辅的结构，统一并细化全科师资标准，加强现有全科师资队伍的培训。

有学者认为全科师资的能力和素养与不同基地对全科师资的培养投入和重视程度有关。基于此，有研究者对基层社区的师资质量和硬件设备进行了调查，发现大部分社区缺乏教学观察室，社区师资能够承担带教任务，也具有带教热情，但是沟通能力尚欠缺。有研究者对闽西农村全科医生对全科师资培训的需求进行了调查，提出需要重视基层师资的培训制度，加强并完善全科师资培训体系。有研究者对南宁市社区实践基地的师资培训情况进行了调查，发现社区师资大部分都有带教医院和培训需求，但是主要的障碍在于缺乏带教时间和报酬，部分师资认为带教工作烦琐，因而在师资培训方面更愿接受短期集中培训或网络培训。有研究者对师资临床教学评价方法的运用情况进行了研究，发现全科师资对于临床教学评价方法的了解和使用情况不佳，需要进一步加强。有研究以培训全科学科带头人为目标，设计培训方案，以访谈和问卷调查等方法进行研究，指出骨干师资培训需要以学员为中心，以问题为导向，融合知信行，强化责任感，强化行为训练，以达到提高师资综合能力的效果。全科医生队伍是建立基层医疗服务体系的基础和核心，全科医生的培养需要在全科基地中完成，而全科基地必须有高素质的全科师资，因此，全科要注重内涵建设，吸引更多的优秀人才加入全科师资队伍中来。

（浙江大学医学院附属邵逸夫医院　晁冠群

宁波大学附属第一医院　黄　凯）

第五节　全科医学学科建设研究

1993 年，中华医学会全科医学分会成立，标志着我国全科医学学科的建立。从全科医学理念的推广和普及，到全科医学学科建设的实践摸索，再到全科医学学科的快速发展，一些经典的全科医学学科建设研究给业内学者带来了深度的思考和启迪。

2001 年，复旦大学附属中山医院全科医学科祝墡珠教授和杨秉辉教授撰文《在三级医院中设置全科医学科是 21 世纪医学发展的要求》，阐述了三级医院设置全科医学科的必要性，并指出三级医院设置全科医学科有利于教学工作和人才培养。全科医生和专科医生的基本素质和培训应该是相同的，不同的是专业和岗位。优秀的专科医生是全科医生在这一学科中的老师，"深入才能浅出"，高级的全科医学人才也必须以专科为基础，以医疗为切入点，以临床技能培训为重点，具有综合预防、保健、康复、心理知识为一体的能力。为了提高全科医学的教学质量，需要一批高层次的临床专家介入，而三级医院是知识密集、多学科学者和专家集中的地方，有丰富的人才与医疗资源。三级医院可以为他们提供继续教育的基地，担负起培养高级全科医学人才的重任。此外，在全科医学的教学和医疗方面也需要进行相关的科学研究，而三级医院有利于开展全科医学的研究工作。全科医学作为医学的一个重要组成部分，需要与整个医学发展水平相适应。三级医院往往集中了一批优秀的科研人才，具有雄厚的研究基础，有能力代表国家的全科医学水平并参与国际学术交流。

2010 年，澳大利亚 Monash 大学医学、护理和卫生科学部的杨辉教授从医学哲学和科学发展的角度，探讨了全科医学在中国发展中所面临的挑战，并提出学科发展的政策建议，认为全科医学是科学的范畴，是探索未知、寻找规律和构建知识的活动。中国的全科医学发展处于当代医学科学革命的前夜，它需要通过不断的证实和证伪来建立学术地位、获得社会认可。全科医学属临床医学二级学科，与其他临床二级学科相比，全科医学具有不可替代的研究对象和领域，具有特定的概念、原理和命题所构成的理论和知识体系，具有独特的学科知识的生产方式。通过全科医学理论指导和专业培训，全科医生可具备独特的能力，从而提供独特的全科医学服务。中国的卫生发展和改革正在催生全科医学这个新的科学领域，这个学科的发展需要与中国特定的历史和文化相结合，需要通过充分的辩论和研究来证实和证伪，需要明确其学科定位和组织机构建制，需要相应地改革医学教育系统，需要权衡相关利益集团的价值取向，需要捕捉其发展的机会窗口。

2015 年，时任浙江大学医学院附属邵逸夫医院院长的蔡秀军教授撰写了《发挥综合医院优势加强全科学科建设努力推进优秀全科医学人才培养》，介绍了在全科医学人才培养过程中构建的全科医生教育培养体系，确立了全科医生规范化培训"四早四进四步法"的教学原则，并创建了"垂直分层"的门诊教学模式，为培养全科医学人才搭建了良好的平台，提供了全真环境，构建了长效机制。

随着国家分级诊疗的逐步推进，全科医生的作用也日益凸显。高等医学院校在培养全科医学人才、促进学科发展方面发挥着举足轻重的作用。2018 年《国务院办公厅关于改革完善全科医生培养与使用激励机制的意见》的出台对全科医生培养与使用激励机制进行了重要的改革，要求高等医学院校应将促进全科医学学科建设和发展作为核心任务。北京大学第一医院全科医学科迟春花教授撰文

《高等医学院校全科医学学科建设的实践与探索》，指出北京大学医学部高度重视全科医学发展，借鉴发达国家成熟的体系经验，在学科建设、师资培养、本科生及毕业后培训、继续教育等方面做出了有益的尝试，为其他高等医学院校进行全科医学学科建设提供了借鉴和参考。

2019 年，中国医科大学附属第一医院全科医学科于晓松教授在《国庆 70 周年话全科》一文中指出，学科建设包括学科方向、师资队伍、人才培养、科学研究、社会服务和文化传承 5 个核心要素。5 个要素对于学科建设来说缺一不可，必须全面推进、不断完善。其一，明确学科方向是加强学科建设的首要问题，应遵循继承、发展、交叉 3 个原则。全科医学作为一门临床二级学科，承担着为居民提供全方位、全周期健康服务的重任。进一步加大全科医生培养力度、提升全科医生培养水平是我国全科医学发展的当务之急。其二，师资队伍建设是学科发展的关键，也是培养高水平全科医生的重要支撑。衡量师资队伍的情况主要依据学科带头人的水平和结构合理的学术梯队，学科带头人要在本学科有较高的学术造诣，在国内外学术界有一定的影响力，起着领军的作用，能够凝练出一支优秀的队伍，开创一个领域，要具有强烈的竞争意识，有敢创一流的勇气。学术团队的结构是否合理、能否支撑学科的发展也是评价师资队伍的关键因素，团队结构主要包括团队成员的年龄、梯队、职称、学位、学历及知识结构。其三，人才培养质量是衡量学科水平的核心指标。没有高水平的学科，就不可能培养高质量的人才。人才培养的质量与学科建设水平直接相关，学科是人才培养的重要载体和平台。其四，学科建设与科学研究之间有着不可分割的联系。高水平科学研究会带动学科发展，促进学科水平的提升，而高水平学科又可集中优势力量，承担更重要的科研项目，出更高水平的科研成果，二者相互促进、互为依存。全科医学科建设是学科建设的重要条件，是学科发展的物质基础和平台。其五，社会服务和文化传承是学科发展的立足之本。全科医学的学科发展要紧紧围绕社会需求，以人民健康为己任，认真贯彻落实"健康中国行动"，在奉献中求发展，实现学科建设跨越式发展。

目前我国全科医学学科建设仍处于发展阶段，关于全科医学科建设的系统性研究较少，国内不论是综合医院、社区卫生服务机构，还是高校，对全科医学学科建设的重要性均缺乏充足的认识。鉴于上述原因，河南省人民医院全科医学科王留义团队通过结合宏观政策及时代背景，以"全科医学""家庭医学""学科建设"等为关键词，对国家卫生健康委员会官方网站、万方数据库、中国知网、PubMed 等数据库近 10 年的相关文献加以总结和分析，归纳了我国高校、社区及三级综合医院全科医学学科的建设概况，发现各级医疗机构学科建设仍存在问题。文章首先对我国全科医学发展历史进行了概述，随后分析了我国全科医学学科建设的研究热点，发现文献主要集中在高校全科医学课程的设置和全科医学系的成立、社区全科医学服务模式的探讨、社区全科医学学科建设综合评价指标体系构建、全科医生规范化培训基地的建设状况、社区全科医生执业现状调查及全科医生岗位胜任力等。研究者在对我国高等医学院校全科医学学科建设的剖析中指出，目前高校关于全科医学学科建设的研究主要集中在如何设置本科生全科医学课程、如何带教学生及如何探讨全科医学教育模式方面。大部分高校开始重视全科医学系的成立，但是课程设置不够严谨，缺乏全科带教师资，相对于发达国家而言，我国高校需加强全科医学系的建立，加快培养合格的全科师资，在高校本科教育阶段传输全科理念。该研究在对我国社区全科医学学科建设的剖析中指出，全科医学是社区卫生服务中心的重点学科，全科医学学科建设是社区卫生服务体系建设的基础工程，也是一项仍待解决的工作，我国大部分社区关于全科医学学科的建设集中在人力资源的设置、人才培养的实施及社区适宜技术的发展方面。

吴浩等对北京市方庄社区卫生服务中心的全科医学学科建设进行了总结，认为学科发展规划、学科定位和学科管理都是社区全科医学学科建设的重点，人才培养是学科建设的重心。其在对我国三级综合医院全科医学学科建设剖析中指出，自1986年全科理念被引入我国后，三级综合医院对全科医学学科建设进行了积极的探索。1994年，上海医科大学附属中山医院院长杨秉辉教授建立了当时全国唯一设在三级甲等医院的集医疗、教学、科研为一体的全科医学科。尽管当时对于"三级综合医院成立全科医学科的必要性"这一话题一直有争议，但时至今日，综合医院独立设置全科医学科及建设全科住院医师规范化培训基地已成为国家政策的要求。全科医学成立较早的医院用实践证明了在三级综合医院建立全科医学科，能促进全科医学的良性发展，实为一项利国利民的举措。于晓松教授指出，综合医院的全科医学科不需要具体做出多好的业绩，其目的是为基层社区培养合格的全科人才，探索最优的服务模式，引领一个地区乃至全国全科医学的发展。文末作者指出当前我国全科医学学科建设中存在的一些问题，如社区全科医学科缺乏师资、综合医院全科医学学科建设存在挂靠现象、对于综合医院成立全科医学科仍存在误解等。

从综合医院设立全科医学科开始，关于科室设置的必要性和意义一直是全科医学学科发展领域讨论的热点。浙江大学医学院附属邵逸夫医院全科医学科方力争团队撰文指出，一方面，全科医学作为一个临床二级学科，强调的是"以患者为中心"的总体性的协调和整体性的健康照顾，具有其独特的专业特点，为患者提供的医疗服务无法由综合医院的其他专科代替或叠加完成，全科医学科有效地弥补了医疗专科化的不足；另一方面，综合医院具有得天独厚的教学条件和丰富的临床实践资源，是培养全科医生的重要平台，综合医院进行完善而规范的全科医学科建设，构建具备全科理念的全科专职师资队伍，充分发挥全科专业基地的作用，实施贯穿全科理念的教学，对住院医师的临床思维、工作方式、学习内容进行全科专业的指导，才能培养出具备全科理念、胜任基层医疗岗位需求、热爱全科事业的合格的全科医生。综合医院全科医学科的规范化建设是全科人才培养的重要支撑。在综合医院全科医学科的学科建设中，需秉持"以全科医疗为基础、以全科教学为重点"的学科定位。全科医学科的主要内涵包括全科医疗、全科教学及全科科研，其具体内容：①以全科医疗为基础开展全科门诊、全科病房工作，开展以提供"以患者为中心"的连续性服务为模式、以提高民众的健康水平为目标的全人、全程的全科医疗服务；②以全科教学为重点，加强全科医学科师资队伍建设，健全教学管理及教学模式，充分发挥全科专业基地的作用，实施贯穿全科理念的教学；③基于全科医疗及全科教学的实际需求，开展全科科研工作，以科研推动医疗、反哺教学；④以全科人才培养为目的，全科医疗、教学、科研工作协同发展，并通过与其他专科、社区医疗机构在医疗服务和全科医生培养方面的紧密衔接，促进全科医学科的全面发展，保障高质量全科人才的培养。

河南省人民医院全科医学科王留义团队通过文献分析、专家访谈、实地调研的方法采集了河南省三级综合医院学科建设的一般状况，运用SWOT分析法，深入阐述并分析了河南省全科医学科学科建设的优势、劣势、机遇及挑战，为综合医院全科医学科的学科建设提供了借鉴。文中指出河南省全科医学科学科建设的优势（strength）：①平台优势，即三级综合医院整体发展水平较高，相比于基层医院及社区，有全科医学学科建设的良好平台和氛围，如医院领导及学科带头人的重视、政策的倾斜等。②人才优势，即目前河南省三级综合医院全科医学科的人才梯队相对合理，人员配备能够满足全科医生培训及科室设置需求，大部分执业范围都更改为全科医生，且综合医院拥有一大批学术骨干,人员素质较高,很多人有科研、教学的经历,有发展全科医学科学科建设的能力。③教学资源优势,即三级综合医院教学资源及培训资源丰富,具备满足基地培训任务需求的病种,全科门诊收治的病种一般为多病共存、焦虑抑郁、心身疾病等,全科医生在轮转期间可以接触到这些病种,从而更加理解全科的诊疗范围,而且科室重视对年轻医生、进修医生和研究生的培养,定期举办各类学术讲座和学术会议,邀请国内外全科医学专家进行培训。此外,全科基地规培学员数量多,三年轮转期间与自己的导师及基地成员进行心理、学习上的沟通,有助于学科建设的深入发展。河南省全科医学科学科建设的劣势(weakness):①师资力量相对薄弱,即综合医院全科医学科的大部分师资是通过转岗培训而来的。单纯将临床一线工作人员直接转为全科医学带教老师是不合理的,虽然短时间内经过了培训,但是其带教模式和理念仍存在不足,无法完成真正的全科带教任务。②社会对全科医学的认知定位存在偏差,即就诊于全科的患者多数认为全科医生是万金油医生,社会地位比较低,待遇相对于其他行业也较低,多数人对家庭医生签约半信半疑。全科医学只得到了政府的认可和支持,而社会大众并没有认识到全科医学科的重要性,甚至专科医生及医学生的认识也不到位,这种认知的落后严重阻碍了全科医学科的建设。③学科体系尚未成熟。全科医学理念引入中国大陆近30年,而河南省的全科医学起步晚,经验不足,全科医学还未录入学科代码,缺乏博士学位点,学科建设仍处在发展阶段,没有一套合理的全科医学学科建设模式,因此,创建中国特色的家庭医学任重而道远。河南省全科医学科学科建设的机遇(opportunity):①人民群众的健康意识不断加强,即"未病要预防"的理念逐渐被大众接受,再加上"生物-心理-社会"医学模式的发展,以患者为中心的服务模式日益成熟,这一新的发展需求为全科医学的发展提供了机遇。②新医改政策搭建全科发展平台,即国家医改明确指出保基本、强基层、建机制的理念,逐步加大对全科医学发展的支持和推进力度,这些国家政策导向为全科医学的发展提供了广阔的平台。河南省全科医学科学科建设的风险或挑战(treat):①人才是最大的问题,由于受到各种因素的影响,全科医生受到专科医生的观念冲击,目前重专科、轻全科的现象仍十分普遍,全科医生转型专科,面临全科人才流失的压力。②吸引和稳定优秀专业人员从事全科医教研工作也是目前存在的问题。此外,住培学员严重缺乏全科理念,培训质量参差不齐,这样培训出来的全科医生无法承担社区"守门人"的职责。针对上述SWOT分析,王留义等提出了全科医学学科建设发展的策略:①借鉴交流,对外开放,决不闭门造车,要与国内全科医学科发展迅速的医院建立良好的合作关系,加强学术交流,引进新经验,提高自身水平。积极与同级兄弟医院互帮互助,加强全科医学科的辐射影响能力。②积极实践,努力创新,决不因循守旧,充分调动医护人员的科研积极性,积极申请课题,提高科研创新能力和水平。只有不断总结经验教训,不断调整和改进发展目标及管理模式,才能牢牢掌握学术和技术前沿阵地。③发展学科文化,重视学科软实力的建设,打造学科精神、学科文化及学科品牌。保持学科建设的长盛不衰并迎头赶上,其中一个重要因素就是培育和形成优秀的学科文化。④扩大影响,宣传工作到位,利用网络平台、电台广播、报刊宣传向社会广泛宣传全科理念,定期进行义诊活动,让更多的群众了解并深刻体会到全科医疗的重要性。

为了探讨综合医院全科医学科学科建设及科室设立的基层需求,为进一步完善学科建设提供建议,首都医科大学宣武医院全科医学科贾建国团队于2020—2022年通过目的抽样法,依据纳入标准(在综合医院/社区全科医学科从事全科医学临床或管理工作≥5年,在综合医院临床专科中从事全科住培带教工作≥5 年），选取了北京、西安及广州 3 地人员作为研究对象，按照访谈提纲针对综合医院全科医学科学科建设及科室设立的基层需求分别进行个人深入访谈。访谈提纲包含如下问题：①社区教学基地对综合医院全科医学科在医疗、教学和科研上有什么需求？②综合医院与社区教学基地如何在教学上有效合作？③社区全科医生最希望得到哪方面的培训？④谈谈您的体会（急诊急救、合理用药、慢性病管理等）？⑤您觉得综合医院设立全科医学科的科室要求主要有哪些？ 28 名访谈对象提出了建议，主要内容如下：①设立全科医学科具有必要性。综合医院设立全科医学科具有自身优势，可以满足基层社区的医疗需求，全科诊疗思维的建立是其教学工作的重点，对科研培训需求相对较少。②建议与社区教学基地协作。加强联合教学查房及联合出诊可以促进综合医院全科医学科与基层教学基地的有效协作，临床基地与基层基地师资同质化是二者有效协作的基础。③社区有培训需求。合理用药是目前社区医生对综合医院全科医学科提出的较高的培训需求，对开展亚专科知识培训也有需求。④科室设立的要求。除具备完整的组织架构外，日常教学工作须落到实处，增加与外界的横向及纵向联络。带教考核指标须在综合医院全科医学科绩效考核中占较大比例。全科医学科须具备过硬的临床业务能力以帮助社区转诊。该研究发现，基层对综合医院全科医学临床、教学及科研方面具有不同的培训需求，联合教学查房、联合出诊及保证师资同质化可以促进协作，合理用药及亚专科培训是未来全科医学科培训的重点。具备完整的组织架构、网络连接及过硬的临床基本功，以及带教在科室绩效考核中占比的提升是对综合医院全科医学科提出的科室设立要求。

2021 年，深耕全科医学领域的周亚夫、方力争、于德华、马力、王留义和冯玫教授共同执笔，探讨了综合医院全科医学科的定位，并提出了相应的发展策略。文中指出在综合医院建立全科医学科的主要目的：①全科医学人才队伍建设的需要；②引领全科医学学科发展的需要；③带动社区全科医学学科发展的需要；④加强区域医疗合作的需要。只有学科建设水平提高了，才能培养出大批合格的全科医生，才能实现分级诊疗的理想就医秩序，才能完成医疗卫生体制改革的总目标。随后，文章针对三级综合医院全科医学科的 6 项功能定位和发展内涵进行了阐述：①应当成为全科医学学科建设的基地。学科建设水平是决定全科医学医教研质量的根本。全科医学涉及临床医学、预防医学、康复医学及人文社会科学等多个学科，三级综合医院多为高等医学院校的附属医院和教学医院，具备多学科和医教研的整体优势，无论从哪个角度来讲，学科建设理应成为医学院校和三级综合医院的重要职能。②应当成为培养全科医学师资和高级人才的摇篮。需要突破传统，创新性地建好全科门诊、病房及基层实践基地。需要遵循医学教育规律和全科医生的成长规律，提升针对不同培训对象制订规范化、个体化培训计划的能力，完善教育管理和质量保证体系。需要抓紧培养一批爱全科、懂全科、会教学的高级师资。需要加快形成具有开展教育教学改革、引领基层服务模式创新、指导基层基地开展医教研工作和适宜技术的能力。③应当成为优化医院功能、完善医院学科结构和医务人员知识结构的新引擎。全科医学科应着力解决好"三个如何"。一是如何建立预防 - 治疗 - 康复 - 健教 - 管理一体化机制，以增强和优化科室、医院的整体功能；二是如何通过自身规模、结构、质量、效益的优化影响医院的学科和专科结构，以提升医院的整体水平和社会服务效能；三是如何彰显全科医学的人文性、可及性、连续性、综合性和协调性，在实现新的医学模式和服务理念、优化知识结构、提升服务能力方面起到示范和推动作用。④应当成为未分化性疾患与多病共存的诊疗中心。综合医院的全科医学科应做到以下 3 点。A．建立从"以疾病治疗为主"转变为"以维护健康为主"的理念，不仅要做好未分化性疾患的诊断、多病共存和慢性病患者的诊疗，还要注重研究预防、康复、健康教育及管理等方面的整体性策略，以及服务和照顾的专业性标准；B．对未分化性疾患和多病共存的诊疗水平直接体现综合医院的诊疗能力，这就需要把握未分化性疾患和多病共存的诊疗规律，提升整体诊疗水平；C．要注重建立协调性的诊疗机制，为未分化性疾患和多病共存的患者提供多学科综合性保障。⑤应当成为分级诊疗、双向转诊的枢纽与纽带。应当增强联系社会和扶持基层医疗卫生机构的能动性，成为助力基层医疗卫生机构专业水平提升的重要载体和纽带。以理念引领基层、技术辐射基层、教学示范基层、管理带动基层、服务助推基层，真正体现分级诊疗的层次性，找准业务和工作定位，充分发挥引领和支撑作用，正确处理与基层医疗卫生机构的业务边界。发挥作用的枢纽性，与医院内部各科室建立通畅的会诊和分诊机制，与基层医疗卫生机构建立高效的双向转诊机制，既真正体现双向转诊的枢纽和平台作用，也要为医院调整患者结构、扩大业务范围、提升服务质量发挥基础性作用。⑥应当成为医院文化与品牌建设的重要窗口。全科医学是医学领域中与人文社会科学结合最紧密的学科。全科医生有品，全科医疗才能有质，全科医疗有质，分级诊疗和签约服务才能实现。从发展的角度来看，综合医院的全科医学科要努力推广全科医学独特的学科基础、思维方法及诊疗理念，为充实服务内容、优化服务方式、扩大服务范围奠定文化含义和社会价值，成为医院文化与品牌建设的积极推动者和示范性窗口。文章最后进一步提出"立足临床、强化教学、联动社区、科研提升"的发展策略，为综合医院全科医学科的建设和可持续发展提供了参考。

为了了解各医疗供方对综合医院全科医学科功能定位的期待与要求，为各综合医院开设全科医学科、明确下一步发展方向提供参考依据，上海中医药大学附属上海市中西医结合医院全科医学科原理团队和上海中医药大学健康学院施榕团队于 2019 年 5 月邀请了 13 名政府部门、综合医院、社区卫生服务中心的相关代表，参与了一项关于综合医院全科医学科功能定位与发展方向的研究。研究采用专家咨询的方式，通过电子邮件的形式发放问卷提纲并回收，咨询内容主要包括综合医院全科医学科在医、教、研、管等方面承担的职责，综合医院全科医学科的学科发展，不同类型综合医院全科医学科建设的异同等。咨询结果显示，综合医院全科医学科医疗业务的功能定位主要是综合性和协调性规范诊疗、慢性病综合管理、健康促进、全专联合及双向转诊；人才培养的功能定位主要是院校教育、毕业后教育、继续教育和教学互动；科研的功能定位主要是学术领头、学科建设、指导协作、技术创新与推广；其他职责的功能定位主要是社会责任和社区管理。不同机构的专家对于不同类型医院全科医学科的建设异同仍存在较大分歧。该研究由此得出结论，医疗提供方对综合医院全科医学科功能定位的期待基本符合政策要求，但目前全科医学科的建设与开展现状还有一定差距，尤其是在教学职责方面，不同类型医院全科医学科建设方向的专家意见和现实情况都不明确，有待今后基于实践经验进一步进行探索与验证。

为了了解国内综合医院全科医学科的建设现状，为尚未建设全科医学科的综合医院提供借鉴，浙江大学医学院附属第一医院全科医疗科任菁菁团队选取参加 2018 年度国内某全科医学会议的综合医院全科医学科负责人，通过手机微信调研平台进行网络问卷调查。调查问卷内容包括综合医院全科医学科学科负责人基本信息、全科医学科建设情况、全科医学科病房设置、全科医学科建设支持情况等。共回收有效问卷 41 份。结果显示，在 41 家综合医院中，23 家综合医院位于浙江省，18 家位于省外；综合医院级别以三级甲等医院为主（占 75.6%）；68.3% 的综合医院独立设置了全科医学科；90.2% 的综合医院开设了全科门诊；73.2% 的综合医院设有独立的全科病房；在与专科间的协作情况中非常顺畅和比较顺畅的医院占 68.3%；95.1% 的综合医院全科医学科有固定的社区实践基地。在科研方面，41.5% 的医院全科医学科未承担全科领域课题。大多数（80.5%）综合医院院领导重视全科领域；51.2% 的综合医院对全科医学科制定了独立的经济考核指标。70.7% 的综合医院全科医学科负责人非常支持设置全科病房。在对全科病房设置的必要性方面，综合医院有独立全科病房的负责人与无独立全科病房的负责人相比，差异无统计学意义（$P>0.05$）。医院非常支持和比较支持本院全科医学科发展的比例为 70.7%，省 / 市卫生健康委员会非常支持和比较支持的比例为 75.6%。由此得出结论，我国大多数综合医院独立设置了全科医学科，且大多数开设了全科门诊和全科病房，并拥有固定的社区实践基地，基本符合国家要求。目前全科教学仍以门诊教学为主，有条件的综合医院应设置全科病房以开展特色教学。

全科医学是社区卫生服务中心的重点学科，全科医学学科建设是社区卫生服务体系建设的基础工程，是一项亟待解决的工作。目前国内全科医学学科建设尚存在诸多问题，在社区卫生服务中心更是缺乏完整的建设体系。2016 年北京市方庄社区卫生服务中心吴浩团队对北京方庄社区卫生服务中心的全科医学学科建设进行总结和探讨，阐述了社区卫生服务中心开展全科医学学科建设的作用。文中指出，社区全科医生是在国家整个卫生服务系统的防治结合环节中提供服务的骨干力量，是国家确定的社区首诊、分级诊疗、基层慢性病防控战略决策的主要承担者。社区卫生服务中心是进行全科医学领域研究的科研基地，也是全科医生应诊能力培养的最主要的场所。因此，全科医学的学科建设与人才培养必须植根于社区卫生服务机构。同时，开展社区全科医学学科建设离不开与医学院校及综合医院的合作，主要体现在全科医生规范化培训、全科研究生培养及全科医学联合攻关重大发展科研项目方面。从这个层面上来讲，社区全科医学学科整合了开展全科医学教学、全科诊疗和社区科研项目所需要的资源，提供了推进社区全科人才培养的基础支撑，成为连接社区基地和综合性教学医院的桥梁。立足于前人探索的基础，通过国家政策引导，结合当前我国社区卫生服务的实际情况，围绕社区卫生服务全科医学理论，方庄社区卫生服务中心在全科医学学科建设方面进行了积极的探索，逐步形成一套适宜的社区全科学科建设体系。积极制定学科发展规划，进行学科定位，规范学科管理，重视学科队伍建设，加强人才培养，以科研提升学科内涵建设，以教学基地建设促进学科发展，以新型服务模式的构建体现学科建设成效。

新时代人民日益增长的健康需求给基层医疗发展带来了新的挑战，培养高层次的全科医学人才、提高社区全科医学水平迫在眉睫。同济大学医学院李觉教授团队从社区视角调查了社区卫生服务中心全科医学学科建设的现状及期望，探讨社区全科医学学科建设的优化对策。该研究在 2018 年对前期调研的 10 家社区卫生服务中心（定海社区卫生服务中心、三林社区卫生服务中心、石泉社区卫生服务中心、安亭社区卫生服务中心、大桥社区卫生服务中心、共和新路社区卫生服务中心、陆家嘴社区卫生服务中心、真如社区卫生服务中心、南翔镇社区卫生服务中心、彭浦新村社区卫生服务中心）的 51 名管理人员进行了回访。采用自行设计的问卷，以发送电子邮件的形式进行回访调查。问卷内容主要包括社区全科医学学科（临床医疗、科学研究、教学师资、国际交流）的投入建设情况和发展期望、社区全科医生培训和交流期望情况及社区全科医学支撑平台的期望情况。共发放调查问卷 51 份，回收有效问卷 51 份，有效回收率 100%。在 51 名管理人员中，管理干部 37 人，全科医学干事 14 人。在社区全科医学学科的实际投入建设中，在专人负责科研管理、制订国际交流计划、专人负责国际交流及搭建国际交流平台方面投入建设的程度均不足 50%，在其他方面投入建设的程度超过 80%。在社区全科医学学科的发展期望中，除专人负责国际交流的发展期望为 60% 左右，其他方面的发展期望均超过 80%。在社区临床培训方面，8 家社区卫生服务中心建设了临床实训中心或类似的中心，用于全科医生的临床技能培训。通过对临床培训次数和时间的期望调查，45 名（88.2%）管理者认为每季度应至少组织 2 次临床培训，34 名（66.7%）认为每次培训时间应在 1～2 h。在社区科研管理方面，9 家社区卫生服务中心配套了科研项目孵化机制或平台，用于帮助全科医生开展社区科研。在社区教学师资和国际交流建设方面，9 家社区卫生服务中心均有教学师资管理机制，但仅有 2 家建设了国际交流项目渠道。对师资国际交流期望渠道和交流期望时间进行调查，结果显示，21 名（41.2%）管理者期望师资国际交流渠道为大学合作派遣，31 名（60.8%）管理者希望每次国际交流时间控制在 2～4 周。对于全科医学学科建设支撑平台，35 名（68.6%）管理者希望社区卫生服务中心可以成为高校或高校医学院附属社区卫生服务中心。由此得出结论，社区卫生服务中心管理人员普遍认为社区全科医学学科建设的实际投入情况未达到期望值，其中国际交流方面亟须加强。此外，多数管理者认为社区卫生服务中心成为高校或高校医学院的附属单位是显著提高社区医疗水平的新突破点。因此，应结合社区医疗的发展特点和健康需求，发挥高校优势，完善并延续医疗机制，加强科研培养管理，从而培养更多的高层次全科人才。

学科建设能为社区卫生服务质量的提高打下良好的基础，为人才梯队建设提供优质平台，是不断促进社区卫生发展的有效途径。上海市徐汇区枫林街道社区卫生服务中心全科易春涛提出了社区学科建设的路径：①学科方向是指引。应凝练学科方向，对学科建设进行整体规划和部署，实现学科发展的有效性、可及性及实效性。②人才培养是核心。人才是学科建设的核心，通过社区自身培养或者利用医院的人才、技术、资源、平台等优势，打造社区人才梯队。③科学研究是抓手，科研有利于提升学科队伍的整体素质和服务水平，也是衡量学科发展水平的重要标志。④特色品牌是内涵，特色品牌的形成、管理模式及服务模式的转变有利于社区卫生服务机构的学科发展。

上述围绕全科医学学科建设的研究为我国全科医学的发展打下了坚实的基础。

（复旦大学附属中山医院　杨　华）

第六节　全科医学其他相关研究

全科医学最初于 1969 年在美国诞生，美国家庭医疗专科委员会的成立标志着全科医学这一独立的二级学科的诞生。全科医学的本质是家庭医学，全科医生的本质是家庭医生，它强调以健康为中心、以家庭为中心，沿着个人和家庭周期的各个阶段，有针对性地为家庭成员提供相应的服务。它关注以人为中心，强调增进全人健康，面向个人、家庭和社区提供连续性、综合性、可持续的医疗保健服务。

我国全科医学的诞生始于1993年中华医学会全科分会的成立。1997年1月15日发布的《中共中央、国务院关于卫生改革与发展的决定》明确指出，要加快发展全科医学，大力培养全科医生。医学的发展伴随着经济的发展应势而起，在人们对物质生活有了更高、更好的追求的同时，开始更加关注个人的健康问题。人们越来越意识到，疾病的预防和健康的状态是可以通过多种方式去干预的。伴随着人民的迫切需要，在国家的重视与推进及各级专家的努力下，全科医学正在蓬勃发展。2011年发布的《国务院关于建立全科医生制度的指导意见》明确提出："我国要建立起充满生机和活力的全科医生制度，基本形成统一规范的全科医生培养模式和'首诊在基层'的服务模式，全科医生和城乡居民基本建立比较稳定的服务关系，全科医生服务水平普遍提高，基本适应人民群众基本医疗卫生服务需求。"

全科医学教育制度的不断完善为我国全科医学事业输送了一批又一批的新鲜血液。我国已基本建立了全科医学教育体系，包括全科医学本科生教育、研究生教育、"5＋3"住院医师教育及毕业后继续教育。完善的教育体系能为全科医生提供持续的培训。全科医学教育在完善医学知识教育的同时更应注重全科医生人文素养与临床思维相结合的培养。全科医生通过学习可以对临床资料进行综合分析和逻辑推理，从错综复杂的线索中找出主要矛盾并结合患者的社会学、心理学特征加以解决。全科医生临床思维的核心特征是采用以人为中心的临床思维方式分析和处理患者的健康问题，并在以人为中心的临床接诊过程中，拉近与患者之间的关系，与患者逐步建立长期、和谐、相互信任的医患关系。因而，强化以人为中心的临床思维能力的训练是全科医学住院医师规范化培训过程的核心内容。

相比于全科医学起步较早、发展较成熟的美国、澳大利亚及欧洲等国家，我国的全科医学科经过数十年的进步与发展，已进入历史性新阶段，已完成基础建设，全科医学教育体制逐渐完善，社区卫生健康服务中心也已建设完善，亟待解决的问题是如何提升全科医学的学科影响力，如何提升全科医学的教学质量，如何提升全科医生的业务能力，全科医生如何做到为患者及其家庭提供长久、可持续性、可信赖的服务，如何做到全科医学高质量的社会面普及，以及如何完成全科医学"以人为本、以健康为中心、以家庭为中心、将个体与群体的健康照顾融为一体"的初衷。

一、全科医学的研究对象

全科医学是一门独立的二级学科，是建立于临床医学、基础医学、预防医学、康复医学、心理学及社会学基础上的综合性医学专业学科。全科医生针对的并不是某一种疾病的演变和治疗，其最重要的宗旨是强调以人为中心，针对个体的疾病、家庭、职业、环境、各个器官组织的病痛及其给个体带来的一系列感觉变化、心理变化、生活变化，为个体提供完整、负责的服务。其服务范围包含了各个年龄段、不同性别及各器官系统的各类健康问题。就诊的人群可以是健康的、高危的，也可以是患病的，全科医生均可为其提供精准的服务。对于常见健康问题的医疗、康复及预防，全科医生均能提供准确的指导，将服务对象作为一个完整的人，去了解他的特征和需要。全科医生也是家庭医生，需要有整体的医学观。按照"生物 - 心理 - 社会"医学模式的要求提供全面服务。作为一名全科医生，尤其是基层全科医生，更要面面俱到，从疾病的诊治、社会学、心理学各个角度服务于整个家庭，更加注重以家庭为核心，了解家庭与个人之间的关系及家庭对个体健康的影响，沿着个人和家庭周期的各个阶段，有针对性地为家庭及其成员提供相应的服务。全科医生作为家庭医生，更加注重疾病的预防，注重为患者提供综合性的服务和信息，医生作为主导，会强烈地影响患者及家庭对疾病的认知和行为模式，这就更加突出了医患关系的重要性。社区基层的全科医生更是整个社区卫生服务中心的主导，可保障医疗服务的安全性、可及性及可持续性，与患者及其家属建立良好的互动关系，成为他们健康的守护者，甚至影响整个家庭的生活。

二、全科医学与心理学

全科医学与心理学是两门独立的学科。全科医学是一门综合性的医学学科，旨在预防、诊断和治疗各种常见的并发症和疾病，包括身体和心理健康问题；心理学则是一门研究人类行为和思维的学科，旨在理解和解释人类的行为和情感。二者之间存在着密切的联系和交叉。全科医生应把患者看成一个整体，在医病的同时也要注重患者的心理健康。想做好一名全科医生，掌握心理学知识是关键。

全科医生可以综合运用医学和心理学知识，进行全面诊疗。他们不仅关注患者的身体健康问题，还了解患者的生活方式、社会环境、家庭背景等因素对其健康的影响，并给予相应的建议和治疗。每个患者都有其独特的身体和心理特征，全科医生要根据患者的具体情况，制定个性化的治疗方案。同时，要学会耐心地倾听患者的需求和意愿，并积极地与患者进行沟通和协商，以达到最佳治疗效果。许多疾病都有生理和心理因素的共同作用，如抑郁症、焦虑症、肠易激综合征、心脏官能症等，在这种情况下，医生要了解患者的心理情况，在缓解患者身体疾病的同时，对其心理因素进行相应的治疗。心理因素可以影响疾病的预后和治疗效果，心理治疗和认知行为疗法可以帮助患者缓解疾病症状、提高生活质量。许多慢性病常会给患者带来巨大的心理负担，患者也常因患上某种生理疾病继而患上心理疾病。大多数慢性疾病通常需要长期的治疗和管理，患者需要学会如何与疾病相处并保持积极的心态，因此，全科医生需要了解患者的心理状态并提供相应的支持和帮助。在就医过程中，患者往往会遭受心理困境，如焦虑、恐惧、绝望等。全科医生要通过对患者的心理状态进行评估和处理，向其提供相应的心理支持和建议，缓解患者的情感压力。在治疗过程中，许多药物治疗不仅可以改善身体健康状况，还可能对患者的心理产生影响，如抗抑郁药物可能会影响患者的性格特征和行为习惯。因此，全科医生需要了解药物治疗的不良反应及心理影响，并及时引导患者适应药物治疗。

全科医生可以通过一系列健康教育和宣传活动，增强公众的健康意识和防病意识，促进大众的健康生活方式。同时，也可以通过早期干预及时发现并处理患者的身体和心理健康问题，避免其病情恶化或转化为其他严重疾病。心理因素亦可以影响患者的治疗依从性。当患者面临情感和心理压力时，可能会减少或中断药物治疗、康复训练等，全科医生需要在治疗过程中，时刻关注患者的心理变化和心理障碍，并给予患者相应的支持和鼓励，帮助患者提高治疗依从性。全科医生还应开展心理健康教育和宣传活动，提高大众对精神卫生的认知和关注度。

心理学是一门多学科交叉融合的学科，全科医生应注重临床医学与心理学的协同作用，以提高诊断和治疗能力，以应对与心理健康相关的问题，同时改善患者的身体和心理健康水平，使治疗效果最大化，向患者提供最优质的医疗和心理服务。

三、全科医学与行为医学

行为医学是一门研究人类行为和生活方式对健康的影响的学科。全科医学与行为医学密切相关，它们共同关注人类的健康问题，并提供相应的治疗和干预手段。全科医生需要了解行为医学的知识和方法，并将其应用于临床实践中，以提高患者的身体和心理健康水平。全科医生可以利用行为医学的方法和工具，对患者的治疗效果进行评估，并及时调整治疗方案。

患者的行为因素会直接影响其健康状态，全科医生需要了解患者的生活方式、饮食习惯、运动量等因素对其健康的影响，以进行综合评估，进而制定个性化的治疗方案。通过干预患者的行为可以改善其健康状态，这也是行为医学的研究领域。行为医学强调通过改变不健康的生活方式和行为来预防和治疗各种疾病，如通过改变不良的生活方式和行为来预防和控制各类慢性病。全科医生可以利用这些知识和方法，制定有效的健康教育和干预措施，还要强调整体健康管理，综合考虑身体、心理、社会等因素对患者健康的影响，以向患者提供全面的健康管理服务。在患病后，康复管理对于恢复健康至关重要。全科医生可以借鉴行为医学的康复理念和方法，制订个性化的康复计划，并协助患者实施康复措施。

行为医学不仅强调预防和治疗疾病，还重视健康促进。全科医生可以运用行为医学的理念和方法，制订健康宣传和教育计划，提高公众的健康素养和自我管理能力。行为医学的相关研究发现，社会因素对健康也有很大的影响，如社会经济地位、教育水平等因素与健康密切相关。全科医生需要关注社会因素对患者健康的影响，并有针对性地开展干预措施。行为医学可以通过评估人们的生活方式、遗传因素、环境因素等来预测健康风险，并制定相应的干预措施。

在预防和治疗疾病的同时，全科医生还应重视健康促进，提高公众的健康意识和防病意识。行为医学的研究不仅局限于个体水平，还着眼于社会层面上的公共卫生问题，如流行病学研究、健康政策的制定等。全科医生要了解这方面的相关内容，并积极参与到公共卫生工作中。行为医学的研究成果可以为制定卫生保健政策提供依据，如禁烟、限酒等政策都是行为医学在社会层面上的应用。全科医生应积极参与社会卫生服务，推动相关政策的制定和实施。行为医学的研究成果可以为制定卫生保健政策提供依据，如禁烟、限酒等政策都是行为医学在社会层面上的应用。

全科医学和行为医学在健康管理、疾病预防和治疗、公共卫生等方面有广泛的交叉。全科医生要了解行为医学的理论和方法，并将其融入临床实践中，为患者提供更全面、更有效的健康服务。同时，他们还要积极参与卫生保健政策的制定和实施，以推动公共卫生事业的发展。

四、全科医学与伦理学

全科医学和伦理学都是关注人类健康和幸福的领域，二者密切相关。全科医生要了解伦理学的基本理论和实践，以更好地为患者提供医疗服务并保障患者权益。

全科医生在日常医疗实践中将会遇到许多医学伦理问题，如抉择患者的治疗方式、保护患者的隐私、知情同意等问题。这时需要具备伦理学的思维方式和工具来正确处理这些问题。伦理学是医学不可或缺的一部分，每一位医生都应牢牢掌握，注重医德医风，提高自身素养，以提高医疗服务的质量和效果，保障患者的合法权益和医疗安全，同时还要注重社会责任和公共利益，为社会卫生事业做出积极的贡献。

伦理学在医学实践中的一个重要作用是帮助医生和患者做出治疗决策。全科医生需要了解伦理学的决策理论和方法，与患者共同讨论和制定治疗方案。伦理学强调个体权益和尊重，而全科医生需要在医疗实践中尊重患者的自主意识和选择权，需要在遵循医学道德规范的前提下，充分听取患者的意见和需求，并制定最佳的治疗方案。伦理学强调知情同意原则，即医生在进行任何医疗服务前应向患者充分告知治疗可能的风险和效果，并获得患者的同意。全科医生要遵循这一原则，在医疗服务中保障患者的知情权和选择权。伦理学强调公正和平等，全科医生也要在医疗实践中公正地对待每一位患者，不因患者的种族、性别、经济状况等因素而有所偏见，为所有患者提供平等的医疗服务，保障每位患者的权益。伦理学也关注个人隐私和信息保护问题。全科医生需要在医疗服务中保护患者的个人隐私权，避免患者敏感信息的泄露。在信息化时代，伦理学同样关注医学信息保护，全科医生需要加强医学信息的保护和管理，避免患者个人信息的泄露或滥用。

全科医生要了解伦理学的基本理论和方法，对医疗服务中可能存在的伦理风险进行评估和预测，并制定相应的应对措施，以保障患者的权益和安全，如全科医生在开展临床试验时，要遵守伦理学的规范和原则，保障受试者的权益和安全。全科医生要了解伦理学的相关法规和指南，并按照规定进行试验。伦理学在结束生命问题中也发挥着重要作用。全科医生要了解伦理学在疼痛控制、临终关怀等方面的原则和方法，并为患者提供恰当的支持和帮助。伦理学在医学责任和医疗风险管理中也有重要的作用。全科医生要遵守医学道德规范，保证医疗服务的质量和安全，并对医疗事故进行有效的管理。

伦理学是医疗职业道德的基础和指导原则之一。全科医生要了解医疗职业道德规范，并将其应用到医疗实践中，以提高职业素养和医德医风。伦理学强调公正和平等，全科医生要在医疗服务中保证治疗费用的公正和合理性。伦理学强调以患者为中心的医疗模式，全科医生也应该在医疗实践中遵循这一原则。需要将患者的需求和意见放在首位，共同制定医疗方案，以提供更好的医疗服务。我国有56个民族，在各民族大融合的多元文化社会中，需要考虑文化差异的影响。全科医生需要了解不同文化背景下的价值观和信仰，尊重患者的文化特点，并为不同文化群体提供恰当的医疗服务。

伦理学要求医疗服务应该是安全、有效、合理的。全科医生要对治疗效果进行评估和监测，并根据情况及时进行调整和改进，以提高医疗质量和效果。伦理学认为医学服务不仅是一种行业，更是一种社会责任。全科医生要积极参与公共卫生工作，为社会健康事业做出贡献。伦理学在公共卫生中也有重要的作用。全科医生要了解公共卫生的基本原则和方法，参与疾病预防、控制及管理工作。

伦理学强调人文关怀，即以人为本，注重患者的心理需求和情感健康。全科医生需要在医疗实践中体现人文关怀，关注患者的心理状况，并提供相应的心理支持和治疗。同时关注患者的安全问题，在医疗服务中保障患者的安全和合法权益，有效管理医疗风险和医疗事故，提高医疗服务质量和效果。伦理学还关注患者的教育问题。全科医生要为患者提供恰当的健康知识和教育，帮助患者更好地理解疾病和治疗，促进患者的健康和康复。

伦理学在医疗资源分配中也有重要的作用。全科医生要了解公平和效率原则，将有限的医疗资源合理地分配到各个患者之间。全科医生要与其他医护人员协作，以提供更全面、更综合的医疗服务。伦理学在团队协作中有重要的作用，可以帮助医务人员更好地协同工作，提高医疗服务的效率和质量。伦理学强调社会公正和道德价值观，全科医生要在医疗实践中体现这些价值观，并为社会公正和卫生健康事业做出积极的贡献。伦理学认为医学服务需要得到社会的支持，全科医生要通过宣传和教育等方式，加强对医学服务的认知和理解，并争取社会的支持和认同。

总之，全科医学和伦理学在医学实践中紧密相关。全科医生要了解伦理学的基本原则和实践，并将其应用到医学服务中，以提高医疗服务质量和效果。以患者为中心，保障患者的合法权益和医疗安全，同时还要注重社会责任和公共利益，为社会卫生事业做出积极的贡献，提高医德医风，为社会健康事业承担社会责任。

五、全科医学与中医学

全科医学和中医学都是为人类健康服务的学科，两者作为不同文化背景下的学科，均强调将人看作一个整体，但仍有许多不同之处。

全科医学和中医学都有各自的医学文化。全科医学主要依据现代医学科学理论体系开展医疗工作，强调临床实践和证据支持；中医学则以中医经典理论为基础，注重体证结合及整体诊疗。全科医学和中医学在疾病观念上存在差异。全科医学将疾病看作是身体某个器官或系统的功能障碍，而中医学认为疾病是机体的阴阳失衡。全科医生在诊断疾病时通常采用实验室检查等现代医学技术，采用药物治疗、手术治疗或物理治疗等现代医学技术来治疗患者，而中医师则通过望、闻、问、切等传统诊断方法来确定患者疾病的类型和程度，采用针灸、中药或推拿等传统疗法来治疗患者。

全科医生可以将中医药的理论和实践应用到临床实践中，通过综合诊治来提高患者的治疗效果。中医学注重预防和调理，可以为全科医生提供一些实用的预防保健方法。中医学强调整体观念和辩证思维，可以作为全科医学的补充，帮助全科医生更好地进行诊断和治疗。

全科医学和中医学有各自的特点和发展方向。全科医生要了解中医学的基本原理和实践，并将其应用到医学服务中，以提高医疗服务质量和效果，同时也要注重现代医学科学的知识和技术，为患者提供更好的医疗服务。

六、全科医学与社会学

全科医学与社会学有密切的联系，社会因素对健康有持续性和深远的影响。社会学认为，健康不仅受个体生物学因素的影响，也受社会因素的影响。例如，社会经济地位、文化背景、性别、种族等因素都可能影响人们的健康状况。全科医生要了解这些社会因素，并在医疗服务中考虑这些因素的影响。

在日常生活中，医学行为可直接引起社会学效应。社会学关注健康不平等、医疗可及性及不同群体之间存在的健康差异和不公平现象等问题。全科医生要在医疗实践中关注这些不公平现象，并提供相应的医疗服务，以促进健康公正与平等。社会学强调全科医生要为患者提供高质量、普惠性、可持续性的医疗服务。不同社会文化背景下的患者可能对医疗服务有不同的期望和需求。全科医生要了解不同文化背景的患者，向其提供相应的医疗服务，以满足患者的需求。社会学强调医疗服务的效率和质量。全科医生要关注医疗服务的效率和质量问题，并提供高质量的医疗服务，以满足患者的需求和期望。医学科技的发展离不开社会的支持和推动。全科医生要了解医学科技的最新进展和应用，将其应用到医疗服务中，提高医疗服务的效率和质量，并促进医学科技的创新和发展。例如，随着社交媒体的发展，自媒体已经成为人们获取健康信息的一个重要渠道。全科医生要了解这些媒介的特点和规律，并通过社交媒体等方式与患者互动，提高患者对健康问题的认知和理解。

社会学认为，疾病预防和健康促进是重要的公共卫生工作。社区医学是全科医生的重要工作领域。社会学强调社区的重要性，包括社区环境、社区文化、社区卫生等方面的因素。全科医生要了解社会学对社区的定义和研究方法，并将其应用到社区医学实践中。全科医生大部分在基层和社区，而且是患者就诊的首位医生，全科医生要将社会学的相关理论和实践应用到疾病预防和健康促进中，帮助患者建立正确的健康观念和生活方式。健康教育和宣传是提高公众健康素养的重要手段。全科医生要通过各种途径（如媒体、社交网络等）传播健康知识和信息，提高公众对健康问题的认识和理解。医学伦理和社会伦理密切相关。全科医生要在医疗实践中遵守伦理原则并考虑社会伦理问题，以保证医疗服务的合法性、公正性和可靠性。每个人有自己的教育背景差异和文化差异，健康信仰和文化差异是社会学的重要议题。文化差异可能影响医疗沟通的效果。全科医生要了解文化差异的存在及其作用，以提高医疗沟通的效果并降低沟通带来的风险。尊重文化差异，了解患者的健康信仰和文化差异，以向患者提供相应的医疗服务并尊重患者的文化背景。社会心理因素对健康有重要的影响。全科医生要了解社会心理学的相关知识，帮助患者建立健康的心态并应对压力，促进其身心健康。医疗资源的公平问题也是社会公平问题，医疗资源分配不均的问题一直是社会关注的热点。全科医生要了解医疗资源分配的相关原则和规定，并通过医疗服务来促进医疗资源的公平分配，以满足患者的需求。环境健康和公共卫生是社会学的重要研究领域之一。全科医生要了解这些领域的相关理论和实践，并通过医疗服务来促进环境健康和公共卫生工作。健康管理和社会保障息息相关，也是社会学的重要议题。全科医生要了解这些领域的相关知识，为患者提供健康管理和社会保障方面的咨询和指导。医学伦理与社会正义密切相关。全科医生要遵守医学伦理原则和社会正义原则，并将其应用到医疗服务中，以保障患者的合法权益和医疗安全。

总之，全科医学和社会学在医疗实践中密不可分。全科医生要了解社会学的基本原理和实践并将其应用到医学服务中，关注患者的社会文化背景和健康需求，提高医疗服务质量和效果，为社会卫生事业做出积极的贡献，为患者提供相应的医疗服务，以增强患者的社会支持。

七、全科医学与信息化技术

信息化技术的应用已成为现代人生活的日常，当然也已经贯穿医疗活动的始末。信息化技术的应用是现代医疗服务不可或缺的部分。全科医生要掌握相关的信息技术，以提高医疗服务质量和效率，为患者的身心健康做出积极贡献。

医疗信息化是指将信息技术应用于医疗管理、医疗服务、医学教育等领域，实现医疗信息的数字化、智能化和共享化。电子病历是医院管理中信息化技术的重要组成部分，在全科医学中也具有重要的意义。全科医生可以通过电子病历来记录、管理和分享患者的健康信息，查阅患者的影像学资料、就诊记录等，以更好地完成临床决策、制定治疗方案。全科医生可以通过电子病历、远程诊疗等技术来提高医疗服务质量和效率。

对于全科医生来说，地区的大数据显得尤为重要，通过大数据了解某地区的人群和疾病特征能更好地为该地区的人民提供医疗服务。全科医学需要收集、整合并分析大量的医疗数据，以便更好地进行临床决策并制定治疗方案。通过大数据技术，全科医生可以快速了解患者的健康情况。随着物联网和人工智能技术的发展，全科医生可以使用智能医疗设备来诊断和治疗患者。例如，可穿戴设备、某些智能手表、手环等，可以监测患者的生命体征及健康状况，智能影像分析技术可以帮助医生更快速、更准确地诊断疾病。全科医生可以使用远程医疗技术来为患者提供在线咨询和诊疗服务，特别是在一些偏远地区或面临交通不便的情况下，远程医疗技术可以为患者提供方便、快捷的医疗服务。精准医疗是医学领域的一项新技术，它将基因组学、生物信息学和临床医学结合起来。全科医学可以借助信息化技术对患者进行基因检测和分析，从而更好地进行精准诊断和治疗。信息化技术在医学教育中也有广泛的应用。全科医学可以通过在线教育、虚拟仿真和远程课程等方式，为医学生提供更便捷、更高效的医学知识和实践培训，同时也可以提升自身的医学素养。

全科医学的信息化建设也存在诸多挑战。全科医生需要正视这些问题并不断探索解决方案，以更好地实现医疗信息化的目标，为患者提供更好的医疗服务：①信息安全问题。由于医疗信息具有敏感性和隐私性，因此，需要加强对医疗信息的保护和管理。全科医生要严格遵守隐私保护规定，并采取安全措施防止医疗信息的泄露。②技术标准问题。在医疗信息化建设中，仍缺少统一的技术标准和规范，导致医疗信息的共享和交流困难。全科医生作为社区医疗和上级医疗资源的纽带，需要积极参与医疗信息技术标准的制定，并推进医疗信息的互通和共享。③技术应用问题。尽管信息化技术在医疗服务中具有重要意义，但是如何将其有效应用到实际工作中，仍然是一个难点。全科医生要不断提高自身的信息素养和技术能力，以更好地运用信息化技术来服务患者。④发展不平衡问题。在信息化技术的应用中，发展不平衡也是一个问题。一些地区或机构信息化水平较低，导致信息医疗服务不均衡。全科医生要关注信息化技术在全国范围内的普及和应用情况，推动信息化建设的均衡发展。

全科医学信息化建设在应用的过程中也有许多注意事项。全科医生要关注新技术、加强管理和规范，并增强信息共享意识，继续推动医疗服务的数字化和智能化发展。在对新技术的认识和应用过程中，随着信息化技术的不断发展，新的技术不断涌现，全科医生要及时了解新技术，并判断其在医疗服务中的应用价值，以便更好地服务患者。医疗信息化建设需要加强管理和规范，避免信息化建设过程中出现的质量问题和安全问题，全科医生最适合参与信息化建设的管理和规范的制定，以确保信息化技术的应用符合规范和标准。医疗信息化建设需要促进信息共享和交流，改善医疗服务的质量和效率。全科医生要增强信息共享意识，以便更好地传递医疗信息并提高医疗服务水平。在信息化技术的应用中，保持医疗服务的连续性非常重要。全科医生要确保患者的医疗信息得到妥善的记录和传递，避免因信息错误或丢失而导致医疗服务的不连续。健康管理是一种整体、具有预防性的医疗服务模式，可以有效提高患者的健康水平。全科医生可以借助信息化技术，为患者提供更加个性化、综合性的健康管理服务，从而促进患者的身心健康。在医疗信息化建设过程中，尤其要关注医疗伦理问题，尤其是在隐私保护和知情同意方面。全科医生要遵守相关的规定和标准，确保在医疗服务过程中不违反患者的权益和利益。

我国全科医学研究基础薄弱，公共知识产品（如免费的数据库）在科学研究中十分重要，研究者可以在前人的基础上更好、更有效地锁定科学研究方向，少走弯路。目前我国全科医学公共知识产品不足，全科医生在进行科学研究时会将大量的时间和精力用在最基础的工作上，从而限制了科研产出。目前我国全科医学研究者发表期刊多数以本土化为主，研究者应在完成论文的基础上更加重视国际认可。

未来，全科医学的信息化建设应重点加强数据的收集、保存、挖掘和分析，推进移动医疗的发展，开展医学科普和健康教育，提高患者的健康水平和医疗服务的质量和效率，并为全科医生及研究人员提供更多信息。随着医疗信息的数字化和智能化，医疗数据也变得越来越庞大。全科医生要借助数据挖掘和分析技术，深入挖掘医疗数据中蕴含的有价值的信息，为患者提供更好的个性化医疗服务。移动医疗是信息化技术在医疗服务中的一种重要应用，可以为患者提供更便捷、更实时的医疗服务。全科医生要积极推进移动医疗技术的开展和应用，以满足患者的需求。信息化技术可以促进医学科普和健康教育的传播及普及。全科医生要不断提高患者的健康素养，开展医学科普和健康教育，帮助患者了解预防疾病的方法和健康管理知识。

八、全科医学与多学科协作

全科医学的重要意义在于上下联动、加强沟通和协调、增强多学科协作意识，只有通过全方位、多层次、高效率的医疗服务，才能为患者提供更好的医疗体验和医疗效果。

全科医生是患者的第一诊疗医生，在初步诊断和治疗后，可能需要将患者转介至专科医生以行进一步的诊疗。全科医生要与专科医生密切协作，共同制定诊疗方案，确保患者得到最佳的医疗服务。医疗服务需要多学科协作和配合，全科医生要增强多学科协作意识，与其他医疗专业人员共同解决患者的问题。全科医生要了解其他医疗专业人员的工作范围和特长，以便更好地发挥他们的优势。在医院环境中，护士是全科医生的重要助手，他们负责为患者提供基础护理、协助全科医生完成诊疗工作等。全科医生要与护士密切配合，实现医疗服务的连续性和高效性。药剂师是医院中另一类重要的医疗专业人员，他们主要负责为患者提供药品的咨询、调配及监测等。全科医生要与药剂师进行良好的沟通和协作，确保患者得到正确的药物治疗。全科医生要与其他医疗机构专业人员加强沟通和协调，建立良好的工作关系。在患者转诊、康复期、出院后等各个环节中，全科医生都要与其他医疗专业人员持续协同，确保患者得到连续性的医疗服务。

团队医疗模式是一种协作式的治疗方式，可以有效实现医疗服务的整体化、连续化和精细化。全科医生需要积极推广团队医疗模式，在医疗协作中发挥核心作用。全科医生通过与其他医疗人员之间的紧密协作和互动，可以实现医疗服务的连续性、有效性和高质量性。全科医生在医疗服务中扮演着"门户"的角色，可以更好地协调患者的整体医疗服务。

九、总结

随着国家医疗改革的持续深化，未来全科医生将在整体医疗体系中发挥更关键的"纽带"作用。全科医生要不断完善自己的临床诊断技术，增强对各种疾病的识别和判断能力，拓宽自己的治疗手段和治疗方式。通过不断积累经验、研究新疾病和新的治疗方法，提高自己的诊断精度和效率。健康管理是全科医生的重要工作之一，全科医生要深入研究健康管理的理论和技术，为患者提供更全面、更个性化的健康管理服务。同时，全科医生还要加强健康教育，引导患者养成良好的生活习惯和健康意识。全科医生要积极参与医学科研工作，推动全科医学的发展和创新。通过开展多中心临床研究、合理用药研究等科研项目，提高自身专业水平，为全科医学的发展做出贡献。只有不断提高自身的综合素质和专业水平，才能更好地应对社会发展和人民群众健康需求变化的挑战，并为我国乃至整个人类的健康事业做出更大的贡献。

（吉林大学第一医院　王戬萌）

参 考 文 献

［1］ HE J, OUYANG N X, GUO X F, et al. Effectiveness of a non-physician community health-care provider-led intensive blood pressure intervention versus usual care on cardiovascular disease(CRHCP): an open-label, blinded-endpoint, cluster-randomised trial [J]. Lancet, 2023, 401(10380): 928-938.

［2］ SUN Y X, MU J J, WANG D W, et al. A village doctor-led multifaceted intervention for blood pressure control in rural China: an open, cluster randomised trial [J]. Lancet, 2022, 399(10339): 1964-1975.

［3］ PAN Z H, DICKENS A P, CHI C H, et al. Accuracy and cost-effectiveness of different screening strategies for identifying undiagnosed COPD among primary care patients(≥40 years) in China: a cross-sectional screening test accuracy study: findings from the Breathe Well group [J]. BMJ Open, 2021, 11(9): e051811.

［4］ 赵创艺，袁空军，杨媛，等. 基于 ARIMA 与 NNAR 模型的中国慢性阻塞性肺疾病疾病负担预测研究［J］. 中国全科医学，2022，25（16）：1942-1949.

［5］ LU Y, ZHANG H B, LU J P, et al. Prevalence of dyslipidemia and availability of lipid-lowering medications among primary health care settings in China [J]. JAMA Netw Open, 2021, 4(9): e2127573.

［6］ 边立立，李肖肖，杜雪平，等. 北京市月坛社区建档高血压患者动脉粥样硬化性心血管疾病危险分层及血脂达标调查研究［J/OL］. 中国全科医学：1-5［2023-07-11］. http://kns.cnki.net/kcms/detail/13.1222.R.20230413.0946.004.html.

［7］ 刘业发，丁荣晶，孟晓萍，等. 冠心病患者自我报告的生活质量现状及其影响因素分析［J］. 中华内科杂志，2023，62（4）：384-392.

［8］ WANG M, LIU J, BELLOWS B K, et al. Impact of China's low centralized medicine procurement prices on the cost-effectiveness of statins for the primary prevention of atherosclerotic cardiovascular disease [J]. Global Heart, 2020, 15(1): 43.

［9］ 马丽媛，王增武，樊静，等.《中国心血管健康与疾病报告 2021》要点解读［J］. 中国全科医学，2022，25（27）：3331-3346.

［10］《中国脑卒中防治报告》编写组.《中国脑卒中防治报告 2020》概要［J］. 中国脑血管病杂志，2022，19（2）：136-144.

［11］李倩，江芹，周海龙，等. 我国哮喘病患者可避免住院现状分析［J］. 中国卫生经济，2020，39（3）：59-63.

［12］LIU M T, GAN H, LIN Y L, et al. Prevalence and disability-adjusted life year rates of asthma in China: findings from the GBD study 2019 of the G20 [J]. Int J Environ Res Public Health, 2022, 19(22): 14663.

［13］WANG L M, XU X, ZHANG M, et al. Prevalence of chronic kidney disease in China: results from the sixth China chronic disease and risk factor surveillance [J]. JAMA Intern Med, 2023, 183(4): 298-310.

［14］WANG L M, PENG W, ZHAO Z P, et al. Prevalence and treatment of diabetes in China, 2013-2018 [J]. JAMA, 2021, 326(24): 2498-2506.

［15］JIA L F, DU Y F, CHU L, et al. Prevalence, risk factors, and management of dementia and mild cognitive impairment in adults aged 60 years or older in China: a cross-sectional study [J]. Lancet Public Health, 2020, 5(12): e661-e671.

［16］WANG Y Q, WANG L X, SUN Y L, et al. Prediction model for the risk of osteoporosis incorporating factors of disease history and living habits in physical examination of population in Chongqing, Southwest China: based on artificial neural network [J]. BMC Public Health, 2021, 21(1): 991.

［17］WANG L H, YU W, YIN X J, et al. Prevalence of osteoporosis and fracture in China: the China osteoporosis prevalence study [J]. JAMA Netw Open, 2021, 4(8): e2121106.

［18］LI G W, ZHANG P, WANG J P, et al. The long-term effect of lifestyle interventions to prevent diabetes in the China Da Qing Diabetes Prevention Study: a 20-year follow-up study [J]. Lancet, 2008, 371(9626): 1783-1789.

［19］HOLMAN R R, COLEMAN R L, CHAN J C N, et al. Effects of acarbose on cardiovascular and diabetes outcomes in patients with coronary heart disease and impaired glucose tolerance(ACE): a randomised, double-blind, placebo-controlled trial [J]. Lancet Diabetes Endocrinol, 2017, 5(11): 877-886.

［20］SUN Y X, MU J J, WANG D W, et al. A village doctor-led multifaceted intervention for blood pressure control in rural China: an open, cluster randomised trial [J].

Lancet, 2022, 399(10339): 1964-1975.

［21］ZHANG L X, LONG J Y, JIANG W S, et al. Trends in chronic kidney disease in China [J]. N Engl J Med, 2016, 375(9): 905-906.

［22］FERNÁNDEZ-BALSELLS MM, SOJO-VEGA L, RICART-ENGEL W. Canagliflozin and Cardiovascular and Renal Events in Type 2 Diabetes [J]. N Engl J Med, 2017, 377(21): 2098.

［23］LI G W, ZHANG P, WANG J P, et al. The long-term effect of lifestyle interventions to prevent diabetes in the China Da Qing Diabetes Prevention Study: a 20-year follow-up study [J]. Lancet, 2008, 371(9626): 1783-1789.

［24］NGANDU T, LEHTISALO J, SOLOMON A, et al. A 2 year multidomain intervention of diet, exercise, cognitive training, and vascular risk monitoring versus control to prevent cognitive decline in at-risk elderly people(FINGER): a randomised controlled trial [J]. Lancet, 2015, 385(9984): 2255-2263.

［25］LU Y, LIU C J, YU D H, et al. Prevalence of mild cognitive impairment in community-dwelling Chinese populations aged over 55 years: a meta-analysis and systematic review [J]. BMC Geriatrics, 2021, 21(1): 10.

［26］LU Y, LIU C J, FAWKES S, et al. Knowledge, attitudes, and practice of general practitioners toward community detection and management of mild cognitive impairment: a cross-sectional study in Shanghai, China [J]. BMC Prim Care, 2022, 23(1): 114.

［27］CHEN Y N, QIN J W, TAO L Y, et al. Effects of Tai Chi Chuan on cognitive function in adults 60 years or older with type 2 diabetes and mild cognitive impairment in china: a randomized clinical trial [J]. JAMA Netw Open, 2023, 6(4): e237004.

［28］WRITING GROUP OF EXPERT CONSENSUS ON ESTABLISHING A THREE-LEVEL SYSTEM FOR

PREVENTION AND CONTROL OSTEOPOROSIS IN THE ELDERLY IN CHINA, GERIATRIC OSTEOPOROSIS BRANCH OF CHINESE GERIATRIC HEALTH CARE SOCIETY, GERIATRIC ENDOCRINOLOGY AND METABOLISM BRANCH OF CHINESE GERIATRIC HEALTH CARE SOCIETY, et al. Expert consensus on establishing a three-level system for prevention and control osteoporosis in the elderly in China [J]. Zhonghua Nei Ke Za Zhi, 2022, 61(6): 617-630.

［29］GUO T P, CHEN X, WU X N, et al. Acupuncture for osteoporosis: a systematic review protocol [J]. Syst Rev, 2016, 5(1): 161.

［30］ZHOU M G, WANG H D, ZENG X Y, et al. Mortality, morbidity, and risk factors in china and its provinces, 1990-2017: a systematic analysis for the global burden of disease study 2017 [J]. Lancet, 2019, 394: 1145-1158.

［31］中国心血管健康与疾病报告编写组. 中国心血管健康与疾病报告 2021 概要［J］. 心脑血管病防治，2022，22（4）：20-36，40.

［32］WU Z, YAO C, ZHAO D, et al. Sino-monica project: a collaborative study on trends and determinants in cardiovascular diseases in china, part i: Morbidity and mortality monitoring [J]. Circulation, 2001, 103: 462-468.

［33］ZHANG G S, YU C H, ZHOU M G, et al. Burden of ischaemic heart disease and attributable risk factors in china from 1990 to 2015: Findings from the global burden of disease 2015 study [J]. BMC Cardiovasc Disord, 2018, 18(1): 18.

［34］ZHOU MG, WANG HD, ZHU J, et al. Cause-specific mortality for 240 causes in china during 1990-2013: a systematic subnational analysis for the global burden of disease study 2013 [J]. Lancet, 2016, 387: 251-272.

［35］GBD 2019 STROKE COLLABORATORS. Global, regional, and national burden of stroke and its risk factors, 1990-2019: A systematic analysis for the global burden of disease study 2019 [J]. Lancet Neurol, 2021, 20: 795-820.

［36］国家卫生健康委员会. 2020 中国卫生健康统计年鉴［M］. 北京：中国协和医科大学出版社，2020.

［37］WANG W Z, JIANG B, SUN H X, et al. Prevalence, incidence, and mortality of stroke in china: Results from a nationwide population-based survey of 480 687 adults [J]. Circulation, 2017, 135(8): 759-771.

［38］KRISHNAMURTHI R V, FEIGIN V L, FOROUZANFAR M H, et al. Global and regional burden of first-ever ischaemic and haemorrhagic stroke during 1990-2010: Findings from the global burden of disease study 2010 [J]. Lancet Glob Health, 2013, 1(5): e259-e281.

［39］WANG Z W, CHEN Z, ZHANG L F, et al. Status of hypertension in china: results from the china hypertension survey, 2012-2015 [J]. Circulation, 2018, 137(22): 2344-2356.

［40］张梅，吴静，张笑，等. 2018 年中国成年居民高血压患病与控制状况研究［J］. 中华流行病学杂志，2021，42（10）：1780-1789.

［41］CHEN X, XU S K, GUO Q H, et al. Barriers to blood pressure control in china in a large opportunistic screening [J]. J Clin Hypertens(Greenwich)，2020, 22(5): 835-841.

［42］TAO S, WU X, DUAN X, et al. Hypertension prevalence and status of awareness, treatment and control in china [J]. Chin Med J(Engl)，1995, 108(7): 483-489.

［43］HUANG Z, WU X, STAMLER J, et al. A north-south comparison of blood pressure and factors related to blood pressure in the people's republic of china: A report from the prc-USA collaborative study of cardiovascular epidemiology [J]. J Hypertens, 1994,

12(9): 1103-1112.

［44］WANG C, XU J Y, YANG L, et al. Prevalence and risk factors of chronic obstructive pulmonary disease in china(the china pulmonary health [cph] study): A national cross-sectional study [J]. Lancet, 2018, 391(10131): 1706-1717.

［45］ZHONG N S, WANG C, YAO W Z, et al. Prevalence of chronic obstructive pulmonary disease in china: A large, population-based survey [J]. Am J Respir Crit Care Med, 2007, 176(8): 753-760.

［46］FANG L W, GAO P, BAO H L, et al. Chronic obstructive pulmonary disease in china: a nationwide prevalence study [J]. Lancet Respir Med, 2018, 6(6): 421-430.

［47］金航，章文强，马新雅，等．四川省城乡慢性阻塞性肺病患病率及影响因素分析［J］．预防医学情报杂志，2021，37（4）：465-471．

［48］罗倩，王晓园，张海涛，等．新疆乌鲁木齐市城乡 40 岁以上居民慢性阻塞性肺疾病的患病情况与相关危险因素分析［J］．临床肺科杂志，2019，24（9）：1562-1567．

［49］GAO S, LI N, WANG S, et al. Lung cancer in people's republic of china [J]. J Thorac Oncol, 2020, 15(10): 1567-1576.

［50］SUNG H, FERLAY J, SIEGEL R L, et al. Global cancer statistics 2020: Globocan estimates of incidence and mortality worldwide for 36 cancers in 185 countries [J]. CA Cancer J Clin, 2021, 71(3): 209-249.

［51］YANG W Y, LU J M, WENG J P, et al. Prevalence of diabetes among men and women in china [J]. N Engl J Med, 2010, 362(12): 1090-1101.

［52］XU Y, WANG L M, HE J, et al. Prevalence and control of diabetes in chinese adults [J]. JAMA, 2013, 310(9): 948-959.

［53］WANG L, GAO P, ZHANG M, et al. Prevalence and ethnic pattern of diabetes and prediabetes in china in 2013 [J]. JAMA, 2017, 317(24): 2515-2523.

［54］LI Y Z, TENG D G, SHI X, et al. Prevalence of diabetes recorded in mainland china using 2018 diagnostic criteria from the american diabetes association: National cross sectional study [J]. BMJ, 2020, 369: m997.

［55］WANG L M, PENG W, ZHAO Z P, et al. Prevalence and treatment of diabetes in china, 2013-2018 [J]. JAMA, 2021, 326(24): 2498-2506.

［56］WENG J P, ZHOU Z G, GUO L X, et al. Incidence of type 1 diabetes in china, 2010-13: population based study [J]. BMJ, 2018, 360: j5295.

［57］TANG X H, YAN X, ZHOU H D, et al. Prevalence and identification of type 1 diabetes in chinese adults with newly diagnosed diabetes[J]. Diabetes Metab Syndr Obes , 2019, 12: 1527-1541.

［58］高瑞，于石成，王琦琦，等．我国新型冠状病毒肺炎早期时空演变规律分析［J］．中华流行病学杂志，2022，43（3）：297-304．

［59］ZHANG J J, LITVINOVA M, WANG W, et al. Evolving epidemiology and transmission dynamics of coronavirus disease 2019 outside hubei province, china: a descriptive and modelling study [J]. Lancet Infect Dis, 2020, 20(7): 793-802.

［60］范思萌，彭质斌，李丹，等．中国 31 个省份 18 岁以下新型冠状病毒本土感染者的流行特征分析［J］．中华流行病学杂志，2023，44（2）：184-189．

［61］WU J T, LEUNG K, LEUNG G M. Nowcasting and forecasting the potential domestic and international spread of the 2019-ncov outbreak originating in wuhan, china: a modelling study [J]. Lancet, 2020, 395(10225): 689-697.

［62］魏永越，卢珍珍，杜志成，等．基于改进的 seir ＋caq 传染病动力学模型进行新型冠状病毒肺炎疫情趋势分析［J］．中华流行病学杂志，2020，

41（4）：470-475.

［63］宋倩倩，赵涵，方立群，等. 新型冠状病毒肺炎的早期传染病流行病学参数估计研究［J］. 中华流行病学杂志，2020，41（4）：461-465.

［64］CAI J, DENG X W, YANG J, et al. Modeling transmission of sars-cov-2 omicron in china [J]. Nat Med, 2022, 28(7): 1468-1475.

［65］JIANG M H, YIN H X, ZHANG S Y, et al. Mathematical appraisal of sars-cov-2 omicron epidemic outbreak in unprecedented shanghai lockdown [J]. Front Med(Lausanne) , 2022, 9: 1021560.

［66］商伟静，刘民. 全球及主要国家新型冠状病毒感染监测系统概述及疫情数据分析［J］. 中华流行病学杂志，2023，44（2）：190-195.

［67］庞元捷，余灿清，郭彧，等. 中国成年人行为生活方式与主要慢性病的关联 - 来自中国慢性病前瞻性研究的证据［J］. 中华流行病学杂志，2021，42（3）：369-375.

［68］刘咪，王晨冉，梁娟娟，等. 中国 1990-2017 年脑卒中及其危险因素疾病负担变化趋势分析［J］. 中国公共卫生，2021，37（10）：1501-1507.

［69］宋永健，杜鑫，郑梦伊，等. 低密度脂蛋白胆固醇累积暴露对新发急性心肌梗死影响的前瞻性队列研究［J］. 中国循环杂志，2020，35（3）：246-253.

［70］SUN L L, CLARKE R, BENNETT D, et al. Causal associations of blood lipids with risk of ischemic stroke and intracerebral hemorrhage in chinese adults [J]. Nat Med, 2019, 25(4): 569-574.

［71］WANG M, LIU J, BELLOWS B K, et al. Impact of china's low centralized medicine procurement prices on the cost-effectiveness of statins for the primary prevention of atherosclerotic cardiovascular disease [J]. Glob Heart, 2020, 15(1): 43.

［72］DE MARCO R, ACCORDINI S, MARCON A, et al. Risk factors for chronic obstructive pulmonary disease in a european cohort of young adults [J]. Am J Respir Crit Care Med, 2011, 183(7): 891-897.

［73］CHEN W Q, XIA C F, ZHENG R S, et al. Disparities by province, age, and sex in site-specific cancer burden attributable to 23 potentially modifiable risk factors in china: a comparative risk assessment [J]. Lancet Glob Health, 2019, 7(2): e257-e269.

［74］MA J, WAN X, WU B. The cost-effectiveness of lifestyle interventions for preventing diabetes in a health resource-limited setting [J]. J Diabetes Res, 2020, 2020: 7410797.

［75］宋永健，杜鑫，郑梦伊，等. 低密度脂蛋白胆固醇累积暴露对新发急性心肌梗死影响的前瞻性队列研究［J］. 中国循环杂志，2020，5（3）：246-253.

［76］BENNETT D A, DU H D, CLARKE R, et al. Association of physical activity with risk of major cardiovascular diseases in chinese men and women [J]. JAMA Cardiol, 2017, 2(12): 1349-1358.

［77］孙可欣，郑荣寿，曾红梅，等. 2014 年中国肺癌发病和死亡分析［J］. 中华肿瘤杂志，2018，40（11）：805-811.

［78］HONG Q Y, WU G M, QIAN G S, et al. Prevention and management of lung cancer in china [J]. Cancer, 2015, 121 Suppl 17: 3080-3088.

［79］WOOD D E, KAZEROONI E A, BAUM S L, et al. Lung cancer screening, version 3. 2018, nccn clinical practice guidelines in oncology [J]. J Natl Compr Canc Netw, 2018, 16(4): 412-441.

［80］STAYNER L, BENA J, SASCO A J, et al. Lung cancer risk and workplace exposure to environmental tobacco smoke [J]. Am J Public Health, 2007, 97(3): 545-551.

［81］XU XL, ZHOU LL, ASANTE-ANTWI H, et al. Reconstructing family doctors' psychological well-being and motivation for effective performance in

China: the intervening role of psychological capital [J]. BMC Fam Pract, 2020, 21(1): 137.

［82］MA Z Q, SU J L, PAN H J, et al. A signaling game of family doctors and residents from the perspective of personalized contracted service [J]. Int J Environ Res Public Health, 2022, 19(17): 10744.

［83］CHEN J H, WANG Y J, DU W, et al. Analysis on the relationship between effort-reward imbalance and job satisfaction among family doctors in China: a cross-sectional study [J]. BMC Health Serv Res, 2022, 22(1): 992.

［84］LI L Q, ZHU L Y, ZHOU X G, et al. Patients' trust and associated factors among primary care institutions in China: a cross-sectional study [J]. BMC Prim Care, 2022, 23(1): 109.

［85］LIU S Y, MENG W Q, YU Q Q, et al. Evaluation and countermeasures of contracted services of Chinese family doctors from demanders' point of view ── a case study of a city [J]. BMC Health Serv Res, 2022, 22(1): 1534.

［86］王孝平，冯奕鹏，陈红云. 农村地区家庭医生签约服务研究现状分析［J］. 中国农村卫生事业管理，2022，42（11）：801-806.

［87］马文翰，史大桢，赵亚利. 国内外家庭医生签约服务团队评估指标研究进展［J］. 中国全科医学，2022，25（7）：791-796.

［88］郭学清，张艳春，秦江梅，等. 北京市农村地区家庭医生签约服务发展现状与对策研究──基于北京市平谷区2015—2019年常规监测数据分析［J］. 中国初级卫生保健，2021，35（6）：1-4.

［89］景日泽，方海. 基于供需视角的中国家庭医生签约服务研究进展［J］. 中国全科医学，2020，23（25）：3131-3138.

［90］曾伟明，石建伟，俞文雅，等. 家庭医生签约服务模式效果评价指标体系构建研究［J］. 中华全科医学，2023，21（5）：721-725.

［91］徐佳玙，颜骅，方军波，等. 基于标化工作量的社区卫生服务机构家庭医生团队工作开展现状研究［J］. 中国全科医学，2023，26（13）：1641-1647.

［92］李小倩，孔凡婷，张静妮，等. 以家庭医生为核心"1＋1＋1"医疗机构组合签约服务的实践探讨［J］. 中国社区医师，2022，38（7）：152-154.

［93］井玉荣，韩宛彤，秦文哲，等. 不同等级基层医疗卫生机构家庭医生团队成员职业倦怠比较及影响因素研究［J］. 中国全科医学，2022，25（7）：829-836，845.

［94］朱敏，唐岚，密一恺，等. 家庭医生制度下社区卫生服务效率指标构建的德尔菲法研究［J］. 中国社区医师，2021，37（36）：163-164.

［95］徐炜，金璐，刘杰，等. 社区家庭医生签约服务模式发展现况及对策分析［J］. 中国社区医师，2021，37（35）：178-179.

［96］朱敏，密一恺，张飏义，等. 基于DEA模型的家庭医生责任制下的社区卫生服务效率评价［J］. 中国社区医师，2021，37（35）：184-186.

［97］孙彩霞，司驷骏，蒋锋，等. 我国家庭医生签约服务绩效评价指标体系构建研究［J］. 中国全科医学，2021，24（34）：4378-4385.

［98］孙欣然，万和平，韩裕乐，等. 功能社区家庭医生签约服务项目体系及权重研究［J］. 中国全科医学，2021，24（34）：4386-4391.

［99］马文翰，史大桢，赵亚利. 基于IMOI模型构建家庭医生签约服务团队评估指标的系统综述［J］. 中国全科医学，2022，25（7）：797-802.

［100］张璟瑜，刘利霞，王小刚，等. 家庭医生签约服务团队内部考核指标体系构建研究［J］. 中国全科医学，2021，24（25）：3244-3249.

［101］侯皓，戴蓉慧，吴婧，等. 家庭医生团队成员职业认同现状及影响因素研究［J］. 中国全科医学，2021，24（19）：2445-2451，2458.

［102］贺玲玲，蒲川，黄礼平，等. 重庆市家庭医生

团队职业倦怠与隐性缺勤关联性研究［J］. 中国全科医学，2021，24（19）：2452-2458.

［103］莫颖萍. 江溪街道第二社区卫生服务中心家庭医生团队签约服务模式与服务内容的探讨［J］. 中国社区医师，2021，37（12）：189-190.

［104］吕韵，景日泽，王德猛，等. 家庭医生签约服务的激励机制内涵分析——基于厦门市"三师共管"模式［J］. 中国全科医学，2021，24（16）：1995-2002.

［105］李婕，朱先，曾志嵘. 家庭医生签约服务标化工作量测算及应用研究［J］. 中国全科医学，2021，24（16）：2022-2027，2033.

［106］谈思雯，尹朝霞，常巨平，等. 2010—2020年我国家庭医生及团队绩效考核指标研究进展［J］. 中国初级卫生保健，2021，35（4）：40-41，45.

［107］季晖. "1＋1＋1"医疗机构组合签约影响因素研究［J］. 中华全科医学，2021，19（3）：436-440.

［108］艾旭茂，杨健，牟文燊，等. 专科医生融入家庭医生团队签约服务的满意度调查研究［J］. 中国社区医师，2021，37（7）：180-181.

［109］柏文婷. 全科医生团队签约服务模式的研究进展［J］. 中国社区医师，2021，37（3）：10-11.

［110］魏魏，陆媛. 微信平台对家庭医生慢性病签约管理作用综述［J］. 中国社区医师，2021，37（1）：4-5.

［111］杨眉，郏文杰. 探讨社区医院全-专联合模式下家庭医生对难治性高血压的干预实践效果［J］. 中国社区医师，2020，36（27）：74-75.

［112］姜演君，蒋天武，章力. 家庭医生签约服务包服务规范化研究［J］. 中国社区医师，2020，36（19）：183-184.

［113］姚峥，王香平，徐立新，等. 大型医院与社区卫生服务中心建立对口转诊预约机制实践探讨［J］. 中国医院，2012，16（3）：60-62.

［114］张雪，杨柠溪. 英美分级诊疗实践及对我国的启示［J］. 医学与哲学（A），2015，36（7）：78-81.

［115］王丽敏，陈志华，张梅，等. 中国老年人群慢性病患病状况和疾病负担研究［J］. 中华流行病学杂志，2019，40（3）：277-283.

［116］李莹莹. 面向云医疗系统的患者预约调度问题研究［D］. 沈阳：东北大学，2018.

［117］RAMESH M, WU X, HE A J. Health governance and healthcare reforms in China［J］. Health Policy Plan, 2014, 29(6): 663-672.

［118］龚长安. 我国分级诊疗服务体系问题与对策研究［D］. 武汉：华中师范大学，2016.

［119］国家卫生健康委员会，国家中医药管理局. 关于进一步做好分级诊疗制度建设有关重点工作的通知［EB/OL］（2018-08-07）［2023-05-23］. https://www.gov.cn/xinwen/2018/08/20/content_5315056.htm.

［120］张永，章弦，陈思思. 基于多点执业模式下的双向转诊制度模式的探讨［J］. 中国卫生产业，2016，13（16）：1-2.

［121］朱鸿飞，杨婷婷，凌志海. 美国控制医疗费用的措施、效果及对我国的启示［J］. 现代医院，2021，21（8）：1211-1214.

［122］刘志会，赵大仁，孙渤星，等. 医改背景下民营医院加入医联体的SWOT分析［J］. 医院管理论坛，2016，33（5）：18-20.

［123］高传胜，雷针. 高质量发展阶段分级诊疗政策的效果与走向［J］. 中州学刊，2019（11）：65-72.

［124］上海市医药卫生体制改革领导小组办公室. 关于印发《上海市2015年深化医药卫生体制改革工作要点》的通知［EB/OL］（2015-02-16）［2023-06-23］. http://www.phirda.com/artilce_16093.html

［125］陈小青，陈伯梅，胡国彬，等. 厦门市分级诊

疗改革实践探讨［J］.中医药管理杂志，2021，29（16）：4-6.

［126］朱圆圆.苏州市分级诊疗制度实施现状、问题及对策研究［D］.苏州：苏州大学，2021.

［127］宫芳芳，孙喜琢.分级诊疗背景下政府基本医疗服务补助方式研究——基于深圳市罗湖区改革实践［J］.现代医院，2021，21（6）：821-823.

［128］黄大志，丁以标，杜兆辉.上海市浦东新区区属公立医疗机构糖尿病双向转诊现况调查研究［J］.中国全科医学，2020，23（36）：4567-4572.

［129］申鑫，柯攀，王超，等.我国分级诊疗体系建设效果评价研究［J］.中国社会医学杂志，2022，39（6）：711-715.

［130］XIE Y, GU D X, WANG X Y, et al. A smart healthcare knowledge service framework for hierarchical medical treatment system [J]. Healthcare(Basel, Switzerland), 2021, 10(1): 32.

［131］SCOTT C. Public and private roles in health care systems: experiences from seven OCED countries [M]. Milton Keynes: 0pen unIversity Press, 2001.

［132］WILKIN D. Primary care budget holding in the United Kingdom NationaI Health Service: learning from a decade of health service reform [J]. Med J Aust, 2002, 176(11): 539-542.

［133］GOLDFIELD O, GNANI S, MAJEED A. Profiling performance in primary care in the United States [J]. BMJ, 2003, 326(7392): 744-747.

［134］裴晨阳，龚韩湘，肖瑶，等.美国管理型医疗模式对中国健康维护组织发展的启示［J］.医学与哲学（A），2018，39（7）：56-59.

［135］李成志.美国医疗保险制度对当前医改的几点启示［J］.中国医疗保险，2018，5：68-71.

［136］李岩，张毓辉，万泉，等.2020年中国卫生总费用核算结果与分析［J］.卫生经济研究，

2022，39（1）：2-6.

［137］李兴俊，陈永聪，李宏，等.兰州市城镇职工医保2010—2013年住院费用分析［J］.中国医疗保险，2014，11：29-31.

［138］ARASTU M, SHEEHAN B, BUCKLEY R. Minimally invasive reduction and fixation of displaced calcaneal fractures: surgical technique and radiographic analysis [J]. Int Orthop, 2014, 38(3): 539-545.

［139］于德华，石建伟，张含之，等.我国区域卫生协同发展的突破口剖析［J］.中国全科医学，2016，19（34）：4163-4167.

［140］从紫薇，杨阳，黄锦玲，等.县（区）域医疗中心在家庭医生签约服务发展中的角色和作用——基于价值链和利益相关者分析［J］.中国全科医学，2019，12（33）：4133-4137.

［141］沈学伍，葛国曙.长三角卫生应急一体化实践与思考［J］.中国卫生事业管理，2021，38（41）：251-253，264.

［142］FRENK J, CHEN L C, CHANDRAN L, et al. Challenges and opportunities for educating health professionals after the COVID-19 pandemic [J]. Lancet, 2022, 400(10362): 1539-1556.

［143］FASTING A, HETLEVIK I, MJØLSTAD B P. Palliative care in general practice: a questionnaire study on the GPs role and guideline implementation in Norway [J]. BMC Fam Pract, 2021, 22(1): 64.

［144］ANDERSEN C A, HOLDEN S, VELA J, et al. Point-of-care ultrasound in general practice: a systematic review [J]. Ann Fam Med, 2019, 17(1): 61-69.

［145］VALENTINI J, KLOCKE C, GÜTHLIN C, et al. Integration of complementary and integrative medicine competencies in general practice postgraduate education - development of a novel competency catalogue in Germany [J]. BMC Complement Med Ther, 2021, 21(1): 250.

［146］MICHELS N R, VANHOMWEGEN E. An educational study to investigate the efficacy of three training methods for infiltration techniques on self-efficacy and skills of trainees in general practice [J]. BMC Fam Pract, 2019, 20(1): 133.

［147］STURMAN N J, TAPLEY A, VAN DRIEL M L, et al. Configurations for obtaining in-consultation assistance from supervisors in general practice training, and patient-related barriers to trainee help-seeking: a survey study [J]. BMC Med Educ, 2020, 20(1): 369.

［148］MORGAN S. PQRST: a framework for case discussion and practice-based teaching in general practice training [J]. Aust J Gen Pract, 2021, 50(8): 603-606.

［149］ATMANN O, TORGE M, SCHNEIDER A. The "General practitioner learning stations" -development, implementation and optimization of an innovative format for sustainable teaching in general practice [J]. BMC Med Educ, 2021, 21(1): 622.

［150］YOUNG L, PEEL R, O'SULLIVAN B, et al. Building general practice training capacity in rural and remote Australia with underserved primary care services: a qualitative investigation [J]. BMC Health Serv Res, 2019, 19(1): 338.

［151］SCHÖNROCK-ADEMA J, VISSCHER M, RAAT A N, et al. Development and validation of the scan of postgraduate educational environment domains(speed): a brief instrument to assess the educational environment in postgraduate medical education [J]. PLoS One, 2015, 10(9): e0137872.

［152］MALAU-ADULI B S, ALELE F, COLLARES C F, et al. Validity of the scan of postgraduate educational environment domains(SPEED) questionnaire in a rural general practice training setting [J]. BMC Med Educ, 2019, 19(1): 25.

［153］BONNIE L H A, VISSER M R M, KRAMER A W M, et al. Insight in the development of the mutual trust relationship between trainers and trainees in a workplace-based postgraduate medical training programme: a focus group study among trainers and trainees of the Dutch general practice training programme [J]. BMJ Open, 2020, 10(4): e036593.

［154］SCHOLZ A, GEHRES V, SCHRIMPF A, et al. Long-term mentoring relationships in undergraduate longitudinal general practice tracks - a qualitative study on the perspective of students and general practitioners [J]. Med Educ Online, 2023, 28(1): 2149252.

［155］FENG Y, YANG J T, WANG Y X, et al. Exploratory study on the training mode and method of general education of general practice for medical undergraduates [J]. Contin Med Edu, 2016, 30: 26-28.

［156］SHANG R Y, QIN Y T, WANG F F, et al. An exploratory study on the mode and method of general education and training for general practice undergraduates: a narrative review [J]. Ann Transl Med, 2022, 10(2): 111.

［157］杨金丽, 王海军, 陈曦, 等. 医学院校全科医学人才培养融入创新创业教育研究［J］. 中医药管理杂志, 2022, 30（12）: 25-26.

［158］冯郑文, 刘英杰, 张天程, 等. 医学本科生全科医学社区实习效果研究［J］. 医学教育管理, 2022, 8（1）: 69-74.

［159］皇甫卫忠, 王敏杰, 康世荣, 等. "对分课堂"在全科医学方向本科生教学中的优势分析［J］. 卫生职业教育, 2021, 39（16）: 91-92.

［160］潘朝路, 王飞跃, 路孝琴, 等. 基于学生视角的全科医学课程线上学习效果及影响因素研究［J］. 医学教育研究与实践, 2022, 30（2）: 208-212.

［161］周虹, STEPHENS T N, 罗玉成, 等. 全科医学临床技能工作坊培训效果评价研究［J］. 中国全科医学, 2021, 24（34）: 4372-4377.

［162］马春, 李淑玲, 关智莹, 等. 以《全科医学概

论》为例开展 SPOC 联合模块化教学模式的调查研究［J］. 中国医药科学，2022，12（19）：98-100.

［163］田春，杨秀明. 后慕课时代全科医学本科专业临床麻醉学教学的探索与实践［J］. 中国继续医学教育，2022，14（18）：115-118.

［164］黄鑫，陈法余，朱世飞. 混合式教学法在全科医学教学中的应用效果研究［J］. 中国高等医学教育，2021，11：135，137.

［165］杨琳琳，谢军，王大明，等. 全景式教学在全科医学临床教学中的实践［J］. 中华医学教育探索杂志，2020，19（7）：847-851.

［166］于凯，齐殿君，刘冰，等. 在全科医学教学中开展 CBL 联合 LBL 对医学教育环境的影响［J］. 中国继续医学教育，2020，12（17）：35-38.

［167］赵培，高雅，吴丹，等. 全科专硕培养方案探讨与实践［J］. 中华全科医学，2023，21（1）：131-134.

［168］刘丰，顾建钦，王留义，等. 全科医学专业学位研究生培养现状研究及建议［J］. 中国继续医学教育，2020，12（5）：68-70.

［169］翟佳燚，陆媛，钱曙蕾，等. 同济大学全科硕士研究生临床诊疗思维课程设计［J］. 中国全科医学，2023，26（25）：3202-3206.

［170］邱艳，叶康丽，曹恒，等. 基于德尔菲法的全科医学硕士专业学位研究生在住院医师规范化培训阶段科研能力评价构建研究［J］. 中国毕业后医学教育，2022，6（6）：534-538.

［171］吴薇，陈卓，王小飞，等."新医科"背景下 Mini-CEX 量表在全科医学专业研究生住院医师规范化培训中的应用［J］. 沈阳医学院学报，2022，24（2）：209-212.

［172］张烨，张功伟，徐芬，等. 思维导图联合 PBL 在全科医学科研究生教学中的应用［J］. 现代医药卫生，2021，37（8）：1395-1398.

［173］马勇，朱继红. 我国全科医学硕士学位论文状况分析［J］. 医学与社会，2021，34（9）：121-124，133.

［174］WANG H J, HE J, ZHANG D J, et al. Investigation and analysis of standardized training for residents of general practitioners of Gansu Province in China [J]. BMC Fam Pract, 2020, 21(1): 112.

［175］SHI J W, DU Q F, GONG X, et al. Is training policy for general practitioners in China charting the right path forward? a mixed methods analysis [J]. BMJ Open, 2020, 10(9): e038173.

［176］WEI Y, WANG F Y, PAN Z L, et al. Development of a competency model for general practitioners after standardized residency training in China by a modified Delphi method [J]. BMC Fam Pract, 2021, 22(1): 171.

［177］孙荣艳，粟茂，梁娇，等. Bloom 目标教学在全科专业住院医师规范化培训医患沟通技巧课程设计中的研究［J］. 中国继续医学教育，2023，15（8）：71-75.

［178］徐梦丹，吴莹. 全科住院医师规范化培训中自主学习能力的培养［J］. 中国继续医学教育，2022，14（23）：180-184.

［179］云菲，徐寅，高翔，等. 叙事医学教学在全科住院医师规范化培训中的应用［J］. 全科医学临床与教育，2022，20（10）：910-912.

［180］苗海锋，郑燕冰，戴绍文，等. 互联网＋实训模式联合情景模拟教学法在全科医师住培中的应用［J］. 中国继续医学教育，2022，14（18）：41-44.

［181］蔡佩芬，金沈樱，项渊月，等."三步反馈法"在全科住院医师规范化培训门诊教学中的应用和效果评估［J］. 卫生职业教育，2022，40（12）：83-84.

［182］车秀娟，邓晓清，韩秀娟，等. BOPPPS 教学模

式在全科住院医师神经内科临床教学中的应用［J］. 中国毕业后医学教育，2022，6（2）：189-192.

［183］龙勇，黄爱群，陈芳，等. 原位模拟联合标准化病人教学法在全科住院医师规范化培训中的应用效果［J］. 保健医学研究与实践，2022，19（4）：138-140.

［184］刘晓鹏，张思森，舒延章，等. MDT 联合 PBL 教学法在全科医师规范化培训中的研究与实践［J］. 中国高等医学教育，2022，303（3）：91-92.

［185］王琦侠，常文星，雷涛. 分层递进思维导图在全科住院医师临床思维能力培养中的应用［J］. 中国毕业后医学教育，2021，5（3）：273-277.

［186］毛玲娜，刘倩倩，宋震亚. Mini-CEX 在全科住院医师门诊临床思维训练中的应用探索［J］. 中国高等医学教育，2022，311（11）：63-64.

［187］晁冠群，陈丽英，朱文华，等. 以能力为导向的全科医生全方位能力进阶式质控标准模型的建立［J］. 中国毕业后医学教育，2021，5（3）：269-272，288.

［188］韩雪灵，李靓，徐玉萍. 基于 OSCE 的全科专业住院医师规范化培训实践技能结业考核成绩分析［J］. 中国毕业后医学教育，2020，4（6）：565-568.

［189］吴冰，王一托，马小虎，等. 住院医师规范化培训的教学需求调查分析［J］. 中国循证心血管医学杂志，2020，12（10）：1247-1250.

［190］连思晴，夏瑀，张锦枝，等. 基于混合研究方法对比两个全科培训基地全科住院医师对培训的态度和看法［J］. 中国全科医学，2020，23（19）：2366-2373.

［191］康林，启迪，聂鹏. 北京市"3＋2"助理全科医师培养模式的探索与实践 J］. 继续医学教育，2015，29（10）：9-10.

［192］杨彤，张彦芳，李便荣，等."3＋2"助理全科医师培养中实践教学模式的构建与探索［J］. 全科医学临床与教育，2023，21（4）：289-291.

［193］秦华，朱松杰，宋文渊."三师共管"模式在助理全科住院医师规范化培训中的应用效果研究［J］. 中国毕业后医学教育，2022，6（6）：526-529.

［194］李姝婷，王卫华，李晨，等."互联网＋陪伴式双师教学"助理全科培训新模式的探讨［J］. 继续医学教育，2022，36（10）：85-88.

［195］林海蓉，吕婉瑜，黄文革，等. 四步教学法对提高助理全科医生门诊接诊能力的探讨［J］. 中国继续医学教育，2022，14（14）：28-31.

［196］胡娜，高月，杨亮，等. 山东省助理全科医生订单式培养相关政策的探讨［J］. 当代医学，2021，27（29）：190-192.

［197］蒋丽华，乌建平，张莉，等."校院区贯通式"助理全科医生培养模式研究 J］. 中国全科医学，2021，24（22）：2870-2873.

［198］尹兰宁，贾斌. PBL 联合 CBL 教学法在助理医生教学查房中的应用探索［J］. 中国继续医学教育，2022，14（4）：57-61.

［199］欧婷，徐莹，赵玲，等. OSCE 在助理全科住培医生临床能力促进中的应用与分析［J］. 中国继续医学教育，2022，14（16）：131-136.

［200］庄伟毅，金芮熙，冒婉菁，等. Mini-CEX 考核模式在助理全科医生培训中的应用研究［J］. 中国毕业后医学教育，2021，5（6）：559-562.

［201］肖美霞，施胜铭，吴费凯，等. 互联网模式下 CBL 教学联合 Mini-CEX 在助理全科住院医师规范化培训中的应用效果［J］. 全科医学临床与教育，2022，20（12）：1105-1107，1117.

［202］董美娟，李亚丽，黄巧云，等. 边疆民族地区助理全科医生培训师资带教状况及带教意愿分析——以云南省为例［J］. 中国社会医学杂志，2023，40（2）：151-155.

［203］张敏，宋世彬，李术君，等. 河北省助理全科

医生培训基地评估情况及对策建议［J］．中国全科医学，2022，25（28）：3544-3549.

［204］陈红辉，林丛，王苏洁，等．温州市助理全科医师规范化培训结束后岗位胜任力的调查研究［J］．全科医学临床与教育，2022，20（6）：548-551.

［205］盛方方，李静，于天莹，等．全科医生转岗培训模式运行研究［J］．中医药管理杂志，2022，30（14）：100-102.

［206］吴玲燕，钱安瑜，宋筱筱，等．浙江省全科医生转岗培训现况及需求调查［J］．中国高等医学教育，2022，306（6）：4-6.

［207］张瑜，冯桂波，谢波．基层医疗卫生机构全科医生转岗培训的调查研究［J］．继续医学教育，2022，36（5）：69-72.

［208］魏娜娜，梁冰，郦忆文，等．工作坊教学模式在全科医生转岗培训中的实践探索［J］．中华全科医学，2021，19（10）：1748-1751.

［209］孙秀娜，宝全，冯敏，等．模拟教学在全科医生转岗实践技能培训中的应用［J］．现代医药卫生，2020，36（5）：778-780.

［210］李珞畅，陈鸿雁，何英，等．导师制全科医生转岗培训方案的实践效果分析［J］．中华全科医学，2020，18（2）：167-169，216.

［211］文雪，曾文，黄俊，等．360度评估在全科医生转岗培训学员岗位胜任力评价中的应用［J］．邵阳学院学报（自然科学版），2023，20（1）：111-116.

［212］解汐卓，周佳，颜芮，等．云南龙陵县和泸水市2010—2017年全科医生转岗培训效果评价［J］．中国乡村医药，2020，27（17）：65-66.

［213］孙美娜，韦焘，董美娟，等．云南省全科医生转岗培训学员退培意愿及其影响因素分析［J］．全科医学临床与教育，2020，18（7）：633-635.

［214］李妍君，魏来，范生根，等．转岗全科医生服务能力评价指标体系构建及应用研究［J］．中华

全科医学，2022，20（4）：539-543.

［215］鞠香丽，裴冬梅．全科医学师资队伍建设的影响因素与对策探讨［J］．中国继续医学教育，2020，12（20）：91-93.

［216］黄凯，王胜煌，尹凤英，等．英国全科师资培训体系的启示［J］．全科医学临床与教育，2020，18（4）：289-291.

［217］朱文华，方力争，戴红蕾，等．四元合力全科师资队伍构建研究［J］．中国全科医学，2021，24（22）：2866-2869.

［218］黄丽娟，金梦绮，朱文华，等．教共体建设保驾分级诊疗制度稳步推进——浙江大学医学院附属邵逸夫医院全科医学教共体模式［J］．中国毕业后医学教育，2020，4（4）：289-292.

［219］唐灵，梁志清，陈春莲，等．医联体模式下基层全科师资培训的实践与探索［J］．华夏医学，2022，35（4）：165-168.

［220］王美荣，金光辉，魏云，等．全科医学教师教学能力标准研究现状［J］．继续医学教育，2021，35（11）：103-105.

［221］沈菲，韩一平，蒋伟萍，等．社区全科教学基地硬件设施与师资力量的现况调查［J］．中国全科医学，2020，23（S2）：14-16.

［222］唐利明，吴丽蓉，曾美娥，等．福建闽西农村全科医师对全科师资培训及全科教学需求分析［J］．基层医学论坛，2020，24（34）：5012-5014.

［223］孔燕，李虹．南宁市社区实践教学基地医师带教现状和培训需求调查及带教意愿影响因素分析［J］．广西医学，2021，43（13）：1618-1622.

［224］刘娟娟，任菁菁．浙江省全科师资临床教学评价方法应用情况分析［J］．中国毕业后医学教育，2021，5（6）：502-505，522.

［225］陈文姬，谢波，姜隽．江苏省全科医生骨干师资的培训方法和效果研究［J］．中国毕业后医学教育，2021，5（6）：554-558.

［226］祝墡珠，杨秉辉. 在三级医院中设置全科医学科是 21 世纪医学发展的要求［J］. 中国全科医学，2001，4（11）：841-842.

［227］杨秉辉，祝墡珠，于晓松，等. 国庆 70 周年话全科［J］. 中华全科医师杂志，2019，18（10）：970-976.

［228］蔡晓婷，王留义. 我国全科医学学科建设研究进展［J］. 河南医学研究，2020，29（14）：2688-2690.

［229］卢崇蓉，方力争. 综合性医院全科医学学科建设和全科医师培养的探索［J］. 中国毕业后医学教育，2018，2（2）：84-87.

［230］蔡晓婷，王留义，赵青，等. 健康中国战略背景下河南省三级综合医院全科医学科学科建设现况的 SWOT 分析及对策［J］. 世界最新医学信息文摘（连续型电子期刊），2020，20（6）：42-43.

［231］郝立晓，曹若瑾，刘川，等. 综合性医院全科医学科学科建设和科室设立的基层需求研究［J］. 中华全科医师杂志，2022，21（4）：343-348.

［232］周亚夫，方力争，于德华，等. 综合医院全科医学科的定位与发展策［J］. 中国全科医学，2021，24（13）：1581-1584，1591.

［233］陈颖，原爱红，郝立爽，等. 基于专家咨询法的综合医院全科医学科功能定位与发展方向研究［J］. 中国全科医学，2021，24（7）：799-804.

［234］迟春花，董爱梅，曾辉，等. 高等医学院校全科医学学科建设的实践与探索［J］. 中国毕业后医学教育，2018，2（2）：81-83.

［235］杨辉. 全科医学是临床医学二级学科？［J］. 中国全科医学，2010，13（28）：3127-3130.

［236］吴恒璟，吴静，赵欣欣，等. 社区视角下的全科医学学科建设期望调查研究［J］. 中国全科医学，2019，22（28）：3471-3475.

［237］蔡秀军. 发挥综合医院优势加强全科学科建设努力推进优秀全科医学人才培养［J］. 学位与研究生教育，2015，1：33-34.

［238］邱艳，刘颖，任文，等. 综合医院全科医学科设置现状分析［J］. 中国全科医学，2020，23（3）：272-275.

［239］刘秀梅，吴浩，葛彩英，等. 北京市方庄社区卫生服务中心全科医学学科建设的探索［J］. 中华全科医师杂志，2016，15（4）：247-251.

［240］易春涛. 落实社区学科建设，提升社区全科医疗水平［J］. 中国全科医学，2022，25（32）：4001-4003.

［241］杨辉，韩建军，许岩丽，等. 中国全科医学行业十年发展：机会和挑战并存［J］. 中国全科医学，2022，25（1）：1-13，28.

［242］钟志宏，曾亮. 我国全科医学教育的政策演进、现实问题与优化路径［J］. 医学与哲学，2023，44（1）：50-54.

［243］付强强，金花，于德华. 2001—2020 年中国全科医学与社区卫生研究能力发展状况与策略［J］. 中国全科医学，2022，25（34）：4252-4258.

［244］于德华. 全科医学与社区卫生的科研趋向：未来已来［J］. 中国全科医学，2022，25（34）：4227-4231.

［245］曹新阳，汪洋，徐志杰，等. 2021 年中国基本保健和全科医学科研论文生产力研究［J］. 中国全科医学，2022，25（34）：4232-4240，4258.

［246］褚红玲，刘逸舒，汪洋，等. 全科医学研究中混合方法研究的设计和实施要点及案例解析［J］. 中国全科医学，2023，26（1）：118-125.

［247］苏强，赵腾. 中国全科医学教育政策进路与人才培养制度改革［J］. 中国大学教学，2023（4）：11-17，24.

［248］杨辉，许岩丽，叶志康. 全科医学相关指南的开发、实施及应用效果［J］. 中国全科医学，

2023，26（1）：1-10.

[249]王朝昕，陈宁，刘茜，等. 我国全科医学科研发展的回溯与展望：发展历史、研究领域及瓶颈分析[J]. 中华全科医学，2019，17（7）：1069-1072，1141.

[250]杜丽雪，陈嘉林. 美国家庭医学住院医师规范化培训发展史[J]. 中国全科医学，2019，22（16）：1908-1914.

[251]马文翰，史大桢，赵亚利. 国内外家庭医生签约服务团队评估指标研究进展[J]. 中国全科医学，2022，25（7）：791-796.

第六章 全科医学与信息化进展

第一节 数智时代的全科医学发展

"十四五"规划和"2035 年远景目标"指出，深入实施健康中国行动，完善国民健康促进政策，织牢国家公共卫生防护网，为人民提供全方位全生命周期的健康服务。世界卫生组织（WHO）和世界家庭医生组织（WONCA）共同指出，建立在全科医生制度基础上的医疗保健体系是服务于广大民众并体现最大成本效益的安全高效的卫生服务体系，在新世纪平均每 2000 名居民配备 1 名全科医生才能满足人们对基层卫生保健的需求。习近平总书记在党的十九大报告中明确指出，要实施健康中国战略，人民健康是民族昌盛和国家富强的重要标志；要完善国民健康政策，为人民群众提供全方位全生命周期的健康服务；要深化医药卫生体制改革，全面建立中国特色基本医疗卫生制度、医疗保障制度和优质高效的医疗卫生服务体系，加强基层医疗卫生服务体系和全科医生队伍建设。

2020 年国务院办公厅正式印发《全国医疗卫生服务体系规划纲要（2015—2020 年）》，明确提出要积极应用移动互联网、物联网、云计算、可穿戴设备等新技术，推动惠及全民的健康信息服务和智慧医疗服务，推动健康大数据的应用。

信息化建设是新医改方案的"八柱"之一，是医药卫生体系有效规范运转的保障，是促进基本公共卫生服务逐步均等化的主要任务，是实施基本公共卫生服务项目的保障措施，是维护全人类健康的网底工程。全科医学信息化建设不仅是传统意义上的计算机网络建设，而且更注重利用计算机技术、大数据、移动互联网、人工智能及数字化的医疗检验监测设备等来提升基层卫生服务的管理水平及卫生服务效率，以方便和快捷地服务人民群众。在世界各国的基础诊疗服务和公共卫生服务中，信息和信息系统发挥着至关重要的作用。公共健康信息系统建设是世界各国尤其是发达国家实现疾病控制、预防保健和健康促进等各项工作现代化的最关键和最具有影响力的要素，全科健康信息学在国际上受到广泛的重视，美国国家工程院将其列为 21 世纪最具挑战的 14 个重大科学领域之一。

数智化代表着数智技术、数智装置、数智应用、数智理念、数智思维和数智逻辑的不断嵌入和拓展。数字化就是把多变的信息通过数学模型转化为可以度量的数字、数据，其核心是数据的采集、传输、存储、分类及应用。数智化是运用大数据、人工智能、云计算等技术对数据进行深度挖掘，并提升应用数据的水平和效率。数智化是在数字化基础上的更高诉求。数智化可以理解为数字化和智能化的结合。数智化的本质是万物互联，第一层次是连接，第二层次是数据价值提炼，第三层次是数据价值的实现，即数据价值实现的应用场景。全科医生服务体系与移动信息技术、大数据及人工智能技术的充分结合能发挥巨大作用，这是一个知识驱动、技术驱动、金融驱动的需要医患充分互动和完整健康数据支持的体系，也是一个人人贡献、人人分享的智慧体系，使同质化合格的医疗服务的便捷性、可及性和均等化第一次成为可能。以数字移动技术为核心的新信息技术体系在医疗保健体制中的广泛应用将成为人类健康史上一次成功的创新，将重塑中国的医疗保健体系，成为健康中国落地的抓手。

一、全科医学信息系统

全科医学信息化即全科医疗服务的数字化、网络化和信息化，是指通过计算机科学和现代网络通信技术及数据库技术为各医疗机构之间、医疗机构所属各部门之间及全科医生团队之间提供患者信息并管理信息的收集、存储、处理、提取及数据交换，以满足所有授权用户的功能需求。根据国际统一的全科医学信息化水平划分，全科医学的信息化建设可分为区域全科医疗信息系统（含公共卫生信息化）、全科医学临床信息系统和居民健康信息系统。

全科医学信息系统是面向大众开展全方位各科医学工作的信息交流平台。全科医学信息系统是以个人、家庭为单位，以患者的治疗档案和健康档案为主导，在患者的生命周期内，通过信息系统不断地采集和运用患者的健康数据，实现全科医学诊疗工作的针对性、有效性、及时性及全周期全过程的提高，或者说，全科医学信息系统是提高人们的健康诊疗水平、减少医疗费用的重要技术手段。

全科医学信息系统最基本的特征主要包括以下4个方面：①医疗设备的数字化。也就是说，在患者的诊疗过程中，患者各项数据的采集、处理、存储及传输等过程均是通过计算机技术实现的。计算机软件主导医疗设备的工作，对计算机进行操作即可实现所采集信息的存储、处理和传输。②医疗设备的网络化。全科医学信息系统可以实现大医院与全科诊所之间在患者电子健康档案资料方面的传输。在远程医疗方面可以实现远程培训、远程会诊、远程求助等多项举措，从而实现医疗设施和资源的共享。③全科医疗业务的信息化。管理者可以通过医疗系统的医疗业务工作情况全面和及时地掌握各种信息，保证全科诊所的最佳运行状态。同时，全科医学信息系统还可以随时为患者进行各种所需医疗信息的服务。④医疗服务的个性化。全科医疗服务实现个性化，可以通过网络对诊疗进行预约，减少患者等候诊断结果的时间。同时，通过网络还能使各种健康监测（如慢性病监测）信息直接传送给全科医生，更有利于全科医生对患者进行及时、准确的诊疗。利用互联网和有线电视等信息交流设备，还能实现私人医疗保健服务和公众医疗咨询服务的便利提供，可随时提醒患者进行身体检查、预测某种疾病的发生和发展，并向患者推荐新的治疗方法，使其享受更全面的专人化的医疗保健服务。

目前，国内大部分全科医学信息系统是对传统医院管理信息系统进行改进而得到的，偏重于全科医学中财物的支出和纳入，在一定程度上偏离了建立全科医学信息系统的宗旨。完善发达的全科医疗体系结合先进的卫生信息学技术和理论，能极大地提高社区乃至整个医疗系统的健康服务水平，改善医疗的可及性和诊疗效率，避免资源浪费，可以为实现和推进我国医药卫生体制改革的目标、充分发挥全科诊疗服务系统能力、推进健康中国落地提供坚实的支撑。

二、全科医学信息化的新理论和新方法

近些年来，随着全科医学的不断发展，全科医学信息系统的建立与实践在诸多医务人员及学者的不断努力下，取得了巨大的进步，主要体现在全科医学信息化新理论和新方法的提出。具有代表性的理论和方法主要体现在以下5个方面。

（一）建立健全以患者为中心的数智健康档案

健康档案的建立有利于实现健康档案与临床信息一体化的目标。全科医学信息化建设的基础任务是建立患者的健康档案，健康档案记载了患者个人健康状况的发展和接受各项救治服务的综合情况，可全面掌握患者的医疗保健及疗后护理。全科医生在提供全科医学服务时，只要通过健康档案就可以了解患者本人及其家庭的健康背景资料，从而提出更优质、更综合、更连续的医疗保健服务。

（二）全面应用计算机网络技术和移动互联网技术

随着人口老龄化的加剧，我国老龄化人数在持续上涨，老年人开始占据全科医学市场的重要地位。老年人属于慢性病多发群体，疾病持续时间较长。通过计算机技术，老年人可以随时随地与相关专家建立联系，由专家进行答疑解惑，从而有效地解决现今就医不方便的问题，实现全病程、全周期、全方位、全人群的全科诊疗。

（三）实现医疗信息共享

在传统医疗信息的管理过程中，往往由于诊治医生之间的数据交换出现问题，导致治疗的延误或误诊，从而对患者的治疗造成不利影响。通过全科医学信息化网络可以有效避免以上情况的发生。该网络集中存储患者的健康资料和诊疗数据，各个医生之间可以通过网络进行互相传递和交换，充分实现患者数据的共享。当一位医生对患者无法记忆起有效的相关治疗时，可以通过网络将患者的信息资料传递给其他医生，实现各医生之间的交流，然后通过整合多位医生的治疗方案和意见，对患者进行更准确的诊断和治疗。同样，对于患者而言亦是如此，当寻求一位医生的治疗无果或者无法得到更有效的治疗时，可以通过网络公布自己的资料信息，这样也可以寻求其他医生的医疗帮助和建议。

（四）新型移动信息技术在全科医学服务体系中的全面应用

以数字移动技术为核心的新信息技术体系在医疗保健体制中的广泛应用将成为人类健康史上一次成功的创新，它将过去传统的被动医学模式改进为积极的主动医学模式，将为全人类的健康维护性消费带来一场意义巨大的革命。

（五）以 ChatGPT 为代表的人工智能技术在全科与健康服务体系中的应用

以 ChatGPT 为代表的人工智能技术在全科与健康服务体系中的应用将成为数智时代全科医学发展最亮丽的风景。在此基础上提出的全科医疗大脑暨数智网络就是运用现代科技手段，建设全科医疗智能协作支撑体系，尤其是充分利用人工智能、大数据、移动互联网、物联网等技术，智慧链接了全国数十家顶级专科＋全科管理中心，34 个省级区域全科医学服务中心，744 家有全科医生培训基地的三级甲等医院全科医学科，1660 家全科医生培训协作基地的等级医院全科医学科，2000 多家"3＋2"助理全科培训基地，近 2 万家社区卫生服务中心及 3.6 万家乡镇卫生院，60 多万个村卫生室，近 400 万全科医生团队，以及养老机构、企事业单位的全科诊疗等体系。该网络打造了完善的以全科诊疗为基础的管理型医疗保健生态链，把临床数据、临床指南、组学数据通过大数据、知识图谱及可视化系统相结合，实现核心医学知识的全面覆盖及医疗生态圈内全方位知识数据的聚合，构建综合全科医疗大脑网络，打造天、地、人合一的即时移动全科医疗立体支撑体系，可以给临床医生、科研工作者、管理工作者及患者提供帮助，是未来医疗的发展方向，可提升每一位公民的可持续性健康服务水平及健康素养。

不断进化的全科医疗大脑网络暨数智网络满足多样化的应用场景是必要条件，可提供语义搜索、知识问答、临床辅助、疾病趋势预测、疾病易感人群、热词搜索标签云、预防、疾病所需检查、忌吃食物、理疗食谱等内容。基于大量的医疗新闻、临床指南、医院历史数据、药品库、疾病库、处方库、风险因子库和医疗资源库，建立起实体之间的语义关系，遵循医学的指南及规则，形成知识图谱，进化到全科医疗大脑网络，成为基础诊疗应用的神经中枢和操作骨干网络。

三、全科医学信息系统在全科医学教育培训体系中的应用

建立健全的全科医学信息系统是提高全科医生培训效果的重要手段之一，也是政府对于全科医学体系的重要职责之一。以云培训为主要手段的全科医生培训体系是最适合也是最有效率的提升全科医生水平的手段，更是最符合全科医生服务形式的新型手段。全科医学信息系统建立后，患者的资料可实现共享，在全科医学的教育培训过程中，被培训的医生可以通过网络对每一位患者进行全面的了解，同时利用网络技术，对患者进行虚拟诊疗，然后在计算机上得到治疗结果。通过与培训指导老师给出的结果相对比，被培训的医生可以对自己的诊断方案和治疗过程进行有效的改进，充分体现了医生培训过程的医教合一，很好地提升培训效果。另外，在强化人们对疾病的预防意识方面，全科医学信息系统不仅可以实现患者诊疗信息的共享，还能实现疾病资料的共享，不仅可以使患者对自身疾病进行有效的预防，还能提示全科医生对疾病进行提前准备，加强全科医生对相关疾病诊疗知识的储备。从这层意义上来讲，全科医学信息系统适应了市场需求，能够实现资源的优化配置，提高培训效果，加快全科医生的培养进程。

四、全科医学信息系统在预防保健、健康教育及公共卫生体系中的应用

健康教育和预防保健是全科医生团队的基本工作内容之一，全科医学信息系统的应用不只局限于全科医学教育培训体系中，在预防保健、健康教育及公共卫生体系中同样发挥着重要的作用。通过全科医学信息系统，可以让人们享受方便有效的健康管理和疾病管理服务，针对疾病危险因素实施有效的干预措施，推迟疾病的发生，改善疾病的临床症状，提高整体人群的健康素养水平。

五、全科医学信息系统在基层全科诊疗中的应用

全科医学信息系统的应用主要表现在以下 4 个方面。

（一）完善的功能体系

1. 系统应用层的功能　主要是实现基本医疗和公共卫生服务功能，包括常见疾病的诊疗和家庭医疗服务两个方面。在常见疾病的诊疗中，包括预约、挂号、收费、健康咨询、健康档案管理、医生诊疗、慢性病管理、转诊服务、门诊日志等多项内容。在家庭医疗服务中，主要包括社区出诊、传染病管理、职业病管理、眼睛和牙的保健、地方病管理、儿童保健、妇女保健、老年人保健、家庭护理、康复治疗等多项内容。在系统应用层中，建立健康档案是重要举措之一。健康档案的建立既是开展全科医学工作的基础，也是医疗保健信息化的重要环节。全科医学工作产生的所有健康管理数据会不断地补充到患者的健康档案中，形成健康档案的动态闭环管理机制，保证患者健康档案的完整性和准确性。

2. 卫生管理层的功能 主要指全科医学机构管理者和市区平台。全科医学机构管理者可以系统了解全科医学机构的财务与物资、药品与耗材、全科医学人员培训情况及各项业务统计汇总和综合查询等多项信息。市区平台可以通过系统实现文件传输，同时通过综合查询功能灵活查询各项数据。针对各地全科医学服务对象的不同，可以通过数据统计汇总功能导出相应的数据表。在各地全科医学平台中增加监管功能，可以实现对全科医学机构人、财、物的服务跟踪检查，实现业务监管。

3. 居民互动层的功能 居民可以通过全科医学信息系统进行门诊和家庭病床等业务的预约、个人健康档案的查询、满意度的调查及疾病风险评估等。

（二）方便快捷的操作方式

对于患者而言，全科医学信息系统充分考虑到用户操作及信息录入的便捷性，制定相应疾病、健康教育处方等固定的模板，实现用户自行输入的模式功能。对于医生而言，全科医学信息系统不仅能提供并记录患者的病案，方便医生的诊疗，还具备提示医生用药事项和药品缺货、过期等预警功能，同时医生可以利用系统对患者及其家属进行慢性病规范管理的提醒和疾病的预防免疫接种。

（三）准确的数据交换

1. 与其他同类系统进行数据交换 可以产生新系统，执行各自相关的专业标准，同时也给既往已经成熟的系统保留生存的空间。

2. 与大医院及医保机构进行数据交换 方便各地与医院之间实现数据共享，为转诊、会诊及医保的进行提供保障。

3. 与垂直业务系统进行数据交换 全科医学信息系统的功能与各地信息化系统和外部系统（如妇幼系统、突发事件直报系统、免疫接种系统等）之间存在较大程度的联系。全科医学信息系统的数据一部分来源于系统自身，另一部分需要与其他垂直系统之间实现数据交换才能得到。直报系统可以将数据反馈给全科医学服务中心，以便全科医学人员开展各项公共卫生服务。为适应当地全科医学的统计需求，可先行开发当地全科医学报表系统，各全科医学机构通过网络直报将数据汇总至区县统计平台，区县全科医学管理中心对其进行监管，最终汇总至市平台。

（四）安全可靠的信息系统

建设信息安全系统一定要遵循国家和个人隐私的相关法律法规。居民健康档案要采用居民授权的访问机制及可靠的内部加密技术，有效保护居民个人隐私，同时对应用信息系统中的不同人员设置不同的权限。

六、全科医学信息化在慢性病管理中的应用

随着工业化、城镇化、老龄化程度的不断加深，慢性病成为我国严重的公共卫生问题之一，其患病率由 1998 年的 12.8% 提高至 2018 年的 34.3%，由此带来医疗服务需求的快速增长。目前传统的社区慢性病管理模式主要以基层医疗卫生机构为单位构建家庭医生签约服务，以全科医生为核心，社区护士、营养师等人员共同参与，对社区居民健康状况进行全面监测、分析及评估。通过签约服务，居民个体及其所在家庭与家庭医生团队之间建立起全面、有效、连续的健康管理模式和综合医疗服务，从而提高居民健康及卫生服务的公平性和可及性。为了推进我国家庭医生签约服务的建设，2016 年 6 月国家发布了《关于推进家庭医生签约服务的指导意见》。2018 年和 2022 年又分别发布了《关于规

范家庭医生签约服务管理的指导意见》和《关于推进家庭医生签约服务高质量发展的指导意见》，要求各地应结合实际情况及时制定家庭医生签约服务的具体实施方案。

如何提升全科医生的技术水平和服务能力并丰富服务内容，是我国家庭医生签约服务面临的巨大挑战。国家一直鼓励通过医联体合作，以高血压、糖尿病等慢性病为重点，推进家庭医生签约服务。研究表明，在专科医生参与的家庭医生签约服务模式下，基层医疗卫生机构的诊治能力和服务水平逐步提升，广大签约对象的服务满意度（90%）远高于非家庭医生工作室（45%）。2018年国家卫生健康委员会发布的《互联网诊疗管理办法（试行）》等3个文件提出，可以通过互联网诊疗方式开展部分常见病、慢性病的复诊，通过将互联网技术应用于慢性病管理领域，利用其实时交互、广泛互联及持续跟踪等特性，弥补传统管理阶段的人力资源缺乏、沟通反馈滞后、服务割裂等不足，提高慢性病的管理效率和患者的依从性。在"互联网＋医疗"不断发展的背景下，互联网平台近年来已成为衔接居民与家庭医生的纽带，特别是在移动互联网、大数据、人工智能等信息技术的支撑下，慢性病管理服务能力得到加强，逐渐向个性化和精准化转变。以慢性病管理为重点，基于互联网医疗采用全专结合的方式上下联动"执业"，是有效提高签约服务的方法。全科医生是基层医疗卫生机构的主要医疗资源，是居民健康的"守门人"。如何将社区卫生服务中心与公立医院相结合，基于"互联网＋慢性病管理"信息化平台提供健康档案、健康咨询、家庭医生、预约挂号、线上处方等一系列服务，并借助可穿戴设备开展健康监测、疾病预警等服务，将对慢性病管理起到至关重要的作用。

国家卫生健康委员会等6部门联合发布的《关于推进家庭医生签约服务高质量发展的指导意见》提出构建居民健康有人管、家庭医生管全面的服务新格局，不断提升人民群众的全生命周期健康服务水平。依托区域全民健康信息平台，打通个人电子健康档案、电子病历等数据信息，支撑家庭医生通过移动互联网、物联网等信息技术打造线上线下结合的方式，延伸家庭医生的服务空间和范围。在全专结合方面，积极引导符合条件的二、三级医院医生加入家庭医生队伍，加强全科与专科医生的协作，增强签约服务的连续性、协同性及综合性。将一定比例的专家号源、预约设备检查等医疗资源交由家庭医生管理支配，方便经家庭医生转诊的患者优先就诊、检查、住院，共同做好家庭医生签约服务。在教育培训方面，优化家庭医生的临床诊疗服务能力及全科医学的理念、知识和技能培训体系，重点加强针对性和操作性强的实用技能培训。在"互联网＋签约服务"方面，基于区域全民健康信息平台，搭建或完善家庭医生服务和管理信息系统，加强区域健康信息互通共享，打通家庭医生服务和管理信息系统与医疗机构诊疗系统及基本公共卫生系统之间的数据通道，积极推广并应用人工智能等新技术，实现线上为居民提供协议签订、健康咨询、慢性病随访、双向转诊等服务。未来的家庭医生签约主要涉及全专结合和"互联网＋服务"两个关键点。新模型主要依托大型医院，运用远程健康监测技术，在医院构建在线远程健康监测和专业医生服务的"线上医疗保健中心"，并在有关区域内设立多个健康服务终端——"健康小屋"，运用新元素的远程监测技术，为亚健康群体、慢性病群体、老年群体等提供专业的健康管理服务。"线上医疗保健中心"还能挑选出需要优先进行治疗的患者，进而实现患者的自动分诊。通过医联体等合作模式，借助大型医院的优质资源，基于互联网医疗采用全专结合的方式上下联动"执业"，能够提高慢性病管理的服务效果。以各区域现有的互联网医院为基础，借助区域健康协同平台，建立全专结合模式下的"互联网＋慢性病管理"信息化平台，为患者提供线上线下一体化的就医服务，把三级医院优质的医疗资源（如检验检查、床位资源等）下沉到基层，并结合可穿戴设备等技术构建线上慢性病管理、双向转诊等服务的闭环。通过构建"物联网＋互联网医疗＋大数据"的智慧医疗服务，加强医院与基层医疗卫生机构之间的协作，将"互联网＋医疗"服务延伸至基层医疗卫生机构，共同创新慢性病管理模式，降低患者的就医成本。通过构建"家庭医生签约服务＋互联网医疗＋专科能力支持"三位一体的"双签约"服务模式，提升基层医疗卫生机构的诊治能力及家庭医生签约服务的成效，以期为推进家庭医生签约服务的高质量发展提供建设思路，创建家庭医生签约服务样板，最终提高群众的健康获得感。

（河南省人民医院　王留义

中华医学会　耿俊强

河南省人民医院　李　兵）

第二节　人工智能助力全科医学发展

近年来，人工智能（artificial intelligence，AI）的发展和应用逐渐受到国内外的广泛关注，包括IBM、谷歌在内的国际科技巨头都纷纷加大其在认知医学领域的投入。国务院于 2017 年 7 月发布了《新一代人工智能发展规划》，将人工智能产业的发展作为国家产业结构调整和全球产业竞争的战略举措并大力推动其发展。2023 年 2 月中共中央办公厅、国务院办公厅印发《关于进一步深化改革促进乡村医疗卫生体系健康发展的意见》，提出要加快推动人工智能辅助诊断在乡村医疗卫生机构中的配置和应用，提升家庭医生签约和乡村医疗卫生服务的数字化、智能化水平。

一、全科医学方面的人工智能发展

面对我国优质医疗资源相对匮乏和基层医疗服务能力不足的结构性问题，人工智能技术能够提供有效支撑，并为全科医学创造全新的服务模式和手段。传统情况下，全科医生通常需要处理大量的患者信息，诊断病例并开具处方。然而，随着人工智能技术的快速发展，这种烦琐的工作有望通过智能算法和机器学习来实现自动化，不仅提高了工作效率，还为患者提供了更准确、更个性化的医疗服务。利用人工智能算法可以快速分析患者的病史、症状及检查结果，从而辅助全科医生进行初步诊断，人工智能还可以根据大量医学文献和数据为医生提供潜在的诊断方向。基于大数据和机器学习技术，人工智能可以为全科医生提供个性化的药物推荐和治疗方案优化的建议，有助于提高治疗效果，降低不良反应的发生风险。人工智能技术可以帮助全科医生进行远程会诊，为患者提供实时的医学咨询和建议。此外，人工智能还可以作为虚拟助手，帮助医生管理患者信息、进行预约和随访等事务。通过收集和分析患者的健康数据，人工智能可以为全科医生提供有关患者健康状况的预测性建议，从而有助于医生制订更为精准的健康管理计划和预防措施。

1. 全科辅助诊疗　全科辅助诊疗是指利用人工智能模拟全科医生的诊疗思维，为患者进行诊断和治疗。全科辅助诊疗能够学习先进的医学知识和最新的诊疗方案，有助于提升基层医疗服务能力。人工智能在辅助诊疗中的应用由来已久。全科辅助诊疗应用的人工智能技术包括医学领域知识图谱构建技术、医学知识推理技术等。知识图谱构建的主要任务是实现医学领域知识体系的结构化处理，包括知识库的建立、融合、表示、存储及推理功能。医学知识推理可以使系统具备对患者电子病历等信息的全面分析能力，在所拥有的医学知识库中为每种可能的疾病寻找可能的证据及可信度，最终进行综合决策，得到最有可能的疾病列表。

全科辅助诊疗的主要应用场景：①在全科医生问诊过程中，根据问诊逻辑提示全科医生对患者进行病情问诊；②在病历书写过程中，针对电子病历进行病历质控，帮助医生规范和完善电子病历；③在诊断过程中，系统基于医生输入的患者病历数据进行智能化分析和判断，协助全科医生对病情进行合理的诊断；④在医生开具处方和各种检查检验时，系统可以及时给出常用药和常见检查检验的建议。全科辅助诊疗的主要功能包括智能问诊、医学知识检索、辅助诊断、常用药建议、常见检查检验建议、病历质控、相似病历、疾病图谱分析等。

全科辅助诊疗系统的应用能够在医生的正常问诊过程中辅助全科医生快速、准确地做出诊断。当医生录入病历信息后，根据后台权威的专家知识和认知推理能力，可为医生提供诊断建议、诊断依据、后续问诊建议及检查检验建议等，在辅助基层医生诊断和处置基层常见病、多发病的基础上，使基层医生在常见症状及非常见疾病的判断、检查、准确转诊方面的服务能力有明显的提升。全科辅助诊疗还可以帮助基层医生实现完整、规范的病历录入，实现诊疗流程的规范化，在辅助基层医生完成核心的疾病诊断工作中，通过实时的质检反馈，提示基层医生及时发现和完善病历中的缺失和错误项，以提高整体的病历质量，从而规范基层诊疗行为。

2. 家庭医生助理　家庭医生工作涵盖基础诊疗、基本公共卫生、健康管理等多方面内容，需要为签约居民建立电子健康档案，开展健康教育、健康评估、定期随访、用药指导等服务。在服务结束后，家庭医生还需要整理、填报各类文档资料并形成档案。据了解，国内每个家庭医生团队平均需要服务500～2000位居民，工作任务繁重。家庭医生助理是能够帮助他们解决日常事务性工作的助手，将他们从重复机械的工作中解脱出来，用更多的时间关注重点人群。

近年来，我国智能语音技术已处于国际领先水平。家庭医生助理可以利用语音识别、语音合成及自然语言处理技术，按照家庭医生的工作内容为不同人群制定外呼方案，通过专业的互动话术，自动进行电话或短信服务，帮助家庭医生完成慢性病随访、健康档案更新、考核与满意度调查、体检预约、通知宣教等日常工作和考核任务，很大程度上降低了医护人员的工作负担，让其能比较轻松地对大量签约居民和患者进行服务，进而促进签约服务的提质和增效。

在应用场景方面，家庭医生助理主要包括以下5种：①预约通知应用场景，如儿童计划免疫、孕产妇产检、社区活动、专家坐诊等方面的短信或语音通知。②家庭医生签约应用场景，如向居民进行家庭医生签约服务宣传、向签约居民发送签约服务续签通知等。③健康通知应用场景，如对居民定期进行健康科普、健康教育等宣贯，同时针对流感等疾病及时向签约居民进行电话通知和健康预警。④慢性病随访与管理应用场景。例如，对老年人定期进行电话随访，询问其生活方式和健康状况等；对高血压患者定期进行电话随访，按照高血压防治指南询问患者的血压、运动、饮食、用药等，提醒患者一些注意事项。⑤满意度调查应用场景，如针对社区医院的服务，面向签约居民进行满意度调查等。

家庭医生助理通过对家庭医生随访进行模板化、标准化处理，借助人工智能的手段，可以极大地提升家庭医生的工作效率。对于居民和患者而言，定期的随访服务、预约提醒及健康教育等服务，能使其及时得到医疗和基本公共卫生服务，特别是慢性病患者，可以增加其对家庭医生的黏性及重视度，进而在日常生活中按照医生的指导调整自己的用药和作息，提高生活质量。

3. 居民健康管理 "十四五"期间，我国老龄化进程明显加快、不断加深，未富先老、未备先老，老年人慢性病高发逐渐成为阻碍人民群众对全生命周期美好生活向往的难题。人工智能通过健康档案大数据描绘居民健康画像，对其进行风险评判，辅助家庭医生提供线上健康评估、疾病预防、就诊指导、心理疏导等个性化健康签约服务，可以有效引导居民解决健康管理问题。

人工智能根据专业医学知识，将复杂的医学指标计算规则通过规则引擎进行公式化和数字化处理。在录入或变更居民各项信息（如基础档案、就诊记录、体检记录、疾病筛查信息等）时，会触发各项医学指标计算，对散碎的、含义相同的各项数据进行处理，从而建立居民的标准化基础医学指标数据。根据疾病指南、文献、医学规则等要求，人工智能将常见慢性病风险评估规则在规则引擎中进行公式化抽象，结合居民个人健康档案数据、基础医学指标数据及规则引擎计算结果等多方面数据，可以对居民所患疾病的风险情况进行智能化分析和评估。每次居民的个人信息变更时，人工智能都可以实时评估居民的风险等级，从而对居民的慢性病发病风险进行评估、预测及判断，辅助管理决策的进行。

在应用场景上，人工智能主要基于公众号、小程序等快捷入口，查看个性化、精细化的个人健康数据监测与健康教育等服务，实现居民的居家日常管理。通过智能电话调查等途径，人工智能可以根据不同人群特点开展有针对性的健康宣传教育，针对高血压、糖尿病、高脂血症、慢阻肺、脑卒中等高危人群开展慢性病健康管理，定期分类、精准推送健康教育信息，开展个体化的健康宣教、就医指导、用药提醒、复诊提醒、心理关怀等服务，提高人群健康促进、高危人群的发现和指导及患者干预和随访管理等基本医疗卫生服务能力，其主要功能包括管理任务调阅、健康资讯、个人中心、日常任务、患者权益等。随着"互联网＋人工智能"技术的不断应用，可以促进患者自我管理与医生远程管理的结合，以及群体分类管理与个体化精准管理模式的有机结合，从而提升居民的健康管理质量。

4. 疾病筛查预测 人工智能在疾病筛查和预测方面的应用越来越广泛。人工智能技术可以帮助医生更准确地诊断疾病、制定治疗方案及进行有效的预防措施。

人工智能技术在医学影像领域中的应用已经取得了显著的成果。例如，深度学习算法可以通过分析大量的医学影像数据（如 CT、MRI 等）来识别病变、肿块及其他异常结构。这种方法比传统的诊断方法更快、更准确，有助于提高患者的生存率和生活质量。此外，人工智能可以辅助医生对病理切片进行分析，从而提高癌症诊断的准确性。在眼底疾病（如糖尿病视网膜病变、黄斑病变、青光眼等）和肺部疾病（如肺结节、慢阻肺等）的筛查中，人工智能均达到甚至超过了医生的平均诊断水平。以肺结节为例，应用机器深度学习的方法对肺结节进行识别、分割、筛查、分类等，可以帮助放射科医生快速准确地发现肺结节并预测其恶性度，目前其已逐步应用于体检和肺癌筛查中。人工智能可以通过分析患者的电子病历、生理信号及生活方式数据来评估患者的健康状况。例如，智能可穿戴设备可以实时监测心率、血压等生理参数，并将这些数据与人工智能算法相结合，为患者提供个性化的健康建议。同时，人工智能还可以识别一些潜在的危险因素（如高血压、糖尿病等），从而帮助患者采取适当的预防措施。人工智能通过分析居民病史、日常行为大数据、家族健康疾病史，以及各项检验、影像、病理数据，构建疾病筛查及风险评估模型，将疾病危险因素转换成危险系数，以进行疾病筛查和风险预测。有研究发现，人工智能与电子病历相结合可用于心脏病和糖尿病患者的入院风险预测和再入院预防。人工智能可以通过全面整合患者心血管疾病的危险因素和冠状动脉解剖影像参数，优化传统的风险评估模型，从而更精准地预测病情的发展及预后，为患者的后续治疗提供精准的决策支持。

5. 全科医生培训　全科医生的培养过程面临着诸多挑战，如培训模式单一、培训内容知识宽度不够、教学内容前沿性不足等问题。随着人工智能技术的不断发展，人工智能在全科医生培训中的应用备受关注。人工智能技术的强大之处在于其强大的数据搜集与数据处理能力。人工智能技术的引入使传统全科医学的教育模式发生了颠覆性的变化，极大丰富了现有的全科医学培养模式。通过整合海量医学资源及构建知识库的方法可以有效辅助全科医生培育及教育过程中的知识查询及知识拓宽，确保所接受知识的新颖性和前沿性。例如，MOOC 在线教育平台的推出，成功实现了人工智能赋能教育，给传统高等教育模式带来了变革。

传统的医学教育需要大量的时间和精力，而人工智能可以通过模拟真实场景、提供个性化的学习计划等方式，帮助医生更快地掌握知识和技能。例如，人工智能可以基于患者的病历和症状，为医生提供诊断和治疗建议，从而缩短医生的学习和实践时间。

二、安徽模式——人工智能促进基层诊疗同质化

作为全国首批综合医改试点省份之一，自 2009 年起，安徽省在基层综合医改、药品招标采购及医共体建设等医改关键环节中，创造了具有"安徽特色"的医改新模式，持续为全国提供了鲜活的医改经验，丰富了中国医改顶层设计。在国家医改的战略蓝图中，"强基层"是非常重要的一环，盘活基层医疗服务资源，提升基层医疗服务能力，从根本上缓解看病难、看病贵的问题，既是民生难点，也是医改重点。安徽省高度重视运用人工智能技术赋能基层诊疗、实现优质医疗卫生资源扩容下沉。

为加快提升基层医疗服务能力，更好地为基层群众提供同质化、规范化的基本医疗卫生服务，安徽省围绕"互联网＋医疗健康"便民惠民服务，实施智医助理辅助诊疗系统（下文简称"智医助理"）。该系统深度融合基层各项业务，规范基层常见病、多发病的诊疗行为，有力推动了安徽卫生健康事业的高质量发展。

智医助理是一款运用医学人工智能技术实现病历规范质控、辅助诊断、合理用药、医学知识学习等功能的全科医生临床决策支持系统。智医助理通过降低基层医疗机构的误诊漏诊风险、提高基层医疗机构救治病种的数量，提高基层就诊率，同时确保合理用药，进而提高基层治疗水平，同时为分级诊疗的有效落地打下了基础。2018 年，智医助理建设纳入安徽省民生工程，在四县一区开展应用试点。2019 年经过专家组联合论证，智医助理赋能基层的价值得到普遍认可。2020 年，经过进一步推广，智医助理在安徽省实现了 104 个区县全覆盖及常态化应用。在提高基层常见疾病辅助诊断能力的基础上，安徽省不断拓展智医助理功能，目前已具备对 40 种法定传染病、15 种重点传染病及六大症候群的监测和预警能力。基于对系统采集到的大量基层电子病历进行分析，还可以为省疾控中心对异常卫生事件的早发现、早处置赢取宝贵时间，从而实现传染病防控的智慧化预警多点触发。

在助力公共卫生体系建设方面，安徽省通过智能语音随访系统帮助基层医生高效地完成家庭医

生签约、健康宣教及公共卫生考核等工作，大幅度提升了基层公共卫生服务效率，累计服务 5.15 亿人次，在慢性病随访、体检预约、健康宣教、疫情防控等场景中得到充分应用。特别是在疫情防控领域，面向外来人员排查、核酸应检未检人员排查、未检风险人员信息采集、核酸通知、防控宣教等场景累计服务 6668 万人次，为基层疫情防控做出了突出的贡献。

如今，安徽的基层医生在给居民看病时，都可以根据电脑内的智医助理系统，规范主诉、现病史等基础信息，结合系统给出的人工智能辅助诊断参考及治疗建议，对患者进行准确的诊断。目前智医助理系统已累计服务超过 3 万名基层医生，累计协助医生完成超过 1.6 亿份电子病例，提供 4.3 亿余次辅助诊断建议，合理用药质检处方达 1.3 亿余份。在常态化使用区县，基层医生电子病历书写规范率提升至 97% 及以上，常见病、多发病的诊断合理率达 90%。

三、甘肃模式——人工智能助力老年慢性病管理

根据 2020 年甘肃省医疗健康大数据显示，甘肃省的人均预期寿命为 73.92 岁，低于全国水平（77.8 岁），总体呈现出生率下降、老龄化进程加快的趋势。全省 60 岁以上老年人约 426.1 万。高血压、糖尿病、慢阻肺、脑卒中 4 种慢性病的发病率高、并发症多、致死致残率高，已成为影响老年人健康的主要原因。

2022 年，甘肃省将提升老年人慢性"四病"（即高血压、糖尿病、慢阻肺和脑卒中）健康管理水平纳入为民实事项目，借助人工智能、智能语音、大数据、云计算等新技术，通过智能语音外呼开展慢性病患者的主动随访、个性化健康教育及生活方式干预等，对老年慢性病风险人群分级分类进行精准管理，提高了老年人慢性"四病"的早期发现率和早诊早治率，延缓或减少了慢性病并发症的发生，降低了疾病负担，提升了老年人的生活质量和健康水平，同时也减轻了基层医生的负担，提升了管理效率。

截至 2023 年 4 月，人工智能老年慢性病管理信息平台已覆盖甘肃省 86 个县市区、1.9 万个基层医疗机构，服务慢性病患者超过 350 万人。基层人工智能辅助诊疗系统已覆盖乡村振兴重点帮扶县的基层医疗卫生机构 8283 个，累计提供人工智能辅助诊疗 2667 万余次，帮助医生修正不合理诊断 1.36 万余例，将电子病历规范率提升至 70.11%，有效规范了基层诊疗行为。智能语音外呼系统累计服务 1440 万余人次，其中外呼电话服务 558 万余人次，通话时长累计 481.4 万分钟，短信服务 882 万余人次，累计发送短信 2802 万余条，保障了人民的生命健康。全省高血压规范管理率从 51% 提升至 71%，糖尿病规范管理率从 52% 提升至 68%，慢阻肺高危人群筛查率提升至 91%，脑卒中患者的规范随访率提升至 95%。

为继续探索具有甘肃特色的慢性病患者精细化管理服务模式，甘肃省将 86 家县级医院重症救治能力提升项目列入 2023 年为民实事项目。截至目前，86 家项目医院已全部完成设备采购任务，并组建了重症救治团队，其中 65 家医院已按照建设标准完成了所有建设任务，完成率达 76%。在其余 21 家医院中，11 家正在进行病房改建，10 家正在完善信息化系统。

四、存在的问题及未来展望

1. 存在的问题　随着人工智能技术的不断发展，其在医疗领域中的应用也越来越广泛。人工智

能技术可以帮助医生更准确地诊断疾病、制定治疗方案、提高医疗效率和质量。然而，人工智能在医疗领域应用中也存在一些问题。首先，人工智能在医疗领域应用中存在数据泄露和信息安全问题。医疗数据的安全性和隐私性非常重要，因为这些数据包含患者的个人信息和隐私。如果这些数据被泄露或滥用，将会对患者造成极大的伤害。因此，在应用人工智能技术时，必须采取严格的数据保护措施，确保患者的隐私和数据安全。其次，人工智能在医疗领域应用中存在误诊和漏诊的问题。虽然人工智能技术可以提供更准确的诊断结果，但是它仍然无法完全取代医生的经验和判断。在某些情况下，人工智能可能会出现误诊或漏诊，这将会影响患者的治疗效果和健康状况。因此，在使用人工智能技术进行诊断时，必须结合医生的经验和专业知识，以确保诊断结果的准确性和可靠性。再次，人工智能在医疗领域应用中存在着成本高昂的问题。人工智能技术需要大量的数据支持和计算资源，这将会导致成本的增加。此外，人工智能技术的应用还需要专业的技术人员进行维护和管理，这也会增加成本。因此，在应用人工智能技术时，必须考虑成本的问题，并采取相应的措施来降低成本。最后，人工智能在医疗领域应用中存在道德和伦理问题。人工智能技术的应用涉及医学伦理和道德问题，如人类生命权、隐私权等。在使用人工智能技术进行诊断和治疗时，必须遵守相关的法律法规和伦理规范，以确保患者的权益得到保障。

2. 未来展望 人工智能有助于全科医学领域标准体系和评价体系的建立。标准是人工智能在全科医学领域中持续深化应用的技术保障。在新时期卫生与健康工作方针的指引下，借助人工智能等新兴技术赋能基层已成为医疗服务创新发展的共识。未来应在《全国基层医疗卫生机构信息化建设标准与规范》和《紧密型县域医共体信息化指南及评价标准》中明确人工智能建设标准和评价指标，特别是将防范错诊漏诊和不合理用药的功能作为基本要求，通过标准规范和评价标准建设，加快人工智能系统在基层信息化和县域医共体建设中的应用，提升医共体运转效率及基层医疗机构的医疗水平和服务质量。

由全科向区域纵深发展，促进分级诊疗落地。在人工智能赋能全科医疗的基础上，依托人工智能、物联网等技术，以大型区域医疗中心为龙头，以各市县级医疗机构为枢纽，以基层医疗机构为基础，实现不同医疗机构间的互联互通，将基层难以处理的危重症和疑难杂症患者及时转到相应的大医院，打造分级人机协同的诊疗模式，实现资源智能调度与共享，促进分级诊疗落地。

在医疗大模型在全科医学中的应用方面，人工智能＋医疗大模型是近年来人工智能领域的一项重要研究。它将人工智能技术应用于医学领域，通过大数据分析和机器学习算法，实现对医学图像、病例诊断等方面的精准分析和预测，为医护人员和患者提供更好的医疗服务和治疗方案。在诊前，可实现拟人自由对话和病史智能采集，完成智能导诊和预问诊，并根据对话内容形成一份规范的病历，作为医生后续看诊的基础，提高医生的诊疗效率。在诊中，不仅可以根据进一步问诊内容完善病历，还可以结合患者全生命周期的健康信息给予诊断推荐、用药推荐及治疗方案推荐等，并提示医生确诊需要验证的情况，向其提供相应的可解释性说明，便于医生查看和学习。在诊后，可以根据患者健康画像预测疾病发展趋势，制订个性化康复计划及主动管理，并根据管理内容生成诊后管理计划，借助人工智能技术自动执行相应的计划。未来随着便携式设备的发展，医疗大模型还可以成为每个人的人工智能健康助手，覆盖预防、诊疗、康复、保健、管理等全场景，居民可以在家根据提示完成对话问答，大模型结合居民健康档案信息和历史对话记忆，可给予用药指导、就医指导、养生科普等生活建议和计划。同时，所有数据可发送至医疗中心，由医生检查并依据患者的自身特点采取个性化的治疗策略，实现覆盖全生命周期的一体化健康服务。

（苏州中科先进技术研究院　耿俊强

河南省人民医院　李　兵）

第三节　互联网医疗助力全科医学发展

一、互联网医疗的发展

全科医学是医学领域的一个重要分支，涵盖医疗保健的方方面面（如诊断、治疗、预防等），可以在医疗服务的基础上对患者进行全面的健康管理和疾病预防，包括家庭医生服务、慢性病管理、健康干预等。全科医疗的推广和发展，将医疗服务从治疗疾病转变为健康管理，强调对患者进行全面细致的关怀和管理，不仅能有效预防和控制疾病的发生和发展，而且能提高患者的健康水平和生活质量。互联网医疗是指利用互联网技术和通信技术，将医疗信息的传输和处理转化为数字化的过程，提供在线医疗咨询、在线诊疗、在线辅助诊断等医疗服务。互联网医疗的出现，不仅能够解决患者看病难、看病贵的问题，还能提高医疗服务的效率和质量。

"互联网＋全科医学"是一种新型的医疗服务模式，主要通过互联网技术将全科医疗服务与互联网相结合，以提供更加便捷、高效、精准的医疗服务。随着互联网技术的不断发展，"互联网＋全科医学"已经成为医疗行业一个新的热点领域。"互联网＋全科医学"的发展可以为患者提供更加便捷、快速的医疗服务，可以节省医疗资源，提高医疗效率，缓解医疗资源匮乏的压力。同时，"互联网＋全科医学"也可以让医生与患者之间的沟通更为便捷，让医生更好地了解患者的病情和需求，从而实现个性化的医疗服务。互联网医疗作为新兴领域，将医疗服务从传统的线下转移到线上，为医疗行业带来了新的变革和机遇。全科医疗则是在互联网医疗的大背景下得以推广和发展的。

二、"互联网＋全科医疗"的发展

（一）数智时代

消费者主权崛起时代医疗与健康需求的变革使消费者的购买逻辑发生了变化，如线上发现、线下体验、社区讨论、心得分享等。买东西已不单纯是购买，更是参与感、个性化、表达权等的一系列附加。一句话说，就是消费者主权崛起了。以顾客需求和用户价值为中心，与顾客的连接决定着企业的生死存亡。消费者如今已经是积极能动、有能力、有判断、有选择的连接价值共创者，他们的需求不断被激发，参与能力也不断被释放。面对这样的消费群体，企业需要足够的强连接能力，方可与其共处。数智化时代主张"以人为本"，商业的逻辑也会由竞争向共生转变。全科诊疗体系是以人为本的体系，家庭医生签约服务使全科体系成为最了解签约居民近乎全部的健康需求及满足这些需求的手段。全科诊疗-家庭医生签约服务能持续了解目标患者群的全病程、全方位、全周期、全人群的变化及健康数据，并有能力对患者所需产品及方案做出合适的调整和升级，提高患者的依存性。

（二）互联网医疗在全科医疗中的作用

随着互联网医疗的逐渐普及，全科医学的发展也得到了极大的促进。互联网医疗以其高效、便捷、低成本等特点，为全科医学注入了新的活力。互联网医疗通过互联网技术为患者提供医疗服务。在全科医疗中，互联网医疗可以起到优化全科医学服务、提高全科医生素质、加强全科医学研究等作用。

1. 优化全科医学服务　全科医生是医疗服务的第一站，其职责涉及儿科、内科、外科、妇科等多个领域，互联网医疗为全科医生提供了更为完善的服务手段，优化了全科医学服务。

2. 提高全科医生素质　提高全科医生的素质是全科医学发展的关键。互联网医疗平台为全科医生提供了多种学习、交流的途径，帮助他们提升专业能力，提高医疗水平，实现全科医生素质的提升。

3. 加强全科医学研究　互联网医疗平台为全科医学研究提供了新的思路和手段，加强全科医学研究对于提高全科医生的专业素质、改善医疗服务水平具有至关重要的作用，如精准患者管理、推进临床试验、提供科研资源等。

4. 提高医生工作效率　互联网医疗可以帮助医生把时间和精力更好地放在病例的分析和判断上，从而提高医生的工作效率。互联网医疗可以打破传统医疗服务的时间和空间限制，让患者随时随地通过互联网平台享受医疗服务，无须到医院排队等待。

5. 提高诊断和治疗的精准度　在互联网医疗中，患者的病历、检查报告等数据可以得到更为精确和准确的记录，医生可以通过分析这些数据更好地进行诊断和治疗。

6. 提高患者的满意度　互联网医疗可以让患者更加方便、快捷、专业及细致地得到医疗服务，让患者更快地了解病情和治疗方案，向患者提供诊疗服务。通过互联网平台可以更方便地与患者保持联系，及时跟进患者的病情。这种便利性可以提高患者的满意度和信任度。

7. 降低医疗服务成本　互联网医疗可以节约患者的医疗费用，患者不再需要到医院或药店购买药品，医生也可以通过互联网平台为患者提供医疗服务，从而节约成本。互联网医疗可以将医疗资源配置更加合理化，通过互联网平台医生可以为更多的患者提供医疗服务，避免了传统医疗服务中医疗资源分布不均的问题，实现医疗资源的优化配置。互联网医疗可以让医疗服务的传递更加便捷并节省成本，同时也可以更好地控制疾病的发展。这种效率与成本的比例可以帮助医院和医疗机构更好地承担社会责任。

8. 提高医生能力和收入　在互联网医疗中，全科医生需要具备更多的知识和技能，这样可以提高其素质和服务水平，从而提升其收入水平。

（三）互联网医疗面临的挑战及建议

随着互联网技术的发展和医疗领域的改革，互联网医疗已经成为医疗领域发展的重要趋势，也成为全科医疗必不可少的一部分。互联网医疗的快速发展同样也面临着很多挑战和风险。下文主要从信息安全、医疗质量和法规监管3个方面对互联网医疗在全科医疗中的挑战和风险进行探讨，并提出相应的对策和建议。

1. 信息安全

（1）挑战与风险：互联网医疗作为一种新的医疗模式，主要通过互联网技术实现医患之间的信息交流和医疗服务。对于患者和医生来说，互联网医疗也面临着信息安全方面的挑战和风险。

1）个人信息泄露：在互联网医疗过程中，患者的个人信息要通过互联网进行传输和存储，如果相关的信息被黑客攻击或恶意盗取，会对患者的个人隐私和财产造成损失。

2）互联网攻击和病毒感染：医院、医生和患者使用的互联网设备容易受到黑客的攻击和计算机病毒的感染，导致数据泄露、系统瘫痪等问题。

3）技术保障薄弱：虽然互联网技术可以提高医疗服务的效率和质量，但是技术保障薄弱也会造成信息泄露、数据丢失等问题，影响医疗服务的稳定性和可靠性。

4）管理不规范：由于互联网医疗的发展还比较新，相关的管理规范和标准尚未完善，导致相关的服务管理不规范和缺乏标准，从而也会增加信息泄露和数据丢失等问题的风险。

（2）对策与建议

1）加强信息安全意识：加强患者、医生和管理人员的信息安全意识，提高他们的信息安全防范能力，建立一套完整的信息安全管理体系。

2）加强网络安全建设：建立一套完善的网络安全管理体系，涵盖安全审计、安全测试、安全维护等方面。加强系统的安全性和鲁棒性，尽可能地减少黑客攻击和病毒感染问题的发生。

3）加强技术保障：完善技术保障体系，提高技术的可靠性和稳定性，对互联网医疗服务中的重要数据进行多重备份，尽可能地减少数据丢失和数据泄露问题。

4）规范管理：建立一套严格的管理体系，对互联网医疗服务进行规范化管理，加强相关政策、标准和规范的制定，规范医院、医生和患者的行为。

2. 医疗质量

（1）挑战与风险：互联网医疗为患者提供了方便、快捷的医疗服务，但同时也面临着医疗质量的挑战和风险。

1）医疗效果难以保证：互联网医疗服务的特点是以非面对面的形式进行的，且一般只提供初步的诊断和建议，因此，容易存在误诊、漏诊等问题，导致患者的治疗效果难以保证。

2）医生技能水平不够：互联网医疗平台可能存在一些不够专业、技能水平不高的医生，这些医生的服务质量无法保证，会给患者带来健康风险。

3）医疗风险难以承担：由于互联网医疗服务的特殊性，一些医疗风险难以承担。例如，因为医生没有进行实地诊疗，可能无法将患者的真实情况评估出来，从而导致医疗风险的增加。

4）医学伦理和道德问题：互联网医疗服务可能存在医学伦理和道德问题，如医生缺乏责任心、通过互联网开药等行为违反相关的法律法规等。

（2）对策与建议

1）建立质量控制体系：建立一套严格的医疗质量控制体系，包括患者反馈、质量监测、质量评估等方面，通过多种手段来保证医疗服务的质量。

2）加强医生培训和审查：通过加强医生的培训和审查，提高医生的专业技能和服务质量，加强对医生的考核和监督，提高医生的责任心和专业水平。

3）明确医疗风险责任：明确互联网医疗服务中的医疗风险责任，加强医疗风险防范和控制，通过多方面的手段来降低医疗风险。

4）加强道德伦理建设：加强医生道德伦理的建设和培养，依法合规开展互联网医疗服务，加强医生的守法观念和责任意识。

3.法规监管 互联网医疗是一个新兴的领域，相关法规尚未完善，互联网医疗服务同样存在一些监管方面的挑战和风险，如缺少相关法规和政策等。由于互联网医疗服务还比较新，相关的法规和政策尚未完善，导致互联网医疗服务缺乏明确的法规和政策的支持。

（四）技术创新引领互联网医疗发展

互联网医疗是依托互联网技术进行医疗服务的一种模式。因此，技术创新是互联网医疗发展的关键。未来，互联网医疗将会继续向数字化、智能化、视觉化方向发展。数字化是互联网医疗发展的关键，可以提高医疗信息的质量和效率。未来，互联网医疗将会推广"互联网＋电子病历"的模式，实现医疗信息的数字化、信息共享、互联互通，让医疗信息更准确、更便捷、更高效。未来，互联网医疗将会越来越智能化。例如，人工智能技术可以快速、准确地诊断疾病，让医生更快地制定治疗方案，同时智能医疗设备（如智能药箱、智能监护仪等）也将会越来越普及，让患者更便捷地管理自己的健康。未来，互联网医疗还将会越来越视觉化。例如，增强现实（augment reality，AR）技术可以让医生和患者通过虚拟现实技术进行交互，让疾病的诊断和治疗更加直观。

（五）深入挖掘互联网医疗应用场景

互联网医疗可应用于医疗机构、患者个人、医药企业等多个领域。未来，互联网医疗将会深入挖掘应用场景，以实现更好的服务。互联网医疗可以帮助医疗机构实现数字化管理，提高信息共享和医疗服务效率。未来，互联网医疗将会结合智能医疗设备和人工智能技术，建立更加智能化的医疗机构。互联网医疗可以帮助患者更好地管理自己的健康，包括健康档案、健康教育、疾病预测等方面。未来，互联网医疗还会结合智能医疗设备和人工智能技术，提高患者个人健康管理的效率和准确性。互联网医疗可以帮助医药企业更好地进行市场调研和药品研发。未来，互联网医疗将会结合大数据和人工智能技术，提高医药企业的决策效率和药品研发效率。

（六）加强互联网医疗产业生态建设

互联网医疗已经形成一定的产业规模。未来，互联网医疗产业将会呈现良好的发展态势。为了加强互联网医疗产业的生态建设，需要做好以下3个方面：①政策引导。政府应该出台一系列政策，鼓励企业投入互联网医疗领域的研发和生产，提高互联网医疗行业的发展速度和质量。②合作共赢。互联网医疗产业应该加强企业之间的合作和共赢。例如，医疗机构可以与互联网公司合作，共同开发医疗服务平台，提高医疗服务的质量和效率。③健康教育。互联网医疗产业应该加强对患者的健康教育，提高患者的健康意识和健康素养，同时还应该加强对医生的培训，提高医生的互联网医疗服务能力。

互联网医疗将是医疗行业未来的重要方向之一。只有不断地进行技术创新、深入挖掘应用场景、加强产业生态建设，才能推动互联网医疗行业的快速发展。

（七）互联网医疗加速全科医生的职业发展

随着互联网医疗的推进，全科医生逐渐向数字化、信息化转型，通过互联网平台获取更多病例和治疗经验，提高自身的诊疗水平和效率。同时，互联网医疗也为全科医生提供了更多的职业发展机会，如在线咨询、远程医疗、健康管理等。

（八）互联网医疗促进全科医学的发展

互联网医疗为全科医学带来了更多的临床数据和药物信息，促进了临床实践的规范化和标准化，提高了全科医生的临床决策能力和治疗效果。同时，互联网医疗还推动了全科医学与其他专科的交流与合作，有助于形成更协同、更高效的医疗模式。

（九）互联网医疗改变了患者对医疗服务的期望

互联网医疗的普及，使患者对医疗服务的要求发生了巨大的变化，患者开始更加注重就医的便捷性、时效性及效果和体验等方面。全科医生需要借助互联网平台向患者提供更加个性化、差异化的医疗服务，满足患者的需求。

（十）互联网医疗加强了全科医生与患者之间的互动

互联网医疗使全科医生能更方便地与患者进行沟通和交流，加强了医患之间的互动，有助于建立更加信任和稳定的医患关系。同时，互联网医疗也为患者提供了更便利的就医途径，降低了就医成本和时间成本。

（十一）引导互联网医疗健康发展

在互联网医疗的推动下，全科医学将迎来更广阔的发展前景，但同时也面临一些挑战和问题，需要加以解决和应对。目前，互联网医疗刚刚起步，还存在很多不规范、不合法的情况，需要通过相关政策和标准的引导，规范市场秩序，保障患者和医生的合法权益。

（十二）解决全科医生短缺问题

随着互联网医疗的快速发展，全科医生短缺问题也愈加凸显，需要尽快采取有效措施，鼓励更多的医学专业毕业生从事全科医生职业。

（十三）加强全科医生与其他专科医生的合作

全科医生作为医疗服务的首席服务提供者，需要加强与其他专科医生的合作，形成更加协同、高效的医疗服务模式，提高整个医疗服务的效率和质量。

（十四）推动全科医生的数字化、信息化转型

随着互联网医疗的发展，全科医生需要快速转型，逐步实现数字化、信息化管理和诊疗，提高自己的诊疗水平和效率。互联网医疗是当前医疗服务领域的重要发展趋势，也是全科医学发展的重要推动力。要积极引导互联网医疗的健康发展，加强与其他专科医生的合作，提高全科医生的技术和管理水平，不断推动全科医学向数字化、信息化方向转型，为患者提供更加优质、便捷的医疗服务。通过对医疗行业的现状进行调研，互联网医疗已逐渐成为医疗行业的一种重要形式，对推进医疗信息化、缓解医疗资源紧张等问题起到了积极的作用。

（十五）互联网医疗的各地经验及发展趋势

1. 各地经验　综合各地各公司在互联网医疗领域中的实践经验，尤其是在"互联网＋全科医疗"领域中的运营模式，可以总结互联网医疗的如下特点。

（1）互联网医疗已经成为医疗行业转型升级的必然趋势，其在实现医疗资源共享、提高医疗服务效率等方面具有不可替代的作用。

（2）诸多互联网公司的发展路径、运营模式及商业模式得到了有效的验证和证明，其基于互联网的全科医疗服务模式是一种行之有效的创新模式。

（3）互联网医疗在全科医疗领域中的发展仍存在一些风险和挑战，如医疗安全风险、医疗数据管理等问题，需要行业和企业共同努力来克服。

（4）加强与传统医疗机构的合作、建立良好的医疗生态系统是互联网医疗发展的必要条件，也是保障医疗服务质量和安全的关键。

2. 发展趋势　在未来，互联网医疗将继续保持快速的发展势头，其发展趋势主要表现在以下3个方面：

（1）技术的升级和创新：随着人工智能、云计算、物联网等新技术的应用和普及，互联网医疗将会更加便捷、高效和安全。

（2）模式的创新和拓展：互联网医疗必将向更广泛的领域拓展，如远程医疗、移动医疗、家庭医疗等，从而为人们提供更全面、更便捷的医疗服务。

（3）合作与融合：互联网医疗企业将会与传统医疗机构、药企、医疗设备供应商等其他企业进行更紧密的合作与融合，建立更完善的医疗生态系统。

未来的互联网医疗行业将呈现更为广阔的发展前景，同时也需要企业和政府的共同努力，加强管理和监管，确保医疗服务的质量和安全。

三、微医的"互联网＋全科医疗"应用

（一）微医的互联网医疗发展

微医是国际领先的数字健康平台，是国内互联网医院新业态的开创者。2015年12月全国首个线上线下相结合的医院——乌镇互联网医院开业，同月在第二届乌镇世界互联网大会上获得了习近平总书记的肯定。乌镇互联网医院开创了在线处方、电子病例、药品配送等互联网医疗的先河。在信息化方面，微医不断发展，与哈佛大学公共卫生学院及浙大睿医联合开发了创新产品，与以人工智能、大数据、便携医疗设备为代表的信息科技相结合，其内配置300种县域常见病的标准化诊疗方案及系统，为基层医生赋能，提高其服务能力和水平，创新基层医疗服务模式。微医联合浙大睿医人工智能医学中心，基于人工智能深度学习，推出了中西医两大人工智能产品，西医方面的产品是睿医智能医生，其在糖尿病、糖尿病视网膜病变、骨龄检测、肺小结节筛查、全科辅助诊断、眼底黄斑病变等十几个专科领域实现突破，为基层医生赋能。另外，微医积极推进人才战略，通过"互联网＋全科教育模式"打造了"微医全科医院"，这种全科医学教育专业平台通过互联网教学场景，覆盖了数万名医生，满足了不同地区和医疗资源机构的培训需求。

微医通过一系列硬件＋软件的创新为基层医疗机构赋能，搭建智能平台，赋能基本公共卫生，增强基层医生的服务能力，跑通医联体服务，建立新型健康扶贫方法，开创了"互联网＋健康扶贫"模式的新局面。

微医积极布局医学人工智能，基于互联网、大数据和人工智能技术发展智能医疗。开发出针对中、西医的华佗智能医生和睿医智能医生，并在业界率先推出软硬件一体化的智能健康终端——微医通。2020年初，天津微医互联网医院成立，走通地方医保，发挥互联网医疗优势，建立慢性病管理基层健共体模式，有效缓解了医保压力。截至2022年底，签约管理患者的糖化血红蛋白合格率提升了21.3%，回流一、二级医院糖尿病患者的比例为80%，合作医院平均医保结余率为28%，合作基层

医疗机构门诊量提升至100%，示范级医院患者的并发症筛查率为100%。同时该模式在山东、福建、黑龙江等地不断落地。

疫情期间，微医线上互联网医院积极快速投入新型冠状病毒感染的抗疫工作中。期间服务超过13亿人次，单日最大服务人次1100万人，充分发挥了互联网医疗远程、专业、便捷、高效的优势，最大限度地降低了线下就医交叉感染的风险。同时，为保证慢性病患者在疫情期间能按时、规范用药，微医线上互联网医院在疫情期间为糖尿病、心脑血管病、消化系统疾病、呼吸系统疾病及其他稳定期需要长期用药的患者，提供在线复诊、电子处方及送药上门服务，也为疫情期间老百姓无忧购药提供了极大的便利。

（二）全科医学与信息化发展在微医的应用案例

1. 基层医疗健共体在微医的实践　全科医学与信息化结合在天津的应用案例是做好慢性病管理、提升基层服务能力。

慢性病管理中心是天津市基层数字健共体下以"高糖冠脑"（高血压、糖尿病、冠心病和脑血管病）患者为重点服务对象，与天津267家基层社区医院合作，构建区域基层医院与二、三级医疗机构联动，以家医责任制为基础，以健康为目标，为慢性病患者提供"防、诊、治、管、健"标准化服务。健共体帮助各个基层医院在门诊建立慢性病管理中心，先期以糖尿病为切入点，从电子健康档案、标准化诊疗路径、药品目录、分级诊疗、效果评价体系五大方面开展建设，对接四朵云和三医联动的服务平台，通过全流程的数字化系统赋能标准化管理。同时，落实糖尿病按人头付费，形成患者健康水平的提升和结余留用，提升了基层医生的收入和服务动力。

2. 建设数字化慢性病管理中心　建立诊前、诊中、诊后的全流程、标准化慢性病管理服务路径，诊前增加高血压和糖尿病智能化分诊及健康查体结果共享；诊中对患者进行分层分级管理及并发症的筛查提醒和预警；诊后进行个性化健康管理及药学指导。由此打通了可以连接患者信息、行程全面的电子健康档案，切实提高了患者的就医体验和健康水平。

3. 重塑慢性病管理流程，开展糖尿病按人头付费　改变传统的就医流程，将信息化、人文化与传统医学相结合。数字化赋能，提升管理效率，通过建设数字化医生工作台，数字化档案、分层分级与分标管理、指标检查提醒、并发症筛查提醒、不合理用药拦截、转诊提醒与转诊通道、健康指导等一系列信息化工作台的使用，提高医生的管理效率。组建专业健管团队，提供丰富的患者服务项目，提供院内-院外连续性管理。院内定期进行带教培训和患者健康指导，院外建立线上慢性病管理中心，提供健管随访、跟踪服务等，提高了患者的依从性，达到指标的有效性。按照医保协议要求，陆续上传相关健康管理指标，其中血糖上传率达99.48%，血压上传率达99.51%，血脂上传率达66.32%。医保打包，结余留用，医生主动管理，以糖尿病按人头打包付费为支付抓手，依托数字健共体"四朵云＋三医联平台"，在基层形成线上＋线下的标准化管理方案并逐步落地，实现对患者管理效果的提升，促进患者回流基层。结余资金部分以绩效形式分配给医护人员，实现全流程闭环。纵向整合、搭建分工协作、联动共管的体系，以绩效考核为激励手段，对共管单位工作的"质"和"量"进行考核，实现多劳多得，对医护人员起到很好的鞭策和促进作用。

健共体平台赋能：①搭建体系，拉通纵向层级，搭建联动机制；②联通数据，使区域信息共享，互联互通；③重构供给，实现智能化驱动服务供给配置；④落实激励、绩效机制，内生动力达到闭环。实现二、三级医院与基层医院的联动共管体系。引导慢性病患者逐步回流基层，促进分级诊疗格局的形成，提升管理效果与健康水平，基于慢性病管理中心进行合作建设，积极助力并参与糖尿病门诊特殊病种按人头付费，通过慢性病系统全程管控，减少不合理医药费用的支出。注重规范管理率和并发症筛查，提高健康指标达标率。截至 2022 年 12 月，天津 266 家基层医疗卫生机构先后成为糖尿病门诊特殊病种健康主管机构，签约 48.2 万名糖尿病门特患者，累计标准化管理糖尿病患者 2.4 万人，累计服务 32 万余人次。签约管理患者的糖化血红蛋白合格率提升了 21.3%，回流一、二级医院糖尿病患者的比例为 80%，合作医院平均医保结余率为 28%，合作基层医疗机构门诊量提升至 100%，示范级医院患者的并发症筛查率为 100%。

四、赛客公司的呼吸慢病规范化管理及数字疗法的应用案例

呼吸系统疾病是一种常见病、多发病，在城市死亡率中占第三位，在农村则占首位，如肺炎、肺结核、支气管哮喘、慢阻肺、肺纤维化、间质性肺炎、肺癌等，严重危害居民的健康水平。我国慢阻肺患者超过 1 亿，40 岁以上达 13.7%，60 岁以上人群患病率已超过 27%，在中国每分钟就有 2.5 人死于慢阻肺。人口老龄化趋势促使呼吸疾病患者的数量逐年上升，而且已经成为三大常见的慢性病，具有高患病率、高致残率、高病死率和高疾病负担的"四高"特点，已成为非常严重的公共卫生问题。

慢性呼吸疾病影响生命健康，减少寿命，更会使生产力受到影响，加之长期治疗所需的成本，将造成家庭和社会的巨大负担。因此，应以控制慢性病危险因素、打造健康支持环境为重点，以健康管理为手段，减少可预防的慢性病发病率，实现以治病为中心向以健康为中心的转变，最终实现全生命周期健康的目标。

习近平总书记在党的二十大报告中指示，推进健康中国建设要把保障人民健康放在优先发展的战略位置。把以治病为中心转变为以人民健康为中心，坚持贯彻习近平总书记提出的"健全适应乡村特点、优质高效的乡村医疗卫生体系"，让广大农民群众能就近获得更公平及系统连续的医疗卫生服务。

2020 年国家财政专项支出 10 亿支持全国 50% 的基层医疗机构配备肺功能仪，以提高基层呼吸系统疾病的早期筛查和干预能力。2021 年发布的《关于下达 2021 年重大传染病防控经费预算的通知》提出，在每年中央转移的重大传染病防控经费预算中，均将开展慢阻肺高危人群的早期筛查和综合干预项目工作。

赛客呼吸大数据平台作为慢阻肺全国单机单体筛查量最大的平台，已经筛查了 185 万人次。广州呼吸疾病研究所的赛客物联网肺功能研究室、上海呼吸疾病研究所的赛客物联网肺功能研究室及中国肺癌防治联盟肺功能筛查系统的建设均通过赛客的物联网设备及系统在基层进行肺功能筛查，实现远程报告上传至中心医院，再通过上级医院进行远程管理和诊断，家庭医生后续跟进康复管理，从而实现慢阻肺的分级诊疗。这将进一步助力全国各级医疗机构呼吸疾病分级诊疗模式落地，实现医生碎片化时间及优质医疗资源的高效化利用，成就呼吸疾病康复全程管理体系的全国裂变，建立全国及各省市级的呼吸大数据平台，实现科研项目数据资源共享及 5G、区块链技术的应用。

（一）福建厦门案例

2019 年在厦门市卫生健康委员会的领导下已覆盖 39 家社区卫生中心并联动 7 家上级医院，利用赛客肺功能检测仪实现厦门市 70 403 例筛查人数，其中发现 8773 例慢阻肺患者，对 556 例慢阻肺重度患者进行了精准的中长期慢性病康复管理，帮助慢阻肺患者得到专业的康复治疗，实现了慢阻肺早筛在基层、急性加重期转诊至上级医院、疑难病症远程会诊、稳定期下转至基层管理、居家患者可进行定期监测和训练康复的目标，建立了一个有助于慢性病筛查、管理、预防及治疗的指导平台。

2021 年 4 月 7 日，赛客助力厦门市慢阻肺早期干预及规范化管理项目成功启动。赛客通过物联网和信息化技术对实现科学防控和规范治疗提供了有力的支持，进一步提高了厦门市慢性呼吸疾病分级诊疗的服务水平，完善了慢阻肺患者肺功能检测—规范治疗—分级管理—随访康复的全流程健康管理，为厦门市慢性呼吸疾病分级诊疗项目提供了整体的解决方案。同时，为全市 39 家卫生服务中心 / 卫生院开展肺功能检测、上下级医院转诊、康复管理提供了技术指导和支持，在厦门市筛查了 90 000 例，发现了 11 086 例慢阻肺患者，并在广州呼吸疾病研究所专家团队的指导下纳入精准中长期慢性病康复管理。

（二）甘肃白银案例

2021 年 1 月，赛客呼吸慢病康复管理解决方案赋能白银市慢性病示范全市模式项目。2020 年白银市第一人民医院等医疗机构引进了赛客物联网呼吸慢病康复管理全套解决方案。其中赛客便携式肺功能检测仪可做到高效精准，"一呼一吸"间即可生成质控合格的肺功能检查结果。白银市通过"慢病示范·呼吸先行"慢性病示范全市模式项目的实施，实现了呼吸疾病防治的标准化、同质化，加快构建全市呼吸疾病规范化预防诊治体系，提高慢性病防治能力，全面推行分级诊疗制度，补齐慢性病防控"短板"，为白银市慢性病综合防控先行先试，打造慢性病防控的"白银经验"。项目实施 3 年多以来，白银市共筛查慢阻肺目标人群 43 万人，占全市人口的 24.7%，肺功能检查 5 万多人次，诊断并规范管理慢阻肺 3000 多人，大幅度提高了筛查效率，降低了筛查成本。目前白银市正在向全省推动此模式，以期为慢阻肺高危人群的筛查提供建议。

赛客公司获得国家呼吸中心——赛客肺功能联合实验室的称号，其开发的智能肺功能仪和远程人工智能慢阻肺数字管理系统被广泛应用于呼吸系统疾病筛查及远程诊疗领域。其开发的呼吸数字诊疗产品获科技部第七届全国创新创业大赛总决赛优胜奖。另外，其开发的厦门十大科技战疫产品，获得国际呼吸病学会颁发的"优秀智能肺功能仪"称号，同时获得红点奖的"当代好设计奖"。赛客全国首发呼吸分级诊疗系统项目，助力厦门市海沧区获得"国家慢病综合防控十佳特色示范区"，同时助力厦门市海沧医院获得中国医院管理案例评选信息管理组"十大价值案例"奖项。

赛客在全国建立了第一个慢阻肺分级诊疗管理体系，其产品及服务应用于阜外医院、华西医院等 1000 多家等级医院和 8000 余家基层医疗机构，已积累注册医生超 2 万名，助力全国慢阻肺筛查超 185 万人，发现肺功能异常人群超 46 万人，10 万人被纳入规范化数字康复管理。呼吸健康大数据已形成具有科研意义的规模。通过现有沉淀，实现医院医生与用户私域大数据，并即将获得数字疗法证书，利用人工智能辅助诊疗加速数字疗法的推广应用进程，加快打入居家健康市场，成为真正的居家私人呼吸健康管理助手。

五、数智化中医药服务产业链在全科医学发展中的应用

(一)概述

中医药是中华民族的瑰宝,是中国特色社会主义事业的重要内容,党中央、国务院高度重视中医药发展,将传承、创新、发展中医药定位为新时代中国特色社会主义事业的重要内容。党的二十大报告明确指出"促进中医药传承创新发展"。信息化作为引领中医药传承创新发展的先导力量,是促进中医药传承创新、实现振兴发展的重要支撑。

2018 年发布的《国务院办公厅关于促进"互联网＋医疗健康"发展的意见》提出,实施"互联网＋中医药"健康服务行动,包括建立以中医电子病历和电子处方等为重点的基础数据库、发展互联网中医医院、开发中医智能辅助诊疗系统、发展"互联网＋中医药"贸易等内容。2020 年发布的《关于深入推进"互联网＋医疗健康""五个一"服务行动的通知》提出,加快推进"互联网＋"健康服务体系建设,完善远程诊疗服务规范和管理制度,推动优质医疗资源下沉和均衡配置。2021 年国家中医药管理局印发《"十四五"中医药信息化发展规划》,提出到 2025 年的发展目标和主要任务,包括夯实中医药信息化发展基础、深化数字便民惠民服务、加强中医药数据资源治理、推进中医药数据资源创新应用 4 个方面。

近期国家卫生健康委员会、中医药管理局等相继发布政策并明确提出,要求所有社区卫生服务中心和乡镇卫生院建立不少于 300 平方米的中医馆,社区卫生服务站和村卫生室要建立中医阁,全国超过 150 万支全科医生团队到 2025 年必须具备中医药服务能力。中医药互联网化服务与全科医学信息化成为多个政策的叠加重点发展方向。

(二)名医名方下基层＋智慧化共享式中药房

智慧化共享式中药房将成为提升基层全科医生团队中医药服务能力的关键抓手。根据国家政策要求,100% 的乡镇卫生院及 70% 的村卫生室(全科医生团队)要具备中医药服务能力。中医药行业积极应用云计算、大数据、物联网、人工智能等新一代信息技术,推动中医药健康服务与互联网的创新成果深度融合,实现个性化、便捷化、共享化、精准化、智能化的互联网中医药健康服务。通过智慧药房的搭建,区域内中药可统一配置管理,下属医疗机构无须设置药房,社区中心和社区卫生服务站开具的处方药品由智慧药房统一熬制配送,确保每个社区卫生服务中心及服务站开具的处方都能送药到家。统一的集约化管理在药材质量、价格、标准化管理等方面都可得到较好的控制。智慧化共享式中药房建设主要包括以下内容。

1. 中医互联网服务平台　基于移动互联网、视频通信等技术实现线上中医诊疗和服务的特色线上服务平台。通过建设中医互联网服务平台、推进中医药远程医疗服务、发展中医药互联网诊疗服务、完善中医药互联网健康管理等措施,实现中医药健康服务的线上线下融合,拓展中医药服务覆盖面,提高中医药服务的可及性和便利性。中医互联网服务平台是通过互联网技术和信息化手段实现医疗机构与患者之间的远程诊疗、健康管理、健康教育等服务的新型医疗方式,能够改善患者的就医体验、优化医疗资源配置。建设中医药互联网服务已成为医疗服务模式发展的必然趋势。

2. 中医人工智能系统　基于中医大数据、云计算的有中医特色的医疗信息系统,可以辅助和指导医生开具中药处方,并配备对应的四诊仪等相关中医辅助检测设备。利用人工智能技术辅助中医诊

断，可以通过物理传感器实现四诊信息客观化，开发舌诊仪、脉诊仪、色诊仪等现代中医诊断仪器，缩短诊断时间，提高诊断精准率。利用人工智能技术将知名老中医的诊疗思想、辨证逻辑和处方经验进行整合，形成在线的辅助学习和辅助诊疗系统，为医生提供协助开方、电子病历、导诊机器人、虚拟助理等功能，让普通医生能进一步融入名老中医的思维过程，提升其诊疗能力，缓解中医专家的压力，提高诊断速度。

3. 中药智能共享煎煮云平台　实现药品统一管理统一配送，更好地实现中医药服务 100% 覆盖到村。通过建设中药智能共享煎煮云平台，实现集约中药煎制中心、中药制剂集中加工、共享中药房等服务模式创新，加强中药管理信息化建设，推动中药服务的规范化和标准化建设，通过中药智能共享煎煮云平台，实现中药处方代配代煎、当日配送到家的特色服务，建立双向绿色通道，发挥技术优势、人才优势和设备优势，确保每一次流转的安全性和真实性。加强以采购为源头、配送为终末的煎煮制剂生产全程质量管理，提高生产效率，降低运营成本，确保中药的有效性、安全性和稳定性，全面满足乡镇居民对中医药服务的需求。

目前一些中医药机构和企业已经在探索和实践中医药互联网医院的建设，尤其是数智中医药服务产业链在全科医生团队中的应用。这些机构和企业利用信息技术对中医诊疗过程进行优化重构，并将中医专家经验和科研成果融合至在线诊疗和指导中，提升了基层全科医生团队的中医药服务能力。同时，他们也非常重视与线下中医药机构的协同合作，推动优质中医资源下沉，满足基层和群众对中医药服务的多样性、个性化及便捷性的需求。

（三）数据资源有效利用

数据是信息化的基础，也是中医药传承创新的宝贵财富。国家中医药管理局组织开展了中医药综合统计信息平台建设，实现了中医药统计数据的全面收集、汇总、分析及发布，为中医药发展规划、政策制定、监督评估提供了数据支撑。目前，平台已经收集了全国 31 个省（区、市）和新疆生产建设兵团的中医药基本情况、中医药服务能力、中医药服务利用、中医药人才队伍、中医药科技创新等方面的数据，形成了全国中医药发展年度报告。

国家中医药管理局与国家卫生健康委员会联合印发了《关于推进中医药统计数据开放共享的通知》，明确了开放共享的原则、范围、方式及要求，建立了中医药统计数据开放共享工作机制，促进了中医药统计数据的规范管理和有效利用。目前，国家卫生健康委员会官网已上线"中国卫生与健康统计年鉴""中国卫生与健康大数据平台"等栏目，并向社会公开发布了部分中医药统计数据。

强化中医药政务服务和管理。国家中医药管理局建立了"一网通办"平台，实现了全国范围内行政审批事项的网上办理，提高了行政效率和便民水平，同时利用大数据技术对各地区各部门的工作情况进行监测分析，为科学决策提供参考依据。此外，还建立了中医药法规标准数据库、名老中医经验传承数据库、名方名药数据库等专业数据库，为中医药行业提供了专业的服务。

（四）创新应用与科技发展

信息化不仅是一种技术手段，更是一种创新思维。近 3 年来，中医药行业加快关键数字技术攻关，助力中药质量控制水平的提升，创新全科医生团队＋中医药数字教育新模式，推动全科医生团队＋中医药文化数字化建设，促进基层中医药科研创新和人才培养。

开展中医药人工智能技术研究，推动人工智能技术在中医药领域的应用。利用人工智能、机器学习、深度学习等技术，对中医药的诊断方法、治疗方案、方剂组成等进行智能化建模、推理及优化，形成了一批具有自主知识产权的中医药人工智能技术和产品，如中医舌诊客观化系统、中医证候智能识别系统、中西医结合智能辅助诊疗系统等，为提高中医药的临床效率和质量提供了有效的技术手段。人工智能技术是指利用计算机或其他智能设备模拟和扩展人类的智能，实现感知、理解、学习、推理、决策等功能的技术。人工智能技术在中医药领域有广阔的应用前景，可以为中医药理论创新、诊疗服务提升、药物研发优化、教育培训改革等提供智能支持和辅助。

近3年来，国家中医药管理局发布了《关于促进中医药传承创新发展的意见》，提出了"互联网＋中医药健康服务"行动，鼓励开发中医智能辅助诊疗系统。同时，国家卫生健康委员会发布了《关于加快推进人工智能与健康医疗深度融合的指导意见》，提出加快推进人工智能与健康医疗深度融合的目标和措施。在这些政策引导下，各地各部门积极探索人工智能技术在中医药领域中的应用，主要取得了以下进展。

1. 理论创新水平得到提升　利用人工智能技术挖掘中医药数据，从海量的中医文献和案例中提取、归纳、分析中医证型、方药、配伍规律等知识，总结名老中医经验，创新中医理论，推动中医理论规范化和客观化研究。同时，利用人工智能技术模拟中医思维方法和处方生成过程，基于案例推理模型，为临床诊疗提供智能信息支持，建立中医临床病症诊疗决策支持系统。

2. 诊疗服务水平得到提升　利用人工智能技术辅助鉴别中药材，通过大数据图谱对比分析，利用近红外光谱检测等方法对成品中药材质量进行评估，规范中药生产，提升中药质量。同时，利用人工智能技术辅助中医诊断，通过物理传感器实现四诊信息客观化，开发舌诊仪、脉诊仪、色诊仪等现代中医诊断仪器，缩短诊断时间，提高诊断精准率。

3. 药物研发水平得到提升　利用人工智能技术辅助中药研发，通过数据挖掘技术，在已明确疗效的方剂中明确有效药物成分，通过数据生成假定药物，减少研发时间，降低研发成本，更快、更有效地明确中药的有效成分，进而开发新药，促进中药研发的大规模发展。

4. 人工智能辅助疾病诊疗　利用人工智能技术将知名老中医的诊疗思想、辨证逻辑和处方经验进行整合，形成在线的辅助学习和辅助诊疗系统，为医生提供协助开方、电子病历、导诊机器人、虚拟助理等功能，让普通医生能进一步融入名老中医的思维过程，提升其诊疗能力，缓解中医专家的压力，提高诊断速度。

5. 助力中药质量控制水平的提升　利用物联网、大数据等技术对中药材种植、采收、加工、储运等环节进行全程监控，建立中药材质量追溯体系，提高中药材质量安全的可控性。利用生物信息学、分子生物学等技术开展中药材鉴定和指纹图谱分析，提高中药材鉴别和质量评价能力。利用人工智能、云计算等技术开发中药质量控制智能辅助系统，提高中药质量控制效率及准确性。

（五）数智化中医药服务产业链协同创新

中医药是中华民族的宝贵财富，也是人类医学的重要组成部分。加强中医药科研创新是推动中医药传承创新发展的重要途径，也是提升中医药国际影响力的关键因素。利用互联网、物联网、云计算等技术对中医药的基础理论、临床实践、文献资料、药物信息等进行数字化的采集、整理、分析及应用，形成了一批具有国际领先水平的中医药大数据平台，如《中国中医药大辞典》数字化平台、中医药临床文本语料库标注系统、中医药临床科研共享系统等，为中医药的科研创新提供了强大的数据支撑。

实现健康中国和中医药发展，乡村振兴早已是国策，科技进步更是人类进步的双绞线之一，加强数智化中医药服务产业协同创新与发展顺应时势。例如，北京 - 延安 - 汉中镇巴数智中医药服务产业链创新平台是在跨界融合、以人为本、协同创新的基础上建立的，创新了全科医生团队＋中医药数智服务新模式，走出了一条全科＋中医药产业化＋信息化协同发展并推动铸基富民、乡村振兴、健康陕西落地的新路径。

六、新型数字化诊疗设备在全科医学发展中的应用——全民低成本健康"海云工程"

（一）简介

根据国家医改政策及相关的配套文件精神，深圳先进院在原有研发的基础上，不断提升技术内涵，开发了一整套适用于基层医疗卫生机构的适宜技术、设备及一体化的信息系统解决方案。通过提供集医疗信息化、基层医生培训和全科检查功能为一体的"便携式全科医生工作站"设备，使基层医疗卫生机构多种诊疗数据和居民健康档案管理系统实现对接，以及对提升基层医疗卫生服务效率和信息化水平有一定的推动作用。围绕"保基本、强基层、建机制"的战略目标，建立基本医疗卫生制度，重点加强农村卫生和公共卫生。在基层医疗卫生机构开展全民低成本健康"海云工程"，让基层居民都能享受到优质的可及性医疗服务，通过稳定安全的信息化手段将城市优质医疗资源下移到社区和农村居民的身边，进一步夯实了基层医疗机构的服务水平和信息化水平，将医疗保障体系覆盖到社区卫生服务站、乡镇卫生院及农村卫生室，实现了医改筑牢网底和建真、建活全民电子健康档案的要求，遵循了《国务院办公厅关于巩固完善基本药物制度和基层运行新机制的意见》的要求。全民低成本健康"海云工程"以国家医改政策为导向，遵循国家基本公共卫生服务规范，建设适用于村镇一体化建设的全科医生工作站系统，解决了基层医疗覆盖不全、医疗不便、基础医疗设备不足等事宜，以适应居民不断增强的医疗需求。工程以"便携式全科医生工作站"部署社区卫生服务中心及村卫生室，为处于医疗卫生网底的基层医疗机构提供基础疾病筛查手段，为卫生站医生开展基础医疗、基本药物管理、医保及时结算及公共卫生服务提供标准化设备，丰富了基层看病手段，为建立规范化电子健康档案提供了便利条件，提高了医务人员的服务水平及城乡居民信息采集的便利性和准确性。全民低成本健康"海云工程"符合中央新医改"保基本、强基层、建机制"的基本思路，推进了基层医疗信息化建设，在基本药物供应使用、医保及时结算、居民健康管理、公共卫生服务、基本医疗服务及绩效考核方面实现了信息化管理，统一了技术规范和标准。通过全民低成本健康"海云工程"的建设，基层医务人员能带着便携式全科医生工作站深入居民社区进行医疗服务，节省了居民来回奔波的费用及时间，基层医务人员能通过网络随时调取居民完整的个人健康档案信息，提高了就医效率，节省了居民的就医时间。便携式全科医生工作站利用信息化终端设备，通过网络连接到服务平台，实现了居民医疗信息的随时提取，同时可以获得针对居民病症的最佳治疗方案参考，并可以通过心电远程协助诊断系统，得到专家的建议和指导，做到诊疗有依有据和有效减少误诊，提高了居民的就医满意度。通过项目的开展，实现了居民在基层医疗机构看病就医的基本药物有效管理和医保结算的及时报销，将乡村医生开展基础医疗服务和公共卫生服务纳入医保支付范畴，盘活了基层医疗服务，方便了居民的基层就医。全民低成本健康"海云工程"提高了医疗资源的利用率，基层医务人员能通过管理系统实时掌握自己的服务计划，实时了解所管辖区域内居民的身体健康状况，通过系统详细的居民个人信息说明，基层医务人员能制定最优服务路线、提高服务效率，在最短时间内诊治更多的居民。该系统的实施能实现医疗服务智能化管理，在医疗资源有限的情况下，能最大化地利用医疗资源，为各个站点提供平等化的医疗服务，改善基层医疗完全依赖行医经验的局面，逐步形成以早期预防和干预为主的新医疗格局。

全民低成本健康"海云工程"团队经过 10 年的潜心钻研，所研发的微流控白细胞分析仪取得了全球首个直接以"微流控"命名的血细胞分析产品的医疗器械注册证，综合运用材料学、电学、流体力学等多种学科技术，使用微流控生物检测芯片取代传统的血细胞分析设备复杂的液路结果，真正实现微米尺度上对微液体的驱动及控制，不仅满足自动进样的需求，而且保证白细胞分析的准确性和可比性。产品内部无液路、免维护、小巧便携，可实现即时检测，结果精准，满足多场合（村卫生室、社区卫生服务站、诊所、医务室、家庭医生服务团队、养老院、救护车、野战部队等）下对感染性疾病进行初步筛查的要求。

该产品既能满足基层医疗卫生机构对检验手段的需求，又克服了传统检验类设备操作复杂、维护要求高、售后维护不及时、质控困难、废液处理不便等问题。基于微流控技术的 POCT 白细胞分析仪填补了基层医疗卫生机构的血液分析市场空白。此次新型冠状病毒感染大流行充分暴露了我国基层医疗卫生机构的短板和分级诊疗不到位的缺点。大量患者人群对大医院形成了巨大的冲击，造成"医疗挤兑"。一方面加重了医护人员的工作负担，大量消耗大医院的各种储备；另一方面疑似患者与普通发热患者混在一起，引发了严重的交叉感染。要想真正夯实基层医疗卫生机构职能，实现分级和下沉，必须从完善基层检测手段做起。依据《新型冠状病毒感染的肺炎诊疗方案》，诊断依据主要是基于体温、呼吸系统症状、白细胞数值、CT、核酸检测 5 个方面的检测。前 2 项可以在社区和村卫生室完成，但后 3 项需要到大医院挂号才能完成。其中 CT、核酸检测对使用环境的要求很高，导致能使用这两类设备的医院或场景有限。便携式白细胞分析仪则很容易装备在基层医疗卫生机构，方便运输、易使用、免维护。在寒冷天气下，许多咳嗽发热的患者往往是普通感冒或肺炎患者。这类常见疾病可由基层医生根据症状、白细胞检验结果来判定，并给予对症处理和治疗，从而减少医疗资源挤兑及合理分流。

除疫情因素外，基层医疗机构的抗生素滥用也是极为严峻的问题。根据《中华人民共和国传染病防治法》，甲类传染病鼠疫和霍乱均是由细菌引起的烈性传染病，在没有发明抗生素之前，鼠疫和霍乱至少夺走了 2.75 亿人的生命。而抗生素的滥用导致超级细菌的快速繁衍和传播，不仅对患者自身，而且对全人类都是沉重的打击。虽然国家有关部门一再强调必须正规用药，不能滥用抗生素，但在基层医疗卫生机构，这一点实行起来却存在很大的困难。虽然健康一体机为基层医疗机构的公共卫生服务提供了辅助，但在基础医疗方面，许多村卫生室仍然只有听诊器、血压计等最简单的检查工具，无法进行白细胞的检测分析，对于患者自然也无法以最快的速度得出准确的鉴别诊断结果。基层医生只能靠自身诊治经验来诊断病情，严重缺乏快捷、便携的高精尖检测设备来辅助检查。微流控白细胞分析仪将有效地改变这一现状，助力基层医疗卫生机构，不仅填补了国内外的市场空白，更符合我国医改政策的要求。

2022 年 7 月 16 日，国家卫生健康委员会基层卫生司发布了《村卫生室服务能力标准（2022 版）》，在检验检查服务中明确了村卫生室应能开展心电图、血常规、尿常规等项目中的 2 种以上即时检验服务。

2023 年 4 月 20 日，中国医学装备协会在博鳌亚洲论坛健康产业国际论坛上发布《基层医疗机构抗菌药物合理应用设备配置村卫生室》团体标准，该标准为国内首个关于基层抗菌用药管理的团体标准。其中，体温计、白细胞分析仪被划入村卫生室的基本配置。

（二）应用案例

目前微流控白细胞分析仪已在内蒙古自治区兴安盟、湖南省益阳市、浙江省宁波市等多地开始示范应用。村卫生室、社区卫生服务站等基层医疗卫生机构的诊疗科目一般为预防保健、全科医疗和 / 或中医诊疗。微流控白细胞分析仪可为基层医疗机构常见病、多发病的诊疗提供科学依据，可有效鉴别感染性疾病是病毒感染还是细菌感染，是否应该使用抗生素，以及实现用药效果的监测等，助力基层医疗机构达到"四善"的目标。

2023 年 2 月 13 日《中共中央、国务院关于做好 2023 年全面推进乡村振兴重点工作的意见》发布，明确了要推进医疗卫生资源县域统筹，加强乡村两级医疗卫生及医疗保障服务能力建设。2023 年 2 月 23 日，中共中央办公厅、国务院办公厅发布了《关于进一步深化改革促进乡村医疗卫生体系健康发展的意见》，提出"把乡村医疗卫生工作摆在乡村振兴的重要位置"。微流控白细胞分析仪项目不仅符合意见精神，而且符合《"健康中国 2030"规划纲要》，能有效解决基层医疗卫生机构检测手段缺乏的棘手问题。例如，在新型冠状病毒感染疫情中，微流控白细胞分析仪帮助基层完善了检测手段，减少了人群在大医院不必要的聚集，实现了有效分流，减少了交叉污染。非疫情时，其可用于常见病、多发病的诊断。该项目在基层的推广和使用不仅有利于夯实基层职能、完善基层装备，还能有效遏制抗生素的滥用，造福于民。

七、全科医学信息化之人工智能心电诊断筛查监测应用

根据《中国心血管健康与疾病报告 2019》的数据，我国心血管疾病患者数量高达 3.3 亿，每年死于心血管疾病的人数达 400 余万人。在我国，每 5 个人中就有 1 人是心血管疾病患者，每 10 秒就有 1 人死于心血管疾病，每 5 例死亡人口中就有 2 例死于心血管疾病。死亡原因主要是院外突发的心血管急性事件，因失去"黄金"诊断救治时间，导致病情迅速恶化，甚至现场发生猝死，给社会和家庭造成巨大的损失。

心血管疾病的预防已经成为国家战略及切实的民生问题，在无创心血管疾病筛查预防手段中，动态心电图最准确、最便捷。18 导联动态心电图作为全面、有效、精准的检测设备，可提高检出率，降低心血管疾病的致死率，造福百姓，节省国家医疗资源及医保资金支出。

发展远程医疗和医疗联合体符合国家和全科医学信息化发展要求，符合国家医改方向，为分级诊疗和医联体建设提供落地支撑。心血管急性事件发生前，如果早期发现并进行干预，可以为患者争取宝贵的救治时间。

基于目前医院社区心电图检查的现状和问题，可以帮助医院社区建设具有先进性、高度智能化等优势的上下联动的信息化心电诊断平台，通过信息化的建设能有效降低心血管疾病的死亡率，符合全科医学的发展方向。

建设以医院心电图室为主体，辐射到医院全部科室及社区的心电信息化网络，让医院信息化和社区建设更加完善，可以实现医院及社区心电系统的信息化、智能化、网络化改革，实现院内社区心电数据的互联互通，让心电专业医生专注于心电诊断，各科室及社区可以及时、准确地获取心电诊断报告。同时，通过医院远程心电诊断平台可同步覆盖医联体 / 医共体单位，上下协同地开展远程心电医联体诊疗服务。通过远程心电诊断系统的报告判读、心电数据统计管理、大数据管理、质量控制管理、临床发布等功能，可以方便远程心电诊断中心医生对其他医疗机构的业务协同，达成可监管、可量化的同质化医疗服务联动。

通过医疗信息化技术及先进医疗设备搭建心电网络会诊中心平台与大数据中心，完成医疗机构心电集中判读、会诊及数据统计管理等业务上的协同，形成一套自有的数据采集、监测等持续干预的诊疗模式与方法，建立心血管疾病的疾病谱大数据，助力未来心血管疾病的研究及预测。

信息化建设所需配套设备为 18 导联全信息动态心电分析系统，其弥补了 12 导联在右心室及后壁心肌梗死和各类心肌缺血类疾病中的诊断空白，形成对心脏的全息数据监测，可大幅度降低心脏疾病的漏诊和误诊，为临床研究及学科研究提供更全面、更精准的依据。通过智能分析软件的协助可大幅度提升心电图诊断的效率，极大地缓解医院心电图人员的配置压力，在远程心电项目开展中将大量心电图的集中判读工作变得简单可行。

随着医学科学技术的发展，心电监测技术被广泛应用于医学各个领域，为临床医学和人类健康做出了巨大的贡献。远程心电监测技术在互联网的推动下迅猛发展。远程心电监测技术的推广应用，使危重症患者得到及时的预警，许多患者可从中获益。研究发现，右心室和后壁导联心电图在急性心肌梗死的诊断中有重要价值。为了进一步满足临床需求，我国科研人员在心电学的深度和广度上不断探索，研发出 18 导联动态心电图系统。经过临床试验，于 2018 年正式将其应用于临床。18 导联动态心电图在疑似心肌缺血、损伤及梗死的监测及在临床相关疾病的诊断和治疗中均发挥着重要作用。为深入研究 18 导联动态心电图的临床应用价值，2019 年 3 月 24 日，18 导动态心电专家工作组在北京成立。为了进一步推广和规范使用 18 导联动态心电图技术，2021 年 3 月 28 日，动态心电专家工作组在杭州讨论了 18 导联动态心电图的基本原理、操作规范、技术指标及临床应用等内容，并达成专家共识。

动态心电图具备无创、实时、记录时间长及信息量大等优点，已经广泛应用于临床医学各个专业中。18 导联动态心电图可用于检测前间壁、前壁、广泛前壁、下壁、左心室后壁和右心室的心电活动，在疑似心肌缺血、损伤及梗死的心电监测中发挥了不可替代的作用。

18 导联动态心电图是一种目前已投入临床使用的多导同步心电监测技术之一，其最大的特点是同步监测并记录心脏前间壁、前壁、前侧壁、高侧壁、右心室及后壁的电活动，结合临床，有效地提高心肌缺血的检出率。在预测冠状动脉"罪犯"血管的判断、疾病诊断、疗效评估等方面都起到了不可替代的作用。18 导联动态心电监测技术将更多地应用于心肌缺血的检测中，以评估心肌缺血的药物疗效及再血管化治疗效果。随着医学科学技术的发展，18 导联动态心电监测技术在医学大数据建设、人工智能、心电危急值预警及健康医学中发挥着重要的作用。基于 9 电极创新的 18 导联动态心电监测技术，经临床对比研究，所采集的数据无失真，满足了临床应用的要求，有较高的可靠性和较少的通道数量，不但减少了胸前密集电极易造成的多种伪差，还在一定程度上增加了患者在佩戴时的舒适感,并为远程心电监测节约了大量的存储成本,促进其在基层医疗机构及院内多科室的应用。

18 导联全信息动态心电分析系统是在中国心电学会的大力指导下,由国内多家知名医院、院校及科研机构通力合作,历经十余年潜心研究和临床试验孕育而生的"18 导联全信息动态心电分析系统"。

18 导联动态心电图应用与软硬件算法相结合的极速分析方法,同源同步采样,可转换显示全信息的动态心电图,使通道数减少了 50%,数据大小仅为原有导联体系的 50%,为远程快速传输提供了便利的条件。分析系统通过独创的硬件预分析、自动诊断结论等一系列技术,提高了医生的判读效率(50% 以上)。18 导联动态心电图的颠覆性创新,彻底解决了多年来在传统动态心电诊断领域内不能进行心脏全方位、全信息覆盖的难题,大幅度减少了由此带来的误诊和漏诊问题,为我国临床医学的精准诊疗提供了更全面、更准确的科学依据,也为患者提供了更便捷、更舒适的佩戴感受。

18 导联动态心电图实现了 18 导联全信息、实时同步动态采集,可全方位覆盖人体内所有心电信号,同步观察左心室各壁(含左心室正后壁 V7、V8、V9 导联)、右心室(V3R、V4R、V5R 导联)等全部心室 24 h 及更长时间的供血情况。与现有的 12 导联相比,其能更全面地观察并判断左心室正后壁及右心室心肌缺血和损伤的心电图改变情况,能有效监测 12 导联覆盖不到的盲区,为临床诊断提供更全面的信息支持。

18 导联动态心电图通过了美国麻省理工学院 MIT-BIH 数据库、美国心脏病学会 AHA 数据库、欧洲 ST-T 心电数据库三大国际标准数据库的验证,是多项技术专利的智能硬件平台,可以保障数据采集的稳定性与准确性。通过 18 导联 24 h 全信息动态采集,可以精准判断左心室正后壁及右心室心肌梗死、心肌缺血、心肌损伤等疾病。

根据《远程医疗信息系统技术规范》《远程医疗信息系统基本功能规范》等文件的要求,参照国家《全国医院信息化建设标准与规范》,心电数据平台建设遵循 DICOM 3.0、HL7 等国际标准,采用成熟的、先进的及符合国际标准的系统结构、计算机技术、通信技术、数据库技术、存储技术和网络技术,实现了市内远程心电诊疗服务,发挥了远程医疗作用,促进了医疗资源的纵向流动,提升了各级医疗卫生机构心电诊疗的服务能力。

"健康中国"的战略核心是以人民健康为中心,遵循健康优先的原则。心血管疾病是威胁我国居民健康的首要疾病,全面无创的筛查手段有助于快速发现和及时诊断心血管疾病。远程心电信息化的建设符合国家"互联网+医疗健康"政策概念,通过建立市、县、镇、村多级心血管防治网络联动机制,把防治心血管疾病的"主战场"下转到基层,改善优质医疗资源过度透支、基层医疗资源闲置等问题,使心血管疾病患者能有序就诊,从而缓解百姓看病难的问题。远程心电信息化可以发挥公共卫生底层支撑和核心枢纽的作用,优化医疗资源的配置效率,使患者就近得到比较权威的诊断,推动心电诊断与治疗的同质化建设,构建有序的分级诊疗格局。

心电检查业务目前整体上还属于传统的业务模式,医疗机构之间的心电业务相互独立,各级医疗机构产生的疑难心电数据无法得到及时的诊断,不同层级的医疗机构无法达到业务协同。三级医院的诊断医生因服务本医疗机构的患者多,业务压力很大,不能及时处理疑难、危重数据;县级医院业务量不足,其服务能力的欠缺使其无法协助三级医院处理日常诊断,同时因其诊断水平的限制,在遇到疑难数据时无法及时做出诊断,此时需要三甲医院的协助和支持。基层医疗机构由于缺乏合格的诊断医生，大量的心电检查、诊断服务需求未被充分开发。通过市级心电平台的建设，可以使不同层级医疗机构之间的业务打通和业务协同成为可能，使疑难数据得到统一规范化的处理，合理分配诊断资源，实现高效、高质量的远程心电监测。

心电监测的临床应用已经有100多年的历史，一直是临床疾病筛查、诊断的最为基础的数据依据，是疾病检查的第一道关口。对基于心电信息化所采集的大数据进行科学研究对临床有极大的帮助。心电信息化的建设为高质量的心电大数据采集和智能分析奠定了基础，同时整合临床数据和对一些疾病进行长期随访的数据，可以对疾病多种复杂因素之间的交互作用进行分析和探索。

心电数据和临床数据，在与随访等临床结果相结合后，将进一步激发巨大的潜能和生命力。通过采集更全面的18导联动态心电数据，可以回溯患者既往的心电现象并对其进行梳理和探索，对临床工作、心电大数据的建立及区域性人群疾病的研究都具有很重要的价值。

（苏州中科先进技术研究院　耿俊强

河南省人民医院　李　兵

苏州中科先进技术研究院　周树民）

第四节　全科医学家庭健康智能管理发展

一、家庭健康智能管理在全科医学体系中的作用

《"健康中国2030"规划纲要》指出，健康是促进人的全面发展的必然要求，是经济社会发展的基础条件，是民族昌盛和国家富强的重要标志，也是广大人民群众的共同追求。人口老龄化趋势带来的健康保障问题是未来社会关注的重点，《国家积极应对人口老龄化中长期规划》提出要打造高质量的健康服务体系，建立和完善包括健康教育、预防保健、疾病诊治、康复护理、长期照护及安宁疗护在内的综合、连续的健康服务体系。《中国医疗健康行业发展白皮书》和《"健康中国2030"规划纲要》都明确强调了建设"健康中国"总体战略的重要性，鼓励推进健康相关政策体系的完善。

随着智能设备的普及率逐渐升高，智能设备已渗透至更多的生活、医疗及健康领域，数字医疗产业开始崛起，更多智能硬件满足医用级，从而可以服务更多慢性病患者及中高风险人群。2020年移动健康领域活跃用户规模稳定在2亿左右，该群体用户的消费能力较强，中等以上消费能力占比80%以上，女性、30多岁年龄段及三、四、五线城市的占比均为50%左右。在健康方面，国人多有不健康的饮食习惯、不爱运动、睡眠差，而且慢性病的发病率明显上升，重大疾病呈现年轻化，因此，健康管理有待加强并应将干预前置。

《中国居民营养与慢性病状况报告（2020年）》的调查发现，随着社会经济的发展及国民生活方式的变化，尤其是人口老龄化及城镇化进程的加速，居民不健康的生活方式日益突出，家庭作为百姓生活的主要场所，全方位全周期全过程的家庭健康管理将在居民健康生活中占据并发挥主要的作用。从2019年至今，上海、四川、广东（尤其是深圳）、天津等地已经陆续由地方卫生健康委员会联手医

保局出台家庭病床管理的有关规定和实施标准，以完善家庭病床服务管理。通过出台规范性文件，可以完善家庭病床政策体系和监管机制，推动标准化管理，对家庭病床的收治条件、服务内容及服务流程进行规范，提升家庭病床服务能力，为社区患者提供优质、高效、安全的家庭病床服务，促进家庭病床服务的高质量发展。同时，完善家庭病床社会医疗保障制度及与家庭病床服务相结合的医保支付制度，明确将符合建床条件的试点地区社会医疗保险参保人所产生的属于社会医疗保险目录范围的家庭病床服务医疗费用纳入社会医疗保险统筹基金支付范围。家庭病床管理作为家庭健康体系最复杂的部分，已经进入百姓家庭医生签约服务的服务范畴。发挥三级甲等综合医院和医学院的学术指导作用及培训培养医生的作用，发挥社区基层医疗机构全科医生团队的上下衔接与健康"守门人"的作用，延伸指导签约居民家庭的健康管理实践，结合迅猛发展的移动互联网技术、数字化便捷化的检验监测手段、大数据和人工智能、数字营养干预与运动干预及及时的心理干预等，为百姓提供一体化的以人为本的全方位全周期全过程全人群的健康保障服务，已成为健康中国落地的重要手段。

当前，心脑血管病、糖尿病、慢性呼吸系统疾病等慢性病的危险因素对居民健康的影响越来越显著，这些慢性病的发病率仍持续增高，脑卒中已成为造成过早死亡和严重疾病负担的首位原因。当前我国的慢性病管理仍存在一些问题：①随着医疗技术和生活水平的提高及生育率的下降，人口老龄化已是目前全球面临的公共社会问题。据国家统计局的最新数据显示，2020 年我国 60 岁及以上老年人口达 2.55 亿左右，占总人口的 17.8% 左右。由于我国人口日趋老龄化，我国慢性非传染性疾病的负担急剧增加，预计到 2030 年，患有 1 种及以上慢性病的人数将增加 3 倍以上。60 岁及以上老年人中约有 80% 将死于慢性非传染性疾病。②不良生活方式、血压升高、血糖血脂升高、体重超标等慢性病危险因素未能得到有效控制。≥15 岁人群的吸烟率为 27.7%；近 10 年中国成人血脂异常的患病率大幅度上升，40% 的成年人血脂异常；全民运动量严重不足，经常参加身体活动的人仅为总人口的 33.9%；体重超标与肥胖的患病率持续上升，总人口中超过 1/3 的人群体重超标；糖尿病的诊断率仅为 36.5%，治疗率为 32.2%，血糖控制率为 49.2%；成人高血压的诊断率、治疗率和控制率分别为 51.6%、45.8% 和 16.8%。③据国家统计局的数据，2019 年我国独居人口已近 9000 万人，独居率达 18.5%。人口预测结果显示，到 2030 年，我国的空巢、独居老人数量将超过 2 亿。疾病突发无人知晓及慢性病缺乏科学管理必将是无法回避的社会问题和隐患。④面对严峻的慢性病负担逐渐攀升的现状，探索符合我国国情的高风险人群智能化居家健康管理方案，建立高效率、低成本的创新的疾病整体管理策略和适用方案势在必行。管控"疾病链"从防到治的节点，实现对慢性病危险因素及并发症持续有效的干预，实现高危事件的智能报警，可降低政府医保支出，减轻社会及家庭负担。

《"健康中国 2030"规划纲要》提出要开展早诊早治工作，推动脑卒中、冠心病等慢性病的社会性筛查。慢性病的早期筛查、有效干预和实时监控是防治主要慢性病风险的重要举措，但当前的社会筛查存在成本高、效率低、覆盖率不足等问题，而且筛查后缺乏对危险人群的有效干预，对独居老人而言，在突然发病后也缺乏有效的求助手段，这些现状导致无法及时就医的事件时有发生。

使用智能技术可以实现优质医疗资源的普及。例如，通过智能医疗健康设备实时监测生命体征等指标，可以对慢性病风险因素进行评估、预警及干预，还可以对患者诊后的治疗过程给予实时的监控和评价，并实时调整治疗方案，以提供及时、精准的医学决策。当前全球慢性非传染性疾病负担急剧增加，优质医疗资源短缺，慢性病风险未得到有效控制，引起的社会负担日益加剧，这事关我国国计民生，需要进行长期演进的重大社会公益性研究，而且亟须在新形势下探索创新的健康管理策略以弥补传统诊疗方式的不足。中国在 5G 建设、移动智能设备的使用方面占据优势，这为人工智能技术的发展提供了条件。将智能技术应用于全民健康领域，跨领域协同创新发展，孵育自主创新的前沿技术，应对新的挑战，解决居民健康管理问题，实现和保持全球领域内的领先优势势在必行。

近期英国、欧洲、北美等地分别发布了针对创新技术在公众健康领域的重大研发支持，表明各国在创新技术应用发展上开始布局。结合我国已有的优势，加快发展人工智能在家庭健康管理中核心技术的研发和应用，将有助于我国赢得健康领域全球科技竞争的主动权。

中国巨大的人口基数及社会老龄化问题日益加剧了慢性病的负担。当前住院患者的心脑血管疾病费用支出达 394 亿元，如果不采取措施，20 年内包括脑卒中在内的心脑血管疾病将造成 40 000 亿元的经济损失，加之国家医疗费用支出有限，医保控费将面临严峻的形势。医疗监护系统的实现使人们对身体健康的需求得以保障，也使医生能更大限度地利用有限的医疗资源监测到人体生理参数的微小变化，将许多隐藏的疾病扼杀在摇篮中。发展基于智能技术的疾病健康风险防治策略将提高诊治疗效，降低社会成本，缓解因医疗资源短缺带来的医患矛盾，降低疾病防治的整体社会、经济、健康成本。

二、家庭健康智能管理技术与平台的发展

家庭智能健康的医疗研究愈来愈成为目前医疗领域的主流。在智能穿戴设备方面，VivoMetrics 研发了全球首例可实现连续、无创及流动的生理参数信息采集的检测生命衫，并且已在全球 1000 多家医院使用。法国 VTAMN 项目也支持了可穿戴式监测系统的研究，该项目通过 T 恤和腰带监测心电图、体温及呼吸等参数。苹果公司早在 2014 年研发的智能手表可支持用户实时监测心率和血氧饱和度，2017 年其与斯坦福大学医学院启动"苹果心脏研究"，2018 年 Watch 4 可支持单导心电，参与研究的用户达 40 多万人。2021 年 6 月苹果公司研发的"移动心电图房颤提示软件"获得国家医疗器械批准（进口）。尽管国外的相关研究开始比较早，但仍然存在很多问题，如可穿戴模式设计不舒适、可检测的生理参数不全面、测量位置和得到的信号不理想、接收信号软件设计不全面等。

近年来我国 5G 技术、可穿戴设备、智能技术［如移动医疗（mobile health, mhealth）、人工智能（AI）等］的发展，将移动技术应用于冠心病、心房颤动（简称"房颤"）、脑卒中等慢性病管理中，对于解决全民健康及慢性病智能管理的相关问题提供了良好途径。华为先后发布了多款智能手表 / 手环，将手表 / 手环用于人群房颤的风险筛查，并于 2018 年基于中国人民解放军总医院的房颤综合研究 mAFA 项目，合作启动了心脏健康研究计划。mAFA 研究证实，可穿戴设备及智能技术可以改善房颤筛查，实现流程化及指南指导的房颤规范化管理路径，同时通过对基层医生及患者的教育项目，可提高社区医生的专业知识，促进其对患者进行主动的健康管理，从而降低房颤相关脑卒中 / 血栓发病率、全因死亡率及再入院率。mAFA 研究验证的基于移动技术房颤整合管理路径被 2020 年欧洲心脏病协会房颤管理指南推荐。在 2019 年启动的期前收缩筛查研究和睡眠呼吸暂停研究计划中，参与研究的用户量突破百万级，该研究入选 2019 年度十大心律失常创新事件。2020 年华为启动人工智能期前收缩预警计划，同年发布的华为 WATCH 2 Pro ECG 获得国家二类医疗器械认证，后续又启动了健康干预科学生活研究，参与研究的用户量增至 300 万。华为产品基于中国人民解放军总医院的领衔医

疗专家先后在国际国内发表的多篇前沿研究成果和相关工作，为今后国内相应的智能穿戴设备在健康管理方面的标准制定及管理规范打下了坚实的基础。可穿戴设备可以持续监测居家心率等生命体征，而智能技术在疾病预警、分诊、医学决策等方面也显示出其潜在的应用前景。

国内一些领先的医疗智能公司自主研发了人工智能心电图辅助分析诊断系统——AI-ECG Platform（简称 AI-ECG 技术）。AI-ECG 技术于 2018 年 11 月通过美国食品药品监督管理局（Food and Drug Administration，FDA）认证和欧盟 CE 认证，2019 年 2 月通过国家药品监督管理局（National Medical Products Administration，NMPA）认证。截至 2018 年底，已通过云服务应用于 38 万例患者的动态心电图报告分析，是国内率先拥有实际临床应用的人工智能心电图诊断系统，搭载 AI-ECG 技术的远程心电监测服务模式，目前已为全国 31 个省 2000 多家医院的心血管疾病患者提供了优质的专业医疗服务。乐普智能心电手表/手环搭载了 AI-ECG 人工智能心电分析诊断系统，该系统已率先通过美国 FDA 批准并获得欧盟 CE 认证，可分析 37 种 I 导联心脏疾病，其准确率可达 95%，是全球首次将人工智能技术应用于实际心电图分析、构建实时预警服务的智能平台，可随时监测佩戴者生理指标的变化，发送异常心电信号至后台，并由人工智能进行预判，8 s 快速出分析结果，还可导出心电图报告。

相关资料显示，未来 5 年，国内智能医疗检测将以每年 15%～20% 的速度持续增长。随着国家对健康产业的政策推动及"十三五"规划的落实，中国卫生事业正式升格为"国家战略"，三大医疗联动，医疗分级，以诊所、网络医疗卫生为核心的中国将成为医改的亮点，"互联网＋"也将成为深化改革的重要手段，作为互联网医疗细分领域的可穿戴医护监测设施将进入快速发展期。

基于智能技术的疾病风险及疾病整合管理策略，可实现全方位全周期全过程家庭健康管理，从个体治疗到人群防治，可提供从院前防控、住院诊治到诊后随访的全程的、精准的疾病"防、治、控"解决方案，实现从健康危险因素一级预防到高危人群不良事件二级预防的科学的患者健康分级网络管理。利用 5G 通信技术和强大的云平台功能，可支撑大数据分析及智能决策辅助系统的研发，为健康风险人群、基层卫生工作人员提供权威指南推荐的智能化、流程化管理工具，构建与传统治疗策略不同的创新式健康管理模式。

智能技术是使疾病预防、行为识别（behavior identity，BI）决策、个体精准医疗及健康管理得以实现的基础工具。通信、云计算、人工智能、动态监测、生物科技等领域的发展，使基于数据的实时交互、分析、反馈成为可能。自 2019 年以来，多个部门针对智慧医院服务分级评估标准和辅助决策医疗器械软件审评等具体评估要点和准则，提出了细节性的指导方案。新型冠状病毒感染大流行期间，基层大数据建设、互联网、云计算、信息建设标准与规范、药品监管等政策指导建议再次强调了数字化、大数据、人工智能及物联网的重要性。医疗健康数字化的热度逐年提升，其中对医院诊所场景下的互联网医院、真实世界数据应用及可穿戴设备的关注度较高。

医疗健康数字化发展构建于信息化、互联网及移动智能终端的基础上。与以往信息化的封闭性不同，数字化呈现开放、流通、兼容等特性。数字化的核心主体也将发生变化。原有的核心是医生和机构，基于诊疗行为发生在医疗机构内，医生对诊疗流程的把控也有绝对权。在数字化的影响下，核心将转变为居民和患者。患者的健康及诊疗信息将从医生诊断扩展到更多的诊断治疗形式（如多种监测/检测数据、数字疗法等），院内就诊行为也将扩展到院外健康监测等。智能穿戴设备作为日常生活场景里的健康监测设备，具有天然数据汇集和分析的属性。健康管理平台的人工智能分析结合风险评估、健康干预方案的探索，已通过软硬件结合并寻求 NMPA 医疗器械认证成为今后的发展趋势。①在数字化创新领域中，电子病历、医药电商、健康险科技、医药营销数字化等少量领域进入生产力成熟期，大多数的数字化创新领域仍在探索中。②医疗领域以三级医院和健康险科技发展最快，主要以头部科技企业探索性前行，医疗健康科技创新类企业走在最前方。③在缓慢增长的医疗健康数字化投入背景下，服务商需集成创新，以应用端需求出发，探索多业务的跨领域合作。④医疗健康产业数字化渗透路径从院内到院外、从治疗到预防、从顶端到基层。慢性病智能健康管理平台致力于数据采集的健康监测、健康档案、体检信息等，以及汇集分析后的有效干预（如健康课程、就医指导及相关居家风险告警等）。然而，现阶段的发展还亟须完善：①居家场景的智能硬件存在数据标准化缺失、监测数据质量低等问题；②存在智能穿戴设备用户监测的健康数据与诊后院外医生端互联互通的缺失问题；③缺少能够提供有效健康服务的线上线下综合心脑血管病健康干预方案。医院端的临床、科研、数据平台的需求与患者的付费意愿将持续存在且稳定增长，企业端、保险、药企、器械企业近两年的付费意愿提升明显。在个人方面，多以数字健康管理、慢性病管理、创新支付为主，现阶段变现模式仍以药品、器械、保健类产品交易为主，未来将逐步形成健康管理、大数据、人工智能、云计算、物联网等新一代信息技术，通过智能穿戴设备结合数字智能引擎驱动，开展针对"三高"、体重指数、精神运动等慢性病健康领域的主动健康管理干预服务技术，从而提升慢性病管理的可及性及效率。打造综合智慧医疗、智慧医药、智慧医保和智慧医养四大数字化的服务场景必然是今后的发展方向。

三、数智化临床营养与家庭营养体系建设

1. 我国居民营养状况普遍存在显著失衡、营养代谢性疾病高发 均衡而全面的营养供应不仅是居民健康的重要基础，同时也是针对慢性病人群的最基本的干预手段。近年来，我国居民营养健康状况得到明显改善，但仍面临营养不足与营养过剩并存及营养相关疾病多发等问题。2019 年 *Lancet* 发表的一篇文章报道了国人 40 年来的饮食变迁及饮食因素对心脑血管疾病死亡率的影响程度：高盐、低水果、低 ω-3 脂肪酸、低蔬菜是心血管疾病死亡的主要饮食因素；居民在健康饮食方面（如蔬菜、水果、全谷物、水产品、豆类、奶制品等）的摄入严重不足，达标率均<20%；在不利的饮食因素方面（如高盐、饱和脂肪、红肉、精制谷物等），有极高比例人群是超标的。与此同时，国内居民摄入热量超标与营养不良并存，2010—2012 年我国成人营养不良率为 6%，2013 年 5 岁以下儿童生长迟缓率为 8.1%，孕妇、儿童、老年人群的贫血率仍较高，钙、铁、维生素 A、维生素 D 等微量营养素缺乏依然存在，膳食纤维摄入明显不足。

2. 数字营养干预可显著降低心脑血管病及糖尿病等代谢性疾病的发病风险 合理膳食及减少每天食用油、盐、糖的摄入量，有助于降低肥胖症、糖尿病、高血压、脑卒中、冠心病等疾病的发病率。2019 年发表于 *Lancet* 的大庆三十年研究显示，饮食和运动干预可以使糖尿病的中位发病时间推迟 3.96 年，心血管事件的发生风险降低 26%，微血管并发症的发生率降低 35%，心血管疾病死亡率降低 33%，全因死亡率降低 26%，中位生存时间延长 4.82 年，平均寿命增加 1.44 年。

3. 建设数智化营养管理体系、高效提升居民营养健康水平 营养干预是健康管理最重要的一环，也是全科团队的重要工作内容之一。临床营养在疾病治疗和预防中起到的作用日益显著，"还临床营

养于一线治疗"已成为共识。不断壮大的中国全科医生队伍是健康管理服务的主要提供者，基层的全科医生团队向家庭每个成员提供连续性和综合性的医疗照顾、健康维持和预防服务。但不容忽视的是，广大的基层全科医生团队缺乏对常见病和慢性病的临床营养诊断、评估及干预的专业知识和技能，这势必影响全科医生团队健康管理功能角色的发挥。更多的研究数据表明，由于临床营养诊断和干预的不及时，将给国家和患者造成更大的医疗负担。

建立数智化营养管理体系，有助于全科医生团队依据当地居民的医疗及健康和营养数据为其提供精准、高效、全面的营养管理和干预。一方面，可深入参与临床营养管理，建立全科医学 - 临床营养区域协作中心，共同制定常见病和慢性病的营养诊断、评估及干预方案，通过建设数字营养区域协作中心及互联网医疗等手段，让广大基层全科医生掌握规范的临床营养与家庭营养诊疗路径和营养干预工具，尤其是在心脑血管疾病、呼吸系统疾病、神经系统疾病 / 认知损害、青少年健康及孕产婴健康等领域。另一方面，可执行家庭 / 社区营养管理，以社区健康科普、营养管理签约服务为抓手。社区健康科普和社区健康管理是全科医生的职责所在，通过营养管理可构建预防—治疗—康复全周期的基础工具。居民营养状况的科学提升对于改善居民健康水平、降低慢性病负担及防止医疗费用伴随老龄化大幅度提升具有重要的意义。

4. 发挥三甲医院全科医学的学科引领作用、规范化培训能力及品牌服务优势　建设三甲医院全科医学 - 基层医疗机构 - 社区家庭的数智化临床营养与家庭营养体系，可促进慢性病防控水平及居民健康状况的整体提升。①开展全科医生慢性病管理营养干预培训的继续教育项目，借助大医院、大专家的力量带动和提高基层医疗机构对慢性病管理营养干预的认知水平，通过全科医学与营养医学的相互交融，由多学科专家携手形成有针对性的慢性病管理营养干预方案和线上线下联动的干预模式，通过更多基层全科医生对方案和工具的理解和掌握，改善更多患者的慢性病管理效果。②以家庭医生高质量签约为抓手，以高度信息化、数智化的技术平台为依托，建立以全科医生为首的营养科医生 - 全科医生 - 营养管理师的营养干预模式，对居民尤其是慢性非传染性疾病患者（包括肿瘤患者在内）形成健康科普—营养筛查 / 评估—日常膳食指导—功能性食品健康干预—慢性病及营养状况反馈再评估，更好地控制风险因素，提高慢性病及肿瘤患者的生活质量，降低并发症的发生风险，提升亚健康人群、孕产妇及婴幼儿等特殊人群的健康素养和健康状态。

5. 临床营养与家庭营养干预研究体系的建立及营养干预方案的选择　由全科医生、营养医生和信息化专家携手在全科医学 - 临床营养区域协作中心工作委员会基础上组建临床营养与家庭营养专业委员会暨全民低成本健康营养铸基工程工作委员会，在专家委员会指导下进行营养干预产品及方案的研究和遴选，尤其在国内现有的丰富的药食同源资源中进行发掘，对现有的营养干预证据进行评估，择优形成可选方案目录。对于公众可以广泛使用的营养干预产品，在选择时须满足以下 3 项标准：①营养性。营养成分含量均衡，富含现代饮食中易缺乏的营养元素（如维生素、必需脂肪酸、必需氨基酸、膳食纤维、矿物质等），具有食品的安全性和普适性。②功效性。含有生物活性成分，可调节人体生理功能，具有健康促进作用，对于现代常见病、多发病具有预防、保健、调理及改善的作用。③低成本性。可大量供应，种植和生产成本低，对生态系统、土壤无危害。

根据上述情况，目前已经建立了沙棘联合实验室、牡丹联合实验室等，陆续建立了油脂健康、肠道健康、骨健康等方向的营养研究中心。

其中沙棘因具备出色的营养价值及健康促进和慢性病干预功效，已成为重要的营养干预手段。沙棘是药食同源植物，别名"醋柳"，是胡颓子科植物沙棘的果实。沙棘主要分布于中国中西部10余个省份，全球95%的沙棘分布于我国。我国现有种植面积（包括人工种植和野生）超过3000万亩，沙棘可恢复植被、减少泥沙、肥沃土地（具有固氮能力），其根、茎、叶、花、果实、种子均具有很高的营养价值（果实中含有维生素、矿物质、必需不饱和脂肪酸、必需氨基酸、多糖、膳食纤维等营养物质）和药用价值。沙棘果、籽、叶子和油具有丰富的黄酮、酚酸、植物甾醇等活性物质，是中药、蒙药、藏药的药材之一。鉴于对沙棘在多种慢性病的干预和营养补充方面已经积累了较为丰富的研究证据，目前多位学者共同撰写了沙棘在慢性病管理营养干预方面的专家共识，并联合沙棘产业协会及多方力量推动沙棘为主的营养干预方案在糖尿病足、糖尿病眼病、卒中二级预防、脂肪肝等多个方向的落地应用。

牡丹实验室的建立对于推动牡丹尤其是牡丹籽油在健康领域的应用研究具有重要意义。牡丹籽油蕴含丰富的有益于心血管健康的 ω-3 脂肪酸，且耐高温，可用于烹炒，而常见食用油中 ω-3 脂肪酸的含量较少。亚麻籽油中 ω-3 脂肪酸的含量虽然较为丰富，但其不耐高温，仅用于凉拌，不符合我国居民的烹调习惯。同时，牡丹籽油在烹炒加热时不易发烟，也减少了厨房油烟污染的问题，而油烟污染已被医学研究证实是肺癌（尤其是肺腺癌）和慢阻肺的风险因素之一。

6. 发挥祖国医学食药同源的慢性病防控及健康调理优势，建立营养干预的科学评价系统　药食同源和食疗是祖国医学的重要概念，通常指许多食物即药物，它们之间并无绝对的分界线。食疗作为我国璀璨的优秀传统文化之一，历经数千年成为维护健康的必要手段。人们逐渐认识到，食物不仅能满足机体正常生理生化能量的需求，还能在慢性病防控和转归及亚健康的改善和调理中大有可为。发掘传统医学中的药食同源和食疗养生瑰宝对于全民健康促进有极为重要的意义。

但目前包括食疗、药食同源在内的营养干预尚无相应的政策和概念界定，仍缺乏科学的管理体系尤其是评价体系，从而导致营养干预尚无法规范化、普及化发展，医疗健康从业人员和广大居民对营养干预知识的认知欠缺并且践行不足。因此，亟须建立基于现代医学的、以循证为基础的、规范化的营养干预科学评价系统。

鉴于全科医生对居民健康有全方位、全流程管理的使命，全科医生团队应针对成为现代疾病负担主体的糖尿病、心脑血管疾病、脂肪肝等疾病，在营养干预方案方面开展多中心真实世界研究，选择客观、明确的研究指标，以对干预方案进行科学评价，积累循证医学证据，并考虑到营养干预相对于药物治疗来说起效慢、周期长的特性，制定适合个体特性的评价方案。

7. 构建营养干预数智化管理系统　针对慢性病群体和特定人群（青少年、孕产妇、婴幼儿及体重管理）的具体情况，透过包括可穿戴智能设备在内的人工智能系统进行营养需求评估和相应的营养健康科普信息的传递，结合现有科学证据采用功能性食品、药膳、营养补充剂等方式，对日常饮食进行膳食指导和推荐，逐渐形成全科医生的完整慢性病诊疗防控方案。同时，构建居民营养健康档案，跟踪营养干预的效果，为健康方案的调整和科学证据的积累奠定基础。数智化营养健康管理技术平台则为大量医生和患者的参与提供了高效的智能化工具。

四、全科医学家庭健康智慧管理之心血管风险主动筛查健康管理

据《中国心血管健康与疾病报告 2021》显示，2019 年农村、城市心血管疾病分别占死因的 46.74% 和 44.26%，每 5 例死亡人口中就有 2 例死于心血管疾病。当前主要的心血管疾病住院总费用年均增长率为 23%，《"健康中国 2030"规划纲要》和《国务院关于实施健康中国行动的意见》等政策提出，全社会应落实预防为主的方针，关口前移，采取有效干预措施，开展早诊早治工作，推动脑卒中、冠心病等心脑血管疾病的机会性筛查。心血管疾病的早期筛查、有效干预和实时监控是防治心血管疾病的重要举措，但当前的机会筛查存在成本高、效率低、覆盖率不足、心血管疾病风险知晓率低、药物治疗不足、筛查后危险人群缺乏有效干预、独居老人突然发病后缺乏有效的求助手段等问题，从而导致无法及时就医，这是当前全民心血管健康管理的突出问题。

当前智能穿戴健康技术的相关研究已广泛应用于生命体征的监测中，使全科医生为家庭健康管理提供智能、便捷的健康方案成为可能。将全科医疗临床研究与智能技术相结合，向居民提供可穿戴智能设备和便携式健康监测仪器的家庭健康管理方案，纳入医疗机构的健康管理信息化建设，延伸诊后院外的居家康复管理、随访、家庭病床服务等措施，可有效降低居民的医疗费用开支，减少医院的医保报销，增强居民的主动健康管理意识，预防疾病，减少疾病复发。

全科医学家庭健康之心血管风险主动筛查健康管理，基于移动智能穿戴健康技术的疾病风险及疾病整合管理策略，可实现全方位全周期全过程的家庭健康管理。通过智能穿戴健康监测设备并利用人工智能和云平台技术能力支撑大数据分析及智能决策的全科辅助管理系统，可为健康风险人群、基层卫生工作人员提供权威指南推荐的智能化管理工具，搭建集筛查、评估、管理、干预、随访及康复于一体的全科穿戴健康服务系统。例如，彩之物科技致力于建设心泰健康数字化平台，已面向 200 多家大健康生态客户提供穿戴健康技术、心脏健康大数据、人工智能健康风险管理、个性化健康干预的开放平台及数字化医疗保健系统等数字化健康解决方案。

自 2018 年起支撑人民解放军总医院开展的 mAFA 研究项目平台建设，使用华为穿戴进行心脏健康和睡眠呼吸健康研究。截至 2023 年 6 月 8 日，共筛查用户约 500 万人，其中累计筛查管理房颤、期前收缩高风险人群 2.6 万人、睡眠呼吸暂停高风险人群 2.5 万人，并在国际顶级学术期刊（*JACC/EHJ/Circulation*）、会议（ACC\ESC）及指南上发布智能技术数字医疗创新成果。

移动穿戴智能技术是使疾病预防、人工智能决策、个体精准医疗及健康管理得以实现的基础工具。医疗健康数字化发展构建于信息化、互联网及移动智能终端的基础上，其核心将转变为居民和患者。民众的健康信息和诊疗信息将由医生主导扩展至更多的诊治形式（多种监测／检测数据、数字疗法等），院内就诊行为也将扩展至院外健康监测等。作为日常生活场景中使用的智能穿戴设备，具有天然健康的数据汇集和分析的属性，健康管理平台的人工智能分析结合风险评估、健康干预方案的探索也通过软硬件结合接入全科医学服务平台，创新全科医学服务新模式。

全科智能穿戴健康平台通过建立智能技术的疾病风险及疾病整合管理策略，围绕丰富居民家庭健康一体化信息平台体系，借助相关智能技术、可穿戴设备及便携式居家监测仪器，形成一套服务全科医疗健康的自有的可进行数据采集、监测等持续干预措施的诊疗模式与方法，建立心血管疾病谱大数据，可以有效提高居民全生命周期全方位健康智能管理服务水平，并助力未来心血管疾病的研究及

预测。①通过智能设备监测健康数据，结合临床脑卒中风险、心脑血管疾病情况做相应的疾病危险因素的标定，通过不同阈值的设定，分频分级提醒、预警、介入及干预不良事件的发生。②通过智能技术支持心脑血管等疾病风险事件的预警及优化管理策略，解决疾病治疗策略的瓶颈。③通过智能设备和技术筛查疾病风险，解决家庭健康管理技术的瓶颈，实现预防为主，推行健康的生活方式，预防心脑血管疾病等慢性病及并发症的发生。④支持社区／多层级协同创新医疗网络，突破医疗支撑体系发展的瓶颈，促进优质医疗资源下沉。智能技术可加强基层医疗支持，调整优化健康服务体系，解决基层卫生服务机构人力不足、能力不强的困境，从而降低急性风险事件的发生风险和疾病负担。

五、家庭健康智能管理之眼健康智慧服务平台

由于应试教育给青少年儿童造成的压力逐渐增加，以及绿化环境的减少和电脑的普及，青少年儿童的近视率大幅度上升，从新生儿到18岁的青少年儿童，由于生长发育、先天遗传、长期过度用眼及其他眼病等原因，容易患斜视、弱视、近视等眼病，对青少年儿童眼睛的危害性很大。根据《2018年全国儿童青少年近视调查结果》及教育部的数据，我国青少年总体近视率为53.6%，青少年近视人口与近视率高居世界第一。

眼健康是"健康中国"的重要内容。据统计，目前我国约有5.5亿近视、1000万青光眼、600万白内障及1160万眼底新生血管疾病患者，且屈光不正、青光眼、白内障等致盲性疾病逐步呈现年轻化趋势。国家卫生健康委员会发布的《"十四五"全国眼健康规划（2021—2025年）》提出，"十四五"期间我国将进一步构建优质高效的眼健康服务体系，努力为人民群众提供覆盖全生命期的眼健康服务。

全科医生是人民群众健康的基石和"守门人"，社区卫生服务中心是打通眼健康服务落地"最后一公里"的关键场所。依托全科医学平台，面向社区居民，通过建立规范化、信息化、智能化的区域全科眼健康智慧服务平台，为基层群众提供包括眼健康科普、视功能检查、视功能训练、近视防控、干眼诊疗、常见眼病诊治、致盲性眼病三级转诊等在内的"一站式"全生命周期眼健康管理服务体系，在当前情况下尤为重要。整个系统分八大门户平台进行开发建设，分别是眼健康档案系统后台管理平台、体检机构门户平台、学校门户平台、数据自动清洗平台、离线体检系统、安卓体检系统及微信小程序、微信公众号报告查询平台，以及在线咨询及预约平台。区域全科眼健康智慧服务平台通过与眼科人工智能设备厂家强强联合，使数据全自动对接上传，实现多终端眼健康数据采集，以及视功能筛查和检查信息无纸化管理，可为儿童青少年及社区居民精准地建立个人眼健康档案，实现数据的自动化、信息化和实时化，最终达到早发现、早干预、早治疗的目标。鹰瞳科技的糖尿病视网膜病变辅助诊断软件在同类产品中是首个获得国家药品监督管理局第三类医疗器械证书的产品，目前已在医疗机构中使用，以协助医生做出医学诊断。为解决未满足的医疗健康需求，公司开发了人工智能视网膜影像相关的丰富产品管线，并已广泛应用于社区诊所、体检中心、保险公司、视光中心及药房等场所，为用户提供疾病辅助诊断及健康风险评估。截至2022年底，视网膜影像人工智能产品已累计服务用户近2000万人次。面对日趋严峻的近视防控形势，鹰瞳科技亦推出儿童青少年近视防控产品，依托公司强大的视网膜影像人工智能技术，提供安全及高效的近视防控解决方案。比格威医疗科技公司以国内领先的眼科人工智能辅助诊断系统为基础，以整合人工智能的眼科光学相干断层扫描检查（optical coherence tomography，OCT）硬件为市场切入点，为基层医院、体检中心、视光中心等眼健康医疗与服务单位提供智能化的系统解决方案，并围绕以影像为核心的眼健康数据，为个人用户提供全面的一站式眼健康管理服务。

（中南大学湘雅三医院　姚晨姣

苏州中科先进技术研究院　万冬梅）

第五节　全科医学信息化助力基层主动健康

随着社会经济的发展，主动发现、科学评估、积极调整、促进健康的主动健康理念备受社会关注。2019 年发布的《国务院关于实施健康中国行动的意见》明确提出："加快推动从以治病为中心转变为以人民健康为中心，动员全社会落实预防为主的方针，实施健康中国行动，提高全民健康水平。"无论是我国传统中医提倡的"治未病"思想，还是西方医学体系所命名的主动健康（active health/proactive health）等，主动健康管理的核心依然在于对个体健康的连续动态评价与精准主动干预。因此，作为实现主动健康管理的底层基础，围绕客观的科学参数和临床指标的采集、处理、存储及应用等流程的数智化技术，已经成为推进家庭医生签约服务高质量发展的重要动力。本文拟结合上海市信息化建设经验，梳理全科医学信息化助力主动健康管理的实践分析。

一、主动健康管理的相关概念

1. 主动健康概念的发展及定义　2015 年，科技部成立专家组进行"数字医疗和健康促进""十三五"科技规划，具有前瞻性地以健康为中心布局我国人口与健康科技计划。运动作为慢性病干预的重要手段之一，得到了专家组的高度认同。在专家组的积极推动下，运动被纳入主动促进健康规划。该提议得到国家的支持，主动健康也被列为重点研发计划专项。"主动健康"一词因此而确定，成为中国为人类健康事业提出的原创概念。

2017 年科技部等 6 部门联合发布《"十三五"卫生与健康科技创新专项规划》，正式将主动健康列入专项规划。专项总体目标指出："以主动健康为导向，重点突破人体健康状态量化分层、健康信息的连续动态采集、健康大数据融合分析、个性化健身技术等难点和瓶颈问题。"

2018 年起，国家重点研发计划——"主动健康和老龄化科技应对"重点专项正式开始申报，中华医学会全科医学分会迟春花主任委员牵头了"基于多模态大数据平台的慢病监测预警与精准分级诊疗系统研发及应用研究"项目。

2. 基层在主动健康管理中的角色　医疗机构是保障居民健康的重要主体，其作用贯穿于主动健康的整个过程，从健康计划的制订到实施、从疾病的预防到治疗、从健康素养的提升到健康行为的养成等各个阶段，医疗机构均发挥着重要作用。

基层卫生服务机构作为居民基本公共卫生和基本医疗服务的主要承担者，在主动健康管理中具有关键的作用。基层卫生服务机构作为健康县区、健康乡镇和健康"细胞"建设的服务提供主体，通过提供主动健康技术支持，面向辖区内的居民进行健康知识的普及和健康理念的宣教，并对居民进行饮食、锻炼、戒烟、限酒、急救技能及精神卫生等相关健康行为的指导，从而提升居民健康素养水平。通过开展主动健康计划，把健康促进纳入社区、企业、学校、家庭等健康发展规划，提供健康咨询、疫苗接种、健康体检、风险评估、疾病筛查及慢性病管理等服务，协助进行健康环境的评估与支持，从而全方位地干预健康问题和影响因素。

全科医生作为居民健康的"守门人"，在基层主动健康管理中具有引领性作用，其对居民的身体状况、生活习惯、居住环境及健康资源最为了解，因而成为主动健康管理实施过程中的核心枢纽。根据家庭医生签约服务制度的任务要求，全科医生为居民建立健康档案，记录居民的个人及家庭情况、生活习惯、易患疾病的危险因素、易患疾病及其治疗情况等信息，为居民提供连续性、综合性的健康照护。除全方位的基本医疗服务外，全科医生还为居民提供基本公共卫生服务，包括为各年龄段人群提供疾病的预防、干预、转诊、康复、随访及传染病防控等服务，以及为重点人群提供健康保健服务，如孕产妇健康管理、婴幼儿健康管理、老年人健康管理、慢性病健康管理、精神疾病患者管理、残疾人健康管理等。此外，随着健康科普的全面推广，全科医生还可以通过公众号、视频号等新媒体途径为不同年龄段的居民提供健康教育，帮助居民实现主动健康行为的转变与维持。

二、居民健康档案是主动健康管理的底层数据来源

基层卫生服务机构包括城市社区卫生服务中心、乡村卫生院等，除基本医疗服务外，还承担着基本公共卫生服务，因此，其信息系统的建设与大型综合医院、专科医院之间还存在着较大的差异。其中，居民健康档案作为区域卫生信息化建设和共享的核心内容，主要依托基层卫生服务机构进行信息采集和管理，也是主动健康管理的底层数据来源。

随着居民健康档案的全面推广和信息共享平台的不断拓宽，可以在此基础上逐步开发远程会诊、助医服务、健康管理等应用场景。在新型冠状病毒感染大流行期间，基层卫生服务机构以居民健康档案为依托开展重点人群排查，搭建囊括各类重点人群健康状况的综合数据库，为医疗服务保障提供了充足的数据支撑，并通过微信调查、档案分析等多种方式做好重点人群分级分类，及时响应患者的就医需求。

三、家庭医生签约服务是主动健康管理的核心制度

多项政策和意见指出，要强化以人为中心的健康管理服务功能。要以家庭医生制度为基础，以电子健康档案为依托，发挥中医"治未病"的作用，以个人居住地和功能社区为着力点，建立以人为中心的全生命周期健康管理模式，向居民提供筛查评估、健康教育、随访管理等方面的分级、连续、全程的健康服务与管理。因此，依托信息化建设推动家庭医生签约服务高质量发展已成为实现基层主动健康管理的重要前提。

2019年4月23日发布的《国家卫生健康委办公厅关于做好2019年家庭医生签约服务工作的通知》就已提出推进"互联网＋"签约服务，要求各地要结合区域卫生健康信息平台建设，加快签约服务信息系统的建设和应用，运用互联网、手机APP等手段，为签约居民提供在线签约、健康咨询、预约就诊、健康管理、慢性病随访、报告查询等服务。上海市卫生健康委员会统筹建设了"上海市互

联网＋家庭医生签约服务平台"。居民可通过登录"上海健康云"APP，在首页找到"家医服务"界面，凭本市医保卡、社保卡，或者凭身份证及本市医疗机构标准自费卡进行"线上签约"。签约居民可在线向家庭医生进行健康咨询，由签约家庭医生及时予以解答，做到了足不出户即尽享家庭医生的专业服务。另外，上海市依托"市级平台"开展家庭医生线上签约、解约、改签、续约、健康咨询解答等服务。

上海市卫生健康委员会负责搭建市级"互联网＋"家庭医生签约服务信息平台，并实现与"随申办"功能对接。现阶段，主要依托"上海健康云"APP搭建"市级平台"，推进线上签约等服务，开展工作指导与质控。各区卫生健康委员会结合辖区特点和信息化基础，搭建区级家庭签约服务信息平台，在达到与"市级平台"基本功能一致的基础上，可与"市级平台"对接，从而可以整合相关的签约服务。

各社区卫生服务中心督促家庭医生落实工作要求。对线上提出签约服务申请的居民，各社区卫生服务中心在线上落实服务的同时，也可以根据居民实际情况，按照流程规范，提供线下、线上相整合的签约服务。上海市卫生健康信息中心建立统一的签约人员和家庭医生信息库，实现与市、区两级平台的对接，及时将签约服务信息推送至市区两级平台。

2022年12月30日上海市卫生健康委员会发布《关于推进本市家庭医生签约服务高质量发展的实施意见》，提出以优化模式为重点，通过互联网等载体，利用技术赋能，推动签约服务模式创新，拓展家庭医生签约服务的渠道、空间及内容。推进家庭医生签约库与慢性病管理信息库对接，利用社区健康管理中心、智慧健康驿站、"上海健康云"APP等平台，优化慢性病患者及风险人群签约。建设门诊智能分诊导诊系统，并对接门诊预约系统，引导签约居民精准就医。结合签约居民的健康服务需求，通过面对面、电话、社交软件、互联网平台等多种形式，每季度至少主动联系1次签约居民，提供针对性的健康指导与干预，增加互信互动，发展长期稳定的服务关系。建设智能诊后随访系统，优化诊后随访管理。支持社区卫生服务中心加注互联网诊疗方式，在医联体牵头医院建立远程医疗中心，向医联体内的社区卫生服务机构提供远程会诊，影像、超声和心电诊断，以及查房、培训等服务。

在上海市总工会"职工创新工作室"的带领下，彭浦社区卫生服务中心的信息化不断发展，除完成了HIS、CIS、PACS等基础建设之外，还完成了健康档案（6A等级）的评审及首家社区互联网医院的评选。彭浦社区卫生服务中心先后启动了"基于CDR综合管理平台"建设、"基于全面预算运行平台"建设以保障家庭医生制度的有效运行，还启动了"基于ESB社区卫生服务集成平台"，以拓展信息技术支撑服务的应用能力。彭浦社区卫生服务中心研发了全科医生移动应用平台，使全科医生可以利用手机开展离线居民签约服务，方便家庭医生、家庭医生助理随时掌握、了解签约居民的健康需求，并在平台上部署专科专家资源信息，便于家庭医生在线利用专家资源为签约居民服务。

四、数智赋能是主动健康管理的创新动力

2022年11月1日科技部、国家卫生健康委员会联合发布了《"十四五"卫生与健康科技创新专项规划》，指出卫生与健康科技创新是建设科技强国的重要内容，是保障人民健康的迫切需求，是推动健康产业发展的核心动能，是为人类健康贡献中国力量的重要途径。发展新型主动健康技术和模式作为六大战略任务之一，强调以全民健康和应对人口老龄化为目标，聚焦运动、营养、心理等多种非

药物干预手段，重点发展个性化科学健身指导、体医融合、睡眠质量管理等新型健康服务，重点围绕以下 6 项关键技术组织科研攻关。

1. 运动健康促进技术　通过开展精准运动负荷测定控制技术、人体行为大数据评估技术、运动健康设备及系统高性能互动操作技术、失能或半失能患者运动功能评定技术、运动方式促进健康关键技术等研究，探索建立运动损伤的精准康复与重返生活的判断标准。

2. 营养提升与微生态调控技术　通过开展人体微生态的个体化、精准化调控手段，营养、代谢、能耗与健康状态智能监测与评估技术，以及提升营养因子功能、营养健康食品功能的创新技术等研究，构建全生命周期精准营养处方库及"个性化智能精准营养"模型。

3. 睡眠状态感知与干预技术　研究多模态数据特异性特征提取技术，探索睡眠状态智能化识别方法，研究冥想干预与评价技术，研发柔性穿戴式睡眠监测设备。

4. 老龄健康促进技术　重点开展运动、认知、感官、心理、代谢营养等对机体功能有影响的研究，构建衰老检测和干预技术体系，建立基于健康数据的系统解决方案，形成以健康和慢性病管理、疾病风险预警干预、失能防控和智能服务为代表的适老助老科技支撑体系。

5. 机能增强与智能辅具技术　开展智能感知及柔性传感技术、人机结合与柔性交互技术、系统功能维持及康复技术、多模态器官功能量化评估技术、多维度整体康复技术、人体机能增强技术、居家照护关键技术等研究，探索器官功能监测、维持及增强机制，构建康复评价理论体系，实现康复技术与大数据、人工智能之间的协同。

6. 个性化健康评估技术　构建基于区块链的医疗机构数据汇聚模式和数据分布式统计模型，开展人工智能技术在分布式健康医疗大数据中的应用与核心算法研究，构建和共享计算机可理解、可推理的健康医疗知识体系，实现基于互联网数据的个性化健康评估及远程指导。

"基于多模态大数据平台的慢病监测预警与精准分级诊疗系统研发及应用研究"项目，紧密围绕大数据、区块链、云计算、人工智能、可穿戴设备、增强现实等数字化技术，围绕两类重大疾病，以全科思维开发连接患者、医生、医院及卫生管理部门的近远景云平台和智能装备，搭建整合多模型数据和远程支持的路径框架，进而建立早期诊断、严重度分层预警智能化算法，并迭代形成循证知识图谱和多维映射关系集，从而为精准化分级诊疗决策提供关键技术支撑，以期实现健康中国战略下分级诊疗体系建设和全生命周期健康管理中的重大技术突破。

五、数字化转型是主动健康管理的实践契机

"便捷就医服务"数字化转型作为上海市数字化转型过程的重要工作内容之一，旨在推动医疗健康服务体系流程再造、规则重构、功能塑造及生态新建，运用 5G、大数据、人工智能等数字化技术，优化就医服务流程，构建智慧医院新模式，加快"便捷就医服务"应用场景建设，扎实推进普惠性、基础性、兜底性的民心工程和民生实事建设，全面提升市民就医体验，开创上海市"便捷就医服务"数字化转型与数字医疗创新发展新局面。在 2020 年发布的数字化转型 1.0 工作方案中，主要进行 7 个"便捷就医服务"应用场景的建设：①精准预约，可减少就诊等候时间，缓解患者"挂号难"的问题；②智能预问诊，可使医患信息提前互动，提高诊疗效率；③互联互通互认，可减少"重复检查"，减轻群众的就医负担；④医疗付费"一件事"，可缓解"排队长、缴费慢"的问题；⑤电子病历卡与电

子出院小结，可方便患者"随身带、随时查"；⑥线上申请核酸检测及疫苗接种，可缓解现场人流压力，筑牢疫情防控；⑦智慧急救，可争取急症抢救的宝贵时间。2021 年发布的数字化转型 2.0 工作方案以数字化转型 1.0 的成效为新起点，纳入医院管理、医疗服务场景及数字健康城区、未来医院和新兴技术示范试点等创新亮点，挖掘建设七大应用场景：一是智能分诊导诊，利用人工智能、移动互联网等数字化技术，精准识别患者的病情，实现患者精准就医；二是智能院内导航，利用移动互联网、物联网、蓝牙等室内定位技术，实时引导院内就诊路径，提高患者的通行效率；三是智能识别通行，应用智能识别通行系统及终端，精确掌控院内人员信息，助力疫情防控；四是医疗收费电子票据，支持患者通过医院微信公众号、电子票夹或"随申办"移动端等平台调阅并下载本人电子票据，方便患者"随时查""随时用"；五是智能诊后管理，通过人工智能技术赋能医院慢性病管理，实现诊后随访信息的自动采集和分析；六是基于区块链技术的中药代煎配送，通过区块链技术赋能，将中药代煎配送全过程的信息"上链"，安全、可溯、有保障；七是便民"一键呼救"，通过人工智能、5G 等技术赋能急救呼救，实施急救优先分级调派和工作流程智能化再造，提高院前自救互救的效率与效果。

基于以上数字化转型工作已有的成果，"便捷就医服务"数字化转型 3.0 工作方案首次面向社区场景，打造基层主动健康管理的示范亮点。彭浦社区卫生服务中心作为此次试点单位，针对常见的慢性非传染性疾病和常见的多发恶性肿瘤患者，提供个性化的健康干预，把家庭医生签而有约做实。签约居民的健康评估涉及跨机构和跨行政域的健康相关信息采集和质量控制，基于完善的市区两级平台和居民生活行为习惯，主动推送个人基础健康信息（如身高、体重、血压、血糖、生活行为习惯等），完善和拓展"健康静安"微信公众平台的应用。基于签约居民的基础健康信息、生活行为习惯信息、家族史和既往史等特征的健康信息，研制人工智能算法，推送针对性和个性化的健康教育和科普信息，旨在引导和培育居民落实"个人是健康第一责任人"的理念，把慢性病的预防控制关口前移。进一步推进"社区康复中心、健康管理中心、社区护理中心"的建设，为三个中心的运行提供数据支撑，为"社区药学服务、中医传承品牌"打好基础，同时推进"5G 主动健康与智慧管理试点项目"成果落地，并结合边缘计算技术，提升工作效率和服务能力。

总体而言，基层主动健康管理以社区健康管理中心为平台，以家庭医生团队为核心，聚焦重大慢性病的风险预警与精准干预，通过 5G 互联网、可穿戴设备、智能健康家居等技术的应用，突破传统医疗空间限制，形成线上线下一体化的签约居民健康管理服务模式。新型的主动健康服务模式可以让居民足不出户预约医生、查看检查报告，也能与医生在云端"面对面"。医生拿着患者上传或区域共享的检查信息，通过远程视频"问诊"，向患者提供诊疗方案并开具电子处方，患者通过网络支付医药费，满足了人们看病的需求，特别是老年人的慢性病诊疗需求。看病模式的改变打破了医院围墙的界限，使医疗服务变得像网络超市一样，可随时随地预约、支付，药品配送到家、少跑腿、随手可得、又快又好，为患者提供更优质、更轻松、更便捷、更安全、更高效的社区医疗服务。特别是在新型冠状病毒感染大流行期间，人们不方便出门就诊，在这样的情况下，更加凸显了以"智慧互联网＋"为基础的主动健康服务的必要性。

主动健康作为一种新型医学模式，具有预防性、精准性、个性化、主动性、共建共享、自主自律 6 项本质特征。其中，基层卫生服务机构及全科医生在主动健康管理中具有关键的作用。居民健康档案是实施基层主动健康管理的数据基础，家庭医生签约服务则是基层主动健康管理的政策前提。考虑到主动健康服务的技术需求和建设成本，其难以在经济欠发达地区全面展开。但是，在信息化建设水平较高的城市，通过数字化转型的统一工作部署，推进主动健康管理的社区试点，有利于降低成本、提高服务质量，从而形成覆盖"诊前－诊中－诊后"全部环节的基层主动健康管理服务体系，进而为更大规模的推广和应用提供必要的理论指导。

（同济大学附属东方医院　江　华

河南省人民医院　王留义　李　兵

苏州中科先进技术研究院　耿俊强）

第六节　区域全科医学信息化进展

一、区域全科医学信息化的背景

区域全科医学信息化是基于全科医学和信息技术的发展需求，借助信息化手段实现医疗信息的电子化、网络化和共享化，旨在提高全科医学服务的质量、效率及可及性。随着全球医疗技术的不断进步和医疗服务需求的日益增长，区域全科医学信息化成为医疗行业的一个重要发展趋势。在这样的前提下，笔者对区域全科医学信息化的背景概述如下。

（一）政策支持与法规要求

各国政府和卫生部门纷纷提出医疗信息化的发展战略和规划，鼓励医疗机构引入信息技术，推动医疗信息化的建设。2022年12月，国家卫生健康委员会等部门联合发布了《关于深入推进"互联网＋医疗健康""五个一"服务行动的通知》。2023年2月，国家卫生健康委员会等6部门联合发布了《关于开展紧密型城市医疗集团建设试点工作的通知》，决定在全国开展紧密型城市医疗集团建设试点，针对区域内居民的健康需求和医疗资源的情况，将不同类型和层级医疗机构的医疗资源进行整合，充分发挥信息化支撑作用，推动优质医疗资源共享和下沉，赋能基层医疗卫生机构。2023年3月23日，中共中央办公厅、国务院办公厅印发了《关于进一步完善医疗卫生服务体系的意见》，再次明确指出发展"互联网＋医疗健康"，建设面向医疗领域的工业互联网平台，加快推进互联网、区块链、物联网、人工智能、云计算、大数据等在医疗卫生领域中的应用，加强健康医疗大数据共享交换与保障体系建设，推进医疗联合体内信息系统的统一运营和互联互通，加强数字化管理。愈加频繁的政策的推出及导向都对医疗信息化提出了明确的要求和目标，这些政策的出台为区域全科医学信息化提供了政策支持和法规要求的基础。

（二）医疗资源分配和协同合作的需求

在区域范围内，不同的医疗机构、医生及患者需要进行信息共享和协作。例如，患者可能在不同的医疗机构就诊，需要将其病历、诊断结果、处方等信息在不同机构之间共享，以向患者提供连续和协调的医疗服务。此外，医疗资源的合理分配和协同合作也是区域全科医学信息化的一大需求。

（三）个人健康管理的兴起

随着人们健康意识的提高，个人健康管理逐渐成为一种趋势。通过信息技术，患者可以监测自己的健康指标、管理个人健康档案、获取健康知识、咨询医生等。区域全科医学信息化可以为患者提供更加便捷、连续及个性化的医疗服务。因此，患者个人健康管理的兴起也促使了区域全科医学信息化的发展。

（四）技术进步与信息化应用

随着信息技术的不断发展和应用，如计算机、互联网、移动设备等技术的普及，为医疗行业提供了新的发展机遇。人工智能、大数据分析等技术的应用也为区域全科医学信息化提供了更多的可能性。

（五）国际合作与经验借鉴

在全球范围内，各国都在推进医疗信息化的建设，并取得了一定的成果。区域全科医学信息化可以借鉴和吸收其他国家的成功经验，通过国际交流与合作，推动自身的信息化发展。

综上所述，区域全科医学信息化是全科医学和信息技术发展的必然结果，得到了政策上的支持。在医疗资源分配、患者个人健康管理、技术进步及国际合作等方面需求的推动下，区域全科医学信息化正在逐渐成为医疗行业的发展趋势，并为提高医疗服务的质量、效率及可及性发挥着重要的作用。

二、区域全科医学信息化的发展现状

通过建立信息化全科区域互联网智慧医疗服务平台，达到以预防和早期干预为主、以慢性病和常见病为重点的基本医疗服务体系。基于区域互联网智慧医疗服务平台的医疗健康管理模式，将传统的被动治疗模式升级为集预防、保健、早期干预、治疗、回访、风险评估为一体的新型医疗模式。区域全科信息化的发展将极大地提高辖区居民对医疗健康服务的获得感及认同感。

目前，区域全科医学信息化在全科医疗中的应用：①基本医疗服务，包括医院信息系统（hospital information system，HIS）、计算机化的病案系统（electronic medical record，EMR）的建设使用，以及与实验室信息系统（laboratory information system，LIS）、影像归档和通信系统（picture archive and communicationsystem，PACS）和放射信息管理系统（radiology information system，RIS）之间的对接。②家庭医生服务，支持在线签约家庭医生，签约居民可向家庭医生咨询问诊，由家庭医生在线复诊开药，提供上门家庭护理等服务。③互联网医院服务，包括为患者提供在线复诊、在线咨询、在线预约挂号、在线检查预约、在线疫苗接种预约、在线购药配送等服务。④基本公共卫生服务，可建立个人专属的电子健康档案，记录全生命周期的健康档案，在互联互通的医疗机构间共享档案内容，对重点人群（如高血压或糖尿病老年患者、孕妇、儿童及严重精神疾病患者等）进行随访。⑤远程医疗，通过远程视频方式，为慢性病或常见病患者提供远程医疗服务。⑥分级诊疗双向转诊，是基层医院与综合医院间的双向转诊服务，可优化医疗资源的使用。⑦在线会诊，医生之间可在线发起会诊申请，填写会诊结论，为患者解读会诊结果。⑧慢性病管理，在线记录监测的数据，形成历史曲线图表，医生制定用药方案及用药指导，持续性地跟踪并记录患者的治疗情况。⑨健康信息监测，记录并汇总各类健康信息，对高危险数值进行预警，向家庭医生及时提供预警信息。⑩医疗服务在线沟通，可与家庭医生和专科医生团队在线沟通患者的健康问题。⑪机构绩效考核，可根据服务质量对医务人员进行绩效考核评估。⑫体检中心管理，可提供体检中心的日常业务管理功能，包括院内体检服务和社会体检预约等日常业务内容。⑬移动互联，信息化系统可通过移动 APP、微信小程序、微信公众号等多种方式，支持在任意地点的操作使用，可以提高医务人员的工作灵活性，为患者提供便捷的医疗服务。⑭继续医学教育，为医务人员职业技能素养的提高进行在线培训，持续提高医务人员的治疗水平。⑮医养结合，将基层医疗与养老服务相结合，为养老人群提供在线医疗服务、上门护理服务及慢性病用药指导服务。⑯孕产妇护理，为孕妇提供在线医疗咨询服务，为待产家庭提供科学的孕期安全知识并提供在线产房预约和产后护理服务。

在实际应用中，各地的区域信息化平台建设程度和应用存在差异，其中天津的滨海新区、厦门等地利用区域互联网智慧医疗服务平台在试点过程中取得了较好的成绩。

三、区域全科医学信息化的作用

（一）全科医学信息化在基层的普及

通过全科医学信息化在基层医疗机构的普及，可以提高医护人员的工作效率，为医疗机构提供决策依据，为医疗服务的改善提供强有力的工具，为实现全民健康的幸福生活打下坚实的基础。

全科医学信息化需要快速、高效、低成本地在基层医疗机构部署业务系统，可采用软件即服务（software as a service，SaaS）服务模式解决传统 HIS 系统部署时产生的高成本、长周期的问题，并且 SaaS 服务具备简单易用的特点，医务人员可以快速学习其操作方法。与 LIS、PACS 等系统对接，可实现申请与结果报告的线上传递，突破时空限制。与电子健康档案对接，可打通健康保健服务的壁垒，将患者日常医疗内容以电子健康档案的形式，与信息化系统互通互联，使相关数据被高效地使用。通过建立互联网全科平台，可帮助患者在线签约家庭医生，向患者提供在线预约服务，建立患者健康档案，提供更直观的医疗服务，增加患者的服务获得感。

通过院内 HIS 系统和全科区域互联网智慧医疗服务平台，实现院内医疗服务的信息化，另外，与 LIS、PACS 系统实现对接后，医生可直观地在区域互联网智慧医疗服务平台内查看检查结果。为患者建立电子健康档案后，可以将历次检查结果归档保存，为制定医疗方案提供参考依据。

在部分农村地区，因 HIS 系统的建设费用较高，造成了开展相关工作较困难的情况，此时可以借助互联网 SaaS 产品的低成本、高复用性的特点，帮助村镇医疗机构完成院内基础信息系统的数字化升级。

通过全科区域互联网智慧医疗服务平台，可以为辖区居民提供家庭医生签约服务，患者可以在任意时间、任意地点咨询健康问题，家庭医生可在线发起回访，跟踪患者的治疗进程并记录治疗效果。同时，患者也可以通过门诊大厅咨询医院的营业时间、挂号科室、疫苗接种等公共问题，再通过全科区域互联网智慧医疗服务平台在线预约挂号，从而节省患者的就医时间。

（二）全科医学信息化技术实现区域医疗信息互联互通

将全科医疗与电子健康档案、检查检验、不同 HIS 系统之间打通必要的数据，整合优势资源，加强全科区域互联网智慧医疗服务平台建设，制定标准化的互联互通规则，解决各系统间信息孤岛的问题，实现患者的医疗数据可在合理范围内被合法、合规地共享。

互联互通实现后，可在院内开展双向转诊服务。慢性病、常见病在基层医院医治，急病和重病向上级医院转诊，待病情稳定后，再下转至基层医院进行后续治疗，实现医疗资源的再分配，即优势医疗资源的下沉，从而缓解医疗资源的紧张，解决患者看病难、看病贵的问题。

通过建立区域互联网智慧医疗服务平台的电子健康档案，可以在区域互联网智慧医疗服务平台间共享，帮助医生了解患者的用药史、既往史、家族史等内容，为制定医疗方案提供参考数据，最终实现全民健康档案电子化。档案信息能在居民每一次门诊、检查或住院中被收集和完善，这种方式打破了传统上孤立、静态的健康档案管理模式。

以上级医院和若干个基层医疗机构为体系的互通互联业务模式，将为辖区居民提供双线转诊服务，以及在线会诊、在线预约、共享电子健康档案数据等多项利民服务。

（三）全科医学信息化技术链接家庭医生与辖区居民

随着基层医疗卫生服务的全面发展，全科医学服务体系信息化建设将成为促进医疗体制改革的重要手段和技术支撑，采用信息化激活健康档案的生命力，能够实现对社区居民"记录一生、管理一生、服务一生、受益一生"的终极目标。

按平均每 2000 居民配备 1 名全科医生的比例，需要建立高素质的全科医生队伍，以充分开发和使用基层医疗服务，把医疗保健体系的基础夯实，让广大城乡居民都能就近享受方便、质优、价廉的基层医疗服务。人人拥有合格的家庭医生，才能实现健康公平与社会和谐。

有些区域利用区域互联网智慧医疗服务平台完成家庭医生签约、履约，将家庭医生服务的居民人数提高，可达 8000～10 000 名居民，有的甚至超过 1 万名居民。

具体来说，采用区域互联网智慧医疗服务平台推进家庭医生线上签约，为辖区居民提供家庭医生服务，家庭医生可通过区域互联网智慧医疗服务平台与辖区居民建立一对一的联系，双方可在线沟通交流，医生也可以根据患者的不同情况对患者分组分类地进行管理。通过建立患者沟通群的方式，对共性问题进行统一解答。同时，区域互联网智慧医疗服务平台为医院建立了互联网门诊大厅，辖区居民可以针对医院的经营时间、楼层、计划免疫接种等公共问题进行咨询，由医院工作人员在线回复。

（四）全科医学信息化技术助力形成区域医疗健康生态链

区域医疗健康生态链主要分为本职服务和创新服务两个部分。本职服务除包括基础医疗服务之外，还将检查检验的服务资源向区域内其他基层医疗机构开放，使无法开展特定检查检验项目的基层医疗机构能提供区域范围内的共享服务，实现生态链内不同基层医疗机构间的资源共享，形成基层医疗互助联盟。在创新服务方面，全科医学信息化技术除了帮助医院完成自身本职工作外，还借助强大的资源整合能力，形成了特有的区域医疗健康生态链，将医疗资源与生态链内的其他健康服务双向赋能，共同为患者提供优质的健康指导服务。

在最终实现的目标上，本职服务部分通过建立基层医疗互助联盟体系，为无法承接特定检查检验项目的基层医疗机构委托生态链内的上级医院进行收样检验，并通过区域互联网智慧医疗服务平台反馈报告结果的方式，将一家医疗资源在区域生态链内的多家基层医疗机构间共享，使优质资源下沉，避免资源集中而导致患者聚集，为区域医疗服务水平的提高提供了强劲的动力。创新业务部分将区域互联网智慧医疗服务平台与健康检查服务有效结合，如将保护视力的 5 度精制眼视光服务、3D 打印数字口腔服务、全周期助听保健服务、多形式的血糖血压检测服务等健康服务纳入全科生态链中，用专业的医疗服务赋能健康保健服务，为患者提供日常健康管理、疾病预防、健康指导等服务，将被动治疗模式升级为主动预防模式，对传统医疗服务模式进行深层改革，提高居民的健康指数和幸福指数。

（五）全科医学信息化技术提升医生的医疗服务能力

全科医疗业务的信息化可以帮助医生全面、及时地掌握患者的情况。同时，全科业务信息化可以随时为患者提供所需的医疗信息服务，也可以为患者提供定制化服务，通过线上分时预约和在线解读的方法减少患者就医的时间成本。通过区域互联网智慧医疗服务平台，医生可以为患者提供慢性病管理服务，针对不同慢性病患者，监控各类健康指标，将监测信息汇总整理后呈现给全科医生，为全科医生制定慢性病治疗方案提供参考，并可对患者进行及时、准确的用药指导和养护意见，随时提醒患者进行身体检查、评估疾病的发生风险及疾病发展情况，向患者推荐稳妥、合适的治疗方法。

通过区域互联网智慧医疗服务平台提供的第三方会诊功能，基层医院的医务人员可以与综合医院的专家进行线上会诊，在会诊过程中学习综合医院的先进经验，不仅可以为患者提供更优质的医疗服务，还可以提高自身医术水平，培养更优秀的全科医生。

利用联网的移动设备及有线电视等设备进行信息交流，可以为不同类型的患者提供个人或家庭健康保健服务和公众健康咨询服务。全科信息化不仅可以服务患者本人，还可以家庭为单位，为不方便使用信息化服务的儿童或老年人，由监管人代为申请和使用相关医疗服务。

针对特定人群，可以建成高血压慢性病管理、出入境人员健康管理、成人疫苗接种管理等多种系统，为辖区内居民和特定人员提供定制化的医疗服务，提升针对特定人群的医疗服务能力。

（六）全科医学信息化技术加快基层医生培养进程

利用区域互联网智慧医疗服务平台，可以加强全科医学服务团队的服务水平，提高与专科医生的合作效率，为患者提供优质的医疗团队服务。利用在线沟通工具，可以加强全科医学服务团队与上级医生的会诊交流，满足医务人员培训的需求，从而营造积极的学术氛围，以便更好地提升医务人员的自身专业素养，加强全科医生的规范化培训和持续性学习，完善并拓展全科医学服务的内容与范围，从而提高全科医学服务的质量与效率，进而提高患者的获得感与满意度。在实践过程中，需要确保操作上的简单易用，还要考虑患者的隐私及数据安全性问题，各项活动应该遵循医学伦理的要求。

通过远程教学、视频会议及电子文档等方式进行医疗新技术、新进展的专题讲座，可以加快信息传播速度，使全科医生掌握最新的医学技术和医疗发展动态。通过在线会诊等形式交流患者病情的处理方案，可以加强基层医院与综合医院之间的合作，使全科医生学习到综合医院专家的诊疗思维和治疗方式。区别于传统的现场培训方式，新的培养模式可以在任意时间和任意地点，以较低的成本实现人才的持续性培养，可缩短培养周期，在医疗服务过程中为全科医生提供有力的支持。

四、区域全科医学信息化发展案例分析

（一）滨海新区互联网智慧医疗服务平台

依据国务院办公厅和天津市人民政府关于促进"互联网＋医疗健康"的指导意见，2018年天津市滨海新区卫生健康委员会与蓝卡科技整合智慧医疗上下游产业链，充分利用互联网、物联网、人工智能、大数据等新一代信息技术，通过使用蓝卡科技互联网智慧医疗综合服务平台，共同打造符合国

家最新医改政策的滨海新区互联网智慧医疗综合服务平台（下文简称"滨海平台"），并于 2020 年 9 月 1 日发布了《区卫生健康委关于印发滨海新区互联网智慧医疗综合服务平台推广计划方案的通知》，同时召开了全区 50 家医疗机构启动动员大会，正式启动"滨海平台"在全区域的推广。2021 年 7 月 22 日发布的《关于印发"滨海平台＋医联体"分级诊疗工作方案（试行）的通知》，要求进一步在全滨海新区推动分级诊疗工作的开展。

"滨海平台"统筹区域医疗卫生资源，以北京大学滨海医院（天津市第五中心医院）、天津医科大学总医院滨海医院、天津市滨海新区大港医院为医联体龙头，向下连接滨海新区二级医院和社区卫生服务中心，以数据共享及协同服务为核心，以优质医疗资源下沉和利益共享为纽带，探索构建一个多层级协同的立体、高效的"滨海平台＋医联体"分级诊疗新模式。做细、做实全区家庭医生签约服务，规范基本公共卫生项目管理，提高居民健康档案建档率及动态使用率，提高老年人、高血压／糖尿病等慢性病患者健康管理等社区基本公共卫生项目的真实性和规范性，助力基层提升首诊能力，健全考核评价体系，增强居民的就医获得感和满意度，真正将基本公共卫生项目打造成群众满意、政府放心的工程。

2020 年初，在新型冠状病毒感染疫情之下，区卫生健康委员会指示将"滨海平台"紧急升级为"滨海新区疫情防控应急平台"，并指示全区大部分医疗机构均须入驻"滨海平台"，联合进行疫情防控工作。2020 年 3 月 27 日《国家卫生健康委规划司关于转发有关地市信息化支撑疫情防控工作典型做法的函》发布，提出将"天津滨海新区加强信息化建设统筹支撑疫情防控与居民健康服务"的经验在全国做推广。

1. "滨海平台"的作用

（1）做实家庭医生签约服务：充分利用家庭医生签约服务智慧平台，为滨海新区已签约的 51 万居民提供 24 h 家庭医生呼叫热线、天津 24 家和北京 47 所三甲医院转诊、药品零差价配送到家、上门采血等便捷服务，全面提升签约居民的健康获得感。

（2）扩大家庭医生签约人群：完成滨海新区 30 家社区卫生服务中心、家庭医生及团队入驻和注册"滨海平台"，指导各医疗机构组建家庭医生团队，完成所在生活社区、功能社区和二、三级医院全人群家庭医生签约服务。协助区卫生健康委员会提前完成滨海新区家庭医生签约制度全覆盖，力争覆盖全区所有居民。

（3）提升基层医疗服务能力：采用互联网远程会诊、互联网药局、互联网检验、互联网远程诊断、梅奥医生知识库、全科医生知识库等服务模式，全面提升基层医疗卫生机构的综合服务能力，特别是提高家庭医生"治小病、管慢病、转大病"的能力，满足辖区居民的基本医疗卫生需求。

（4）健全考核评价体系：通过家庭医生签约服务管理考核平台，建立以家庭医生为主体的评价、激励和约束机制，充分调动家庭医生服务的积极性和创造性，使其能高质量地完成辖区居民全生命周期医疗健康服务。对家庭医生签约服务质量实时监督和动态管理，逐步建立优劳优酬、多劳多得的家庭医生签约服务补偿机制。

（5）推进分级诊疗：通过天津市第五中心医院医联体互联网智慧医疗分级诊疗平台，充分发挥第五中心医院区域医学中心的作用，推动优质医疗资源共享和下沉基层，为社区卫生服务中心的家庭医生"提质、增效、减负、赋能"。

2."滨海平台"创新项目赋能体系 "滨海平台"在满足基本医疗、基本公共卫生服务的基础上，创新了多种增量赋能服务产品，满足居民除基本医疗之外的健康服务需求，针对二、三级医院没有精力或意愿投入医护力量的服务项目，开展创新运营模式、丰富服务产品内容、满足各类人群健康需求的多种探索，使这些项目在更大程度上助力离基层居民最新的社区卫生服务中心或社区卫生服务站，以及辖区内的基层门诊部、诊所、护理站、医务室等机构。每个增量赋能项目均可以根据机构的实际情况及市场调研情况（如人群结构、消费水平、竞业和异业分析、人群需求等）进行个性化定制与合作。

（1）基层医疗联盟项目：为了更好地赋能合作基层医疗机构，助力其降低运营成本，提高运营效益，依托"滨海平台"连接和赋能属地内各社区卫生服务中心，利用蓝卡科技优质医疗资源及国内集采的供应链资源，为合作的各社区卫生服务中心及其辖区内各类医疗机构进行第三方检验委托服务、基层患者转诊（如大型设备检查等）服务及中医药等医疗服务，称之为"基层医疗联盟"。

（2）母婴健康项目：《关于进一步完善和落实积极生育支持措施的指导意见》要求"提高优生优育服务水平，做到改善优生优育全程服务、提高儿童健康服务质量、加强生殖健康服务、提高家庭婴幼儿照护能力"。

为了更好地赋能基层医疗机构开展全方位的母婴健康服务，"滨海平台"利用"互联网＋母婴健康服务"的方式，为合作的医疗机构设立产后医学康复中心、母乳喂养/孕产妇营养门诊、新生儿黄疸治疗中心等科室，为在辖区内建档管理的孕产妇人群及新生儿提供线上线下一体化的健康管理服务。

（3）数字化眼视光项目：《"十四五"全国眼健康规划（2021—2025年）》提出，到2025年力争实现以下目标，即0～6岁儿童每年眼保健和视力检查覆盖率达90%以上，儿童青少年的眼健康整体水平不断提升，有效屈光不正矫正覆盖率不断提高，高度近视导致的视觉损伤人数逐步减少。

为了更好地赋能基层医疗机构，"滨海平台"利用"互联网＋医疗健康＋医疗级视光中心"的方式，为合作的基层医疗机构提供5°精准验光服务，以及采用世界先进工艺定制的5°进阶全自由曲面镜片服务，并同时为客户提供眼健康视力档案、青少年近视防控方案等一系列线上线下一体化服务。

（4）听力保健与康复项目：世界卫生组织发布的《世界听力报告》显示，目前全球有20%的人听力受损，听力损失影响全球超过15亿人，其中听力较好的4.3亿人有中度或以上程度的听力损失。2023年世界听力日的主题是"将耳与听力保健纳入基层医疗"。到2050年，预计25%的人有听力问题，近25亿人将患有某种程度的听力损失，其中至少7亿人将需要康复服务。近80%的听力受损者生活在中低收入国家，大多数听力受损者无法获得干预治疗。

我国有15.84%的人患有听力障碍，其中患致残性听力障碍的人数占总人口的5.17%。随着中国老龄化趋势，中国老年人口已达2.6亿，国内报告60岁以上人群听力损失的患病率约为41.9%。数据表明，新生儿听力损失的发病率约0.2%，学龄期儿童永久性听力损失发病率有所增长，为0.9%～1.0%，单耳和双耳的轻度暂时性和永久性听力损失的发病率可达14.9%。

为了更好地赋能基层医疗机构，助力其开展听力保健服务，尤其关注青少年儿童、老年群体的听力健康，"滨海平台"通过"互联网＋听力保健及康复中心"的服务模式，为各医疗机构客户提供听力保健及康复、听力健康管理服务。业务内容主要包括听力筛查、听觉言语康复（耳聋康复、耳鸣康复、前庭功能康复、言语障碍康复）等专业项目。

（5）中医耳鼻喉项目：在我国，20岁以上人群耳鼻喉疾病的患病率＞70%，但治疗率却＜10%，公立医院耳鼻喉门诊人数的占比超过96%。数据显示，我国3～18岁儿童和青少年耳鼻喉疾病的发病率高达58.56%，其中鼻炎、鼻窦炎、过敏性鼻炎、慢性鼻炎、扁桃体炎、腺样体肥大约占70%。鼻炎长期迁延不愈会出现打鼾、鼻塞、流涕等症状，导致记忆力减退、智力下降、注意力不集中、周期性头痛、学习成绩下降等严重后果。耳鼻喉疾病不但患病率高且复发率也很高，临床上属于常见病、多发病，又是疑难病。"追根寻源、防患于未然"，只有针对耳鼻喉疾病进行个体化的预防治疗，拓展、规范相关的技术服务手段与方法，将极大地提高患者的康复效果，有效降低复发率，提高治愈率。

（6）企业员工健康管理项目：为助力企业更好地落实《关于推进健康企业建设的通知》《健康企业建设规范（试行）》等文件的指示精神，助力企业提升员工的健康管理和服务水平，"滨海平台"与合作的基层医疗机构共同为辖区内的企事业单位和街道社区设立"企事业员工健康管理中心"，由合作的医疗机构为企业员工设置专属家庭医生团队，提供24 h在线咨询（如APP、微信群及呼叫热线等）、在线购药及配送、在线会诊、在线转诊、在线慢性病随访、健康管理服务、在线科普、定期巡诊等服务。

（7）医养结合医疗服务项目：《关于进一步推进医养结合发展的指导意见》提出"发展居家社区医养结合服务，要积极提供居家医疗服务，增强社区医养结合服务能力""推动机构深入开展医养结合服务，要支持医疗卫生机构开展医养结合服务，提升养老机构医养结合服务能力""优化服务衔接，要加强医疗养老资源共享，积极发挥信息化作用"。

"十四五"时期，我国人口老龄化程度进一步加深。截至2021年底，我国65岁及以上人口占总人口的14.2%。据中国人口与发展研究中心的预测，到2025年，65岁及以上人口将超过2.1亿。推进医养结合是优化老年健康和养老服务供给的重要举措，是积极应对人口老龄化、增强老年人获得感和满意度的重要途径。当前的现状是，90%的老年人在社会化服务协助下通过家庭照料（居家）养老，7%的老年人通过购买社区照顾服务（日间照料）养老，3%的老年人入住养老服务机构集中养老。

"滨海平台"提供医养结合医疗卫生智慧服务系统，助力医疗卫生机构将上门医疗服务向养老机构拓展，为机构养老、日间照护中心及居家养老的客户开展家庭医生签约、居家医疗服务、医养结合签约服务，为符合条件的入住养老机构的老年人提供家庭病床、上门巡诊等服务。同时也为养老机构的客户提供预约就诊绿色通道及远程会诊等服务。

3."滨海平台"运营案例——天津滨海新区新北街蓝卡社区卫生服务中心　天津滨海新区新北街蓝卡社区卫生服务中心（简称"新北街中心"）就是蓝卡科技直属经营的一家公建民营基层医疗机构。

（二）三明沙县区医共体互联网智慧医疗服务平台

医改的发源地福建省三明市沙县区医改再出发，福建易联众医疗信息系统有限公司医疗云HIS、云公卫系统与蓝卡科技的蓝卡网APP实现系统对接，共同搭建"三明沙县区区域互联网智慧医疗服务平台"，平台基于三明市基层区域医疗信息10余年的使用经验，契合三明市医疗健康发展的信息化体系建设及三明医改的发展特色要求，着重围绕"平台一体化、智能化赋能、医卫融合、区域协同"4个方面进行"区域互联网智慧医疗服务平台"的设计与规划，平台涵盖"医疗服务云、公共卫生服务云、妇幼保健管理云、家庭医生签约服务云、健康管理云"等。该平台纵向深化了上级医疗机构与基层社区卫生医疗机构的协调联动和信息共享，横向协同了医疗服务、公共卫生、健康管理、家庭医生等服务，构建起上下联动、医卫融合、同质化管理的数字化医疗健康服务信息化支撑体系。

平台赋能三明区域数字化医疗，目前该项目已经在三明市沙县落地，为沙县医共体内沙县区总医院、沙县中医院及其下辖的 2 家社区卫生服务中心、10 家乡镇卫生院、128 家社区服务站及村卫生室的近 30 万居民提供家庭医生签约、医共体分级诊疗 / 双向转诊等新医改政策要求的基层医疗任务，使患者的就医更精准、更顺畅，医生在线诊疗更便捷，服务运营更高效，线上线下结合更紧密。

（三）河南省周口市第六人民医院医联体互联网智慧医疗服务平台

河南省周口市第六人民医院领办太昊路社区卫生服务中心（简称"太昊路中心"），中心下辖 2 家社区卫生服务站、129 家卫生室，属于标准的城市紧密型医联体。2017 年"周口第六人民医院医联体智慧医疗服务平台"落地运营。

太昊路中心服务人口 10.72 万人，共有职工 93 人，其中医疗技术人员 59 人，公共卫生科 8 人。中心按照规范化建设标准，设置了公卫科室、医疗科室、辅助科室、精防办等 20 个科室，主要提供一般常见病、多发病诊疗等基本医疗卫生服务，以及计划免疫、慢性病防治、妇幼保健等公共卫生服务。

太昊路中心先后被评为"国家优质服务示范社区卫生服务中心""国家卫生健康系统先进集体""全国优秀家庭医生团队"。自成立以来，中心多次被评为"全市医改工作先进单位""基层卫生工作先进单位"等荣誉称号，并多次在国家、省、市经验交流会上做典型发言。

借助"周口市第六人民医院医联体智慧医疗服务平台"，太昊路中心开展家庭医生签约服务，在新型冠状病毒感染疫情期间，中心签约服务人数稳步提升，2021 年同比 2020 年提升了 3.9%，2022 年同比 2021 年提升了 3%，居民续约率不低于 85%。与 2020 年相比，2022 年的门诊转诊人次提高了 158.47%，通过转诊检查人次提高了 76.98%，检查收入提高了 98.9%，住院转诊人次提高了 79.16%，住院收入提高了 81.6%。

（蓝卡健康互联网医院　于浩波

苏州中科先进技术研究院　耿俊强

河南省人民医院　李　兵）

第七节　全科医学信息化发展展望

一、世界各国的全科医学信息化发展情况

全科医疗被世界卫生组织称为"最经济、最适宜"的医疗卫生保健服务模式。世界预防医学会的报告指出，基于 IT 平台的健康管理和健康危机管理技术及相关服务的诞生是人类健康史上一次成功的创新，它将过去传统的被动预防医学模式改进为积极的主动预防医学模式，将为全人类健康的维护性消费带来一场意义巨大的革命。国际普惠医疗与高端医疗技术的发展强调覆盖全民健康的技术体系和信息体系建设，因此，必须解决这项关系国计民生的战略需求。

近几十年以来，英国、美国、加拿大、澳大利亚等国家先后开展了国家级及地方级的区域卫生

信息化建设，期望推动以电子医疗数据共享为核心的区域性卫生信息网络建设，以提升整体医疗服务质量、提高医疗服务的可及性、降低医疗费用、减少医疗风险。

澳大利亚在国家层面成立了澳大利亚数字健康执行委员会（National eHealth Transition Authority，NEHTA）来制定卫生信息化领域的政策法规和标准。南澳大利亚州政府通过在主要医院建立以患者为中心的企业级临床信息系统，向医护人员提供患者病史信息访问，以改变南澳大利亚州医疗服务系统的信息保存、传递及访问手段，乃至传统的医疗服务模式。

在全民健康方面，各国政府正在积极部署相关的系统，如英国投资 180 亿美元建立了国民医疗保健服务系统（national health service，NHS）的数字健康平台。欧盟第五框架计划（1998—2002）、第六框架计划（2002—2006）、第七框架计划（2007—2013）分别启动了一系列相关项目，着重研究健康信息服务技术。

美国政府提出通过将医疗保健记录电脑化来避免危险的医疗过失，从而降低成本并改善看护水平。奥巴马政府拨款 1590 亿美元用于美国国民医疗系统的建设，其中全民健康信息系统近 200 亿美元，主要用以建设基于全科诊所的全科医生工作站系统。日本和韩国分别于 2004 年和 2006 年推出下一步国家信息化战略，以促进普适健康技术的发展。

马来西亚通过实施多媒体超级走廊计划使"电子保健"得以顺利进行。该国卫生部和多媒体超级走廊计划对电子保健的定义是整合资讯科技、医药与保健科技、通讯科技及人性化界面科技，传达保健知识，提倡健康的重要性。

新加坡提出了"iN2015"的 10 年总体规划。该规划的目标：①将个人健康档案提供给公共卫生部门以便更好地对之进行健康管理；②建立信息交流系统以便高质量地整合卫生保健信息；③建立临床决策支持系统来提供即时临床信息；④建立有益的规章制度来易化生物医学和公共医疗卫生服务研究的数据收集和共享。

综上，各国的计划将使个人获得更多的医疗保健控制权。许多医疗专家认为这一趋势是不可避免的，患者将最终成为他们自身资料和健康的"管家"。

二、我国全科医学信息化发展展望

世界银行、世界卫生组织和中国有关部门于 2016 年提出了我国未来的医疗模式建议——以人为本的整合型服务（people centered integrated care，PCIC），即建立以人为本的一体化医疗服务体系，在 5G 时代，任何一款数字医疗移动终端设备及与其连接的传感装置，都直接通往最具体和鲜活的实体——我们人体的身体、心脏、皮肤及大脑皮质，实现从被动医疗到主动健康的转变。国际普惠医疗与高端医疗技术的发展强调全民健康覆盖的技术体系和信息体系的建设。

针对全民健康，各国政府都在积极地部署相关的系统，我国随着新医改的推行，也在积极建设覆盖各级医疗机构的系统平台。

数智全科网络计划是运用现代科技手段，尤其是充分利用大数据和移动互联网、物联网、区块链等技术，建设数智全科医疗协作支撑体系，智慧链接全国数十家顶级专科＋全科管理中心、32 个省市区级全科医学服务中心、744 家拥有全科医生培训基地和全科医学科的三甲医院、1660 家全科医生培训协作基地的等级医院全科医学科、近 4 万家社区卫生服务中心、3.7 万家乡镇卫生院全科医生团队、近400万全科医生团队医护人员，以及社区、养老、企事业单位、保险等机构，打造完善的以全科诊疗为基础的管理型医疗保健生态链，把临床数据、临床指南和组学数据通过大数据、知识图谱及可视化系统相结合，使核心医学概念全面覆盖医疗生态圈及全方位知识数据相聚合，构建综合医疗大脑，打造天、地、人合一的即时移动全科医疗立体支撑体系，给临床医生、科研工作者、管理工作者及患者提供帮助，这将是未来医疗的发展方向，可提升对每一位公民的可持续性健康服务水平。

全面落实《国家数字经济创新发展试验区实施方案》和《关于推进"上云用数赋智"行动培育新经济发展实施方案》，在国家级医疗大数据中心落地省份启动国家数字经济创新发展试验区的创建工作。党的二十大对坚持和完善中国特色社会主义制度，在推进国家治理体系和治理能力现代化方面做出了重要部署。推进国家数字经济创新发展试验区建设，要以习近平新时代中国特色社会主义思想为指导，全面贯彻党的二十大精神，坚持新发展理念，坚持以供给侧结构性改革为主线，落实国家重大区域战略部署和重大改革任务，围绕解决数字经济发展的关键问题开展针对性的改革试验探索，形成一批可操作、可复制、可推广的典型做法，进一步发挥示范引领和辐射带动作用，有力支撑现代化经济体系建设和经济高质量发展，提升国家治理体系和治理能力的现代化水平。

中国基础医疗服务体系必须有国家能够直接掌控的自主知识产权的健康技术解决方案，才能低成本地满足国家的民生需求，也能将关系国家安全的全民健康数据和科技核心体系牢牢地把握在自己手中，独立自主地发展民族健康产业。作为中国最大的科研机构，中国科学院积极部署科研力量，组织了包括深圳先进技术研究院、上海高等技术研究院、苏州医工所、长春光机所、西安光机所等在内的25个所，在中华医学会、中国医师协会等的大力支持下，共同成立了"全民低成本健康海云工程学术项目办公室"和"全科医生云知识库项目办公室"，集中力量进行关键技术研发，开发我国基层基础医疗覆盖所需的低成本适宜医疗设备与信息技术，突破共性关键技术和核心元器件瓶颈，重点研发和构建云计算与移动性、社交网络、大数据及超算实时分析等颠覆性信息领域技术平台，形成数字健康平台和医学知识支撑系统，为建立全科医疗健康服务体系提供了技术储备和支撑，推出了面向基层医疗的农村低成本健康云海工程。该工程用"海终端"实现低成本的可及性医疗覆盖，用"云计算"来实现低成本、高水平的全科医生公共卫生服务和基本医疗服务支持，以及公共卫生集中管控和初级医疗的有效监管，为我国当前医疗体系改革（特别是基层医疗服务机构改革）提供了低成本的适宜技术支撑和知识支撑。另外，该工程全面引入全球基础医疗人工智能系统，以及美国、英国、日本、澳大利亚等国家的基础 AI CDSS 系统，构建全科医学大脑的终极应用支持，打造超级全科医生服务体系。结合5G、人工智能、区块链、物联网、后疫情医疗重塑等要素，重点探索数字经济生产要素的充分流通机制，以政企数据机制化融通利用加快智慧城市建设。设立全国数智全科网络的意义重大，其创新生态、总体可行、风险可控、基础扎实、发展可期、落地有序、持续稳健、造福国民。笔者建议以国家健康医疗大数据中心网络为总基地，各省会城市为区域数智全科体系落地区域中心节点，建立国家数智全科网络体系，为解决我国全民健康保障难题探索新的路径。

（河南省人民医院　王留义

苏州中科先进技术研究院　耿俊强）

参 考 文 献

［1］ 中华医学会. 2012—2013 全科医学学科发展报告［M］. 北京：中国科学技术出版社，2014.

［2］ 张愈，顾湲. 发挥全科医学分会在全科医生制度建设中的作用［J］. 中华全科医师杂志，2011，10（11）：769-771.

［3］ 钟宇，刘露霞. 医防融合下网格化家庭医生签约服务模式研究［J］. 中国全科医学，2021，24（19）：2412-2417.

［4］ WU Y, ZHAO Y P, HUANG X, et al. Exploration and practice of general practitioner responsibility system in all urban community of Shanghai [J]. Fam Med Community Health, 2015, 3(4): 15-22.

［5］ FUNG C S C, WONG C K H, FONG D Y T, et al. Having a family doctor was associated with lower utilization of hospital-based health services [J]. BMC Health Services Research, 2015, 15: 42-50.

［6］ 谢学勤，吴士勇. 中国居民健康及卫生服务利用现状与变化趋势［J］. 中国卫生信息管理杂志，2021，18（1）：1-8，142.

［7］ 邓余华，王超，甘勇，等. 我国家庭医生签约服务利用现状及影响因素分析——基于全国 31 个省市的调查［J］. 中国卫生政策研究，2020，13（9）：47-54.

［8］ 郭珉江，刘阳. "互联网＋慢病管理"的发展机遇与对策研究［J］. 中国医疗保险，2022，7：46-52.